现代内科疾病诊疗精要

主 编 徐 玮 张 磊 孙丽君 陈永升
孙雪辉 李 剑 张慧芳 史婷婷

中国海洋大学出版社
·青岛·

图书在版编目(CIP)数据

现代内科疾病诊疗精要/徐玮等主编. —青岛：
中国海洋大学出版社,2020.12
ISBN 978-7-5670-2694-0

Ⅰ.①现…　Ⅱ.①徐…　Ⅲ.①内科—疾病—诊疗
Ⅳ.①R5

中国版本图书馆 CIP 数据核字(2020)第 256307 号

出版发行	中国海洋大学出版社			
社　　址	青岛市香港东路 23 号	邮政编码	266071	
出 版 人	杨立敏			
网　　址	http://pub.ouc.edu.cn			
电子信箱	369839221@qq.com			
订购电话	0532—82032573(传真)			
策划编辑	韩玉堂			
责任编辑	韩玉堂	电　　话	0532—85902349	
印　　制	北京虎彩文化传播有限公司			
版　　次	2021 年 2 月第 1 版			
印　　次	2021 年 2 月第 1 次印刷			
成品尺寸	185 mm×260 mm			
印　　张	24			
字　　数	588 千			
印　　数	1～1000			
定　　价	136.00 元			

如发现印装质量问题,请致电 18600843040,由印刷厂负责调换。

《现代内科疾病诊疗精要》编委会

前　言

　　内科学是对医学科学发展产生重要影响的临床医学学科,也是一门涉及面广和整体性强的学科,几乎是所有其他临床医学的基础,亦有"医学之母"之称。现今医学发展日新月异,转化医学、整合医学、系统生物学、循证医学的理念已对临床医学特别是内科学产生巨大影响。

　　本书的编写在结合新的诊疗技术的同时,对各种疾病的诊疗进行了全方位的阐述,并且某些疾病的概念、分类或分期、诊断和治疗已尽量与国际接轨。另外,本书的编写力求做到定义准确、概念清楚、结构严谨、层次分明,从临床实际出发,重点突出诊断与治疗的先进性和实用性,优化临床思维,易为基层内科医师掌握。本书在结构上力求编排严谨,文字精练易懂,方便广大医生和普通读者阅读使用。

　　由于临床诊疗的复杂性以及我们的水平和能力有限,书中难免会有不足之处,敬请广大读者批评指正。

编者
2020 年 10 月

目　录

第一章 神经内科疾病

第一节 短暂性脑缺血发作

一、概述

短暂性脑缺血发作(transient ischemic attack,TIA)与脑梗死是用 24 h 症状消失与否判断,即 TIA 产生的神经功能缺损症状在 24 h 内完全消失。这一定义直接影响临床医生对 TIA 的治疗决策和预后判断。临床研究表明,典型 TIA 症状持续时间一般为数分钟到 1 h。若每次发作持续 1~2 h 及以上可伴存神经损害。反复的 TIA 是脑卒中的先兆,是可干预的危险因素。我国 TIA 的患病率为每年 180/10 万,男女比例为 3:1,患病随年龄的增加而增加,且差异较大。

二、病因和发病机制

(一)病因

TIA 危险因素包括以下方面。

(1)动脉硬化,如颈动脉粥样硬化斑块形成、颈内大动脉硬化狭窄等。

(2)心脏病,如心房颤动、瓣膜病变、卵圆孔未闭等。

(3)高血压、高脂血症、糖尿病和肥胖等代谢综合征。

(4)年龄大于 65 岁。

(5)雌激素替代治疗。

(6)吸烟。

(7)过度饮酒。

(8)体力运动过少。

另外,有学者发现高纤维蛋白血症、高 C 反应蛋白水平也是 TIA 独立危险因素。也有研究结果说明维生素 B_6 水平降低也可能导致 TIA 发作。

(二)发病机制

一般认为,根据 TIA 发病机制常分为血流动力学型和微栓塞型。血流动力学型 TIA 是在动脉严重狭窄基础上因血压波动而导致的远端一过性脑缺血,血压低于脑灌注代偿阈值时发生 TIA,血压升高脑灌注恢复时症状缓解。微栓塞型 TIA 又分为动脉—动脉源性 TIA 和心源性 TIA。其发病基础主要是动脉或心脏来源的栓子进入脑动脉系统引起血管阻塞,如栓子自溶则形成微栓塞型 TIA。主要表现如下。

1.微栓塞

栓子可来源于病变血管,也可来源于心脏,脱落的栓子随血流到达微血管并将其栓塞,但栓塞后的再通可使血流迅速恢复,症状消失。

2.血流动力学改变

在脑动脉粥样硬化或血管本身病变如狭窄等的基础上，某些因素引起低血压或血压波动时，病变血管区域血流显著下降，出现 TIA。

3.脑血管痉挛

脑血管痉挛是脑血液循环障碍的原因之一。临床常见于蛛网膜下隙出血、急进性高血压、偏头痛发作等。

4.其他

血黏稠度增高（如脱水、真性红细胞增多症、血小板增多症、高脂血症、血纤维蛋白原升高）、血液高凝状态、病理性血小板凝聚、糖尿病和低血糖等，均可诱发 TIA 发作。近年来研究提示炎症参与了脑缺血的病理生理学的过程，继发炎症促进了脑缺血的进一步发展。

三、临床表现

60 岁以上老年人多见，男多于女。多在体位改变、活动过度、颈部突然转动或屈伸等情况下发病。TIA 的症状与受累血管有关，表现多样。

1.颈动脉系统的 TIA

较椎-基底动脉系统 TIA 发作较少，但持续时间较久，且易引起完全性卒中。最常见的症状为单瘫、偏瘫、偏身感觉障碍、失语、单眼视力障碍等。亦可出现同向偏盲及昏厥等。

2.椎-基底动脉系统的 TIA

较颈动脉系统 TIA 多见，且发作次数也多，但时间较短。主要表现为脑干、小脑、枕叶、颞叶及脊髓近端缺血。神经缺损症状，常见为眩晕、眼震、站立或步态不稳、视物模糊或变形、视野缺损、复视、恶心或呕吐、听力下降、延髓性麻痹、交叉性瘫痪、轻偏瘫和双侧轻度瘫痪等。少数可有意识障碍或猝倒发作。

四、诊断及鉴别诊断

（一）诊断

诊断 TIA 要明确以下方面。

1.是否为真正的 TIA

患者如果具备突然起病、脑或视网膜的局灶性缺血症状、恢复完全、反复发作这 5 个特点，就可以做出 TIA 的临床诊断。

2.哪个血管系统发生缺血

一般认为颈内动脉系统引起的 TIA 多为颅外动脉或心源性微小栓塞所致，发生为脑梗死的危险性较大。最常见的症状为单瘫、偏瘫、偏身感觉障碍、失语、单眼视力障碍等。亦可出现同向偏盲及昏厥等。而椎-基底动脉系统引起的 TIA 则多为血流动力学障碍所致，导致脑梗死者较少。主要表现为脑干、小脑、枕叶、颞叶及脊髓近端缺血。神经缺损症状常见为眩晕、眼震、站立或步态不稳、视物模糊或变形、视野缺损、复视、恶心或呕吐、听力下降、延髓性麻痹、交叉性瘫痪、轻偏瘫和双侧轻度瘫痪等。少数可有意识障碍或猝倒发作。

3.明确病因及发病机制

确定 TIA 的病因必须做以下检查：尿常规、血常规、血清生化、心电图、胸片、颈椎 X 线片等；另外，头部 CT、MRI、心脏超声、颅动脉多普勒、脑血管造影等亦为不可缺少的检查项目。

（二）鉴别诊断

本病临床表现具有突发性、反复性、短暂性和刻板性特点，诊断并不难。须与其他急性脑血管病和其他病因引起的眩晕、昏厥等鉴别。主要鉴别疾病有多发性硬化，偏头痛，癫痫发作，低血糖引起的昏厥、站立不稳，美尼尔综合征，周期性瘫痪等。

五、风险评估

TIA 患者早期发生卒中的风险很高，TIA 患者 7 d 内的卒中风险为 4%～10%，90 d 卒中风险为 8%～12%。因此，TIA 患者应进行紧急评估和治疗。

TIA 症状持续时间是最具预后判断价值的一项指标。一般认为 TIA 持续时间越长，发生组织坏死的可能性越大，短期内发生卒中的概率越大。研究表明以下 5 个独立因素与 3 个月内再发卒中的高度危险密切相关：年龄大于 60 岁，症状持续 10 min 以上，有无力、语言障碍和糖尿病病史。临床上常用 ABCD2 评分来预测短期 TIA 患者发生卒中的风险，具体如下：低度风险（0～3 分），中度风险（4～5 分），高度风险（6～7 分）。

TIA 短期内发作的频度也具有预后判断价值，单一发作者预后要好于连续多次发作者，如果患者首次就诊后 24 h 之内又发作两次及以上，或就诊前 72 h 之内发作三次及以上，即所谓的渐强型或频发型 TIA，就很容易演变成脑梗死。

TIA 后发生卒中危险还与血管分布区有关，表现为单眼一过性黑矇（transienlmonocular visualloss，TMVL）的 TIA，其早期和长期的卒中危险比表现为半球症状的 TIA 要低，对于仅有 TMVL 而无半球症状的患者，TMVL 的发作次数和持续时间对同侧卒中的发生均无影响。以往认为后循环系统 TIA 预后较好，然而有证据显示，前、后循环系统 TIA 的长期预后没有差别，而且后循环系统 TIA 早期卒中危险还要高于前循环。其他具有预后判断价值的表现包括语言障碍、运动障碍和广泛的皮层症状。TIA 后再发脑卒中的临床表现包括有半球症状的 TIA 或卒中史，间歇性跛行，年龄大于 75 岁，男性。

TIA 的影像学及脑血管超声亦具有判断预后的价值。颅脑 CT 发现新发梗死的 TIA 患者短期内发生卒中危险性高。动脉粥样斑块多见于 TIA 及卒中患者。表面严重不规则斑块与卒中和 TIA 明显有关，而管腔外形和斑块的部位不能预测卒中的危险。还有学者认为颈动脉狭窄超过 50% 的患者，颈总动脉僵硬度与卒中和 TIA 明显相关。

根据 TIA 研究专家共识，TIA 患者应进行全面的检查及评估如下。

（一）一般检查

一般检查包括心电图、全血细胞计数、血电解质、肾功能及快速血糖和血脂等项目。

（二）血管检查

应用 CTA、MRA、血管超声可发现重要的颅内外血管病变。全脑 DSA 是颈动脉内膜剥脱术（CEA）和颈动脉支架治疗（CAS）术前评估的金标准。

（三）侧支循环代偿及脑血流储备评估

应用 DSA、脑灌注成像和经颅彩色多普勒超声（TCD）检查等评估侧支循环代偿及脑血流储备，对于鉴别血流动力学型 TIA 及指导治疗非常必要。

（四）易损斑块的检查

易损斑块是动脉栓子的重要来源。颈部血管超声、血管内超声、MRI 及 TCD 微栓子监测有助于对动脉粥样硬化的易损斑块进行评价。

（五）心脏评估

疑为心源性栓塞时或 45 岁以下颈部和脑血管检查及血液学筛查未能明确病因者，推荐进行经胸超声心动图(TTE)和经食道超声心动图(TEE)检查，可能发现心脏附壁血栓、房间隔的异常(房室壁瘤、卵圆孔未闭、房间隔缺损)、二尖瓣赘生物以及主动脉弓粥样硬化等多种栓子来源。

（六）其他相关检查

根据病史做其他相关检查。

六、治疗

急性脑缺血发作是一种内科急症。一过性症状并不能排除发生脑梗死的可能性。TIA 新定义强调，当患者发生急性脑缺血症状时必须采取紧急行动。

早期评估与干预 TIA 发病后 48 h 内为卒中的高风险期，对患者进行紧急评估与干预可以预防病情的进一步恶化。优化医疗资源配置，建立以 ABCD2 评分分层为基础的急诊医疗模式，尽早启动 TIA 的评估与二级预防，可将 TIA 患者的卒中风险降低 80%，因此，建议新发 TIA 应按"急症"处理。

（一）栓塞性 TIA

1.心源栓塞性 TIA

持续性或阵发性心房颤动的 TIA 患者，建议长期口服华法林抗凝治疗(感染性心内膜炎患者除外)，其目标国际标准化比值(INR)为 2.5(范围:2.0~3.0)(Ⅰ类，A 级证据)。对于禁忌抗凝药物的患者，推荐其单用阿司匹林(75~150 mg/d)(Ⅰ类，A 级证据)。如果阿司匹林不能耐受者，应用氯吡格雷(75 mg/d)联合阿司匹林，这与华法林出血风险相似，因此不推荐用于具有华法林出血禁忌证的患者(Ⅲ类，B 级证据)。对于具有较高卒中风险(3 个月内卒中或 TIA，CHADS2 评分 5~6 分，人工瓣膜或风湿性瓣膜病)的房颤患者，当需要暂时中断口服抗凝药物时，逐渐改用皮下注射低分子肝素治疗是合理的(Ⅱ$_a$ 类，C 级证据)。

2.非心源栓塞性 TIA

不推荐使用口服抗凝药物(Ⅰ类，A 级证据)。建议其进行长期的抗血小板治疗。阿司匹林(50~325 mg/d)单药治疗(Ⅰ类，A 级证据)(Ⅰ类，B 级证据)和氯吡格雷(75 mg/d)单药治疗(Ⅱ$_a$ 类，B 级证据)，均是初始治疗的可选方案。如果患者对阿司匹林过敏或者不能耐受，并且患者具有卒中高危复发风险(每年大于 15%)或者已复发 1 次动脉源性缺血事件，建议使用氯吡格雷。

对于由于颅内大动脉狭窄导致的 TIA 患者，推荐使用阿司匹林而非华法林(Ⅰ类，B 级证据)。对于由于颅内大动脉狭窄导致的卒中或 TIA 患者，长期维持血压<140/90 mmHg[①] 和总胆固醇水平<5.2 mmol/L(200 mg/dL)可能是合理的(Ⅱ$_b$ 类，B 级证据)。

（二）血流动力学性 TIA

除抗血小板聚集、降脂治疗外，应停用降压药物及血管扩张剂，必要时给以扩容治疗，有条件的医院，可以考虑血管内、外科治疗。在大动脉狭窄已经解除的情况下，可以考虑将血压控制到目标值以下。

---

① 临床上仍习惯用 mmHg 作为血压的单位，1mmHg=0.133kPa，1 kPa=7.5mmHg。全书同。

七、预后

发生卒中的预测因素包括年龄超过 60 岁,有糖尿病史,TIA 持续时间超过 10 min,肢体无力和语言困难。可能再发 TIA 的因素包括年龄超过 60 岁,肢体麻木,TIA 持续时间小于 10 min,既往有 TIA 多次发作史,弥散加权成像(DWI)异常的患者持续时间越长预示着更大的卒中危险。Landi 等研究发现,影响 TIA 预后的高危因素包括颈动脉狭窄大于 70%,同侧粥样斑块伴溃疡,高危险的心源性栓子,表现为半球症状的 TIA,年龄超过 65 岁,男性,距上次 TIA 小于 24 h。

Brown 等指出,首次 TIA 或卒中后短期内再发卒中的危险比心血管事件的危险要高。Rothwell 等最近提出了 6 点"ABCD"评分法来判断 TIA 患者的预后,研究发现,评分≥5 的患者中,早期再发卒中的危险为 27.0%;而评分小于 5 的患者中,7 d 内卒中的发生率仅为 0.4%;评分小于 4 者也可能发生 TIA,甚至出现梗死灶。TIA 被公认为缺血性卒中最重要的危险因素,研究结果显示,50% 的缺血性卒中患者有 TIA 史。近期频繁发作的 TIA 是脑梗死的特级警报。约 1/3 的 TIA 患者将发展为脑梗死。

国内报道,在初次 TIA 发作后 1 个月约 21% 发生脑梗死,对短期内将要发展成脑梗死的 TIA 患者,应引起临床医师关注,积极治疗这类 TIA 患者至关重要。TIA 进展至脑梗死的相关因素分析主要考虑血管重度狭窄并血压波动,其次为微栓子因素和少见的红细胞增多等血液因素。TIA 反复发作可能反映了血流动力学障碍持续存在而未得到纠正或产生微栓子的病灶活动性较强。TIA 持续时间长短及发作时神经功能缺损程度则可反映栓子的大小、血流动力学障碍的严重程度及侧支循环的情况。

当 TIA 发作次数越多、单次持续时间越长,发生脑梗死的危险性相应增加。动脉粥样硬化是缺血性卒中的重要危险因素,因种族差异,亚洲人动脉粥样硬化好发于颅内动脉,而欧美人好发于颅外动脉;62% 的 TIA 患者存在颈部或颅内血管狭窄,而颅内血管狭窄最为常见。高血压是脑梗死的独立危险因素。糖尿病极易引起脑部微小动脉疾病及腔隙性脑梗死,是大动脉粥样硬化的危险因素,也是公认脑梗死的重要危险因素。

脂蛋白(a)具有强烈的致动脉粥样硬化和使血栓形成作用,其水平的高低可反映动脉狭窄程度,脂蛋白(a)中的载脂蛋白 A 与纤溶酶原有高度同源性,可通过干扰纤溶系统使凝血及纤溶功能异常,导致高凝状态和血栓形成前状态,促使血栓形成。

国外研究表明,缺血性脑血管病血浆 D-二聚体增高时,D-二聚体微结晶容易析出,沉积于血管壁,直接损伤血管内膜;D-二聚体还能促进血小板黏附、聚集,使体内处于高凝状态。脂蛋白(a)及 D-二聚体在 TIA 的发生发展中均起一定作用。阿司匹林在缺血性脑血管病二级预防中的作用已得到广泛证实,TIA 急性期应用阿司匹林实际上就是早期的二期预防。TIA 发作后给予抗凝治疗可为粗糙的斑块表面提供一次修复的机会,血栓形成的减少使 TIA 发生的次数减少,也减少了进展为脑梗死的机会。

国内一项多中心随机对照研究显示,使用巴曲酶 3 d 内可使 68.97% 的频发 TIA 得到控制,其中 12 h 内停止发作者占 38.46%。巴曲酶的作用机理是能降低纤维蛋白原,促使纤溶酶形成,降低血液黏度,抑制红细胞凝聚和沉降,增加红细胞通过毛细血管的能力,从而改善循环,迅速控制 TIA 发作,防止脑梗死的发生。

综上所述,可以认为 TIA 进展至脑梗死有许多危险信号,如高血压、高血糖、高水平脂蛋白(a)及 D-二聚体的升高。另外,对 TIA 发作频率高、持续时间长、发作时神经功能缺损程度重的患者应高度警惕。积极给予临床干预治疗,根据个体差异给予抗血小板聚集、抗凝、降纤溶治疗,能明显降低进展至脑梗死的机会。未经治疗的 TIA 患者,约 1/3 缓解,1/3 将反复发作,1/3 发展为脑梗死。

临床研究发现,脑卒中患者中 15% 发病前有 TIA,近 50% 卒中发生在 TIA 后 48 h 内。因此必须积极治疗 TIA。高龄体弱、高血压、糖尿病、心脏病等均影响预后,主要死亡原因系完全性脑卒中和心肌梗死。

第二节　动脉粥样硬化性血栓性脑梗死

一、概述

脑梗死(cerebral infarction,CI)又称缺血性脑卒中(cerebral ischemic stroke,CIS),是指各种原因引起的脑部血液供应障碍,使局部脑组织发生不可逆性损害,导致脑组织缺血、缺氧性坏死或脑软化。由于脑梗死的部位及大小、侧支循环代偿能力、继发脑水肿等的差异,可有不同的临床病理类型,其治疗有很大区别,尤其是超早期(3～6 h)迅速准确分型,简单易行,对指导治疗、评估预后具有重要价值。依据牛津郡社区卒中计划的分型(Oxfonishire community stroke project,OCSP)标准将 CI 分为四型,具体包括以下内容。

(一)完全前循环梗死(total anterior circulation infarcts,TACI)

完全前循环梗死表现为三联征,即完全大脑中动脉(MCA)综合征的表现如下。

(1)大脑较高级神经活动障碍(意识障碍、失语、失算、空间定向力障碍等)。

(2)同向偏盲。

(3)对侧三个部位(面、上肢与下肢)较严重的运动和感觉障碍。多为 MCA 近段主干,少数为颈内动脉虹吸段闭塞引起的大片脑梗死。

(二)部分前循环梗死(partial anterior circulation infarcts,PACI)

有以上三联征中的两个、只有高级神经活动障碍或感觉运动缺损较 TACI 局限。提示是 MCA 远段主干、各级分支或 ACA 及分支闭塞引起的中、小梗死。

(三)后循环梗死(posterior circulation infarcts,POCI)

后循环梗死可有各种不同程度的椎-基底动脉综合征,具体表现为同侧脑神经瘫痪及对侧感觉运动障碍;双侧感觉运动障碍;双眼协同活动及小脑功能障碍,无传导束或视野缺损等。为椎-基底动脉及分支闭塞引起的大小不等的脑干、小脑梗死。

(四)腔隙性梗死(lacunar infarcts,LACI)

腔隙性梗死表现为腔隙综合征,如纯运动性轻偏瘫、纯感觉性脑卒中、共济失调性轻偏瘫、手笨拙—构音不良综合征等。大多是基底节和脑桥小穿通支病变引起的小腔隙灶。

OCSP 不依赖影像学结果,在常规头颅 CT 和 MRI 未能发现病灶时就可根据临床表现迅速分型,并提示闭塞血管和梗死灶的大小和部位,更适宜于临床工作的需要。根据结构性影像分型共分为以下四型。

(1)大(灶)梗死,超过一个脑叶,横断面最大径为 5 cm 以上。

(2)中(灶)梗死,梗死灶小于一个脑叶,横断面最大径为 3.1～5 cm。

(3)小(灶)梗死,横断面最大径为 1.6～3 cm。

(4)腔隙梗死横断面最大径为 1.5 cm 以下。

二、病因及发病机制

最常见病因是动脉粥样硬化,其次为高血压、糖尿病和血脂异常等。脑动脉粥样硬化性闭塞或血栓形成是造成动脉粥样硬化性脑梗死的重要原因。

脑动脉粥样硬化性闭塞是在脑动脉粥样硬化血管狭窄的基础上,由于动脉壁粥样斑块内新生的血管破裂形成血肿,血肿使斑块进一步隆起,甚至完全闭塞管腔,导致急性供血中断;或因斑块表面的纤维帽破裂,粥样物自裂口逸入血流,遗留粥瘤样溃疡,排入血流的坏死物质和脂质形成胆固醇栓子,引起动脉管腔闭塞。

脑动脉血栓形成是动脉粥样硬化性血栓性脑梗死最常见的发病机制,斑块破裂形成溃疡后,由于胶原暴露,可促进血栓形成,血栓形成通常发生在血管内皮损伤(如动脉粥样斑块)或血流产生漩涡(如血管分支处)的部位,血管内皮损伤和血液"湍流"是动脉血栓形成的主要原因,血小板激活并在损伤的动脉壁上黏附和聚集是动脉血栓形成的基础。

实验证实,神经细胞在完全缺血、缺氧后十几秒即出现电位变化,经 20～30 s 大脑皮质的生物电活动消失,经 30～90 s 小脑及延髓的生物电活动也消失。脑动脉血流中断持续 5 min,神经细胞就会发生不可逆脑梗死损伤,上述变化称为缺血性级联反应,是一个复杂的过程。

严重缺血时脑组织能量很快耗竭,能量依赖性神经细胞膜的泵功能衰竭,脑缺血引起膜去极化和突触前兴奋性递质(主要是谷氨酸和天门冬氨酸)的大量释放,细胞外液中的 Ca^{2+} 通过电压门控通道和 N－甲基－D－天门冬氨酸(NMDA)受体门控通道进入细胞内,细胞内由于ATP 供应不足和乳酸酸中毒,使细胞内的结合钙大量释放,细胞内 Ca^{2+} 稳态失调在神经细胞缺陷损害中起重要作用,称为细胞内钙超载。受 Ca^{2+} 调节的多种酶类被激活,导致膜磷脂分解和细胞骨架破坏,大量自由基的形成,细胞产生不可逆性损伤。

在上述过程中,还包括有转录因子的合成及炎性介质的产生等参与。造成缺血性损伤的另一种机制是细胞凋亡。到目前为止,缺血性级联反应的很多机制尚未完全阐明,有待于进一步研究。

急性脑梗死病灶是由缺血中心区及其周围的缺血半暗带(ischemic penumbra)组成。缺血中心区的血流阈值为 10 mL/(100 g·min),神经细胞膜离子泵和细胞能量代谢衰竭,脑组织发生不可逆性损害。

缺血半暗带的脑血流处于电衰竭(约为 20 mL/(100 g·min))与能量衰竭(约为 10 mL/(100 g·min))之间,局部脑组织存在大动脉残留血流和侧支循环,尚有大量存活的神经元,如能在短时间内迅速恢复缺血性半暗带的血流,该区脑组织功能是可逆的,神经细胞可存活并恢复功能。缺血中心区和缺血半暗带是一个动态的病理生理过程,随着缺血程度的加重和时间的延长,中心坏死区逐渐扩大,缺血半暗带逐渐缩小。

因此,尽早恢复缺血半暗带的血液供应和应用有效的脑保护药物对减少脑卒中的致残率是至关重要的,但这些措施必须在一个限定的时间内进行,这个时间即为治疗时间窗

(therapeutic time window,TTW)。它包括再灌注时间窗(reperfusion time window,RTW)和神经细胞保护时间窗(cytoprotective time window,CTW)。前者指脑缺血后,若血液供应在一定时间内恢复,脑功能可恢复正常;后者指在时间窗内应用神经保护药物,可防止或减轻脑损伤,改善预后。

缺血半暗带的存在除受 TTW 影响之外,还受到脑血管闭塞的部位、侧支循环、组织对缺血的耐受性及体温等诸多因素影响,因此不同的患者 TTW 存在着差异。一般人的 RTW 为发病后 3~4 h,不超过 6 h,在进展性脑卒中可以相应地延长。CTW 包含部分或者全部RTW,包括所有神经保护疗法所对应的时间窗,时间可以延长至发病数小时,甚至数天。

三、病理变化

脑动脉闭塞的早期,脑组织改变不明显,肉眼可见的变化要在数小时后才能辨认。缺血中心区发生肿胀、软化,灰、白质分界不清。大面积脑梗死时,脑组织高度肿胀,可向对侧移位,导致脑疝形成。

镜下神经元出现急性缺血性改变,如皱缩、深染及炎细胞浸润等,胶质细胞破坏,神经轴突和髓鞘崩解,小血管坏死,周围有红细胞渗出及组织间液的积聚。在发病后的 4~5 d 脑水肿达高峰,7~14 d 脑梗死区液化成蜂窝状囊腔。过 3~4 周,小的梗死灶可被增生的胶质细胞及肉芽组织所取代,形成胶质瘢痕;大的梗死灶中央液化成囊腔,周围由增生的胶质纤维包裹,变成中风囊。

局部血液供应中断引起的脑梗死多为白色梗死。由于脑梗死病灶内的血管壁发生缺血性病变,当管腔内的血栓溶解和侧支循环开放等原因使血流恢复后,血液会从破损的血管壁漏出,引起继发性渗出或出血,导致出血性脑梗死,也称为红色梗死。

四、临床表现

本病中老年患者多见,发病前多有脑梗死的危险因素,如高血压、糖尿病、冠心病及高脂血症等。常在安静状态下或睡眠中发病,约有 1/3 患者的前驱症状表现为反复出现 TIA。根据脑动脉血栓形成部位的不同,相应地出现神经系统局灶性症状和体征。患者一般意识清楚,在发生基底动脉血栓或大面积脑梗死时,病情严重,可出现意识障碍,甚至有脑疝形成,最终导致死亡。下面对不同部位脑梗死的临床表现作一介绍。

(一)颈内动脉系统(前循环)脑梗死

1.颈内动脉血栓形成

颈内动脉闭塞的临床表现复杂多样。如果侧支循环代偿良好,可以全无症状。若侧支循环不良,可引起 TIA,也可表现为大脑中动脉、前动脉缺血症状或分水岭梗死(位于大脑前、中动脉或大脑中、后动脉之间)。临床表现可有同侧 Horner 综合征,对侧偏瘫、偏身感觉障碍,双眼对侧同向性偏盲及优势半球受累出现失语。当眼动脉受累时,可有单眼一过性失明,偶尔成为永久性视力丧失。颈部触诊发现颈内动脉搏动减弱或消失,听诊可闻及血管杂音。

2.大脑中动脉血栓形成

大脑中动脉主干闭塞可出现对侧偏瘫、偏身感觉障碍和同向性偏盲("三偏"综合征),可伴有双眼向病灶侧凝视,优势半球受累可出现失语,非优势半球病变可有体像障碍。由于主干闭塞引起大面积的脑梗死,故患者多有不同程度的意识障碍,脑水肿严重时可导致脑疝形成,甚至死亡。皮质支闭塞引起的偏瘫及偏身感觉障碍,以面部和上肢为重,下肢和足受累较轻,累及优势半球可有失语,意识水平不受影响。深穿支闭塞更为常见,表现为对侧偏瘫,肢体、面和舌的受累程度均等,对侧偏身感觉障碍,可伴有偏盲、失语等。

3.大脑前动脉血栓形成

大脑前动脉近段阻塞时由于前交通动脉的代偿,可全无症状。远段闭塞时对侧偏瘫,下肢重于上肢,有轻度感觉障碍,优势半球受累可有 Broca 失语,可伴有尿失禁(旁中央小叶受损)及对侧出现强握反射等。深穿支闭塞时出现对侧面、舌瘫及上肢轻瘫(内囊膝部及部分内囊前肢受损)。双侧大脑前动脉闭塞时可有淡漠、欣快等精神症状,双下肢瘫痪,尿潴留或尿失禁以及强握和摸索等原始反射。

(二)椎-基底动脉系统(后循环)梗死

1.大脑后动脉血栓形成

大脑后动脉闭塞引起的临床症状变异很大,动脉的闭塞位置和 Willis 环的构成在很大程度上决定了脑梗死的范围和严重程度。主干闭塞表现为对侧偏盲、偏瘫及偏身感觉障碍,丘脑综合征,优势半球受累伴有失读。皮质支闭塞出现双眼对侧视野同向性偏盲(有黄斑回避),偶为象限盲,可伴有视幻觉、视物变形和视觉失认等,优势半球受累可表现为失读和命名性失语等症状,非优势半球受累可有体象障碍。基底动脉上端闭塞,尤其是双侧后交通动脉异常细小时,会引起双侧大脑后动脉皮质支闭塞,表现为双眼全盲,光反射存在,有时可伴有不成形的幻视发作。累及颞叶的下内侧时,会出现严重的记忆力损害。

深穿支闭塞的表现如下。

(1)丘脑膝状体动脉闭塞出现丘脑综合征,表现为对侧偏身感觉障碍,以深感觉障碍为主,自发性疼痛,感觉过度,对侧轻偏瘫,可伴有偏盲。

(2)丘脑穿动脉闭塞出现红核丘脑综合征,表现为病灶侧舞蹈样不自主运动、意向性震颤、小脑性共济失调、对侧偏身感觉障碍。

(3)中脑脚间支闭塞出现 Weber 综合征或 Benedikt 综合征,前者表现为同侧动眼神经麻痹,对侧偏瘫;或后者表现为同侧动眼神经麻痹,对侧投掷样不自主运动。

2.椎动脉血栓形成

若两侧椎动脉的粗细差别不大,当一侧闭塞时,通过对侧椎动脉的代偿作用,可以无明显的症状。约10%的患者一侧椎动脉细小,脑干仅由另一侧椎动脉供血,此时供血动脉闭塞引起的病变范围,等同于基底动脉或双侧椎动脉阻塞后的梗死区域,症状较为严重。

延髓背外侧综合征(亦称 Wallenberg syndrome)常由小脑后下动脉闭塞所致。临床表现如下。

(1)眩晕、恶心、呕吐和眼球震颤(前庭神经核受损)。

(2)交叉性感觉障碍(三叉神经脊束核及对侧交叉的脊髓丘脑束受损)。

(3)同侧 Horner 征(交感神经下行纤维受损)。

(4)吞咽困难和声音嘶哑(舌咽、迷走神经及疑核受损)。

(5)同侧小脑性共济失调(绳状体或小脑受损)。由于小脑后下动脉的解剖变异较多,常会有不典型的临床表现。

3.基底动脉血栓形成

基底动脉主干闭塞,表现为眩晕、恶心、呕吐及眼球震颤、复视、构音障碍、吞咽困难及共济失调等,病情进展迅速而出现延髓性麻痹、四肢瘫、昏迷,并导致死亡。

基底动脉分支的闭塞会引起脑干和小脑的梗死,表现为各种临床综合征,下面介绍几种常见的类型。

(1)脑桥腹外侧综合征(Millard-Gubler syndrome):病变侧展神经和面神经瘫,对侧上、下肢上运动神经元性瘫及中枢性舌下神经麻痹。

(2)脑桥中部基底综合征(Foville syndrome):病变侧展神经麻痹和对侧偏瘫,常伴有双眼向病变侧协同水平运动障碍。

(3)闭锁综合征(locked-in syndrome):脑桥基底部双侧梗死,表现为双侧面瘫、延髓性麻痹、四肢瘫、不能讲话,但因脑干网状结构未受累,患者意识清楚,能随意睁闭眼,可通过睁闭眼或眼球垂直运动来表达自己的意愿。

(4)基底动脉尖综合征(top of the basilar syndrome,TOBS):基底动脉尖端分出两对动脉,即大脑后动脉和小脑上动脉,供血区域包括中脑、丘脑、小脑上部、颞叶内侧和枕叶。临床表现为眼球运动障碍,瞳孔异常,觉醒和行为障碍,可伴有记忆力丧失,对侧偏盲或皮质盲,少数患者可出现大脑脚幻觉。

五、辅助检查

(一)血液及心电图

血液检查包括血小板计数、凝血功能、血糖、血脂及同型半胱氨酸等,有利于发现脑梗死的危险因素。

(二)头颅 CT

脑梗死发病后的 24 h 内,一般无影像学改变。在 24 h 后梗死区出现低密度病灶。对于急性脑卒中患者,头颅 CT 是最常用的影像学检查手段,对于发病早期脑梗死与脑出血的识别很重要,缺点是对小脑和脑干病变显示不佳。

(三)头颅 MRI

脑梗死发病数小时后,病变区域呈现长 T_1、长 T_2 信号。与 CT 相比,MRI 可以发现脑干、小脑梗死及小灶梗死。功能性 MRI,如 DWI 和 PWI,可以在发病后数分钟内检测到缺血性改变,DWI 与 PWI 显示的病变范围相同区域,为不可逆性损伤部位;DWI 与 PWI 的不匹配区域,为缺血半暗带。功能性 MRI 为超早期溶栓治疗提供了科学依据。

(四)血管影像

DSA、CTA 和 MRA 可以显示脑部大动脉的狭窄、闭塞和其他血管病变,如血管炎、纤维肌性发育不良、颈动脉或椎动脉壁夹层(夹层动脉瘤)及烟雾样血管病等。作为无创性检查,MRA 的应用较为广泛,但对小血管显影不清,尚不能代替 DSA 及 CTA。

(五)TCD

对评估颅内外血管狭窄、闭塞、血管痉挛或者侧支循环建立的程度有帮助。应用于溶栓治疗监测,对预后判断有参考意义。

(六)单光子发射计算机断层扫描(SPECT)和正电子发射断层扫描(PET)

SPECT 和 PET 能在发病后数分钟显示脑梗死的部位和局部脑血流的变化。通过对脑血流量(CBF)的测定,可以识别缺血半暗带,指导溶栓治疗,并判定预后。

六、诊断与鉴别诊断

中、老年患者,有动脉粥样硬化、糖尿病及高血压等脑卒中的危险因素,在安静状态下或活动中起病,病前可有反复的 TIA 发作,症状常在数小时或数天内达到高峰,出现局灶性的神经功能缺损,梗死的范围与某一脑动脉的供应区域相一致,一般意识清楚。头颅 CT 在早期多正常,24~48 h 出现低密度病灶。DWI、PWI、SPECT 和 PET 有助于早期诊断,血管影像学检查可发现狭窄或闭塞的动脉。脑梗死需与下列疾病鉴别。

(一)硬膜下血肿或硬膜外血肿

多有头部外伤史,病情进行性加重,出现偏瘫等局灶性神经功能缺失症状,可有意识障碍,以及头痛、恶心和呕吐等颅内高压征象。头颅 CT 检查在颅骨内板的下方可发现局限性梭形或新月形高密度区,骨窗可见颅骨骨折线及脑挫裂伤等。

(二)颅内占位性病变

如颅内肿瘤或脑脓肿等也可急性发作,引起局灶性神经功能缺损,类似于脑梗死。脑脓肿可有身体其他部位感染或全身性感染的病史。头颅 CT 及 MRI 检查有助于明确诊断。

七、治疗

要重视超早期(发病 6 h 内)和急性期的处理,注意对患者进行整体化综合治疗和个体化治疗相结合。脑梗死的治疗不能一概而论,应根据不同的病因、发病机制、临床类型、发病时间等确定针对性强的治疗方案,实施以分型、分期为核心的个体化治疗。在一般内科支持治疗的基础上,可酌情选用改善脑循环、脑保护、抗脑水肿降颅内压等措施。通常按病程可分为急性期(1 个月),恢复期(2~6 个月)和后遗症期(6 个月以后)。重点是急性期的分型治疗,腔隙性脑梗死不宜脱水,主要是改善循环;大、中梗死应积极抗脑水肿降颅内压,防止脑疝形成。在 6 h 的时间窗内有适应证者可行溶栓治疗。

(一)内科综合支持治疗

1.一般治疗

卧床休息,注意对皮肤、口腔及尿道的护理,按时翻身,避免出现压疮和尿路感染等;保持呼吸道通畅,对于有意识障碍的患者,应给予气道的支持及辅助通气;尽量增加瘫痪肢体的活动,避免发生深静脉血栓和肺栓塞,对于出现此并发症的患者,主要是抗凝治疗,常用药物包括肝素、低分子肝素及华法林等。

2.控制血糖

高血糖和低血糖都能加重缺血性脑损伤,导致患者预后不良。当血糖高于 11.1 mmol/L 时,应给予胰岛素治疗,将血糖控制在 8.3 mmol/L 以下。研究表明,胰岛素具有降低血糖和脑保护的双重作用。当患者血糖低于 2.8 mmol/L 时,应及时补充 10%~20% 的葡萄糖口服或静脉滴注。在上述两种情况下均要进行常规血糖监测。

3.控制发热和感染

脑卒中后可因下丘脑体温调节受损并发感染和吸收发热、脱水。中枢性高热患者,应以物理降温为主,如冰帽、冰毯、温水或酒精擦浴。约有 5.6% 卒中患者合并肺炎。误吸是卒中合并肺炎的主要原因。意识障碍、吞咽困难是导致误吸的主要危险因素,其他危险因素包括呕吐、不活动等。肺炎是卒中患者死亡的主要原因之一。有 15%~25% 卒中患者死亡是细菌性肺炎所致。发病第 1 个月,卒中合并肺炎约增加 3 倍病死率。急性脑卒中可并发急性肺水肿。早期识别和处理卒中患者的吞咽和误吸问题,对预防吸入性肺炎有显著作用。许多卒中患者存在亚临床误吸,有误吸危险时应考虑暂时禁食。吞咽困难的患者可通过鼻饲预防吸入性肺炎。鼻饲前需清除咽部分泌物。有分泌物和呕吐物时应立即处理,防止误吸和窒息。患者应采用适当的体位,保持呼吸道通畅,使发生呼吸道并发症的危险性降到最低。一般可采用侧卧位,平卧位时头应偏向一侧,以防止舌后坠和分泌物阻塞呼吸道。经常改变在床上的体位,定时翻身和拍背,加强康复活动,是防治肺炎的重要措施。肺炎的治疗主要包括呼吸支持(如氧疗)和抗生素治疗。药敏试验有助于抗生素的选择。

4.防治吞咽困难

有 30%～65% 的急性脑卒中患者会出现吞咽困难,主要是由于口咽部功能障碍引起,可以引发肺炎、进食不足、脱水及营养不良等并发症。对于能经口进食的患者,吞咽时注意保持体位(头偏向患侧,颏向下内收),适当增加食物的黏度;也可进行吞咽功能的训练,如通过各种刺激增强咽部的感觉传入等。如果不能经口摄入足够的食物,应考虑采用经皮胃管(胃造瘘术)或鼻胃管给予。

5.防治上消化道出血

急性脑血管病并发上消化道出血是临床上较常见的严重并发症,表现为呕吐咖啡样胃内容物和排柏油样便。上消化道出血的发生率高达 30%,病情越重,上消化道出血的发生率越高。因此,急性脑血管病合并上消化道出血者预后差,病死率较高。上消化道出血一般发生在脑血管病的急性期,有的发生在发病后数小时内。

急性脑血管病并发上消化道出血的机制主要是因为病变导致下丘脑功能紊乱,继而引起胃肠黏膜血流量减少、胃黏液-碳酸氢盐屏障功能降低和胃黏膜 PGE_2 含量下降引起胃、十二指肠黏膜出血性糜烂、点状出血和急性溃疡所致。

考虑有上消化道出血的可能为:①呕吐或从胃管内引流出大量咖啡色液体;②柏油样大便;③体格检查发现腹部膨隆,叩诊呈鼓音,肠鸣音低弱或消失;④血压下降,皮肤湿冷,尿少等末梢循环衰竭等表现;⑤血红蛋白下降,血浆尿素氮增高,甚至有重要脏器功能衰竭。

上消化道出血的处理如下:①胃内灌洗:冰生理盐水 100～200 mL,其中 50～100 mL 加入去甲肾上腺素 1～2 mg 口服;仍不能止血者,将另外 50～100 mL 加入凝血酶 1 000～2 000 U口服。对于意识障碍或吞咽困难患者,可给予鼻饲导管内注入。也可用巴曲酶、云南白药、酚磺乙胺、氨甲苯酸、生长抑素等。②使用抑酸、止血药物:西咪替丁 200～400 mg/d静脉滴注;奥美拉唑 20 mg 口服或胃管内注入或静脉注射。③防治休克:如有循环衰竭表现,应补充血容量;如血红蛋白低于 70 g/L,红细胞压积小于 30%,心率大于 120 次/分钟,收缩压低于 90 mmHg,可静脉输新鲜全血或红细胞成分输血。④胃镜下止血:在上述多种治疗无效情况下,仍有顽固性大量出血,可在胃镜下进行高频电凝止血。⑤手术治疗:对于胃镜下止血仍无效时,因过多过久地大量出血危及生命时,可考虑手术止血。

6.水电解质紊乱

急性卒中患者应常规进行水电解质监测,尤其是具有意识障碍和进行脱水治疗者。急性卒中患者应积极纠正水电解质紊乱。

7.深部静脉血栓形成与肺栓塞

深静脉血栓形成(deep vein thrombosis,DVT)的危险因素包括静脉血流瘀滞、静脉系统内皮损伤和血液高凝状态。脑卒中后 DVT 可出现于发病后第 2 d,高峰在第 4～7 d。有症状的 DVT 发生率仅有 2%。瘫痪重、年老及心房颤动者发生 DVT 的比例更高。DVT 最重要的并发症为肺栓塞(pulmonary embolism,PE),脑卒中后约有 25% 的急性期死亡是由 PE 引起的。对于瘫痪程度重、长期卧床的脑卒中患者应重视 DVT 及 PE 的预防;可早期做 D-二聚体筛选实验,阳性者可进一步进行多普勒超声、MRI 等检查。鼓励患者尽早活动、腿抬高、穿弹性长筒袜;尽量避免下肢静脉输液,特别是瘫痪侧肢体。对于有发生 DVT 及 PE 风险的患者可预防性地给予药物治疗,首选低分子肝素抗凝治疗。对于已经发生 DVT 及 PE 的患者,应进行生命体征及血气监测,给予呼吸循环支持及镇静止痛等对症治疗;绝对卧床休息、避免用力;同时采用低分子肝素抗凝治疗。如症状无缓解、近端 DVT 或有 PE 可能性的患者应给予溶栓治疗。

8.脑卒中继发癫痫

脑卒中发病后 2～3 个月再发生的癫痫诊断为脑卒中引起的继发性癫痫,其发生率为 7%～14%;脑卒中急性期的癫痫发作称为痫性发作。

对于脑卒中继发癫痫的治疗建议如下。

(1)对于有痫性发作危险性的脑卒中患者应保持气道通畅、持续吸氧、维持体温正常、纠正电解质紊乱及酸碱失衡、减轻脑水肿;但不推荐使用预防性抗癫痫治疗。

(2)对于脑卒中急性期的痫性发作可用解痉治疗,孤立出现的一次痫性发作或急性期的痫性发作控制后,可以不继续长期服用解痉药;若出现癫痫持续状态,可按癫痫持续状态的治疗原则进行处置;脑卒中发生后 2～3 个月再次发生痫性发作则应按癫痫的常规治疗方法进行长期药物治疗。

9.心脏损害

急性脑血管病合并的心脏损伤包括急性心肌缺血、心肌梗死、心律失常及心力衰竭等;也是急性脑血管病的主要死亡原因之一。因此,积极防治心脏损伤是急性脑血管病救治的主要环节之一。发病早期应密切观察心脏情况,必要时行动态心电监测及心肌酶谱检查,及时发现心脏损伤,给予治疗。

(二)降低颅内压、控制脑水肿

脑水肿的高峰期为发病后的 3～5 d,大面积脑梗死时伴有明显颅内压升高。患者应卧床,避免头颈部过度扭曲。常用的降颅压药物为甘露醇和呋塞米。20% 的甘露醇用量为 125～250 mL,快速静脉滴注,每 6～8 h 一次;呋塞米 20～40 mg,静脉注射;或两者交替使用。其他可用的药物有甘油果糖、七叶皂苷钠和 20% 人血清蛋白等。

本病建议给予如下治疗方案。

(1)确定为高颅内压者应给予脱水治疗,首选甘露醇。

(2)不推荐所有脑梗死患者均采用脱水治疗,不伴有颅内压增高者,如腔隙性脑梗死等不宜脱水治疗。

(3)脱水治疗无效或出现早期脑疝者,可考虑外科治疗。

(三)控制血压

患者在急性期会出现不同程度的血压升高,原因是多方面的,如脑卒中后的应激性反应、膀胱充盈、疼痛及机体对脑缺氧和颅内压升高的代偿反应等。脑梗死早期的高血压处理取决于血压升高的程度、患者的整体情况和基础血压。如收缩压在 180～200 mmHg 或舒张压在

110～120 mmHg 之间,可不必急于降血压治疗,但应严密观察血压变化。以往无高血压者,轻度血压升高(160～180/90～100 mmHg)是有利的,但是血压极度升高(收缩压＞220 mmHg 或舒张压＞120 mmHg)是进行早期治疗的标准。以下几种情况应立即抗高血压治疗:心绞痛发作,心力衰竭,急性肾衰竭或高血压脑病。但应注意降压不可过快。血压过低对脑梗死不利,应适当提高血压。

(四)特殊治疗

1.溶栓治疗

超早期溶栓的目的是挽救缺血半暗带。通过溶解血栓,使闭塞的脑动脉再通,恢复梗死区的血液供应,防止缺血脑组织发生不可逆性损伤。溶栓治疗的时机是影响治疗的关键。

临床常用的溶检药物包括重组组织型纤溶酶原激活剂(recombinant tissue type plasminogen activator, rt-PA)和尿激酶(urokinase, UK)。国内最常用的是 UK,用量为 100 万～150 万单位,给药方法包括静脉和动脉途径,动脉溶栓时可以减少用药剂量,但需要在 DSA 监测下进行。在发病 3 h 内可应用 rt-PA,采用静脉滴注,剂量为 0.9 mg/kg。美国 FDA 和欧洲等国家已经批准了临床应用 rt-PA。有条件单位试用动脉溶栓。

(1)溶栓治疗的适应证:①年龄 18～75 岁;②发病在 6 h 之内,由于基底动脉血栓形成的病死率高,溶栓时间窗可以适当放宽;③脑功能损害的体征持续存在超过 1 h 且比较严重;④头颅 CT 排除颅内出血且无早期脑梗死低密度改变及其他明显早期脑梗死改变;⑤患者或家属签署知情同意书。

(2)溶栓治疗的禁忌证:①既往有颅内出血,近 3 个月有头颅外伤史,近 3 周内有胃肠或泌尿系统出血,近 2 周内行过外科大手术,近 1 周内在不易压迫止血部位做过动脉穿刺;②近 3 个月内有脑卒中或心肌梗死史;③严重心、肝、肾功能不全或严重糖尿病患者;④体检发现有活动性出血或外伤(如骨折)的证据;⑤已口服抗凝药,且 INR＞1.5;48 h 内接受过肝素治疗(APTT 超出正常范围);⑥血小板计数＜100×10^9/L,血糖＜2.7 mmol/L;⑦收缩压＞180 mmHg 或舒张压＞100 mmHg;⑧妊娠;⑨不合作。溶栓治疗的并发症主要是脑梗死病灶继发性出血或身体其他部位的出血。

2.降纤治疗

降纤治疗适用于脑梗死合并高纤维蛋白原血症患者。常用的药物包括降纤酶(Defibrase)、巴曲酶及安克洛酶(Ancrod),可降解血中的纤维蛋白原,增加纤溶系统的活性,抑制血栓形成。

巴曲酶用法:一般首次剂量为 10 BU,之后隔日 5 BU,静脉注射,共用 3 次。每次用药之前需进行纤维蛋白原的监测。

3.抗凝治疗

不推荐缺血性卒中后全部使用肝素、低分子肝素或肝素类物质(Ⅰ级证据)。使用抗凝剂有增加颅内出血的风险,只有在诊断为房颤(特别是非瓣膜病变性房颤)诱发心源性栓塞的患者才适宜应用抗凝剂。过大强度的抗凝治疗并不安全,目前监测 INR 的推荐指标为 2.0～3.0。

建议:对已明确诊断为非瓣膜病变性房颤诱发的心源性栓塞患者可使用华法林抗凝治疗,剂量为 2～4 mg/d,INR 值应控制在 2.0～3.0 之间。如果没有监测 INR 的条件,则不能使用华法林,仅能选用阿司匹林等治疗。

4.抗血小板聚集治疗

在无禁忌证的不溶栓患者发病早期,即 48 h 之内,应给予抗血小板聚集药物。对于正在进行溶栓治疗的患者,应在 24 h 后用药,以免增加出血的危险性。推荐剂量阿司匹林150～300 mg/d,4 周后改为预防剂量。有条件者、高危人群或对阿司匹林不能耐受者可选用氯吡格雷 75 mg/d。对于阿司匹林 100 mg/d 和氯吡格雷 75 mg/d 联合治疗,目前推荐服用时间不超过 3 个月。

5.扩容治疗

尚无证据支持扩容升压可改善预后,但对于脑血流低灌注所致的急性脑梗死如分水岭梗死可扩容治疗,但应注意可能加重脑水肿、心力衰竭等并发症。

(五)神经保护治疗

神经保护治疗主要是针对缺血性级联反应的各种途径,进行有针对性的治疗。虽然许多神经保护药物在缺血性脑卒中的动物模型中证实有效,但到目前为止,还没有一种药物在临床试验中被证实有保护作用。

下面简略介绍一些神经保护措施。

1.钙离子通道阻滞剂

钙离子通道阻滞剂能阻止细胞内钙超载,防止血管痉挛,增加血流量,改善微循环。主要药物包括尼莫地平、盐酸氟桂利嗪等。

2.自由基清除剂

氧自由基损伤是脑缺血性级联反应的重要因素。抗自由基药物包括依达拉奉、丁苯酞、超氧化物歧化酶、维生素 E、维生素 C、甘露醇、谷胱甘肽及巴比妥类等。

3.细胞膜保护药

胞二磷胆碱是胞磷酰胆碱的前体,能促进神经细胞膜卵磷脂的合成,具有稳定细胞膜的作用,并可减少游离脂肪酸的形成。可用 0.5～1.0 g 加入到 250～500 mL 生理盐水中静脉滴注,每天 1 次。

4.亚低温治疗

亚低温(32 ℃～34 ℃)可以降低脑的氧代谢率,抑制兴奋性氨基酸的释放,减少自由基的生成,还能抑制具有细胞毒作用的白三烯的生成和释放,防止 Ca^{2+}、Na^+ 的内流等。治疗方法包括局部亚低温和全身亚低温两种,后者因不良反应较多,现已很少应用。

5.其他

如谷氨酸拮抗剂、γ-氨基丁酸激动剂、他汀类、硫酸镁、抗细胞间黏附因子抗体、神经节苷脂及抑制细胞因子等药物,其临床效果尚有待进一步研究。高压氧亦可应用。

八、预后

本病急性期的病死率为 5%～15%。存活的患者中,致残率约为 50%。影响预后的因素较多,最重要的是神经功能缺损的严重程度,其他还包括患者的年龄和脑卒中的病因等。

第三节　原发性脑出血

一、概述

脑血管病是危害人类生命健康的三大慢性非传染性疾病之一。我国近年来脑卒中的发病人数不断增加,研究表明,我国出血性脑卒中约占全部脑卒中的 32.9%,远较欧美人群 10%～15% 的比例高。其中自发性脑出血是最为常见的出血性卒中类型,占总数的 70%～80%。据估计,我国每年有 41.3 万人发生脑出血(intracerebral hemorrhage,ICH)。自发性脑出血发病率高、病死率高、致残率高,1 年内病死率接近 50%,且生存患者中超过半数会因严重残障而生活无法自理,给家庭和社会带来了巨大的负担。

出血造成的神经损害包括血肿本身对于脑组织的直接损伤和继发损害,包括炎症、水肿、出血破入脑室、脑积水等。

目前对于脑出血尚缺乏行之有效的治疗手段。治疗的重点主要在于预防血肿扩大和继发的神经损害。传统观念认为,脑出血是一单时相过程,随着影像学技术的发展,人们发现脑出血后血肿扩大是一种常见现象,说明脑内出血是一动态过程。

影响脑出血患者预后的因素很多,近年来 CT 扫描血肿周围的低密度区(水肿带),已经引起了人们的注意。但是关于血肿周围水肿的演变规律及水肿的大小是否与临床预后相关,目前还有争议,意见尚未统一。

本节将对自发性脑出血的流行病学、病因、病程、诊断、治疗和预后等相关因素进行简单的回顾。

二、流行病学

自发性脑出血是一种常见疾病,发病率占所有脑卒中的 10%～17%,中国人发病率可能更高。在美国,每年有 3.75 万～5.4 万人发生脑出血。自发性脑出血总的发病率为每年(12～15)/10 万人。

随着人口老龄化和生活习惯的改变,预计到 2050 年,这一数字将成倍增加。自发性脑出血 30 d 病死率与血肿大小和出血部位有关,深部出血病死率高。

回顾性研究发现,有 35%～52% 的自发性脑出血患者在发病 1 个月内死亡,仅有 20% 的患者在 6 个月内可以达到功能的恢复和独立。神经重症监护的发展使自发性脑出血的病死率有所下降,除了出血量和发病初 GCS 评分之外,年龄大于 80 岁,幕下出血,脑室内积血也都是 30 d 病死率的独立预测因素。自发性脑出血的发生和性别、年龄、种族有关。男性发病率比女性高,且发病率随年龄的增加而增加。自发性脑出血的发生具有昼夜节律和年节律。一天当中,自发性脑出血早晨易患,一年当中,冬天易患。自发性脑出血的发生与基因和环境因素有关,Daniel 等对 188 位自发性脑出血患者(其中脑叶出血 67 人,非脑叶出血 121 人)和 366 位对照进行研究发现:脑叶出血的独立危险因素包括载脂蛋白 ε2 和 ε4 等位基因的存在、经常饮酒、既往卒中病史和一级亲属中患自发性脑出血;非脑叶出血的独立危险因素是高血压、有卒中病史、一级亲属中患自发性脑出血;受教育水平增加,非脑叶出血的发病率下降。脑叶出血的危险因素 29% 可直接归因于载脂蛋白 ε2 和 ε4 的存在,非脑叶出血 54% 可归因于高血压。尽管对于脑出血治疗已经取得一定的进展,但是和缺血性卒中和蛛网膜下隙出血相比,自发性脑出血 30 d 病死率仍然很高,可以达到 50%。

三、病因

(一)原发性 ICH 的病因

1.高血压

慢性高血压造成的小动脉和微动脉的损害被认为是原发性 ICH 最重要的病因。由于高血压的种族差异和社会经济因素的不同导致 ICH 在不同人群发病率不同。一项对 ICH 病因的回顾研究发现:在脑叶出血的患者中,67% 有高血压病史,深部出血为 73%,小脑出血为 73%,脑桥出血为 78%。对于 ICH 的预防而言,控制收缩压,特别是对高危人群是最重要的。

2.脑淀粉样血管病(cerebral amyloid angiopathy,CAA)

脑淀粉样血管病是淀粉样物质沉淀皮层和脑膜血管的内膜和外膜,造成血管壁的坏死和出血。因此由于 CAA 造成的出血,主要位于皮层和皮层下。CAA 导致的出血,出血量可以从微出血到出血量超过 100 mL。CAA 是老年患者常见的变性性疾病。年龄在 60~69 岁的患者,患病率为 4.7%~9.0%,年龄超过 90 岁的患者,患病率可达 43%~58%。诊断 CAA 所致 ICH 可以使用 MRI 梯度回波序列和磁敏感成像,但确诊需要病理检查。在 CAA 所起的 ICH 后存活患者中,ICH 的复发率高。

对脑叶出血的存活患者进行前瞻性纵向研究发现,ICH 的两年累计复发危险是 21%。对 CAA 导致的 ICH 的已知的基因危险因素进行层化,发现有载脂蛋白 E 的等位基因 ε2 和 ε4 存在的患者,ICH 的复发率为 28%,没有等位基因的患者,复发率为 10%。

(二)继发性 ICH 的病因

(1)动脉瘤:囊状、纺锤状、菌状。

(2)血管畸形:动静脉畸形(arteriovenous malformation,AVM)、海绵状血管瘤、静脉血管瘤、硬脑膜动静脉瘘。

(3)肿瘤:原发性、转移性。

(4)凝血功能障碍。

1)获得性:①抗凝(华法林、肝素);②溶栓(rt-PA、尿激酶);③血恶液质(DIC、白血病、血小板减少症);④肝衰竭;⑤血小板机能不全(肾衰竭、药物性)。

2)先天性:①血友病;②血小板异常。

(5)药物或酒精:拟交感神经药(麻黄碱、盐酸苯丙醇胺、伪麻黄碱)、可卡因、安非他明、迷幻剂。

(6)梗死后出血转化。

(7)静脉窦血栓。

(8)中枢神经系统血管炎。

(9)烟雾病(Moyamoya 病)。

(10)动脉夹层(夹层动脉瘤)。

(11)妊娠。

(12)惊厥、静脉窦血栓。

(13)其他/未知原因。

血管异常是 ICH 第二常见的原因。动脉瘤、AVM、海绵状血管瘤、硬脑膜动静脉瘘、静脉畸形、Moyamoya 病都可以导致继发性 ICH。

另外,继发性 ICH 的病因还包括颅内肿瘤、肝衰竭或凝血功能障碍、拟交感神经药物滥用、妊娠和产后。其他少见的原因包括感染、少见的出血性体质、血叶酸水平低等。

四、危险因素

ICH 的病死率可达 40%~50%,危险因素包括可控制的和不可控制的。明确 ICH 可控制的危险因素可以降低发病率。

(一)年龄、种族和性别

几乎每一项研究均报道 ICH 的发病率随年龄的不同而不同。目前研究结论较为一致,随着年龄的增加,ICH 的发病率和病死率均明显升高。在美国不同的种族发病率不同,黑人的发病率高于白人。有报道认为 ICH 在日本人中的发病率可达 55/10 万人。男性患者的发病率高于女性。

(二)高血压

高血压是 ICH 最常见的危险因素,占 70%~80%。随着血压的控制,ICH 的发病率将下降。有报道认为在老年患者中,治疗单纯的收缩压增高可以使 ICH 的危险性下降 50%。高血压患者 ICH 的相对危险是血压正常患者的 3.9~13.3 倍。PROGRESS 研究随访 4 年发现使用抗高血压药物和使用安慰剂的患者相比,ICH 的相对危险度下降 50%。

(三)饮酒

研究证实过量饮酒和 ICH 的危险独立相关。饮酒可能损害血小板和凝血功能,可能直接影响管壁内皮细胞的完整性,从而增加 ICH 的危险。另外,饮酒时和饮酒后血压的急剧变化可能是 ICH 的诱发事件。

(四)吸烟

长期以来,吸烟被认为是缺血性卒中和蛛网膜下隙出血的重要危险因素,最近的研究证实,吸烟不论在男性还是女性,均可以增加 ICH 的危险。女性每天吸烟超过 20 支,ICH 的相对危险度(RR)为 2.06,随着吸烟量的增加,这一危险明显增加。

(五)低胆固醇血症

曾有研究认为低胆固醇血症和 ICH 的发病率增加有关,但是具体机制还不明确。可能因为低胆固醇可以削弱血管内皮,因此在有高血压时可以导致出血。Roquer 等研究发现,低胆固醇和低三酰甘油可以增加 ICH 患者的住院病死率,是自发性幕上 ICH 患者住院病死率的独立预测因素。

一项病例对照研究发现血浆胆固醇升高,患者 ICH 的发病率下降。但是使用他汀类药物降脂治疗没有增加 ICH 危险。与 SPARCAL 试验结果不同。然而,低胆固醇血症与 ICH 的相关性和种族有关,不是 ICH 的一个独立的危险因素。对 73 例 ICH 患者进行研究发现患者胆固醇水平与 90 d 临床预后无关。

(六)抗凝药物的使用

各种抗凝药物均可以导致 ICH,流行病学研究发现卒中的发病率为(200~500)/10 万人,ICH 占 8%~15%,口服抗凝药物相关(OAT)ICH 占所有 ICH 的 10%~12%,因此估计 OAT-ICH 的发病率为每年(2~9)/10 万人。在相同年龄组,口服抗凝药物的患者,ICH 的发病率增加 7~10 倍。Rosand 等研究发现,接受口服抗凝治疗的 ICH 患者,病死率可以高达

67％。一项随机对照试验证实：服用华法林的患者,ICH 的发病率增加 2～4 倍。

但是,对于房颤的患者,华法林降低栓塞的益处远远高于它所带来的出血的风险。华法林造成的 ICH 的危险性与抗凝的强度、年龄、是否有缺血性卒中病史相关。华法林导致的 ICH 主要发生在 INR＜3 的患者。新一代的抗凝药物如直接的凝血酶抑制剂也和 ICH 的风险有关。

(七)抗血小板治疗

Toyota 等对 16 个试验,55 462 位参与者的 meta 分析结果显示：服用抗血小板药物,ICH 的绝对危险增加 0.12％,但是,ICH 增加的风险远远低于服用阿司匹林在心血管事件预防中的获益。

Saloheimo 等研究发现,ICH 患者发病前规律服用中等剂量(平均为 250 mg)的阿司匹林,短期预后不良,病死率增加,可能和早期出现的血肿扩大有关。Toyota 等进行的一项回顾性研究也发现发病前进行抗血小板治疗是血肿扩大、预后不良的独立预测因素。

但 Christian 等研究发现,ICH 患者发病前服用抗血小板药物和口服抗凝药物相比,前者不是 ICH 患者病死率和预后不良的独立危险因素。

(八)缺血性卒中

急性缺血性卒中可以表现为出血性梗死,尤其是栓塞的患者。患者可以没有任何体征或颅内压升高的症状。影像学上出血局限于单一的血管支配区,没有明显的占位效应。继发于静脉血栓形成的 ICH 有独特的临床和影像学表现。最常见的特点包括局灶神经系统功能缺损、癫痫、颅内压升高(头痛、视盘水肿、第 6 对颅神经瘫痪)和痛性眼肌麻痹。影像学的经典表现是"空 δ 征"在增强 CT 扫描上窦汇区的充盈缺损。出血通常位于皮层区或深部丘脑。双侧丘脑出血应考虑静脉窦血栓的可能。在没有血管造影的情况下,现代增强 CT 技术的出现和 MRV 有助于静脉窦血栓的早期诊断。

(九)其他

ICH 其他的危险因素包括肝病、季节、糖尿病、心脏病、TIA、口服雌激素、肥胖、抗磷脂抗体病、镰状细胞性贫血等。Bathany 等研究发现血浆叶酸水平和出血性卒中的危险呈线性负相关,和缺血性卒中无关。Stafeno 等研究发现非糖尿病患者发生糖尿病和入院时高血糖是幕上 ICH 患者预后不良的预测因素。

五、病理生理

颅内出血常发生在基底节、脑叶、脑干和小脑,是由于小的穿支动脉破裂造成的。慢性高血压可以造成小的穿支动脉损害。1868 年,Charcot 和 Bouchard 认为微动脉瘤破裂是自发性 ICH 的病因。最近的研究对于微动脉瘤的存在提出了质疑。

慢性高血压主要影响直径为 $100～400~\mu m$ 的穿支动脉,造成动脉脂质透明样变或局部坏死,这可以解释高血压脑出血主要位于豆纹动脉,丘脑穿通动脉(丘脑),基底动脉穿支(脑桥),小脑上动脉和小脑前下动脉(小脑)支配区。老年人脑叶出血常被认为是淀粉样血管病造成的,CAA 选择性影响皮层和软脑膜血管。ICH 的实验研究正在评估水肿、缺血、占位效应、直接的细胞毒性、炎症和细胞凋亡对 ICH 的影响。关于 ICH 后继发脑缺血是否导致脑损害目前存在许多争议。

Cushing 等认为 ICH 导致的脑损害是由于局部压力造成微循环障碍,引起血肿周围缺血。Astrup 等提出"缺血半暗带"的概念,用于描述脑血流量(cerebral blood flow,CBF)处于膜衰竭和电衰竭阈值之间的状态。

大量的动物模型已经被用于研究 ICH 对颅自发性脑出内压(intracranial pressure,ICP)、CBF 和缺血的影响。Nath 等发现 ICP 升高与血肿形成、血肿周围 CBF 下降,血肿周围脑组织缺血性改变有关。Yang 等已经证实在 ICH 试验动物模型中,水肿形成的主要原因可能是局部的组织缺血。

最近更多的临床研究不支持 ICH 血肿周围缺血的观点。有几项研究已经证实,即使没有缺血,血肿周围也可以发生低灌注,是由于代谢需求降低或神经功能联系不能造成的。Mayer 等对 23 例 ICH 患者应用 SPECT 研究发现:损伤周围血流量在发病 24 h 时最低,但在 2～3 d 后水肿形成时恢复正常。

Hirano 等使用 PET 进行一个小样本研究发现:血肿周围没有组织低代谢或"缺血半暗带"存在。然而,Siddique 和他的同事分析了一系列的 ICH 患者的 SPECT 扫描结果,证实血肿周围存在低灌注,损伤周围脑组织缺血在长时间后恢复灌注。Butcher 等对 21 位 ICH 患者用 DWI 扫描证实:在急性 ICH,存在血肿周围血流量下降,但是和 MRI 的缺血性标志物无关,和水肿形成无关。血肿周围区域,水的弥散率增加,可以预测水肿的体积,提示水肿是血浆源性而不是缺血造成的。在 ICH 早期,可能存在一个时间窗,在该时间窗内,清除血肿使得 CBF 恢复,可以预防继发的缺血损害。

脑出血后引起机体和脑组织发生一系列病理生理反应,在血肿周围脑组织形成低密度区(水肿带),已经引起人们的关注。脑水肿可以引起神经细胞和轴突的变性和坏死,导致患者生存质量下降。脑出血后水肿是血管源性和细胞毒性水肿共同作用的结果,随着时间的推移至少经历三个阶段:早期(发病后几小时内)与流体静压和血清由血凝块向周围组织移动导致血凝块回缩有关;第二阶段(两天之内)与凝血瀑布和凝血酶的产生有关;第三阶段与红细胞的裂解和血红蛋白的毒性有关。

关于血肿周围水肿的演变规律目前还存在争议。Wagner 等研究发现血肿周围水肿在 ICH 后立即出现,几天之后达高峰。ICH 后水肿形成,导致颅内压增高,脑疝形成,造成患者死亡。在实验性 ICH 模型,脑水肿在发病后几小时出现,在第 3 d、4 d 达高峰,然后逐渐消退。在动物模型中,血肿周围水肿主要位于皮质下白质。

在人类,血肿周围水肿在发病后 3 h 即可以出现,在 10～20 d 达峰值。James 等研究发现,ICH 患者发病 20 h 和 1 h 相比,血肿周围水肿的体积增加近 75%;基线相对水肿较轻的患者,在 24 h 以后水肿更易于发展;从基线到发病 20 h,基线相对水肿和相对水肿的进展呈明显的负相关,但是相对水肿的大小和其他临床和影像学数据包括血肿大小和血肿的演变没有明显的相关性。大部分文献认为,脑出血 3 h 后出现脑水肿,12 h 达中等程度,24 h 达重度水肿,并在第 2 天达高峰。有的研究发现血肿越大,绝对水肿越大,因为血肿体积越大,释放的凝血酶越多,水肿体积就越大,而且血肿越大,占位效应亦越大,引起局部缺血的作用越强,水肿也就越明显。绝对水肿的大小与血肿体积相关,而相对水肿的大小与患者的血肿体积大小无关。但有学者认为,中小量脑出血也可以引起严重的脑水肿及恶性颅内高压表现,对此有人则认为可能是脑出血吸收期包膜形成或是灶周持续性细胞毒性脑水肿之故。国外有人通过磁共振研究发现脑出血 1 周内血肿体积与水肿体积有显著的线性相关,发病 24 h 内随着时间的推移水肿越来越明显。

六、临床表现

(一)神经系统表现

ICH 的主要临床表现是数小时内突然出现神经系统功能缺失,伴有头痛、恶心、呕吐,意识改变,血压升高。幕上出血常伴有呕吐和意识改变。ICH 患者 90％出现血压升高,10％出现癫痫发作。

局灶神经系统功能缺失的类型依据出血部位的不同而不同。幕上出血常表现为血肿对侧的感觉和运动缺失、失语、忽视、注视分离、偏盲。幕下出血表现为脑干功能损害、颅神经异常、共济失调、眼震和辨距不良。

血液可能破入脑室系统导致脑积水,但是很少进入蛛网膜下隙。大量出血可能导致颅内压增高和血压增高。根据出血部位不同,可能形成脑疝,脑干受压和死亡。小脑出血如果血肿直径大于 3 cm,如果不予手术处理,预后不良。现也有研究认为血肿直径大于 4 cm,需要手术治疗。

(二)血肿扩大

人们认识到 ICH 是一个动态的、复杂的过程。在脑出血急性期,造成早期血肿扩大的发病机制还不清楚。颅内压的突然增高、局部组织的变形、剪切力、正常脑解剖结构的破坏,可以造成一部分患者的多灶出血,由于血凝块周围存在卫星出血灶造成血肿扩大。周围脑组织的其他损害也可以造成血肿扩大包括血管肿胀导致静脉血流障碍、早期短暂的缺血、血—脑屏障的破坏、短暂的局部的凝血功能障碍等。

七、诊断

(一)CT

直到 20 世纪 70 年代,CT 扫描的发展,才使得 ICH 在存活患者中可以确诊。脑部 CT 或 MRI 扫描可以观察到血管破裂后集聚的血液的特点,可以被用于评价 ICH 的病因,预测预后和疾病过程。CT 主要应用于急性期。当患者到达急诊室,临床症状提示 ICH 时,应进行 CT 扫描。主要用于排除继发性 ICH,也可以被应用于发现无症状出血。

由于 CT 对于急性出血非常敏感,是确诊 ICH 的首选。血肿在 CT 上的表现随着出血时间的不同而有差异。超早期的血肿(数分钟到 1 h)可以表现为等密度;急性期表现为高密度;亚急性期可以表现为低密度;慢性期大部分血肿已经被吸收,CT 上主要的变现为脑软化。

(二)MRI

MRI 特定的成像方法在 ICH 急性期比 CT 更敏感,在 MRI 上评价出血比在 CT 扫描上看到的更复杂,更早期的改变在磁敏感加权像上可以更清楚地发现。这些改变可能是由于在完整的红细胞内脱氧血红蛋白的形成。尽管 MRI 在怀疑急性 ICH 的患者中的临床应用还没有得到支持,MRI 对于已知的 ICH 有广泛的应用前景。MRI 的增强磁敏感性序列,可以发现远期的出血,不论是大的症状性出血还是小的无症状性出血,为临床提供了评价患者既往曾经出血的方法。在皮层—皮层下发现的无症状性出血是诊断 CAA 的基础,不需要尸解,其已对脑叶出血的诊断和治疗提供了重要的信息。

(三)脑血管造影

尽管影像学技术已经得到了较大的发展,但是传统的血管造影仍是诊断血管异常的金标准。即使 CT、MRI、MRA 检查阴性,仍不能完全排除血管损害,需要血管造影检查明确诊断。血管造影检查应考虑到患者的出血部位、年龄、既往是否有高血压病史等。许多老年伴有高血压的 ICH 患者被发现有隐匿性的可手术治疗的血管异常。Griffiths 等对 100 例非外伤性 ICH 的患者研究发现,动脉瘤或动静脉畸形的发现率约为 49%。当颞叶血肿扩展至外侧裂或和 SAH 相关时,90% 的病例有血管结构异常。尽管在高血压患者中,血管造影阳性率较低,但动静脉畸形或动脉瘤的发现率仍达到 25%。

八、治疗

(一)高血压的治疗

ICH 后高血压很常见,并且常在早期出现,对于血压的监测和治疗是 ICH 治疗的关键部分。关于急性高血压的发病机制目前没有统一的意见;然而,最主要的因素是儿茶酚胺的释放和 Cushing 反应。但是由于缺乏随机试验,对于高血压的治疗目前还存在争议。主张降压的人认为降低血压可以减轻由于再出血和水肿形成导致的继发损害。

Qureshi 等在一项前瞻性研究中将 27 位急性 ICH 患者的血压控制在 160/90 mmHg 以下,他们发现这些患者中血肿扩大的发生率只有 9%,明显低于 Brott 等报道的 38% 血肿扩大的发生率。反对者认为不进行降压治疗,保持脑灌注压(cerebral perfusion pressure,CPP),对于缺血半暗带区是极其重要的。尽管在试验模型中发现降低血压可以加重脑水肿,但是 ICH 后高血压和水肿的形成无明确相关性。

国内学者对 73 例患者的研究发现,基线收缩压和舒张压与患者 90 d 临床预后无关。目前在 ICH 中,高血压的治疗仍存在争议。

ICH 中 CBF 的变化是很复杂的。脑血流的自动调节是指颅内压在 $60 \sim 150 \ mmH_2O$①的范围内,能够保持足够的 CBF 的能力。在脑组织受损的情况下,如缺血、蛛网膜下腔出血(subarachnoid hemorrhage,SAH)、外伤性脑损伤、ICH,脑血流的自动调节功能紊乱。当 CPP 下降至低于自动调节水平时,代偿区域氧的摄取分数增加。在氧的摄取分数达到最大时,发生缺血。卒中患者多数患有慢性高血压,他们脑的自动调节曲线右移。这意味着在正常人中,平均动脉压(mean artery pressure,MAP)$50 \sim 150 \ mmHg$,CBF 正常,而患有高血压的卒中患者,能更好地耐受较高的 MAP,如果 MAP 过低,他们就有发生低灌注的危险。对于有慢性高血压病史的患者,MAP 应逐渐降至 120 mmHg。如果有必要治疗,血压的目标值是 160/100 mmHg(或 MAP 120 mmHg)。患者没有已知的高血压病史,推荐血压的控制水平为 160/95 mmHg;如果有必要进行治疗,血压的控制目标是 150/90 mmHg(或 MAP 100 mmHg)。

目前没有关于降压治疗对于瞬时临床情况影响的前瞻性、随机、安慰剂对照试验。Qureshi 等对 ICH 的患者进行回顾性研究发现,发病 24 h 内 MAP 迅速下降是病死率增加的独立相关因素。他们认为 MAP 迅速下降导致神经系统功能恶化有两种机制:①血压迅速下降导致 CPP 下降,加重缺血损害;②在自动调节未受影响的区域,脑血管舒张对于血压下降的代偿可以导致颅内压增高。

---

① 临床习惯以 mmH_2O 或 cmH_2O 作为颅内压的单位,$1mmH_2O = 0.0098kPa$,$1cmH_2O = 0.74mmHg = 0.098kPa$,$1kPa = 10.2cmH_2O = 102mmH_2O$

Kuwata 等应用单光子发射计算机断层式成像术（single-photon emission computed tomography，SPECT）研究发现，在高血压性 ICH 急性期，收缩压下降 20% 就可以引起 CBF 下降。Kaneko 等给予 CBF 的研究建议：在急性期，收缩压下降应小于 20%。但另外两项研究证实药物性血压下降对于 CBF 没有不良效应。同时，使用抗高血压药物可以改善患者预后，这已在以下研究中得到证实。

Meyer 和 Bauer 的一项前瞻性、非随机双盲试验发现，在 ICH 急性期，应用抗高血压药物利舍平，可以降低病死率。

Dandapini 等也证实随着血压的下降，发病率和病死率下降。但是这些研究是回顾性的，没有考虑到其他因素如血肿体积和基线情况对于病死率的影响。Broderick 和 Brott 对 188 例 ICH 患者的回顾性研究发现，接受抗高血压药治疗的患者和未接受高血压药物治疗的患者相比，结果没有差别；Edward 等研究发现血流动力学参数和血肿扩大无相关性。

大多数抗高血压药对于血流动力学的影响还不清楚。临床对于 ICH 患者的研究获得的数据还很有限，但是大部分的血管扩张药通过增加脑血容量，可以增加颅内压。短效的、复合的 α 和 β 受体阻滞剂如拉贝洛尔应该作为一线药物使用。作为最常用的治疗严重高血压的药物，硝普钠是通过扩张血管增加 CBF 和 ICP。但它的作用在临床研究中还没有得到证实。动脉型的血管舒张剂肼屈嗪，血管紧张素转换酶抑制剂卡托普利，钙离子拮抗剂硝苯地平都可以增加 ICP，保持 CBF。

总之，没有证据表明在 ICH 急性期降低血压可以改变疾病的进程和预后。收缩压重度下降是可以的，特别是那些伴有高血压并发症的患者或具有血肿扩大危险的患者（如凝血功能异常的患者）。

权衡血肿扩大和缺血损害的利弊，AHA 推荐如果既往有高血压病史或者有慢性高血压征象（心电图、视网膜）的患者，推荐血压控制的上限为收缩压 180 mmHg，舒张压 105 mmHg。如果需要治疗，其目标血压为 160/100 mmHg（或 MAP 为 120 mmHg，但是降压幅度不应大于 20%，MAP 不应小于 84 mmHg）。对于没有高血压病史的患者，推荐血压控制上限为 160/95 mmHg。如果需要治疗，其目标血压为 150/90 mmHg（或者 MAP 为 110 mmHg）。

如果患者的 ICP 升高，其血压上限和血压控制目标应该相应的提高，至少保证 CPP（即 MAP-ICP）在 60～70 mmHg 之间，以保证足够的脑灌注，但是这些数据均来自脑外伤患者。

其他需要立即降压治疗的指征包括急性心肌缺血（但是极端的降低血压对心肌梗死的患者也有害）、心功能不全、急性肾衰竭、急性高血压性脑病和主动脉弓夹层。

对于缺血性卒中患者，应避免使用舌下含化钙离子拮抗剂，因为有引起血压突然下降、缺血性盗血和血压过分降低的危险。但是这些观点可能并不适用于原发性脑出血，因为没有证据表明出血周围存在缺血半暗带。

但是，仍应谨慎使用口服、舌下含化和静脉输入钙离子通道阻滞剂，因为其降压迅速而且降压幅度大。同样需要谨慎使用皮下注射可乐定，因为每位患者的药物作用持续时间很难预料。推荐的一线口服降压药为卡托普利，但是其降压作用短暂，且降压迅速。

静脉注射半衰期短的降压药物是理想的一线选择。在美国和加拿大推荐使用静脉注射拉贝洛尔（这在欧洲并没有普遍使用）、盐酸艾司洛尔、尼卡地平、依那普利，另外静脉注射乌拉地尔也被越来越多地使用。

最后，必要时可以应用硝普钠，但其主要不良反应除了有反射性心动过速、冠状动脉缺血、抗血小板活性和增高颅内压以外,更重要的还会降低脑灌注压。静脉注射治疗高血压需要对血压进行连续监测。在重症监护室,可通过动脉导管连续监测血压。

(二)止血治疗

尽管广泛认为血肿体积和血肿扩大是死亡的预测因素,但是目前没有积极的内科方法可以减少血肿的扩大。因此治疗集中在校正已知的凝血功能紊乱和血小板功能障碍。

凝血功能正常的患者,给予止血药物的目的是减少血肿扩大。目前应用的药物有6-氨基己酸、氨甲环酸、抑肽酶和重组活化凝血因子Ⅶ(rFⅦa)。rFⅦa是目前唯一进行过随机对照研究的药物,rFⅦa在内皮损伤的部位,和暴露的组织因子结合,形成复合物,激活凝血途径。在最近的Ⅱb阶段研究中,经CT诊断的399位发病3 h之内的ICH患者,随机静脉给药,分别为40 μg/kg、80 μg/kg,160 μg/kg的rFⅦa或安慰剂。在rFⅦa组,血肿扩大小于安慰剂组,且病死率明显下降,发病90 d患者功能明显提高。应用rFⅦa组,严重的血栓栓塞性不良事件发生率为7%,安慰剂组为2%。在具有栓塞高危风险的患者,需要进行关于安全性的进一步研究。关于在ICH早期应用rFⅦa治疗,用于预防早期血肿扩大的Ⅲ期临床试验(FAST试验)已经结束,结果显示rFⅦa在发病后早期应用,可以有效预防血肿扩大,但是与患者的临床预后无显著相关性。

(三)逆转抗凝、抗血小板、溶栓治疗

rt-PA溶栓后出血的发生率较高。rt-PA在血栓形成的部位和纤维蛋白原结合的生物半衰期大约是45 min,因此,rt-PA造成的出血多出现在开始的几小时内,很少在12~24 h后发生。如出现ICH相关症状,应及早进行CT扫描,明确诊断。检查纤维蛋白原水平、凝血酶原时间、活化的部分凝血酶原时间、全血计数。迅速逆转血栓溶解的过程需要给予包含Ⅷ因子的冷沉淀物或新鲜冰冻血浆(FFP)。也应考虑神经外科手术。但是手术治疗自发性ICH或凝血功能障碍引起的ICH的益处还缺乏证据,治疗需要个体化。

(四)抗凝治疗

1.肝素

应用肝素的患者发生ICH的危险和抗凝水平有关。因此需要严格监测APTT。肝素可以被鱼精蛋白灭活,剂量是1 mg鱼精蛋白可中和100 U肝素。新鲜冰冻血浆(FFP)包含抗凝血酶Ⅲ(ATⅢ),可以和循环中的肝素分子结合,延长抗凝时间。因此,不应使用FFP逆转肝素造成的凝血功能障碍。

2.华法林

抗凝造成的脑出血的发病率高于自发性ICH,和抗凝的程度有关。应用华法林引起的凝血酶原时间延长可以使用维生素K、冷沉淀物、新鲜冰冻血浆治疗。在一项回顾性研究中,研究者分析了维生素K、冷沉淀物、新鲜冰冻血浆在治疗抗凝导致的ICH中的效果,结果发现病死率没有差别。

最近,治疗应用华法林抗凝导致的ICH,使用Ⅸ因子复合物,效果较单独应用FFP效果好。使用维生素K风险低,因此它应该作为一线用药。维生素K的效果随着给药途径的不同,差异很大。静脉给药较口服给药效果好。皮下使用维生素K没有纠正抗凝的作用,因此在急性期不应使用。对那些具有栓塞高危风险的患者,何时再使用抗凝药物的研究较少。通常出血前接受抗凝治疗,有房颤和人工瓣膜的患者,出血后第一步是逆转抗凝,降低血肿扩大和再出血。一旦完成,血肿扩大将不再是问题,就应该重新考虑抗凝治疗。关于ICH后抗凝

治疗的合适时间和方法需要进一步研究。

目前,是否抗凝根据患者的个体差异而定。Flanherty 等研究发现,20 世纪 90 年代和 1988 年相比,抗凝相关脑出血发病率增加了 4 倍,主要和华法林的使用增加有关。目前对于 OAT-ICH 治疗多种多样,但是没有来自随机对照试验的证据。

(五)抗血小板聚集治疗

越来越多的服用阿司匹林和其他的抗血小板药物如氯吡格雷、阿司匹林—双嘧达莫复合制剂和糖蛋白Ⅱb-Ⅲa 抑制剂用于缺血性卒中预防。已知应用阿司匹林,在 1 000 个患者中,就增加 1 个 ICH。其他抗血小板药物引起的 ICH 的发生率还不清楚。口服抗血小板药物导致的 ICH,没有有效的治疗方法,对那些血小板功能障碍的患者,输注血小板可能是有用的。

(六)发热治疗

ICH 发病后最初的几天,常出现发热。一项研究显示 ICH 患者,发病 72 h 之内,体温大于等于 37.5 ℃的发生率为 91%,持续的发热也是判断预后的独立预测因素。体温升高可以导致代谢加速、氧的需求增加、脑血流量增加,从而引起脑血容量增加。因此,可能会造成颅内压升高,加速神经元损伤。是体温升高增加出血的严重程度,还是体温升高是大量出血的后果还不清楚。应该使用退烧药如乙酰氨基酚、布洛芬等使体温迅速下降,必要时可以使用冰毯和冰块。

(七)癫痫治疗

在 ICH 中,癫痫最常发生在出血发生时,可以是许多 ICH 患者的首发症状。癫痫的发病率随出血部位的不同而不同。出血位于皮层表面最常见。外伤、动静脉畸形、药物相关的出血是癫痫最常见的病因。临床研究报道癫痫的发病率 5%～28%,脑叶出血最常见。幕下出血造成的阵挛或肌张力增加可以混淆癫痫的诊断。

不像外伤性 ICH 和 SAH,在自发性、非脑叶出血的 ICH 中,癫痫的治疗常常是针对症状的非经验性治疗。在发病几个月内,癫痫没有复发,可以安全地停用抗癫痫药物。而在 2 个月内癫痫复发的患者需长期治疗。

(八)颅内高压治疗

颅内压增高,脑水肿和占位效应与 ICH 后高病死率有关。怀疑颅内压增高的患者和意识水平下降的患者,需要进行有创的颅内压监测。理论上,监测和治疗颅内压增高可以降低由此造成的继发损害,改善预后。

大多数人推荐当 ICP 大于 20 mmHg(1 mmHg＝13.5mmH$_2$O)时,应进行治疗,颅内压升高治疗目标是使 CCP 达到 60～70 mmHg。通常,在所有的 GCS 评分小于 9 分或由于 ICP 增高导致神经系统功能恶化的患者,应进行 ICP 监测。ICH 患者中,对于 ICP 升高治疗的生理学目标是使得脑脊液循环正常,预防继发的缺血性损害。治疗 ICP 升高的方法包括自体过度换气,控制体温,药物如甘露醇、高渗盐水、巴比妥类药物。甘露醇是 ICP 升高的一线药物。

一些研究显示重复使用甘露醇可以加重脑水肿。但是 Kalita 等使用 SPECT 研究发现,甘露醇没有明显改变局部的 CBF。一些人提倡使用高张盐水降低 ICP,但是不良反应较多,如高渗,脑桥中央髓鞘溶解,硬膜下血肿,心力衰竭,酸碱失衡,凝血功能障碍和低血压,限制了它的使用。

高张盐目前用于那些不能耐受甘露醇的患者。巴比妥类药物可以降低组织的代谢率,使得氧的需求下降,脑血流量下降,从而使得 ICP 下降。和巴比妥类药物相似,低体温通过降低代谢率来降低 ICP。体温控制被认为治疗 ICP 升高有效的工具。

(九)皮质类固醇

在自发性 ICH 的治疗中,使用皮质类固醇没有益处。另外,由此造成的高血糖可以使得急性期的治疗复杂化,影响预后。因此,不推荐使用皮质类固醇。

(十)高血糖治疗

在缺血性脑损害急性期,高血糖可以加重组织损害。入院时高血糖是缺血性脑损害再灌注后发生 ICH 的明显的危险因素。血糖水平高于 11.1 mmol/L,在 ICH 急性期可以导致临床病情恶化。像其他疾病一样,在 ICH 患者中,使用静脉胰岛素严格控制血糖的有效性还没有确定,应该避免过高的血糖(11.1 mmol/L)。Stefano 等研究发现糖尿病和入院时高血糖是幕上脑出血预后不良的预测因素。可能与这些患者脑和感染的并发症的发病率高有关。但在本研究中患者血糖水平与 90 d 临床预后无关。

(十一)预防深静脉血栓和肺栓塞

对于每一个卒中患者,深静脉血栓(DVT)和肺栓塞(PE)的预防都是非常重要的,ICH 患者也不例外。ICH 患者,因为长时间不能活动,深静脉血栓形成的早期征象可以被意识水平的下降所掩盖。

入院时,所有的患者应使用弹力袜进行预防;尽管弹力袜对于手术患者是有效的,但是对于出血性卒中患者的预防作用尚待证实。皮下注射肝素和低分子肝素可以降低静脉血栓,但是可能使得出血的并发症增加,临床对于再出血的关注限制了肝素和肝素类药物的应用或延迟了其应用。

Boeer 等对一些应用肝素治疗的患者,检查了 DVT 和 PE 的发生率。他们发现在发病 10 d 以后皮下应用肝素和发病后 2 d 开始应用相比,PE 的 OR 值是 13.5,再出血的发生率没有增加。这些数据表明,早期皮下使用肝素是安全的,可以有效地降低 PE 的发生。

第七届美国胸科医师协会推荐对于有 DVT/PE 倾向的 ICH 患者,可以间断应用空气压缩装置。仅一项小规模的实验在发病第 2 天给 ICH 患者皮下注射低剂量肝素(5 000 U)。这些患者和第 4 天与第 10 天接受治疗的患者相比,PE 的发生率明显降低,而脑出血没有增加。

第七届美国胸科医师协会抗栓和溶栓治疗专家组推荐在急性 ICH 患者,发病第 2 d 如果神经功能稳定,可以皮下注射低剂量肝素(低分子肝素)。

(十二)脑室出血治疗

研究报道自发性 ICH 患者脑室内出血(IVH)的发生率为 3%～50%,病死率高。Tuhrim 等研究发现伴发 IVH 的患者,30 d 病死率是单纯 ICH 患者的 5 倍,IVH 的量是病死率和 30 d 病死率的重要预测因素。

Steiner 等研究发现,任何时候出现的 IVH 和 IVH 的量增加,可以造成临床结果恶化,病死率增加。继发于 IVH 的急性脑积水,使用脑室引流有助于治疗 ICP 升高,有助于清除脑室内的积血。然而是否常规使用还有争议。尽管认为脑积水和 IVH 的量提示预后不良,Adams 等比较了 24 位自发性幕上 ICH 的患者,应用脑室外引流和最好的药物治疗,结果发现脑室外引流没有改善患者的临床结果。另外,脑室的大小和意识水平的变化无关。有学者对 73 例 ICH 患者进行研究发现,20 例出血破入脑室系统(27.4%),出血破入脑室系统与患者 90 d 临床预后相关。

在过去的几十年，我们对于 ICH 的诊断和预后评估取得了明显的进步；然而，还有更多的工作需要去做，进一步的基因和流行病学研究将有助于确定高危人群，有助于一级预防，关于新的治疗的随机对照研究重点应放在减轻原发损害，减少继发损害降低病死率上。

第四节　原发性中枢神经系统血管炎

一、概述

原发性中枢神经系统血管炎（primary angitis of the central nervous system，PACNS）是一种病因未明、临床少见的中枢神经系统血管炎性疾病，是中枢神经系统血管的非感染性炎性病变，自发并可复发，仅局限于中枢神经系统，没有其他系统性疾病表现。

最早由 Cravioto 等发现病灶由肉芽肿组成，当时称为"肉芽肿性血管炎"（granulomatous angitis of the central nervous system，GACNS），但后来发现肉芽肿为非特异性的表现，有一些病例为非肉芽肿，此命名使用受到限制。

1983 年 Calabrese 等又提出"孤立性中枢神经系统血管炎"（isolated angitis of the CNS，IAC），但显得太局限。

1992 年 Lie 提出"原发性中枢神经系统血管炎"，因其命名不受组织特征的限制，又能反映病变解剖部位及临床特征，逐渐沿用至今。

国内自 20 世纪 50 年代开始报道此类疾病，但数量较少。近年来随着一些病例的报道和研究的进展，该病已取得更多的认识。

二、病因和发病机制

PACNS 是一种侵犯中枢神经系统的非特异性肉芽肿性血管炎，累及软脑膜和小血管，原因不明。Siva 提出 PACNS 的肉芽肿及没有自身抗体或免疫复合物在血管壁上沉积，提示其为 T 淋巴细胞介导的非特异性炎症反应。

这一观点目前得到许多国内外学者的认可。目前认为多数 PACNS 可能由微生物原或非微生物原性免疫复合物所诱发的自身免疫异常所致，或在一定的个体中可能存在基因遗传缺陷，免疫系统特殊抗原暴露导致了患血管炎的高风险。

另外，长期吸烟、相关服药史（如烟碱、咖啡因、麻黄碱、避孕药等）也可能导致该病的发生。

微生物原或非微生物原免疫复合物沉积导致血管损害以及 T 细胞—内皮细胞反应性的血管损害，内皮细胞表面黏附分子和内皮下的基质共同参与炎症细胞自血管腔内向炎症反应部位的迁移过程，造成血流的阻断和局部血管、组织的损伤。

此外，活化的内皮细胞具有促凝集作用，而炎症细胞因子通过增加内皮细胞组织因子的表达和触发其他促凝系统，激活外源性凝血系统，可出现血管壁纤维素样坏死、炎细胞浸润、渗出以及动静脉内血栓形成，导致受损血管周围脑组织梗死或出血，以及髓鞘脱失和轴索变性。

三、病理变化

PACNS病理组织学改变多样,可以是淋巴细胞性血管炎、纤维素样坏死性血管炎或肉芽肿性血管炎,其中以肉芽肿性血管炎最常见,双侧软脑膜和血管实质可分别或同时受累,单侧少见。主要累及软脑膜及皮质的中、小动脉(直径<200 μm),较少累及静脉及微静脉。血管炎稳定期则以瘢痕组织形成为主要病理改变。

典型的肉芽肿性血管炎可见朗汉细胞或外来巨细胞、淋巴细胞和浆细胞等。15%的病例表现为非肉芽肿性病变,呈跳跃性损害,常累及脑的中小动脉尤其是镜下才能看到的微小动脉,受累动脉为多发性、多灶性或多节段性,受累血管管壁的炎性细胞浸润、渗出以及管腔内血栓形成,后期血管壁纤维化可造成血管管壁不同程度的狭窄或闭塞,引起局部脑组织结构破坏伴随大量格子细胞出现,导致脑的弥散性或局灶性缺血性损害和出血。但是PACNS的组织学改变缺乏特异性,很难与其他继发性的中枢神经系统血管炎相鉴别。

四、PACNS的分类

(一)感染性PACNS

常见有梅毒性血管炎、结核性血管炎、真菌性血管炎、病毒性血管炎等。

(二)非感染性PACNS

分为原发性PACNS合并系统性血管炎和结缔组织病合并血管炎,前者包括颞动脉炎、Wegenere肉芽肿、结节性多动脉炎、Churg-Strauss综合征、Takayasu动脉炎、Kawasaki病等,后者包括系统性红斑狼疮、干燥综合征、贝赫切特综合征等。

五、临床表现

该病发病年龄为15～83岁,多见于40～60岁年龄段,男性发病率较女性略高,儿童少见。由于本病的病理改变的多样性,所以临床表现也较复杂。大多数患者呈亚急性或隐匿性起病,伴有缓解和渐进的过程或快速进展。临床突出表现为头痛、局灶性神经功能缺陷及弥散性脑损害三大症状。

(一)头痛

头痛为最常见表现,可为急性或慢性发病,程度可轻可重。

(二)局灶性中枢神经系统损害

局灶性中枢神经系统损害包括短暂性脑缺血发作、卒中、颅神经病变、癫痫、脊髓受累表现可有肌力减退甚至瘫痪等。

(三)弥散性脑损害症状

如一过性意识水平的改变、认知功能改变、反复发作惊厥,个别患者可出现精神症状。患者的症状和体征随着疾病的发作、缓解过程会有多种临床表现。患者之间的临床表现、病程、预后差异很大,提示本病不是一种单一的疾病,或许是一组相关的综合征。

六、辅助检查

(一)血液检查

对感染导致的PACNS应作相关的血清学试验,而实验室参数对自身免疫异常导致的中枢神经系统血管炎缺乏敏感性和特异性。

抗中性粒细胞抗体检测在小血管炎诊断中有重要作用,但这些自身抗体检查的诊断意义仍有待确定。

(二)CSF 检查

经病理确诊的患者中有 $80\% \sim 90\%$ 的 CSF 检查结果异常,常见的是总蛋白含量增加,伴轻度淋巴细胞反应或出现中性白细胞,一些患者可以出现 IgG 合成率增加及寡克隆带。

(三)影像学检查

1.CT

有 $1/3 \sim 2/3$ 的患者 CT 可发现异常。由于其敏感性较低,CT 仅在不宜进行 MRI 检查时应用,以排除其他疾病尤其是早期的大脑出血。

2.MRI

MRI 检查对 PACNS 的脑部病变较为敏感,其 MRI 表现具有多样性,但无特征性。常见 MRI 显示通常累及双侧皮质和深部白质的多发梗死灶,包括胼胝体和内囊。T_2WI 上皮质、皮质下和皮髓质交界区以及深部白质内的高信号病灶表示缺血或者梗死,也可见大小不等的出血灶。较少见的有皮质或皮质下的占位性病灶并伴有水肿,类似于原发性肿瘤。此外,还有反复发生的脑出血、蛛网膜下隙出血征象,也有类似脱髓鞘病变及脑白质营养不良的现象。MRI 增强扫描显示有的病灶无强化,有的病灶强化后表现多样性,可以表现为皮质下不规则条纹状强化,软脑膜强化累及部分脑实质,局灶性皮质带状强化或弥散性脑实质血管强化。White ML 等的一项回顾性研究也表明 DWI 的弥散系数分析能更好地显示大脑的一些异常改变,有助于中枢血管炎诊断。

3.DSA

脑血管造影是 PACNS 的一个主要诊断手段,其征象包括动脉狭窄、扩张和受阻,受累血管区的循环时间改变,也有的表现为动脉串珠样改变和动脉瘤形成。但血管造影对本病也没有特异性,因为相似的变化不但可以在继发性中枢神经系统血管炎中看见,也可见于非炎症性血管病,如动脉粥样硬化、高血压性脑血管病、放射性血管病、非细菌性心内膜炎、中枢系统感染以及不同原因引起的血管痉挛。此外,血管造影显示的病变血管与 MRI 病灶范围常不相符,不是所有的血管变化都能引起脑实质的病变。

同样,MRI 上看到的病变并不一定就有血管造影的异常,因为也许仅侵犯到小血管或改变轻微,血管造影尚不能发现。血管造影的敏感性与炎症病理变化、血管病变的范围、类型有关。动态进行血管造影观察原有血管节段性部分或完全狭窄的变化,可用来评估本病的治疗情况。

4.其他影像学检查

MRA、SPECT 和 PET 也有用于本病的报道,但都有其局限性。

(四)脑活检

脑组织病理学检查是诊断本病的“金标准”。如有无法解释的脑病综合征,持续数天至数周,特别是有局灶的小脑体征、CSF 蛋白质含量升高和淋巴细胞数增多、头颅 MRA 或血管造影有血管炎的可疑征象时,则应行脑活检。推荐的病灶的立体定向活检和对局限性病灶的颞电极活检取材的位置主要选择 MRI 发现异常的部位,标本必须含有软脑膜、皮质和皮质下组织,以避免因病灶的跳跃特性而取样错误。因软脑膜比脑实质更易被累及,所以软脑膜活检比脑实质活检有更高的阳性率。脑活检的特征性的病理表现为皮质和软脑膜血管透壁或非透壁炎性细胞浸润,包括肉芽肿性、淋巴细胞性以及急性坏死性血管炎。

有时脑活检并未发现血管炎表现,而主要是非特异性胶质细胞增生、血管周围少许炎性细胞浸润以及脑实质的缺血梗死,可能为病变血管位于病灶近心端,病变尚未延伸到表面脑皮质和软脑膜,或是取材不足及取材前应用糖皮质激素所致。

七、诊断及鉴别诊断

目前由于脑活检尚不可能成为常规检查,PACNS的诊断仍依赖患者的临床表现、影像学检查结果和病理学改变特点综合分析,对于无法解释的头痛、慢性血管炎和青年人出现的卒中,应该考虑本病的可能。

目前临床公认的诊断标准是:①临床症状主要为头痛和多灶性神经系统障碍,症状至少持续6个月以上或首发症状非常严重;②血管造影发现多发的动脉阶段性狭窄;③排除系统性炎性和感染性疾病;④软脑膜或脑实质活检证实为炎性反应,无微生物感染、动脉粥样硬化和肿瘤的证据。

PACNS需与下列疾病进行鉴别。

(一)常染色体显性遗传脑血管病伴皮质下梗死和白质脑病

常染色体显性遗传性脑动脉病伴皮质下梗死和白质脑病(cerebral autosomal dominant arteriopathy with subcortical infarcts and leukoencephalopathy,CADASIL)也称为遗传性多发脑梗死性痴呆(hereditary multi-infarct dementia),是一种累及脑白质的多发性梗死灶的显性遗传病,临床可表现为痴呆和脑局灶体征。

头颅MRI检查主要表现为皮质下和中央灰质的多发腔隙性梗死,基底节、丘脑和脑室旁白质受累在本病中最常见,而胼胝体、外囊、颞叶颞极和脑干受累具有一定的诊断价值。皮肤和腓肠神经组织活检电镜检查可以发现小血管壁平滑肌细胞表面嗜锇性颗粒。而血管炎一般为散发出现,多为双侧幕上病变,累及皮质和白质。

(二)Binswanger综合征

Binswanger综合征表现为多发性脑梗死伴白质的损害,大脑皮质一般不累及,发病年龄较血管炎偏大,常存在动脉粥样硬化的危险因素,血清学检查没有抗中性粒细胞抗体的升高,血管造影也没有血管炎的改变。病理学改变没有严重的血管壁炎细胞浸润。

(三)多发性硬化

部分PACNS患者的临床表现类似多发性硬化,出现自发缓解及复发,伴有视神经病变和脑干病变,脑脊液寡克隆区带阳性,但惊厥、严重头痛和脑病等常出现在中枢神经系统血管炎,很少出现在多发性硬化中。多发性脑梗死伴随弥散性白质损害的影像学改变出现在血管炎中,而不出现在多发性硬化中,外周血管检查一般不会有阳性发现。

(四)中枢神经系统肿瘤

继发性或孤立的中枢神经系统血管炎可以表现为假瘤样改变,出现局灶性的神经系统体征和类似肿瘤的影像学改变。虽然可以对孤立的炎性病灶进行实验性糖皮质激素治疗,以观察病灶是否消失,但不能排除中枢神经系统原发性的淋巴瘤。两者的鉴别主要仍在于病理学检查。

八、治疗

目前建议首选联合应用糖皮质激素和免疫抑制剂,持续治疗6～12个月,直到患者处于缓解期。推荐的标准治疗方案是糖皮质激素和环磷酰胺的联合治疗。最常用的治疗方案是静脉注射甲基泼尼松龙，每日 1 g，用 3～7 d，随后口服泼尼松（60 mg/d）和环磷酰胺 2～2.5 mg/(kg·d)或静脉注射环磷酰胺 500～5 000 mg/m²，每周 1 次，连用 3 次，以后每月 1 次。环磷酰胺是强有力的免疫抑制剂，但不良反应也很大。

有研究建议将硫唑嘌呤和氨甲蝶呤用于 PACNS 的一线治疗；也有研究经鞘内注射氨甲蝶呤及地塞米松，收到良好的效果，但还有待于活检确诊的患者治疗证实。

作为一般性的治疗，应当采取保护血管内皮细胞的药物，如他汀类药物、钙离子拮抗剂以及抗血栓的药物治疗。抗血小板制剂已被有些研究推荐用于支持治疗。目前尚有待于临床证实疗效的药物有免疫抑制剂如霉酚酸酯（Mycophenolate）和免疫调节剂如 Lefunamide、干扰素-α、坎帕斯（Campath-1H，一种人源化单克隆抗体）等。

九、预后

PACNS 可以导致严重的神经障碍甚至死亡，尽管大部分人对治疗有反应，但病死率仍很高。目前对该病的预后学者意见不一，Ojeda 等统计了 36 例活检为 PACNS 的病例，病死率高达 72%。Calabrese 统计 48 例 PACNS 患者的病死率为 61%。而局灶性占位的 PACNS 患者，手术可能为最有效的治疗方案，术后糖皮质激素巩固治疗可防止病变的复发和抑制残留病变的生长，近期预后较好，有待远期观察。

目前认为本病还是一个临床难题，其病因、病理、临床表现、诊断及治疗等方面还需要进一步的探索。

第五节　蛛网膜下隙出血

一、概述

人脑的表面被覆三层膜，由内及外依次是软脑膜、蛛网膜、硬脑膜。蛛网膜与软脑膜之间的腔隙叫蛛网膜下隙，正常由无色透明的脑脊液充盈。当脑血管发生破裂时，血液流入蛛网膜下隙，即为蛛网膜下隙出血（subarachnoid hemorrhage，SAH），是脑底部或脑表面的病变血管破裂，血液直接流入蛛网膜下隙引起的一种临床综合征。约占急性脑卒中的 10%，是一种非常严重的常见疾病。

世界卫生组织调查显示中国发病率约为每年 2/10 万人，亦有报道为每年（6～20）/10 万人。脑实质内出血或外伤性出血后，血液穿破脑组织和蛛网膜，流入蛛网膜下隙，称为继发性蛛网膜下隙出血。确诊 SAH 之后，应尽早行脑血管造影或 MRA 检查，一旦证实为颅内动脉瘤破裂，尽快准备实施开颅夹闭手术或血管内介入栓塞治疗。SAH 治疗目的主要是防治再出血、血管痉挛及脑积水等并发症，降低病死率和致残率。

一般处理及对症处理：监测生命体征和神经系统体征变化，保持气道通畅，维持呼吸、循环稳定。安静卧床，避免激动及用力，保持大便通畅，可对症应用镇静镇咳及抗癫痫类药物。降低颅内压适当限制液体入量，防治低钠血症。临床常用甘露醇、甘油果糖等脱水剂降低颅内压,也可酌情选用清蛋白。当伴有较大的脑内血肿时,可手术清除血肿。

二、病因及发病机制

凡能引起脑出血的病因均能引起本病。常见的病因如下。

(一)颅内动脉瘤

颅内动脉瘤占 50%～85%,好发于脑底动脉环的大动脉分支处,以该环的前半部较多见。

(二)脑血管畸形

主要是动静脉畸形,多见于青少年,占 2%左右,动静脉畸形多位于大脑半球大脑中动脉分布区。

(三)脑底异常血管网病(Moyamoya 病)

脑底异常血管网病约占 1%。

(四)其他

夹层动脉瘤、血管炎、颅内静脉系统血栓形成、结缔组织病、血液病、颅内肿瘤、凝血障碍性疾病、抗凝治疗并发症等。

(五)原因不明的出血

部分患者出血原因不明,如原发性中脑周围出血。

蛛网膜下隙出血的危险因素主要是导致颅内动脉瘤破裂的因素,包括高血压、吸烟、大量饮酒、既往有动脉瘤破裂病史、动脉瘤体积较大、多发性动脉瘤等。与不吸烟者相比,吸烟者的动脉瘤体积更大,且更常出现多发性动脉瘤。

动脉瘤是动脉壁因局部病变(可因薄弱或结构破坏)而向外膨出,形成永久性的局限性扩张。动脉瘤的形成可能是由动脉壁先天性肌层缺陷或后天获得性内弹力层变性或两者联合作用导致。所以动脉瘤的发生一定程度上有遗传倾向和家族聚集性。颅内动脉瘤不完全是先天异常造成的,相当一部分是后天生活中发展而来的,随着年龄增长,动脉壁的弹性逐渐减弱,在血流冲击等因素下向外突出形成动脉瘤。

无论是动脉瘤破裂、动静脉畸形病变血管破裂,还是血压突然增高使血管破裂等其他情况,均可导致血流入脑蛛网膜下隙,通过围绕在脑和脊髓周围的脑脊液迅速扩散,刺激脑膜,引起头痛和颈项强直等脑膜刺激征。血液进入蛛网膜下隙后还会使颅腔内容物增加,压力增高,并继发脑血管痉挛。后者系因出血后血凝块和围绕血管壁的纤维组织的牵引(机械因素),血管壁平滑肌细胞间形成的神经肌肉接头产生广泛缺血性损害和水肿。

另外,大量积血或凝血块沉积于颅底,部分凝集的红细胞还可堵塞蛛网膜绒毛间的小沟,使脑脊液的回吸收被阻,因而可发生急性交通性脑积水或蛛网膜粘连,使颅内压急骤升高,进一步减少了脑血流量,加重了脑水肿,甚至导致脑疝形成。以上均可使患者病情稳定好转后,再次出现意识障碍或出现局限性神经症状。后交通动脉瘤的扩张、出血可压迫邻近动眼神经,产生不同程度的动眼神经麻痹(表现为眼球活动障碍)。也可能因血液刺激下丘脑,引起血糖升高、发热等内分泌和自主神经功能紊乱。

三、临床表现

任何年龄均可发病,青壮年更常见,动脉瘤破裂所致者好发于 30～60 岁,女性多于男性。突然起病,以数秒或数分钟速度发生的头痛是最常见的起病方式。患者常能清楚地描述起病的时间和情景。

发病前多有明显诱因,如剧烈运动、情绪激动、用力、排便、咳嗽、饮酒等;少数可在安静情况下发病。约有 1/3 患者动脉瘤破裂前数日或数周有头痛、恶心、呕吐等症状。

SAH 典型临床表现为突然发生的剧烈头痛、恶心、呕吐和脑膜刺激征,伴或不伴局灶体征。剧烈活动中或活动后出现爆裂性局限性或全头部剧痛,难以忍受,呈持续性或持续进行性加重,有时上颈段也可出现疼痛。其始发部位常与动脉瘤破裂部位有关。

常见伴随症状有呕吐、短暂意识障碍、项背部或下肢疼痛、畏光等。绝大多数病例发病后数小时内出现脑膜刺激征,以颈项强直最明显,Kemig 征、Brudzinski 征可呈阳性。眼底检查可见视网膜出血、视盘水肿,约有 25% 的患者可出现精神症状,如欣快、谵妄、幻觉等。还可有癫痫发作、局灶神经功能缺损体征如动眼神经麻痹、失语、单瘫或轻偏瘫、感觉障碍等。

部分患者,尤其是老年患者头痛、脑膜刺激征等临床表现常不典型,而精神症状较明显。原发性中脑出血的患者症状较轻,CT 表现为中脑或脑桥周围脑池积血,血管造影未发现动脉瘤或其他异常,一般不发生再出血或迟发型血管痉挛等情况,临床预后良好。

四、并发症

(一)再出血

再出血是 SAH 的急性严重并发症,病死率为 50% 左右。出血后 24 h 内再出血危险性最大,发病 1 个月内再出血的风险都较高。2 周内再出血发生率为 20%~30%,1 个月为 30%。再出血原因多为动脉瘤破裂。入院时昏迷,高龄,女性,收缩压超过 170 mmHg 的患者再出血的风险较大。

临床表现为在病情稳定或好转的情况下,突然发生剧烈头痛、恶心呕吐、意识障碍加深、抽搐、原有症状及体征加重或重新出现等。确诊主要依据上述表现、CT 显示原有出血的增加或腰椎穿刺脑脊液含血量增加等。

(二)脑血管痉挛

脑血管痉挛是死亡和致残的重要原因。有 20%~30% 的 SAH 患者出现脑血管痉挛,引起迟发性缺血性损伤,可继发脑梗死。早发性脑血管痉挛出现于出血后,历时数分钟或数小时缓解;迟发性脑血管痉挛始发于出血后 3~5 d,5~14 d 为高峰,2~4 周后逐渐减少。临床表现为意识改变、局灶神经功能损害(如偏瘫、失语等),动脉瘤附近脑组织损害的症状通常最严重。

(三)脑积水

15%~20% 的 SAH 患者会发生急性梗阻性脑积水。急性脑积水于发病后 1 周内发生,由于血液进入脑室系统和蛛网膜下隙形成血凝块阻碍脑脊液循环通路所致,属畸形阻塞性脑积水;轻者表现为嗜睡、精神运动迟缓和记忆损害,重者出现头痛、呕吐、意识障碍等。急性梗阻性脑积水大部分可随出血被吸收而好转。迟发性脑积水发生于 SAH 后 2~3 周,为交通性脑积水。表现为进行性精神智力障碍、步态异常及尿便障碍。脑脊液压力正常,故也称正常颅内压脑积水,头 CT 或 MRI 显示脑室扩大。

(四)其他

有 5%~10% 患者可发生抽搐,其中 2/3 发生于 1 个月内,其余发生于 1 年内。有 5%~30% 患者可发生低钠血症和血容量减少的脑耗盐综合征或抗利尿激素分泌增多所致的稀释性低钠血症和水潴留,上述两种低钠血症需要在临床上进行鉴别;还可出现脑心综合征和急性肺功能障碍,与儿茶酚胺水平波动和交感神经功能紊乱有关。

五、辅助检查

(一)影像学检查

1.头颅 CT

头颅 CT 是诊断 SAH 的首选方法,CT 显示蛛网膜下隙内高密度影可以确诊 SAH。

根据 CT 结果可以初步判断或提示颅内动脉瘤的位置:如位于颈内动脉段常是鞍上池不对称积血;大脑中动脉段多见外侧裂池积血;前交通动脉段则是前间裂基底部积血;而出血在脚间池和环池,一般无动脉瘤。

动态 CT 检查还有助于了解出血的吸收情况,有无再出血、继发脑梗死、脑积水及其程度等。CT 对于蛛网膜下隙出血诊断的敏感性在 24 h 内为90%～95%,3 d 为 80%,1 周为 50%。

2.头部 MRI

当病后数天 CT 的敏感性降低时,MRI 可发挥较大作用。4 d 后 T_1 像能清楚地显示外渗的血液,血液高信号可持续至少 2 周,在 FLAIR 像则持续更长时间。因此,当病后 1～2 周,CT 不能提供蛛网膜下隙出血的证据时,MRI 可作为诊断蛛网膜下隙出血和了解破裂动脉瘤部位的一种重要方法。

(二)CSF 检查

通常 CT 检查已确诊者,腰穿不作为临床常规检查。如果出血量少或者起病时间较长,CT 检查可无阳性发现,而临床可疑蛛网膜下隙出血需要行腰穿检查 CSF。最好于发病 12 h 后进行腰椎穿刺,以便与穿刺误伤鉴别。均匀血性脑脊液是蛛网膜下隙出血的特征性表现,且是新鲜出血,如 CSF 变黄或者发现吞噬红细胞、含铁血黄素或胆红质结晶的吞噬细胞等,则提示已存在 SAH。

(三)脑血管影像学检查

1.DSA

DSA 是诊断颅内动脉瘤最有价值的方法,阳性率达 95%,可以清楚显示动脉瘤的位置、大小、与载瘤动脉的关系、有无血管痉挛等,血管畸形和烟雾病也能清楚显示。由于血管造影可加重神经功能损害,如脑缺血、动脉瘤再次破裂出血等,因此造影时机宜避开脑血管痉挛和再出血的高峰期,即出血 3 d 内或 3～4 周后进行为宜。

2.CTA 和 MRA

CTA 和 MRA 是无创性的脑血管显影方法,但敏感性、准确性不如 DSA。主要用于动脉瘤患者的随访以及急性期不能耐受 DSA 检查的患者。

3.经颅超声多普勒

动态检测颅内主要动脉流速是及时发现脑血管痉挛(CVS)倾向和痉挛程度的最灵敏的方法。

4.其他

有些 SAH 找不到病因,即脑血管造影结果是正常的,这部分患者往往呈良性病程,以后不容易再出血。但一定注意偶尔会出现脑血管造影结果假阴性的情况,即由于医生经验不足、硬件设备不够先进或动脉瘤内血栓形成等原因导致器质性脑血管病变被漏诊。

(四)实验室检查

血常规、凝血功能、肝功能及免疫学检查有助于寻找出血的其他原因。

六、诊断及鉴别诊断

突然发生的剧烈头痛、恶心、呕吐和脑膜刺激征阳性的患者,无局灶性神经缺损体征,伴或不伴意识障碍,应高度怀疑本病,结合 CT 证实脑池与蛛网膜下隙内有高密度征象可诊断为蛛网膜下隙出血。如果 CT 检查未发现异常或没有条件进行 CT 检查时,可根据临床表现结合腰穿 CSF 呈均匀一致血性、压力增高等特点做出蛛网膜下隙出血的诊断。

(一)脑出血

深昏迷时与 SAH 不易鉴别,脑出血多有高血压,伴有偏瘫、失语等局灶性神经功能缺失症状和体征。原发性脑室出血与重症 SAH 临床难以鉴别,小脑出血、尾状核头出血等因无明显肢体瘫痪易与 SAH 混淆,仔细的神经功能检查、头颅 CT 和 DSA 检查可资鉴别。

(二)颅内感染

各种类型的脑膜炎如结核性、真菌性、细菌性和病毒性脑膜炎等,虽有头痛、呕吐和脑膜刺激征,但常先有发热,发病不如 SAH 急骤,CSF 性状提示感染而非出血,头部 CT 无蛛网膜下隙出血表现等特点可以鉴别。

(三)瘤卒中或颅内转移瘤

约有 1.5% 脑肿瘤可发生瘤卒中,形成瘤内或瘤旁血肿合并 SAH,癌瘤颅内转移、脑膜癌病或 CNS 白血病有时可为血性 CSF,根据详细的病史、CSF 检出瘤或癌细胞及头部 CT 可鉴别。

(四)其他

有些老年人 SAH 起病以精神症状为主,起病较缓慢,头痛、颈项强直等脑膜刺激征不明显或表现意识障碍和脑实质损害症状较重,容易漏诊或误诊,应注意询问病史及体格检查,并行头颅 CT 或 CSF 检查以明确诊断。

七、治疗

(一)监测生命体征和神经系统体征变化

保持气道通畅,维持呼吸、循环稳定。安静卧床,避免激动及用力,保持大便通畅,可对症应用镇静镇咳及抗癫痫类药物。

(二)降低颅内压

适当限制液体入量,防治低钠血症。临床常用甘露醇、甘油果糖等脱水剂降低颅内压,也可酌情选用清蛋白。当伴有较大的脑内血肿时,可手术清除血肿以降低颅内压抢救生命。

(三)防治再出血

(1)安静休息,绝对卧床 4～6 周。

(2)控制血压,患者可能因为剧痛导致血压升高,注意去除疼痛等诱因。

(3)合理应用抗纤溶药物,以防动脉瘤周围血块溶解引起再出血,常用药物有氨基己酸等,但现有的高质量临床研究证据不支持使用止血药。

(4)外科手术消除动脉瘤是防止动脉瘤性 SAH 再出血最好的办法。

(四)防治脑血管痉挛

脑血管痉挛是在 SAH 后,颅底容量大血管迟发性收缩,常在血管造影或脑血流上表现为受累血管远端区域的灌注减少。造影上血管痉挛有典型的短暂过程——出血后 3～5 d 开始,5～14 d 狭窄到最大,2～4 周后逐渐恢复。约半数病例血管痉挛表现为迟发性神经系统缺损,可缓解或发展为脑梗死。有 15%～20% 的患者在标准治疗后发生脑卒中或死于血管痉挛,建议早期使用尼莫地平等钙离子拮抗剂。

(五)控制低钠血症

1. 抗利尿激素分泌异常综合征(SIADH)

SAH 引起丘脑下部或垂体损伤,造成抗利尿激素(ADH)分泌或释放过多,致肾小管保钠排钾功能下降而对水的重吸收增加,产生稀释性低钠血症。有研究表明前交通动脉瘤破裂后 SAH,更容易发生低钠血症,因为下丘脑的压力感受器其嘴部由前交通动脉的穿通动脉供血,一旦前交通动脉瘤破裂发生 SAH,更容易引起前交通动脉及穿通动脉痉挛,影响下丘脑血供导致下丘脑功能失调,导致 SIADH。

2. 脑耗盐综合征(CSWS)

低钠血症是由于 SAH 直接刺激丘脑下部等多处神经细胞产生多种利钠肽包括心房利钠肽(ANP)和脑利钠肽(BNP)导致下丘脑功能紊乱,影响垂体—肾上腺的交感神经和副交感神经,使去甲肾上腺素分泌增加,引起心脏负荷增加,刺激心房等处细胞分泌心、脑钠肽增加,通过抑制肾集合管对钠的重吸收达到利尿利钠的作用。如果将其定义为血钠水平不高于 134 mmol/L,连续 2 d 以上,1/3 的患者将被诊断为低钠血症。低钠血症在发病后第 2～10 d 最易发生。严重的低钠血症(120～124 mmol/L)的发生率约为 4%。纠正 SAH 后的低钠血症实际上是纠正血容量不足。急性症状性低钠血症很少见,需要紧急使用高张盐水(1.8% 或甚至 3%)治疗。虽然对于慢性低钠及酒精、营养不良、肾衰竭或肝衰、器官移植引起的低钠,快速纠正低钠血症可能导致脑桥中央髓鞘溶解症,但是高张盐水治疗 SAH 后低钠血症是比较安全的。一项回顾性研究总结了接受高张盐水(3%)治疗的 29 例 SAH 后低钠及临床血管痉挛的患者情况,没有一例患者发生脑桥中央髓鞘溶解症,也没有发生类似充血性心力衰竭或肺水肿等其他并发症。与此相似,我们的数据库中(超过 2 500 例 SAH 患者)没有患者在纠正低钠后发生脑桥中央髓鞘溶解症;在 PubMed 中使用"髓鞘溶解及动脉瘤"或"髓鞘溶解或蛛网膜下隙出血"进行检索,没有发现 SAH 患者发生脑桥中央髓鞘溶解症。患者对轻微的低钠血症(125～134 mmol/L)的耐受性通常较好,该病是自限性的,不需特殊治疗。生理盐水(0.9% 氯化钠溶液;含 Na^+ 为 150 mmol/L)会引起负液平衡或尿钠过多的患者出现低血钠。

氟氢可的松因其具有盐皮质激素的作用(作用于远端肾小管,促进钠重吸收),理论上可以防止负钠平衡、低血容量,进而预防缺血并发症。

一项包括 91 例 SAH 患者在内的随机临床研究表明,虽然醋酸氟氢可的松可以降低出血后最初 6 d 的尿钠排泄,但该药对血容量不足或缺血性并发症没有肯定的效果。这可能是由于对照组的患者在出现缺血表现之后往往接受了扩容治疗,以至于氟氢可的松的作用被掩盖了。该研究的结果为另一项报告 30 例患者的小型随机试验所证实。

一项包含 71 例患者在内的试验使用氢化可的松预防 SAH 后低钠血症,结果发现在 14 d 内使用氢化可的松优于以维持血清钠及电解质为目的的治疗措施。一篇系统综述发表在最后一项试验结果之前,主要是研究氢化可的松与安慰剂相比对 SAH 患者的作用。该药物仅在患者出现继发性脑缺血后开始应用,结果发现氢化可的松与安慰剂相比不能改善患者临床预后。在同样的系统综述中,皮质类固醇激素引起高血糖的风险增加了1倍。总而言之,这些研究不足以支持对所有SAH患者常规使用氟氢可的松或氢化可的松。

(六)防治脑积水

1.治疗急性脑积水

SAH后约有20%的病例并发急性(梗阻性)脑积水(72 h内脑室扩大)。推荐脑室引流术,尽管会增加再出血和感染(Ⅳ～Ⅴ级证据,C级推荐)。处置方法如下。

(1)观察24 h。

(2)脑脊液置换。

(3)脑室引流。

2.治疗慢性脑积水

SAH后常发生慢性(交通性)脑积水。推荐对症状性患者行暂时或永久性脑脊液引流(Ⅳ～Ⅴ级证据,C级推荐)。SAH后常发生脑室扩大,病因通常为脑室内出血导致梗阻性脑积水;SAH急性脑积水更多地发生在临床症状重的患者。诊断依靠影像,许多患者无症状,只有一部分病例需分流术改善临床状态。对于SAH后急性脑积水和意识水平减退的患者,一般推荐脑室引流术;50%～80%的此类病例引流术后有不同程度的改善。

(七)脑脊液置换术

多年来即有人应用此等方法,但缺乏多中心、随机、对照研究。在早期(起病后1～3 d)行脑脊液置换可能有利于预防脑血管痉挛,减轻后遗症状。剧烈头痛、烦躁等严重脑膜刺激征的患者,可考虑酌情选用,适当放CSF或进行CSF置换治疗。注意有诱发颅内感染、再出血及脑疝的危险。一般不推荐脑脊液置换。

八、预后

约有10%的患者在接受治疗前死亡。30 d内病死率约为25%或更高。再出血的病死率约为50%,2周内再出血率为20%～25%,6个月后的年复发率为2%～4%。影响预后最重要的因素是发病后的时间间隔及意识水平,死亡和并发症多发生在病后2周内,6个月时的病死率在昏迷患者中是71%,在清醒患者中是11%。其他因素,如老年患者较年轻患者预后差;动脉瘤性SAH较非动脉瘤性SAH预后差。脑蛛网膜下隙出血后的病程及预后取决于其病因、病情、血压情况、年龄及神经系统体征。动脉瘤破裂引起的蛛网膜下隙出血预后较差,脑血管畸形所致的蛛网膜下隙出血常较易于恢复。原因不明者预后较好,复发机会较少。年老体弱者,意识障碍进行性加重,血压增高和颅内压明显增高或偏瘫、失语、抽搐者预后均较差。

第六节　主动脉弓综合征

一、概述

主动脉弓综合征又称主动脉分支病、动脉炎(Takamatsu's arteritis,TA)、Takamatsu病、闭塞性血栓性主动脉病、无脉症、大动脉炎综合征等,是主要累及主动脉及其分支大动脉的全层性血管炎。

本病由日本学者首先报道,随后西方国家和我国均有大量病例发现。本病多发于年轻女性,30 岁以前发病约占 90%。40 岁以后较少发病,国外资料患病率约为 2.6/100 万人。

二、病因和发病机制

病因不明,发病与结核杆菌、钩端螺旋体、链球菌感染等引起的免疫损伤有一定关系。部分病例有高 γ 球蛋白血症、$CD4^+/CD8^+$ 细胞比值和循环免疫复合物增加、抗主动脉抗体和类风湿因子阳性、C 反应蛋白增加、IL-2 减少、动脉病变 $CD8^+$ 细胞增多等,提示本病与免疫异常有关。在日本病例中,HLA-BW52 或 HLA-DAR12 发病频率高,北美病例中 HLA-MB3 和 HLA-DR4 发病率高,提示本病有遗传易感性。

其发病机制有以下学说。

(一)自身免疫学说

目前一般认为本病可能由于链球菌、结核杆菌、病毒或立克次体等感染后激发体内免疫过程所致。其表现特点如下。

(1)红细胞沉降率快。

(2)血清蛋白电泳常见有 7 种球蛋白、α_1 及 α_2 球蛋白增高。

(3)C 反应蛋白、抗链"O"及抗黏多糖酶异常。

(4)胶原病与本病合并存在。

(5)主动脉弓综合征与风湿性、类风湿性主动脉炎相类似。

(6)激素治疗有明显疗效。

但这些特点并非本病免疫学的可靠证据。血清抗主动脉抗体的滴度和抗体效价均较其他疾病明显增高,其主动脉抗原位于主动脉的中膜和外膜,血清免疫球蛋白示 IgG、IgA 和 IgM 均增高,以后二者增高为特征。尸检发现某些患者体内有活动性结核病变,其中多为主动脉周围淋巴结结核性病变。

Shimizt 等认为可能由于此处病变直接波及主动脉或对结核性病变的一种过敏反应所致。显微镜检查可见病变部位的动脉壁有新生肉芽肿和郎罕(Laghans)巨细胞,但属非特异性炎性改变,未找到结核菌,而且结核病变极少侵犯血管系统。

从临床观察来分析,大约 22% 患者合并结核病,其中主要是颈及纵隔淋巴结核或肺结核,用各种抗结核药物治疗,对大动脉炎无效,说明本病并非直接由结核菌感染所致。

(二)内分泌异常

本病多见于年轻女性,故认为可能与内分泌因素有关。Numano 等观察女性大动脉炎患者在卵泡及黄体期 24 h 尿标本,发现雌性激素的排泄量较健康女性明显增高。在家兔试验中,长期应用雌激素后可在主动脉及其主要分支产生类似大动脉炎的病理改变。

临床上,大剂量应用雌性激素易损害血管壁,如前列腺癌患者服用此药可使血管疾病及脑卒中的发生率增高。长期服用避孕药可发生血栓形成的并发症。故认为雌性激素分泌过多与营养不良因素(如结核)相结合可能为本病发病率高的原因。

(三)遗传因素

近几年来,关于大动脉炎与遗传的关系,引起某些学者的重视。Numano 曾报道在日本已发现 10 对近亲,如姐妹、母女等患有大动脉炎,特别是孪生姐妹患有此病。

在我国发现一对孪生姐妹患有大动脉炎,两对非孪生亲姐妹临床上符合大动脉炎的诊断,但每对中仅 1 例做了血管造影。

研究者对 67 例大动脉炎患者进行了 HLA 分析发现,A9、A10、A25、Aw19、A30、B5、B27、B40、B51、Bw60、DR7、DRw10、DQtw3 出现频率高,有统计学意义,但抗原不够集中。

日本曾对大动脉炎患者行 HLA 分析发现,A9、A10、B5、Bw40、Bw51、Bw52 出现频率高,特别是 Bw52 最高,并对 124 例患者随访 20 年发现,Bw52 阳性者大动脉炎的炎症严重,需要激素剂量较大,并对激素有抗药性;Bw52 阳性患者发生主动脉瓣关闭不全、心绞痛及心力衰竭的并发症均较 Bw52 阴性者重,提示 HLA 抗原基因不平衡具有重要的作用。

近来的研究发现,我国汉族患者与 HLA-13R4、DR7 等位基因明显相关,DR7 等位基因上游调控区核苷酸的变异可能和其发病与病情有关。发现 DR4(＋)或 DR7(＋)患者病变活动与动脉狭窄程度均较 DR4(－)或 DR7(－)者为重。

Kitamura 报道 HLA-1352(＋)与 HLA-1352(－)比较,主动脉瓣反流、缺血性心脏病、肺梗死等发生率明显增高,而肾动脉狭窄的发生率,则 B39(＋)较 B39(－)者明显增高。

三、病理变化

病理改变与颞动脉炎相似,为慢性进行性闭塞性炎症,常累及动脉全层,血管内膜和血管外膜增厚,内膜中层弹力纤维变性坏死,管腔狭窄及血栓形成。弹力纤维断裂及外层损害使血管壁薄弱形成动脉瘤性扩张。病变主要累及升主动脉、主动脉弓、无名动脉、锁骨下动脉、胸主动脉、腹主动脉、肾动脉和颈总动脉等,通常不累及颅内动脉。

四、临床表现

本病平均发病年龄为 22.1 岁,女性较多见,男女之比为 1:2.5。可分为活动期和血管闭塞期两个阶段:活动期常有发热、乏力、食欲缺乏、体质量下降、关节疼痛等症状;血管闭塞期在狭窄血管处可听见杂音,远端动脉搏动减弱或消失,血压降低或测不出。

(一)全身症状

在局部症状或体征出现前,少数患者可有全身不适、易疲劳、发热、食欲缺乏、恶心、出汗、体质量下降、肌痛、关节炎和结节性红斑等症状,可急性发作,也可隐匿起病。当局部症状或体征出现后,全身症状可逐渐减轻或消失,部分患者则无上述症状。

(二)局部症状与体征

按受累血管不同,出现相应器官缺血的症状与体征,如头痛、头晕、昏厥、卒中、视力减退、四肢间歇性活动疲劳,肱动脉或股动脉搏动减弱或消失,颈部、锁骨上下区、上腹部、肾区出现血管杂音,双上肢收缩压差小于 10 mmHg。

(三)临床分型

根据病变部位可分为四种类型:头臂动脉型、胸-腹主动脉型、广泛型和肺动脉型。

1.头臂动脉型

颈动脉和椎动脉狭窄和闭塞,可引起脑部不同程度的缺血,出现头昏、眩晕、头痛,记忆力减退;单侧或双侧视物有黑点,视力减退,视野缩小甚至失明;咀嚼肌无力和咀嚼疼痛。

少数患者因局部缺血产生鼻中隔穿孔,上腭及耳廓溃疡,牙齿脱落和面肌萎缩。脑缺血严重者可有反复昏厥、抽搐、失语、偏瘫或昏迷。上肢缺血可出现单侧或双侧上肢无力、发凉、酸痛、麻木,甚至肌肉萎缩。颈动脉、桡动脉和肱动脉搏动减弱或消失(无脉征)。

约半数患者于颈部或锁骨上部可听到 2 级以上收缩期血管杂音,少数伴有震颤,但杂音响度与狭窄程度之间并非完全成比例,轻度狭窄或完全闭塞的动脉杂音不明显。血流经过扩大弯曲的侧支循环时,可以产生连续性血管杂音。

2. 胸-腹主动脉型

由于缺血,下肢出现无力、酸痛、皮肤发凉和间歇性跛行等症状,特别是髂动脉受累时症状最明显。肾动脉受累出现高血压,可有头痛、头晕、心悸。高血压为本型的一项重要临床表现,尤以舒张压升高明显,主要是肾动脉狭窄引起的肾血管性高血压;此外,胸降主动脉严重狭窄,使心排出血液大部分流向上肢,可引起上肢血压升高;主动脉瓣关闭不全导致收缩期高血压等。部分患者胸骨旁或背部脊柱两侧可闻及收缩期血管杂音,其杂音部位有助于判定主动脉狭窄的部位及范围。如胸主动脉严重狭窄,于胸壁可见浅表动脉搏动,血压上肢高于下肢。大约 80% 患者于上腹部可闻及 2 级以上高调收缩期血管杂音,在主动脉瓣区可闻及舒张期杂音。

3. 广泛型

具有上述两种类型的特征,属多发性病变,多数患者病情较重。

4. 肺动脉型

本病合并肺动脉受累并不少见,约占 50%,上述三种类型均可合并肺动脉受累,单纯肺动脉受累者罕见。肺动脉高压大多为一种晚期并发症,约占 1/4,多为轻度或中度,重度则少见。

临床上出现心悸、气短,重者心力衰竭,肺动脉瓣区可闻及收缩期杂音和肺动脉瓣第三心音亢进。部分病例可发生脑出血或 SAH,前者多因并发高血压所致,后者则因颅内动脉肿瘤破裂出血所致。

五、辅助检查

(一)实验室检查

1. 红细胞沉降率(ESR)

红细胞沉降率是反映本病疾病活动的一项重要指标。疾病活动时 ESR 可增快,病情稳定后 ESR 恢复正常。

2. C 反应蛋白

其临床意义与 ESR 相同,为本病疾病活动的指标之一。

3. 抗结核菌素试验

如发现活动性结核灶应抗结核治疗。对结核菌素试验强阳性反应的患者,在经过仔细检查后,仍不能除外结核感染者,可试验性抗结核治疗。

4. 其他

少数患者在疾病活动期白细胞增高或血小板增高,也为炎症活动的一种反应。可出现慢性轻度贫血,高免疫球蛋白血症比较少见。

(二)影像学检查

1. 彩色多普勒超声检查

彩色多普勒超声检查可探查主动脉及其主要分支狭窄或闭塞(如颈动脉、锁骨下动脉、肾动脉等),但对其远端分支探查较困难。

2.造影检查

(1)血管造影:可直接显示受累血管管腔变化、管径大小、管壁是否光滑、受累血管的范围和长度,但不能观察血管壁厚度的改变。

(2)DSA:是一种数字图像处理系统,为一项较好的筛选方法,本法优点为操作较简便,反差分辨率高,对低反差区域病变也可显示。对头颅部动脉、颈动脉、胸腹主动脉、肾动脉、四肢动脉、肺动脉及心腔等均可进行此项检查。缺点是对脏器内小动脉,如肾内小动脉分支显示不清。

(3)CT 和 MRI:增强 CT 可显示部分受累血管的病变,发现管壁强化和环状低密度影提示为病变活动期;MRI 能显示出受累血管壁的水肿情况,有助于判断疾病是否活动。

六、诊断及鉴别诊断

(一)临床诊断

40 岁以下女性,具有下列表现一项以上者,应怀疑本病。

(1)单侧或双侧肢体出现缺血症状,表现为动脉搏动减弱或消失,血压降低或测不出。

(2)脑动脉缺血症状,表现为单侧或双侧颈动脉搏动减弱或消失,以及颈部血管杂音。

(3)近期出现的高血压或顽固性高血压,伴有上腹部 2 级以上高调血管杂音。

(4)不明原因低热,闻及背部脊柱两侧或胸骨旁、脐旁等部位或肾区的血管杂音,脉搏有异常改变者。

(5)无脉及有眼底病变者。

目前,采用美国风湿病学会的分类标准:①发病年龄小于 40 岁:40 岁前出现症状或体征。②肢体间歇性运动障碍:活动时一个或多个肢体出现逐渐加重的乏力和肌肉不适,尤以上肢明显。③肱动脉搏动减弱:一侧或双侧肱动脉搏动减弱。④血压差大于 10 mmHg:双侧上肢收缩压差大于 10 mmHg。⑤锁骨下动脉或主动脉杂音:一侧或双侧锁骨下动脉或腹主动脉闻及杂音。⑥血管造影异常:主动脉一级分支或上下肢近端的大动脉狭窄或闭塞,病变常为局灶或节段性。且不是由动脉硬化、纤维肌发育不良或类似原因引起。符合上述 6 项中的 3 项者可诊断本病。此诊断标准的敏感性和特异性分别是 90.5% 和 97.8%。

(二)鉴别诊断

主要与以下疾病鉴别。

1.先天性主动脉缩窄

先天性主动脉缩窄多见于男性,血管杂音位置较高,限于心前区及背部,全身无炎症活动表现,胸主动脉造影见特定部位狭窄(婴儿在主动脉峡部,成人位于动脉导管相接处)。

2.动脉粥样硬化

动脉粥样硬化常在 50 岁后发病,伴动脉硬化的其他临床表现,血管造影有助于鉴别。

3.肾动脉纤维肌发育不良

肾动脉纤维肌发育不良多见于女性,肾动脉造影显示其远端 2/3 及分支狭窄,无大动脉炎的表现,病理检查显示血管壁中层发育不良。

4.血栓闭塞性脉管炎(Buerger 病)

Buerger 病好发于有吸烟史的年轻男性,为周围慢性血管闭塞性炎症。主要累及四肢中小动脉和静脉,下肢较常见。表现为肢体缺血、剧痛、间歇性跛行,足背动脉搏动减弱或消失。游走性浅表静脉炎,重症可有肢端溃疡或坏死等,与大动脉炎鉴别一般并不困难。

5.白塞病

白塞病可出现主动脉瓣及其他血管的病变,但白塞病常有口腔溃疡、外阴溃疡、葡萄膜炎、结节红斑等,针刺反应阳性。

6.结节性多动脉炎

结节性多动脉炎主要累及内脏中小动脉,与大动脉炎表现不同。

七、治疗

本病约 20％为自限性,在发现时疾病已稳定,对这类患者如无并发症可随访观察。对发病早期有上呼吸道、肺部或其他脏器感染因素存在,应有效地控制感染,对防止病情的发展可能有一定意义。高度怀疑有结核菌感染者,应同时抗结核治疗。常用的药物有糖皮质激素和免疫抑制剂。

(一)糖皮质激素

糖皮质激素对本病活动仍是主要的治疗药物,及时用药可有效改善症状,缓解病情。

一般口服泼尼松每日 1 mg/kg,维持 3～4 周后逐渐减量,每 10～15 d 减总量的5％～10％,通常以 ESR 和 C 反应蛋白下降趋于正常为减量的指标,剂量减至每日 5～10 mg时,应长期维持一段时间。

活动性重症者可试用大剂量甲泼尼龙静脉冲击治疗。但要注意激素引起的库欣综合征、感染、高血压、糖尿病、精神症状和胃肠道出血等不良反应,长期使用要防治骨质疏松。

(二)免疫抑制剂

免疫抑制剂联合糖皮质激素能增强疗效。常用的免疫抑制剂为环磷酰胺、甲氨蝶呤和硫唑嘌呤等。

环磷酰胺可每日口服 2 mg/kg 或冲击治疗,每 3～4 周 0.5～1.0 g/m²,病情稳定后逐渐减量。甲氨蝶呤每周 5～25 mg 静脉注射、肌内注射或口服。硫唑嘌呤每日口服 2 mg/kg。

有报道环孢素 A、霉酚酸酯、来氟米特等有效。在免疫抑制剂使用中应注意查血、尿常规和肝功能,以监测不良反应的发生。

(三)生物制剂

有报道使用抗肿瘤坏死因子(TNF)拮抗剂可使大动脉炎患者症状改善、炎症指标好转,但缺乏大样本的临床验证资料。TNF-α 单克隆抗体及 TNF 受体-抗体融合蛋白均可试用。

(四)扩血管、改善血循环,抗凝

使用扩血管、抗凝药物治疗,能部分改善因血管狭窄较明显所致的一些临床症状,如地巴唑 20 mg,每日 3 次;阿司匹林 75～100 mg,每日 1 次;双嘧达莫 50 mg,每日 3 次等。对高血压患者应积极控制血压。

八、预后

主动脉弓综合征为慢性进行性血管病变,进展缓慢,如病情稳定,多数预后较好。5～10 年存活率占 80％～97％。

预后主要取决于高血压的程度及脑供血情况,早期糖皮质激素联合免疫抑制剂积极治疗可改善预后。其并发症有脑出血、脑血栓、心力衰竭、肾衰竭、心肌梗死、主动脉瓣关闭不全、失明等。死亡原因主要为脑出血、肾衰竭。

第七节　脑动脉盗血综合征

一、概述

　　脑动脉盗血综合征(brain artery steal syndrome)是各种原因导致的主动脉弓及其附近大动脉近段明显狭窄或闭塞,其远端动脉内压力明显下降,产生虹吸作用,导致临近动脉的血流逆流来补偿病变动脉的供血,导致供血区内的脑组织缺血产生的一组症状。如果有血流逆流盗血,但无症状,可称盗血现象。

二、病因和发病机制

(一)病因

　　动脉粥样硬化是最常见的病因,极少数属于先天性,罕见于胸部外伤、无脉征、巨细胞动脉炎、栓塞或瘤栓。

　　1.先天性

　　动-静脉畸形、主动脉弓狭窄或闭塞等。

　　2.继发性

　　动脉粥样硬化、大动脉炎(结核、梅毒性主动脉炎、多发性大动脉炎)等。

　　3.医源性

　　手术结扎、血管内栓塞、放射性损伤等。

　　4.外伤性

　　车祸使胸部受伤,在锁骨下动脉上,椎动脉起始处的近心侧发生挫伤性血栓形成,从而导致本病。

　　5.其他

　　如风湿性心脏病并发左锁骨下动脉第一段栓塞,无脉征,转移性癌栓和巨细胞动脉炎。

(二)发病机制

　　盗血是虹吸作用所引起的,在正常的生理情况下,颅内动脉的动脉压低于主动脉弓或其分支的压力,以保持正常的颅内供血,但是,重要解剖部位的梗阻,使这种压力梯度发生颠倒,使血流发生逆流,从而导致盗血。

　　不同部位的梗阻可以产生不同的"盗血"方式,在所有盗血的过程中,异常血流的流量和方向取决于以下方面。

　　(1)椎动脉颅内段的解剖。

　　(2)梗阻部位。

　　(3)肢体血流的需求与脑血管床对血流的需求之间的平衡。

病变的解剖和部位不同,且血管床之间血液相互需求是不断变化的,这就使逆流的血流量不断波动。由于 Willis 环的完整性,大约 50% 的患者通常不产生临床症状。临床症状出现与否与血管窄或闭塞程度及侧支代偿有关。侧支代偿完全,即使血管狭窄程度重或闭塞亦可不表现症状;反之,侧支代偿不良就会引起严重血流动力学障碍,出现盗血症状。

三、临床表现

(一)锁骨下动脉盗血综合征

锁骨下动脉盗血综合征(subdavian steal syndrome)是指在锁骨下动脉或头臂干上,椎动脉起始处的近心段,有部分的或完全的闭塞性损害,由于虹吸作用(盗血)引起患侧椎动脉中的血流逆行,进入患侧锁骨下动脉的远心段,导致椎-基底动脉缺血性发作和患侧上肢缺血性的症状。男性多于女性,左侧多于右侧,主要临床表现分为以下三方面。

1.椎-基底动脉供血不足

症状和体征,如眩晕、昏厥、视物模糊、复视、共济失调、构音障碍、吞咽障碍、头痛、肢体感觉或运动异常等。后循环 TIA 常见,而梗死比较少见,也可出现颈内动脉供血不足的症状,如常发生头臂干动脉(无名动脉)狭窄或双侧锁骨下动脉远端狭窄,严重时颈内动脉血流经后交通动脉逆流,如偏瘫、偏身感觉异常、失语等。

2.上肢缺血

症状和体征,如上肢活动后无力而休息后好转、发冷感、疼痛、感觉异常、皮肤苍白或发紫,上肢抬高时症状加重;患侧桡动脉、肱动脉或锁骨下动脉搏动减弱或消失,患侧血压较健侧低 20 mmHg 以上。

3.其他

症状和体征,如锁骨上区、锁骨下动脉区域可闻及收缩期血管杂音,Javid test 阳性(在压迫颈总动脉后桡动脉搏动减弱)。

(二)颈动脉盗血综合征

左右颈内动脉是供应脑部和眼睛血液的主要血管。当一侧颈内动脉狭窄或闭塞时,另一侧颈内动脉或椎-基底动脉的血液会代偿性供应。如果另一侧的血液供应本来就不佳,此时再分出部分血液供给对侧,就会产生供血不足的现象,称为颈动脉盗血综合征(carotid steal syndrome)。

颈动脉盗血综合征可分为前交通动脉盗血综合征、后交通动脉盗血综合征。还可既从健侧颈内动脉又从椎-基底动脉系统得到血液代偿,造成两个供血区的脑组织缺血,出现相应的症状和体征。当两侧颈内动脉狭窄或闭塞时,代偿性供血可来自椎-基底动脉系统和颈外动脉系统而出现这两个系统供血区的临床表现。TIA 与分水岭梗死最常见。

(三)椎-基底动脉盗血综合征

椎-基底动脉盗血综合征(vertebrobasilar steal syndrome)是指椎-基底动脉狭窄或闭塞时,一般可以通过血管网络从颈内动脉系统"盗血"。如果脑内血管网络健全,脑动脉又无弥散性疾病,患者可无症状;如果颈内动脉的血液供应本身有问题,不能满足椎动脉"盗血"时,则患者可出现轻度偏瘫、失语等脑供血不足的症状。

(四)大脑半球动脉盗血综合征

此种较少见,可发生在脑血管畸形、脑肿瘤以及脑梗死急性期不适当的治疗时,局部脑组织血液被"盗窃"而产生一系列精神和神经症状。

四、辅助检查

(一)超声多普勒检查

对于闭塞性病变,多普勒检查可以发现远端锁骨下动脉血流流速减慢以及椎动脉的反向血流,提示椎动脉窃血。对于狭窄性病变,可发现狭窄远端血流流速加快,有时亦可通过压力试验诱发椎动脉盗血。彩色多普勒诊断椎动脉盗血的准确性超过 95%。另外,介入治疗术后也应该做超声多普勒检查对患者进行随访,观察血管的通畅性及椎动脉血流。

对锁骨下动脉盗血患者可根据狭窄同侧椎动脉血流频谱和方向的改变,盗血程度可划分为:无盗血(椎动脉血流频谱和方向正常);盗血Ⅰ期(椎动脉收缩期有一下降切迹);盗血Ⅱ期(椎动脉双向血流即收缩期反向,舒张期正常);盗血Ⅲ期或完全盗血(椎动脉血流完全反向,且频谱波动性增强呈高尖波型)。束臂试验可提高诊断符合率,避免漏诊。

束臂试验:先测量患者血压,在患侧上臂加压至高于健侧收缩压 30 mmHg,嘱患者做握拳运动,持续约 3 min,加压过程中患者椎动脉(VA)反向血流速度降低,突然松开袖带,反向血流速度突然升高,高于束臂前。缓慢松开袖带,使血压计放气减压,反向血流速度变化受放气的影响,为束臂试验阳性,试验前后血流无变化为阴性。该试验可提高诊断符合率,避免漏诊。

(二)颈动脉超声

一种无创、迅速、较准确的方法,是目前性价比最高的颈动脉检查技术,可以分析颈动脉斑块的大小、形态、稳定性,但它仅仅能够评价颈动脉的颅外段,不能评价颅内脑循环,难以鉴别堵塞动脉及高度狭窄动脉,其敏感性很大程度上依赖检查者的经验。

(三)CTA 及 MRA

CTA 和 MRA 检查是明确诊断的重要手段,可以清晰判断病变部位、狭窄程度以及闭塞远端血管的情况,对于钙化病变的诊断优于 DSA 动脉造影,其诊断的特异性达到 99%,同时对动脉的发育情况可做出明确判断,为下一步治疗方案的制订提供重要参考。

(四)DSA

DSA 检查可以检查局部病变,明确诊断,同时可以进行颅内血供的详细评估,但由于其有创性,患者常不易接受,一般不作为常规诊断手段。但在可疑的病例及介入术前判断证实椎动脉窃血逆流有重要价值,应进行检查。

五、治疗

脑盗血综合征的治疗根据患者的病情、病变部位及病因而定。

(一)内科治疗

内科保守治疗的目的是减轻脑缺血的症状,降低脑卒中的危险,很好地控制现患的疾病,内科保守治疗包括以下几个方面。

(1)降低体质量,戒烟,限制酒精消耗。锁骨下动脉盗血综合征症状轻者一般不需要治疗,只需注意上肢运动的强度和幅度,运动时间不宜过长,睡眠时枕头宜低。

(2)抗血小板聚集治疗。许多随机的、前瞻性的大型临床试验证实,抗血小板聚集的药物可以显著降低脑缺血性疾病的发生率,临床上常用的药物为阿司匹林、噻氯匹定等。

(3)积极控制高血压、糖尿病、动脉硬化等疾病的发展,改善脑缺血的症状。同时,需要定期的超声检查,动态监测病情的变化。

有学者认为,颈内动脉狭窄或闭塞引起颈内动脉盗血应针对病因治疗,在治疗过程中应避免使用扩血管药物,以免加重盗血。可给予抗血小板聚集、扩容、保证脑组织灌注压力等治疗,预后较良好。因此,对于颈内动脉狭窄或闭塞后的患者,可认为血压增高为其血流代偿所致,应慎重扩血管及降压治疗。

(二)介入治疗

对50％～99％脑血管狭窄患者来说,尽管采用积极的抗凝或抗血小板治疗,仍有较高的狭窄动脉供血不足及脑卒中事件发生。特别是锁骨下动脉重度狭窄和颈内动脉重度狭窄一旦引起盗血症状,药物治疗效果差,而血管内支架成形术是近年来国内外在缺血性脑血管病防治研究中的一个热点,颈动脉支架植入术的治疗效果已较为肯定,而在治疗脑动脉重度狭窄引起的盗血综合征上,支架植入术也为该类患者提供了一个较为安全有效的治疗方法。

目前多采用经皮腔内血管成形术(PTA)、经皮腔内血管成形支架植入术(PTAS)和球囊扩张术。

研究发现,在锁骨下动脉盗血综合征介入治疗中盗血的椎动脉越粗,介入治疗后后循环供血改善得越好,即盗血椎动脉越粗的患者越应该选PTAS＋PTA。

其原因可能为:近端狭窄严重的动脉远端由于缺少血液机械压力和血供导致血管萎缩、塌陷,之后管腔变窄,早期给予近端狭窄处再通可使远端血管管腔完全恢复正常,但萎缩塌陷严重动脉的损害常不可逆,即使血流再通,血管腔也不再扩大,远端供血也很难恢复。

轻度锁骨下动脉狭窄对血流动力学影响不大,但重度锁骨下动脉狭窄导致同侧椎动脉血压下降,当同侧椎动脉血压低于对侧椎动脉颅内段压力时,血流出现逆流,使同侧椎动脉成为盗血椎动脉。盗血椎动脉内始终保持一定的血流和血压,这样使其出现血管萎缩塌陷管腔变窄的同时又不会完全闭塞,但病变越久,管腔缩窄越明显,因此,重度锁骨下动脉狭窄的患者早期PTAS＋PTA不失为一种理想方法。

由于各患者之间对侧椎动脉的情况以及前循环向后循环代偿的情况均存在差异,PTAS＋PTA对各患者后循环影响可能也存在差异,但可以肯定的是,盗血椎动脉越粗,PTAS＋PTA对后循环供血的改善疗效越好。

动脉重度狭窄采用单纯球囊扩张式支架虽可取得良好的近期疗效,但易发生再狭窄。据文献报道,术后12～37个月的复发率为13％,而支架成形术后中远期效果良好。选择支架时,应注意选择近端和远端超过狭窄段各1 cm的支架,自膨式支架的直径应以超过血管直径的10％为宜。

术中应注意,支架植入过程中有发生颅内动脉栓塞的可能,因此,有学者主张应用辅助保护伞加以保护。

术后长期应用抗血小板、强力降血脂、降低危险因素等综合治疗措施,减少术后支架内再狭窄的发生,从而明显提高远期疗效。

第八节　颅内静脉系统血栓形成

一、概述

颅内静脉系统血栓形成(cerebral venous thrombosis,CVT)是指由多种病因引起的以脑静脉回流受阻,常伴有脑脊液吸收障碍导致颅内高压为特征的特殊类型脑血管病,包括颅内静脉窦和静脉血栓形成。

在脑血管病中占0.5%～1.0%。尽管近年来随着MRI、MRA及MRV的广泛应用,对CVT的认识不断提高,但其潜在危险因素的多样性以及缺乏统一的治疗手段,使得CVT的诊断和治疗还很困难。

二、病因及发病机制

(一)CVT的病因

静脉血栓形成的危险因素通常与血液瘀滞、血管壁损伤和血液成分有关。

1.先天性因素

先天性因素包括凝血酶缺乏症、蛋白S和蛋白C缺乏症、Leiden V因子突变、血栓素基因突变等。

2.感染性因素

耳炎、乳突炎、鼻窦炎、脑膜炎、脑脓肿及全身感染等。

3.免疫性疾病

系统性红斑狼疮、Wegener's肉芽肿、肉状瘤病、溃疡性结肠炎和克罗恩病等。

4.获得性易形成血栓状态

获得性易形成血栓状态包括肾病综合征、抗磷脂抗体综合征、高同型半胱氨酸血症、妊娠和产褥期。

5.血液疾病

红细胞增多症、白血病、贫血、阵发性夜间血红蛋白尿和先天性或获得性凝血机制障碍等。

6.药物

口服避孕药、停经后激素替代治疗和类固醇治疗等。

7.外伤和机械性操作

头外伤、颈部外伤累及颈静脉、神经外科手术、腰穿、颈静脉导管操作等。

8.其他

硬脑膜动静脉畸形、脑动静脉畸形、严重脱水、消耗性疾病(恶病质、晚期癌症)、心力衰竭、休克、酮症酸中毒、高热、颅内肿瘤和其他恶性肿瘤等均可引起或促发CVT。

(二)发病机制

1.血管管壁的病变

炎症、外伤、过敏反应等均可造成血管管壁的损伤;血压低、心脏疾患、全身衰竭等,均可导致血流缓慢;血液成分改变包括血黏度增加、血小板增多、真性红细胞增多。其中,尤以血管壁损伤是引起脑静脉和静脉窦血栓形成的主要原因。

2.血管内皮细胞损伤

血管内皮细胞(VEC)合成的 PGI_2、NO、ADP 酶可阻止血小板凝集，rt-PA 可降解纤维蛋白。正常情况下，VEC 把血小板与促发凝血的内皮下细胞外基质(ECM)隔开。一旦内皮损伤，其下方的 ECM 暴露，血小板与其接触而激活和黏附。

3.血流状态的改变

出现正常分层血流时红、白细胞构成轴流，血小板在其外围，周边为流速较慢的血浆，构成边流。即血小板与内膜分开，防止与内膜接触。血流缓慢或涡流时，血小板进入边流，黏附于内膜，凝血因子容易局部堆积和活化而启动凝血过程；血流缓慢和涡流产生的离心力可损伤 VEC。

4.血液高凝状态

遗传性：凝血因子 V 突变后编码蛋白可抵抗活化的蛋白 C 对它的降解，使蛋白 C 失去抗凝血作用，导致蛋白 C、蛋白 S 和 AT-Ⅲ 缺乏。手术、创伤、分娩前后：血小板增加、黏性增高，肝脏合成凝血因子增加、合成 AT-Ⅲ 降低，抗磷脂抗体综合征直接激活血小板，抑制 VEC 产生 PGI_2，干扰蛋白 C 的合成和活性。

三、病理生理

静脉窦血栓形成→静脉高压→血-脑屏障破坏→血管源性水肿；灌注压降低→有效循环血量降低→细胞源性水肿。

四、临床表现

CVT 的临床表现与血栓形成、部位、范围、进展速度、静脉侧支循环情况、继发脑实质损害的范围和程度、是否有感染有关。差异很大，没有特异性，可以有多种发病形式和多种多样的临床表现，甚至可以"模仿"许多种疾病的临床表现。由于脑静脉与静脉窦之间、静脉窦与静脉窦之间以及静脉窦与颅外静脉之间在解剖上存在吻合、沟通，当静脉或静脉窦血栓形成时，血栓累及范围、侧支循环的差异因素导致临床表现复杂多样，可从无临床症状到病情严重，甚至死亡；由于凝血与纤溶状态的波动导致患者病情呈缓解与加重交替。本病多数亚急性或慢性迁延起病，除海绵窦血栓形成外，其临床症状缺乏特异性，因而极易漏诊和误诊，其漏诊率可达 73%，40% 的患者平均诊断时间在 10 d 以上。

(一)一般表现

CVT 在各年龄组均可发病，常无高血压、动脉粥样硬化、冠心病等病史。大多为亚急性(48 h 至 30 d)或慢性(30 d 以上)起病，症状体征主要取决于静脉(窦)血栓形成的部位、性质、范围以及继发性脑损害的程度等因素但共同临床表现包括颅内高压症状、卒中症状及脑病症状。头痛是 CVT 的最常见症状，有 75%～95% 的病例可出现头痛，有时是唯一的表现。头痛严重而持续，呕吐多为喷射性，可见视盘水肿。局灶性神经功能缺损是 CVT 的常见表现，可单侧、双侧或左右交替出现，包括中枢性运动和感觉缺失、失语和偏盲，见于 40%～60% 的病例。脑病样症状虽然少见，但最为严重，临床表现为癫痫、精神异常、意识模糊混乱，甚至昏迷等。

因此，对急性或反复发作的头痛、视物模糊、视盘水肿、一侧肢体的无力和感觉障碍、失语、偏盲、孤立性颅内压增高综合征、不同程度的意识障碍和精神障碍患者，均应考虑

CVT 的可能。

（二）局灶部位 CVT 的表现

1.上矢状窦血栓形成

上矢状窦是非感染性静脉窦血栓形成的最常见部位。上矢状窦血栓以婴幼儿、产褥期妇女和老年患者居多。常为急性或亚急性起病，早期即可出现颅内压增高的表现，如头痛、呕吐、视盘水肿等。婴幼儿可见喷射状呕吐，颅骨缝分离，囟门隆起，面、颈、枕静脉怒张。血栓部位靠上矢状窦后方者，颅内高压更为明显，可出现不同程度的意识障碍。如累及脑皮质静脉，可出现局限或全身性癫痫、偏瘫、偏身感觉障碍、双下肢瘫伴膀胱功能障碍、失语等表现。

2.海绵窦血栓形成

海绵窦血栓形成多为炎性，多见于眶部、鼻窦及上面部化脓性感染或全身感染，非感染性海绵窦血栓罕见。急性起病，临床表现具有一定特异性。多从一侧起病，迅速扩散至对侧海绵窦。由于眶内静脉回流受阻可出现眶内软组织、眼睑、眼结膜、前额部皮肤水肿，眼球突出；由于动眼神经、滑车神经、展神经和三叉神经眼支行于海绵窦内，因此当其受累时可出现相应的症状，表现为患侧眼睑下垂、眼球各向活动受限或固定、瞳孔散大、对光反射消失、三叉神经眼支分布区感觉减退、角膜反射消失等；视神经受累可引起视力障碍，眼底可见淤血、水肿、出血等改变，炎症由一侧海绵窦波及对侧，则可出现双侧症状。常见并发症有脑膜炎、脑脓肿、颈内动脉病变、垂体和下丘脑功能病变等。CSF 中细胞数增高，如病情进展快，累及脑深静脉，出现昏迷则提示预后不良。

3.横窦、乙状窦血栓形成

横窦、乙状窦血栓形成常由化脓性中耳炎和乳突炎引起。血栓向远端延伸，累及上矢状窦或直窦；向对侧延伸，形成双侧横窦、乙状窦血栓；向近端延伸，导致颈静脉血栓形成。

除原发疾病特点，如局部皮肤红、肿、疼痛、压痛外，主要表现为头痛、呕吐、视盘水肿等颅内高压症状和体征，也可伴有精神症状；向岩窦扩展，可出现三叉神经和展神经瘫痪；向颈静脉扩展，则可出现颈静脉孔综合征（吞咽困难，饮水呛咳，声音嘶哑，同侧胸锁乳突肌、斜方肌无力萎缩）。

少数可累及上矢状窦而出现癫痫、偏瘫、偏身感觉障碍等。主要并发症有脑膜炎、脑脓肿、硬膜下或硬膜外脓肿等。颅内同时或先后多个静脉窦血栓形成，病情往往更加危重。腰穿时压颈试验患侧压力不升，健侧压力迅速升高，CSF 中细胞数和蛋白升高。

4.直窦血栓形成

直窦血栓形成多为非炎性，多与海绵窦、上矢状窦、横窦和乙状窦血栓同时发生，单独发生者少见。病情进展快，迅速累及大脑大静脉和基底静脉，导致小脑、脑干、丘脑、基底节等深部结构受损，临床少见但病情危重。多为急性起病，主要表现为无感染的高热、意识障碍、颅内高压、癫痫发作等，常很快进入深昏迷、去大脑强直、去皮质状态甚至死亡。如累及到大脑大静脉，会造成明显的脑静脉回流障碍，早期可出现颅内压增高、精神症状，病情严重时出现昏迷、高热、痫性发作、去大脑强直等。存活者多遗留有手足徐动、舞蹈样动作等锥体外系症状。

5.单纯脑静脉血栓形成

单纯大脑皮质静脉血栓形成少见，多表现为皮质局部水肿或出血，导致局灶性神经功能障碍（如癫痫），临床易误诊为肿瘤等占位病变。

推荐意见：临床上对不明原因的头痛、视盘水肿和颅内压增高，应考虑 CVT 的可能。对出现不同程度的意识障碍或精神障碍患者,应考虑排除 CVT 的可能并行相关检查(Ⅱ级推荐,C级证据)。

五、辅助检查

(一)头颅 CT

CT 作为最常用的检查手段,在静脉窦血栓的诊断中同样发挥着重要作用。单纯皮质静脉血栓患者 CT 扫描直接征象为位于脑表面蛛网膜下隙的条索状或三角形密度增高影。CT 平扫间接征象包括弥散的脑组织肿胀(脑回肿胀、脑沟变浅和脑室受压),静脉性梗死和特征性的脑出血(位于皮质和皮质下脑组织之间,常双侧对称)。增强 CT 呈现典型的 δ 征(中间低密度,周边高密度)。

然而,CVT 患者头颅 CT 扫描 20%～30%正常。怀疑后颅窝静脉窦血栓形成时,为了减少扫描伪影,需行以静脉窦为中心的连续薄层扫描,易于发现位于静脉窦(横窦、乙状窦或直窦)走行部位条带状高密度血栓影,以免误诊为蛛网膜下隙出血,误导治疗。CT 血管成像(CTV)具有良好的空间分辨力,且无血流相关伪影,具有较高的敏感度和特异度,可同时显示静脉窦闭塞和窦内血栓。CT 结合 CTV 多能对静脉窦血栓做出确定诊断,可作为 CVT 疑似患者的首选影像学方法,其敏感度可达 75%～100%,特异度可达 81%～100%。

(二)头颅 MRI

头颅 MRI 可直接显示颅内静脉和静脉窦血栓以及继发于血栓形成的各种脑实质损害,较 CT 更为敏感和准确。

(三)头颅 MRV

头颅 MRV 可发现相应的静脉窦主干闭塞,皮质静脉显影不良,侧裂静脉等侧支静脉扩张,板障静脉和头皮静脉显像等征象。主要直接征象为脑静脉(窦)内血流高信号缺失,间接征象为病变远端侧支循环形成、深静脉扩张或其他引流静脉显现。在大多数情况下,MRI 或 MRV 已可对 CVT 进行准确诊断,可在一定程度上替代 DSA,被认为是诊断和随访 CVT 的最佳手段。MRV 包括时间飞跃 MRV(TOF MRV),相位对比血管成像(PCA)和对比增强 MRV(CE MRV)三种成像方法,CE MRV 由于消除了血管内湍流,使颅内静脉和静脉窦显示更为清晰,因此,CE MRV 可作为 MRV 的首选成像方法。

(四)DSA

DSA 是 CVT 诊断的"金标准",但不是常规和首选的检查手段。经动脉顺行性造影既可直接显示静脉窦血栓累及的部位、范围、程度和侧支循环代偿状况,还可以通过计算动静脉循环时间,分析脑血流动力学障碍的程度。DSA 用于不能做 MRI 和 MRA 或诊断不清的患者,特别是孤立的皮层静脉血栓形成的患者。最佳征象是静脉或静脉窦部分/完全充盈缺损。优点:动态观察血管内血栓形成的变化,为临床治疗,尤其是介入治疗提供客观依据。

六、治疗

非炎症性静脉窦血栓主要以治疗颅内高压、抗凝治疗、溶栓治疗、对症治疗及治疗并发症为主;炎症性静脉窦血栓则以清除原发病源、抗感染治疗为主。

(一)病因治疗

病因治疗是 CVT 的根本治疗之一。如为感染性血栓,应根据不同的病原体及早选用敏感、足量、足疗程的抗生素治疗。在未查明致病菌前宜使用多种抗生素联合或使用广谱抗生素治疗。疗程宜长,一般2～3个月或在局部和全身症状消失后再继续用药2～4周,以有效控制感染、防止复发。在抗生素应用的基础上,可行外科治疗彻底清除原发部位化脓性病灶。如严重脱水者,应进行补液,维持水和电解质平衡;有自身免疫性疾病,可给予激素治疗;如有血液系统疾病,应给予相应治疗;血黏度增高者,采用扩容、降低血黏度等治疗。

推荐意见:积极治疗病因,感染性血栓应及时足量足疗程使用敏感抗生素治疗;原发部位化脓性病灶必要时可行外科治疗,以彻底清除感染来源(Ⅰ级推荐)。

(二)抗凝治疗

CVT进行抗凝治疗的目的在于防止血栓扩展,促进血栓溶解,预防肺栓塞和深静脉血栓形成。临床研究证实抗凝治疗不仅不增加这些患者的颅内外出血风险,还能使死亡的绝对危险度降低13%,相对危险度降低54%。2006年欧洲发表的脑静脉窦血栓形成指南中指出:没有抗凝禁忌证的情况下,CVT患者应该给予皮下低分子肝素或静脉使用肝素治疗,即使伴有颅内出血的患者也不是肝素治疗的禁忌证。对于抗凝治疗前已存在的颅内出血,有人建议动态复查影像监测血肿大小,如果血肿逐渐减少,可给予抗凝治疗,否则应避免抗凝。常用的抗凝药物包括肝素和低分子肝素,与普通肝素相比,低分子肝素皮下注射可能引起的出血风险较小,且无须监测凝血指标,但如果患者需要急诊手术治疗,应注意后者对凝血系统的作用持续时间较长的问题。低分子肝素治疗剂量应按体质量进行调整,通常为180 AXaIU/(kg·24 h)(大致相当于0.1 mL/10kg体质量;低分子肝素的剂量标准不统一,用时需根据相应的说明书使用),皮下注射2次/天;如使用普通肝素,应使部分凝血活酶时间延长至少1倍,有建议首先一次性静脉注射6 000 U,随后续予400～600 U/h的低剂量持续静脉微泵注射维持,每2 h监测部分凝血酶原时间,调整肝素微泵注射速度和总量。肝素有时可诱发血小板减少,应注意监测血小板数目和血小板功能。急性期的抗凝时间尚不统一,通常可持续1～4周。

急性期抗凝治疗后,一般应继续口服抗凝药物。常用药物为华法林。为了防止更换抗凝药物过程中出现患者病情波动,原则上,华法林与肝素重复使用3～5 d,在凝血酶原时间国际标准化比值(PT-INR)达到2～3后撤销肝素使用,并定期根据监测指标调整华法林用量。口服抗凝治疗持续时间应根据个体遗传因素、诱发因素、复发和随访情况,以及可能的出血风险等综合考虑。对于原发性或轻度遗传性血栓形成倾向的CVT,口服抗凝治疗应持续6～12个月;对于发作2次以上或有严重遗传性血栓形成倾向的CVT,可考虑长期抗凝治疗;而对于有可迅速控制危险因素的CVT,如妊娠、口服激素类避孕药物,抗凝治疗可在3个月内。

1.抗凝治疗优缺点

(1)优点:预防静脉血栓的发生。

(2)阻止血栓延续发展。

(3)促进侧支循环通路开放,预防深静脉血栓和肺栓塞。缺点则是不能溶解已经形成的血栓。

推荐意见:①对于无抗凝禁忌的CVT应及早进行抗凝治疗,急性期使用低分子肝素,通常为180 AXaIU/(kg·24 h)(低分子肝素的剂量标准不统一,用时需根据相应的说明书使用),皮下注射2次/天;如使用普通肝素,应使部分凝血活酶时间延长至少1倍。疗程可持续1～4周。伴发于CVT的少量颅内出血和颅内压增高并不是抗凝治疗的绝对禁忌证(Ⅱ级推荐,B级证据)。②急性期过后应继续口服抗凝药物,疗程根据血栓形成倾向和复发风险大小而定,目标 PT-INR 值保持在 2~3 之间(Ⅱ级推荐,C 级证据)。

(三)溶栓治疗

目前缺乏局部溶栓治疗与肝素治疗的对照研究,亦无溶栓治疗临床转归优于单用肝素的证据,因此,并不积极建议在 CVT 患者中使用全身或局部的溶栓治疗。但脑静脉及静脉窦血栓形成国际研究(ISCVT)发现即使使用肝素治疗的患者仍有 13.4% 预后不良,这与年龄(>37 岁)、男性、昏迷、精神异常、深静脉血栓形成、颅内出血及中枢神经系统感染等因素相关,因此对于重症、病情不断恶化及抗凝治疗无效的患者,主张使用溶栓治疗。最佳的药物种类、剂量和给药方式仍在探讨中。另外,需注意 CVT 溶栓治疗的禁忌证,其包括如下。

(1)近期(2 个月内)脑血管病发作颅内创伤或手术。

(2)活动性颅内出血(动脉瘤、血管畸形和肿瘤)。

(3)6 个月内有严重内脏出血。

(4)未控制的高血压。

(5)出血倾向,包括严重的肾衰竭和肝脏疾病。

(6)近期(10 d 内)大手术,不可压迫的穿刺、器官活检和分娩。

(7)近期严重或轻微的创伤,包括心肺复苏、感染性心内膜炎、妊娠、出血性视网膜病变、心包炎、动脉瘤。推荐意见:经足量抗凝治疗无效,且无颅内出血的重症患者,可在有监护的条件下慎重实施局部溶栓治疗(Ⅱ级推荐,C 级证据),但全身静脉溶栓治疗 CVT 并无支持证据(Ⅲ级推荐,C 级证据)。

(四)抗血小板和降纤治疗

目前尚无对照试验或观察性研究直接评价阿司匹林在 CVT 治疗中作用。尚无确切证据表明其有效性和安全性。但部分 CVT 患者可能从抗血小板或降纤治疗中获益,尤其是伴有血液成分异常的患者,如血小板增多症或高纤维蛋白原血症的患者。

推荐意见:除非基础疾病治疗需要,常规使用抗血小板或降纤治疗 CVT 并无支持证据(Ⅲ级推荐,C 级证据)。

(五)糖皮质激素

目前缺乏急性 CVT 患者中使用糖皮质激素的随机对照试验。CVT 多伴有血管源性水肿和细胞毒性水肿,虽然理论上糖皮质激素可减轻血管源性水肿,降低颅内高压,但同时糖皮质激素也可增强血液的高凝状态,能促进血栓形成,抑制血栓溶解以及伴发出血、高血糖、感染等严重并发症而加重病情,甚至可能诱导 CVT 再发,因此不支持其在 CVT 中使用。

推荐意见:除非基础疾病治疗需要,常规使用糖皮质激素治疗 CVT 并无益处,CT 和 MRI 未发现脑实质病变的 CVT 患者更应避免使用糖皮质激素(Ⅲ级推荐,B 级证据)。

七、预后

研究表明,大多数 CVT 患者的预后良好。约 80% 患者完全恢复不留后遗症。急性期病死率小于 5%。预后不良的因素有伴发颅内出血、癫痫发作、高龄、昏迷、精神障碍、脑深静脉血栓形成、后颅窝病灶、原发病灶加重或出现新发病灶、中枢神经系统感染或肿瘤等。

第九节　中　风

中风是以脏腑阴阳失调,气血逆乱上犯于脑,血阻脑络或血溢脉外引起突然昏仆,不省人事,半身不遂,口舌歪斜,或不经昏仆,仅见半身不遂,口舌歪斜,言语不利,偏身麻木为主的一组病症。本病是在内伤积损的基础上,复因劳欲过度,饮食不节,情志所伤,外邪侵袭等触发。其发病与脏腑功能失调有关,病位在脑,涉及心。病理性质多本虚标实。肝肾阴虚,气血衰少为致病之本,风、火、痰、气、瘀为发病之标。急性期治疗重在祛邪,佐以扶正,以醒神开窍、化痰通腑、平肝熄风、化痰通络为主要治法。恢复期及后遗症期以治本为主或标本兼治。治本宜补益气血,滋养肝肾或阴阳双补。本病相当于现代医学脑血管意外。

中医病名:中风。

西医病名:脑血管意外脑卒中。

中医别名:大厥、薄厥、偏瘫、偏枯、风痱等。

一、病因

木病多是在内伤积损的基础上,复因劳逸失度,情志不遂,饮酒饱食或外邪侵袭等触发。

(一)内伤积损

素体阴亏血虚,阳盛血旺,风火易炽,或年老体衰,肝肾阴虚,肝阳偏亢,复因将息失宜,致使阴虚阳亢,气血上逆,破络而出。

(二)劳欲过度

烦劳过度,耗气伤阴,易使阳气暴张,引动风阳上旋,气血上逆。

(三)饮食不节

嗜食肥片厚味、辛香炙煿之物,或饮酒过度,致使脾失健运,聚湿生痰,痰湿生热,热极生风,终致风火痰热内盛,窜犯络脉,上阻清窍。

(四)情志所伤

五志过极,心火暴甚,可引动内风而发卒中,其中以郁怒伤肝为多。平素忧郁恼怒,情志不畅,肝气不舒,气郁化火,则肝阳暴亢,引动心火,气血上冲于脑,神窍闭阻,遂致猝倒无知。或长期烦劳过度,精神紧张,虚火内燔,阴精暗耗,日久导致肝肾阴虚,阳亢风动。

(五)外邪侵袭

在气候突变之际,风邪乘虚入中,气血痹阻,或痰湿素盛,形盛齐衰,外风引动内风,痰湿痹阻脉络,而致歪僻不遂。

二、病机

中风的形成虽有上述各种原因,但其基本病机总属阴阳失调,气血逆乱。上犯于脑,血溢脉外。病位在脑,涉及心,与肝肾密切相关。病理基础则为肝肾阴虚。因肝肾之阴下虚,则肝阳易于上亢,复加饮食起居不当,情志刺激或感受外邪,气血上冲于脑,血溢脉外,故猝然昏仆,不省人事。病理因素主要为风、火、痰、气、瘀、虚,其功能与脏腑功能失调有关。

病理性质多本虚标实。肝肾阴虚,气血衰少为致病之本,风、火、痰、气、瘀为发病之标,两者可互为因果。

痰：多因嗜食肥甘厚味，酒食无度，湿滞酿痰，或因劳倦、忧思，脾失健运，津液内停，聚湿成痰，痰阻经络而发为半身不遂。

风：素体阴虚，阳亢化风，或因七情过极，极而生风，内风旋转，气血随之上冲，可夹痰夹水，络破血溢，致成中风危候。

火：多为内生之火，或因将息失宜，或因喜怒过度，以致心火亢盛，肝阳暴张，气血上逆，心神昏冒，卒发昏仆。

虚：或因年迈力衰，肾元不固，或形体肥胖，气虚于中，或思虑烦劳，气血亏损。虚损不足，是导致中风的根本原因，以气虚、阴虚最常见。气虚可生痰，又可因气虚运行无力，而血行阻滞；阴虚则可使肝风动越，心火亢盛，而发生中风之病。

瘀：或因气血上逆于脑，络破血出，瘀积不散，或系气滞血不畅行，气虚运血无力，瘀阻经络、清窍，致肢体器官失养而出现半身不遂、失语诸症。

痰、风、火、虚，筏疾病演变过程中，并非是孤立的，而是互相影响，密切关联。临床上常见痰火互结，风火相煽，瘀痰阻滞等。

三、中医诊断标准

参照国家中医药管理局脑病急症科研协作组起草制订的《中风病中医诊断疗效评定标准》。

主要症状：偏瘫，神识昏蒙，言语謇涩或不语，偏身感觉异常，口舌歪斜。

次要症状：头痛，眩晕，瞳神变化，饮水发呛，目偏不瞬，共济失调。

起病方式：急性起病，发病前多有诱因，常有先兆症状。

发病年龄多在 40 岁以上。

具备 2 个以上主症，或 1 个主症、2 个次症，结合起病、诱因、先兆症状、年龄即可确诊；不具备上述条件，结合影像学检查结果亦可确诊。

四、病证鉴别

（一）中风与口僻

口僻俗称吊线风，主要症状是口眼歪斜，但常伴耳后疼痛，口角流涎，言语不清，而无半身不遂或神志障碍等表现，多因正气不足，风邪入脉络，气血痹阻所致，不同年龄均可罹患。

（二）中风与厥证

厥证也有突然昏仆、不省人事之表现，一般而言，厥证神昏时间短暂，发作时常伴有四肢逆冷，移时多可自行苏醒，醒后无半身不遂、口眼歪斜、言语不利等表现。

（三）中风与痉证

痉证以四肢抽搐、项背强直，甚至角弓反张为主症，发病时也可伴有神昏，须与中风闭证相鉴别，但痉证之神昏多出现在抽搐之后，而中风患者多在起病时即有神昏，而后可以出现抽搐。痉证抽搐时间长，中风抽搐时间短。痉证患者无半身不遂、口眼歪斜等症状。

（四）中风与痿证

痿证可以有肢体瘫痪，活动无力等类似中风之表现；中风后半身不遂日久不能恢复者，亦可见肌肉瘦削，筋脉弛缓，两者应予以区别。但痿证一般起病缓慢，以双下肢瘫痪或四肢瘫痪，肌肉萎缩，筋惕肉瞤为多见；而中风的肢体瘫痪多起病急骤，且以偏瘫不遂为主。痿证起病时无神昏,中风则常有不同程度的神昏。

(五)中风与痫证

痫证发作时起病急骤,突然昏仆倒地,与中风相似。但痫证为阵发性神志异常的疾病,卒发仆地时常口中作声,如猪羊啼叫,四肢频抽而口吐白沫;中风则仆地无声,一般无四肢抽搐及口吐涎沫的表现。

痫证之神昏多为时短暂,移时可自行苏醒,醒后一如常人,但可再发;中风患者昏仆倒地,其神昏症状严重,持续时间长,难以自行苏醒,需及时治疗方可逐渐清醒。中风多伴有半身不遂、口眼歪斜等症,亦可与痫证不同。

五、疾病分期与病类诊断

(一)疾病分期

1.急性期

发病 2 周以内。

2.恢复期

发病 2 周至 6 个月。

3.后遗症期

发病 6 个月以后。

(二)病类诊断

1.中经络

中风病无意识障碍者。

2.中脏腑

中风病有意识障碍者。

六、证候诊断

(一)中经络

1.肝阳暴亢证

突然发生半身不遂,口眼歪斜,语言不利,舌强语謇,头晕胀痛,面红耳赤,口苦咽干,心烦易怒,尿赤便干。舌质红,舌苔黄,脉弦。

2.风痰阻络证

突然发生半身不遂,口眼歪斜,语言不利,舌强语謇,头晕眩,痰多而黏。舌质暗淡,舌苔薄白或白腻,脉弦滑。

3.痰热腑实证

突然发生半身不遂,口眼歪斜,语言不利,舌强语謇,腹胀便干便秘,头痛目眩,午后烦热。舌质暗红,苔黄腻,脉弦滑或弦滑而大。

4.阴虚风动证

突然发生半身不遂,口眼歪斜,语言不利,舌强语謇,眩晕耳鸣,手足心热,咽干口燥。舌质红而体瘦,少苔或无苔,脉弦细数。

5.气虚血瘀证

面色㿠白,气短乏力,口角流涎,自汗出,心悸便溏。舌淡,舌苔白腻,有齿痕,脉沉细或缓。

(二)中脏腑

1.痰火内闭证

突然昏仆,不省人事,半身不遂,口舌歪斜,言语謇涩或不语,鼻鼾痰鸣,或两目上视或直视,口禁,项强,四肢强痉,或躁扰不宁,或身热,或口臭,或抽搐。舌质红、舌苔黄腻,脉弦滑数。

2.痰蒙清窍证

突然昏仆,不省人事,半身不遂,口舌歪斜,言语謇涩或不语,体多肥胖,痰鸣漉漉,面白唇暗,肢体瘫软,手足不温,静卧不烦,二便自遗。舌质紫暗,苔白腻,脉沉滑缓。

3.元气败脱证

昏愦不知,眼合口开,四肢松懈瘫软,肢冷汗多,二便自遗。舌卷缩,舌质紫暗,苔白腻,脉微欲绝。

(三)恢复期

1.风痰瘀阻证

口眼歪斜,舌强语謇或失语,半身不遂,肢体麻木。舌暗紫,苔滑腻,脉弦滑。

2.气虚络瘀证

肢体偏枯不用,肢软无力,面色萎黄。舌质淡紫或有瘀斑,苔薄白,脉细涩或细弱。

3.肝肾亏虚证

半身不遂,患肢僵硬,拘挛变形,舌强不语,或偏瘫,肢体肌肉萎缩。舌红脉细,或舌淡红,脉沉细。

七、治疗方案

出血性中风病急性期治疗重在祛邪,佐以扶正,以醒神开窍、化痰通腑、平肝熄风、化痰通络为主要治法。恢复期及后遗症期以治本为主或标本兼治。治本宜补益气血,滋养肝肾或阴阳双补。

(一)按病程分期辨证论治

1.恢复期

(1)肝肾阴虚,经脉失养。

主症:半身不遂,面红口干,心烦不安,躁动不宁,入睡困难,大便干燥。舌质红少苔或光剥,脉细数或弦数。

治法:滋阴熄风。

处方:肝俞、肾俞、神门、三阴交、太溪、太冲、涌泉、廉泉、大陵、百会、风池。

刺法:肝俞、肾俞、太溪宜用提插补法;太冲、神门、大陵、风池用提插泻法;百会浅刺;余穴平补平泻法用之。

随症选穴:阴虚明显而见心烦、失眠、盗汗、口干、便结者加列缺、照海;神志欠清者加神庭、本神、四神聪。

(2)脾胃虚弱,痰湿阻络。

主症:半身不遂,肢体倦息,懒言嗜卧,痰多而黏,食少便溏。舌质暗,苔浊腻或白或黄,脉缓滑或沉涩。

治法:健脾益胃,祛痰化湿。

处方:中脘、气海、隐白、脾俞、丰隆、足三里、三阴交、阴陵泉、合谷、三阴交。

刺灸法:脾俞、足三里、三阴交用提插补法;列缺、合谷、阴陵泉用平补平泻法;中脘可加艾灸。

随症选穴:嗜睡者加印堂,甚者加人中;便溏加天枢。

(3)气血不足,经脉失养。

主症:半身不遂,肢软或麻木,精神不振,面色少华或苍白,倦怠懒言,心悸,夜卧不安,食少。舌质淡,苔薄,脉细弱。

治法:益气养血。

处方:五脏俞、膈俞、气海、足三里、委中、三阴交、隐白、中脘、关元、天枢、足临泣、外关、合谷。

刺灸法:五脏俞、膈俞、气海、足三里、三阴交用补法,余穴用平补平泻法,每日 1 次,留针30 min。

随症选穴:心悸加内关;夜眠不宁加神门、神庭、本神。

2.后遗症期

主症:半身不遂,屈肘,垂腕,屈指,足下垂,足内翻,言语謇涩,认知障碍,吞咽困难系因余邪未尽,正气虚弱,或肝肾阴虚,或脾胃虚弱,或气血不足而遗留诸症。

治法:肝肾阴虚者,滋补肝肾;脾胃虚弱者,健脾益胃;气血不足者,益气养血。

处方:上肢:肩内陵、肩髃、肩贞、臂臑、曲池、外关、合谷、中渚、八邪、肩髎、手三里、尺泽、内关。下肢:环跳、风市、阴陵泉、髀关、伏兔、足三里、绝骨、解溪、昆仑、申脉、太冲、三阴交、委中、丘墟。口歪:阴交、委中、曲泉、阴陵泉、商丘、地仓透颊车、合谷、太冲、八风、内庭、廉泉。

刺灸法:一般用平补平泻法,肢体拘挛强硬者可用火针点刺治疗。病久者可加用艾灸。三阴交可用"合谷刺"法,取患侧三阴交穴,以 50 mm 长针先直刺,得气后,将针退至皮下,调整针尖方向向足后跟刺入,待产生下肢抽动后,再将针退至皮下,然后卧针顺脾经方向刺入,行补法得气,可留针 20 min。

(二)并发症的针灸治疗

1.上肢不遂

处方:风池、极泉、尺泽、曲池、合谷、八邪、外关。

操作:风池直刺 0.5～1 寸[①],施捻转泻法 1 min;极泉、尺泽刺法同前;合谷针刺方向,先透向大指,继透向三间处,施提插泻法,以患者大指、次指抽动 3 次为度;八邪直刺 0.5～1 寸,施提插泻法,以患侧手指抽动为度;曲池屈肘取穴,直刺 1～1.5 寸,施提插泻法,以麻胀感达肘关节为度;肩髃直刺 1～1.5 寸,施提插泻法,以麻胀感达食指为度;外关直刺 1～1.5 寸,施提插泻法。

2.手指握固

处方:合谷、八邪。

操作:合谷直刺 1～1.5 寸,刺向三间处,施提插泻法,以患侧食指伸直为度;八邪直刺0.5～1 寸,施提插泻法,以患者手指抽动为度。

3.肩关节痛

处方:肩髃、肩髎、肩贞、肩中俞,痛点阿是穴刺络拔罐。

①　1市寸＝3.3333厘米。全书同。

操作：主要采用的是肩部经筋围刺，均直刺 1～1.5 寸，采用捻转提插泻法，每穴行手法 1 min；痛点刺络拔罐，认真寻找肩部痛点，在痛点位置上用三棱针点刺 3～5 点，加用闪火罐，视其出血状况。一般出血 5～10 mL 即可，拔罐时间不宜超过 5 min。

4.下肢不遂

处方：环跳、委中、三阴交、阳陵泉、昆仑。

操作：委中、三阴交针刺方法同前；环跳直刺 2～3 寸，以触电感传至足趾为度；阳陵泉直刺 1～1.5 寸，施提插泻法，令触电感传至足趾为度，昆仑直刺 0.5 寸，捻转泻法。

5.口歪(面瘫)

治则：祛风牵正，通经活络。

处方：人中、承浆、颊车、地仓、颧髎、合谷、风池、太冲。

6.言语障碍

治则：形神后闭，通经开窍。

处方：体针疗法：神庭、百会、哑门、廉泉、通里、照海、金津、玉液。

舌针疗法：针刺舌下穴(舌系带下端进针，刺向舌根部)。

头针疗法：运动性失语取运动区(健侧)下 2/5；感觉性失语加言语三区；命名性失语加言语二区。

7.假性延髓麻痹

(1)体针疗法治宜：调神导气，滋补三阴，通气利窍。取穴风池、翳风、完骨、三阴交、内关、水沟。风池穴针向喉结，震颤深入 2.5～3.0 寸，施小幅度高频率捻转补法，施手法一分钟，以咽喉麻胀为宜；翳风、完骨穴操作同风池；三阴交双侧直刺 1.0～1.5 寸，行提插补法一分钟；水沟行雀啄手法，使眼球湿润或流泪为度；内关行提插捻转复式手法一分钟首次治疗先针刺内关、水沟，以后可 2～3 d 一次；风池、翳风、完骨、二阴交，每日一次，15 d 为一疗程。

(2)芒针疗法治宜：豁痰熄风，开音利咽。取穴风池、上廉泉、丰隆、百会、四神聪、率谷。穴位常规消毒，取 30 号 4 寸长芒针，风池穴向咽喉方向深刺，轻捻缓进 2 寸，施小幅度高频率补法一分钟，得咽喉部麻胀感为度；上廉泉刺向舌根部，轻捻缓进 2 寸，施捻转泻法一分钟，以舌根部酸麻胀感为度；丰隆施提插捻转泻法；余穴行平补平泻，留针 30 min，每日一次，12 次为一疗程。

8.吞咽困难

治则：通经活络，祛风降逆。

处方：风池、廉泉、翳风、合谷、太冲。

9.尿潴留

治则：运行下焦，通利水道。

处方：气海、中极、膀胱俞、阴陵泉、三阴交、天枢、水道。

10.尿失禁

治则：运行下焦，调节膀胱。

处方：中极、关元、膀胱俞、次髎、阴陵泉、三阴交。

11.大便急

治则：温脾益肾，升阳止泻。

处方：气海、天枢、关元、大肠腧、长强、足三里。

12. 益气养血,顺气行滞,宽肠通便

处方:体针:气海、天枢、大肠腧、上巨虚、照海、支沟。

13. 精神行为障碍

治则:清心通窍,益气宁神。

处方:人中、神庭、百会、四声聪、本神、心俞、大陵、神门、中脘、气海、内关、丰隆、行间。

14. 足内翻

治则:通络活血,缓急强筋。

处方:邱墟透照海、解溪、昆仑、筑宾、申脉。

15. 癫痫

治则:活血通络,祛风止痛。

处方:人中、大陵、鸠尾、内关、风池。

16. 复视

治则:通经活络,养血祛风。

处方:风池、天柱、睛明、球后。

17. 共济失调

治则:祛风活络,养血通经。

处方:颈椎夹脊穴,风府,哑门。

18. 压疮(1～3度)

治则:益气活血,去腐生新。

处方:阿是穴。在压疮周围多针浅刺,针后施灸,压疮表面敷地榆油纱条,用无菌布敷盖。

(三)靳三针疗法

靳三针疗法,是广州中医药大学靳瑞教授发明的,岭南针灸的一个学术流派。

1. 颞三针

位置:耳尖直上发际上二寸为第一针,在第一针水平向前后各旁开一寸为第二、第三针。

主治:脑血管意外后遗症,脑外伤所致的半身不遂、口眼、歪斜,脑动脉硬化,耳鸣、耳聋,偏头痛,帕金森氏病、脑萎缩。老年性痴呆。

针法:针尖向下沿皮下平刺1.2～1.5寸。

2. 四神针

位置:百会穴前后左右各旁开1.5寸。

主治:智力低下、痴呆、头痛,头晕。

针法:针尖向外方斜刺0.8～1寸。

3. 舌三针

位置:以拇指一、二指骨间横纹平贴于下颌前缘,拇指尖处为第一针,其左右各旁1寸处为第二、第三针。

主治:语言障碍、发音不清、哑不能言。流涎、吞咽障碍。

4. 面瘫针

(1)额睑瘫:阳白、太阳、四白。

(2)面瘫:翳风、迎香、地仓颊车互透、人中。

部位:阳白、太阳、四白、地仓、迎香。翳风,在耳垂后凹陷中。人中,人中沟上1/3与下2/3

交点。

主治:面神经瘫痪,中风口眼歪斜。

针法:翳风耳后凹陷中央向前直刺 0.8～1 寸。人中向上斜刺 0.5 寸深。余穴均按各针法针刺,针刺后每 5～10 min 捻针一次,留针 30～40 分。

5.肩三针

位置:肩髃穴为第一针,同水平前方二寸为第二针,同水平后方二寸为第三针。

主治:肩周炎,肩关节炎,上肢瘫痪,肩不能举。

针法:针尖与穴位成 90°角、直刺 0.8～1 寸。注意不要过深以免刺中胸腔。

6.手三针

穴组:合谷、曲池、外关。

部位:合谷,在手背、第一、二掌握骨之间,平第二掌骨中点陷中。曲池,在肘部、屈肘成直角时,肘横纹头与肱骨外上髁连线的中点。

外关,在腕背横纹上二寸,桡骨与尺骨之间。

主治:上肢瘫痪、麻痹、疼痛、感觉障碍。

针法:合谷、外关均直针 0.8～1.2 寸深。曲池作针 1～1.2 寸深。

7.足三针

穴组:足三里、三阴交、太冲。

部位:足三里,在小腿前外侧,犊鼻下 3 寸,距胫骨前嵴一横指(中指)。三阴交,在小腿内侧,当足内踝尖上 3 寸,胫骨内侧缘后方。太冲,在足背侧,当第一、二跖骨间隙凹陷处。

主治:下肢感觉或运动障碍,下肢瘫痪、疼痛。

针法:足三里、三阴交直针 1～1.5 寸,太冲直针 5～8 分深。

8.踝三针

穴组:解溪、太溪、昆仑。

部位:解溪,在足背与小腿交界处的横纹中央凹陷中,当长伸肌腱与趾长伸肌腱之间。太溪,在足内侧,内踝尖与腱之间的凹陷处。昆仑,在足部外踝后方,当外踝尖与跟腱之间的凹陷处。

主治:踝关节肿痛、活动障碍、足跟痛。

针法:均直刺 0.8 寸深。

9.闭三针

穴组:十宣、涌泉、人中。

部位:十宣,在十指尖端。涌泉,在足底正中线前 1/3 与后 2/3 之交点处。人中,见面瘫针。

主治:中风、昏迷不醒、休克。

针法:十宣进针 2 分,捻针并放血 3 滴,涌泉直刺 0.8～1 寸,强捻针。人中直刺 0.5 寸。

10.脱三针

穴组:百会、神阙、人中。

部位:百会,两耳尖直上头部正中。神阙,脐窝中间。人中,见闭三针。

主治:中风脱症(四肢厥冷、大汗如淋、脉微细迟)。

针法:以灸为主,回阳复脉,百会、神阙用隔盐灸或隔姜灸、艾炷宜稍大。一次灸 10 壮。人中向上斜刺 0.5～0.8 寸,留针,捻针,脱 5 针以脉复、汗止、肢暖、清醒为度,如未清醒半小时后可再针灸。

第十节　失　眠

失眠症是一种常见的睡眠障碍,其中以生理心理性失眠症最为常见,关于失眠的定义有以下几种情况:失眠、失眠症、失眠综合征。

失眠是一种常见症状,正常人可以偶尔发生,持续性失眠则是疾病的表现。失眠症是指持续相当长时间对睡眠的质和量不满意的状况,不能以统计上的正常睡眠时间作为诊断失眠的主要标准。对失眠有忧虑或恐惧心理可形成恶性循环,从而使症状持续存在。失眠症的定义,其目的之一是要同偶尔失眠或短时失眠(1 个月以下)区别开来,以避免滥用药物或给患者造成不必要的负担。若要由精神、神经和躯体等疾病引起的失眠或作为伴发症状,称之为失眠综合征,而不能诊断为失眠症。

失眠通常指患者对睡眠时间和(或)质量不满足并影响白天社会功能的一种主观体验。Frank J. Zorick 援引美国国立心脏病、肺和血液研究所失眠工作组对失眠的定义说失眠是不充分和质量差的睡眠的体验,表现为下面一个或多个特征:入睡困难,睡眠维持困难,早醒,无舒爽睡眠。失眠也包括白昼的结果,例如疲劳、缺乏精力、注意力不集中、兴奋性降低。

目前认为,失眠症的确切定义应从失眠的主观感受,失眠所致的日间不良后果(如疲劳、注意力下降、打盹等)与客观检测(多导睡眠脑电图等)三方面结合来描述。

引起失眠的原因大致可分为以下几种情况。

生理性原因:可见于出差、倒时差、轮班、坐车船、光线太强、噪音、异常气味的刺激、环境影响(战争、风雨雷电等)、吸烟、饮用兴奋性饮料等。

病理性原因:可见于疼痛、瘙痒、呼吸系统疾病(如咳嗽、哮喘、睡眠呼吸暂停综合征等)、心血管疾病(如严重的高血压、阵发性心动过速等)、消化系统疾病(如胃及十二指肠溃疡、胃及肠的痉挛性疼痛等)、泌尿系统疾病(如尿路感染、水肿等)、神经系统疾病(如三叉神经痛、偏头痛等)、精神疾病(如焦虑症、抑郁症、疑病症、恐惧症、强迫症、精神分裂症等)、内分泌系统疾病(如甲亢、更年期综合征等)。

生理心理性原因:可见于工作紧张、失恋、家庭纠纷、突发事件等。

药物性原因:长期服用某些药物引起的失眠。

失眠,中医学中称为"不寐""目不瞑""不得眠""不得卧",但含义并不完全一致,现代中医学与现代医学称谓相同。

不寐是指患者不能闭目睡眠,但不得卧则不是专指失眠,而是指因病不能平卧,从本质上说是因其他疾病导致的睡眠障碍。

中医学认为,失眠的病因主要有外邪所感、七情内伤、思虑劳倦太过或暴受惊恐,亦可因禀赋不足、房劳久病或年迈体虚所致。其主要病机是阴阳、气血失和,脏腑功能失调,以致神明被扰,神不安舍。

中医治疗失眠症以临床辨证论治为主,配合针灸等非药物治疗方法,并对失眠症恢复期给予养生指导,促进心身健康。

一、病因病机

脏腑虚损、元气不足在失眠症的发病中居于第一位,七情郁结、邪(痰、湿、火、热、瘀)由内生,先天禀赋不足,脏腑稚嫩,元气未充等也是其致病之因。

阴阳失调是失眠症发病的总病机。阴阳平衡紊乱,进而发展导致心神不宁而失寐;阴阳不和,阴不敛阳,阳不入阴,心神浮越,魂魄妄行,可见梦游;阴阳失调,阳不入阴,神魂不宁,下焦水道失约,发生遗尿;阴阳失调不能交通,气机不畅,则生鼾眠;心肾不交,更系水火阴阳离乱,可致失眠症。阴虚火旺、肾阴不足、心阴耗竭等均可致神元失养,神魂不守,如心胆气虚,心虚神无所主,胆虚决断无权,神魂不安,可发为梦魇、梦惊等;肝肾阴虚,肝阳上扰,神魂不守,产生多梦,血不能濡养,则可导致拘挛,或为骱齿;而邪气滞留,则多属实证,如心火亢盛、肾关不固、肝郁气结、胃热炽盛湿邪、痰浊瘀血阻滞等均可扰动神志,造成失眠症。总之,阴阳失调是失眠症发病的总病机,其贯穿于发病过程的始终。

二、临床特征

(一)临床表现

临床主要表现为失眠。常见的有入睡困难、继睡困难和早醒等精神疾病所致的失眠,特征性明显。如焦虑、恐怖造成的短期失眠,表现为入睡困难,或间歇性浅睡;抑郁症则为易惊醒,整个睡眠期缩短,更有甚者可彻夜不眠或睡意完全消失;受躯体疾病(如消化性溃疡、不安腿综合征、脑部变形性疾病等)影响所致失眠,临床症状变化多样;而安眠药撤退反应可产生多梦、易醒或梦魇等表现。

(二)失眠分类

失眠包括入睡困难、睡眠维持困难、早醒,是睡眠量的不足和/质的不佳。

1.按临床表现分类

(1)入睡期失眠(入睡困难):睡眠潜伏期>30 min。

(2)睡眠维持期失眠(睡眠不实):指觉醒的次数过多和(或)时间过长,包括以下一至数项:①全夜>5 min 的觉醒次数在 2 次以上;②全夜觉醒时间>40 min;③觉醒时间占睡眠总时间的 10% 以上;④由于频繁觉醒的睡眠周期零乱,称为睡眠破碎。

(3)睡眠表浅:主要指非快眼动睡眠(NREMS)、Ⅲ、Ⅳ期深睡眠减少,不到总睡眠时间的 10%。NREMS 所占比例减少,也表明睡眠的深度不足。睡眠质量下降,睡眠浅、多梦。

(4)早醒(睡眠结束期失眠):睡眠觉醒时间较正常时间提前 30 min 以上,甚至比平时早醒 1～2 h,总的睡眠时间少于 6 h。

(5)日间残留效应:上述分类中伴有如次晨感到头昏、精神不振、嗜睡、乏力时,方可确定诊断。

2.按病程分类

可分为一过性或急性失眠、短期或亚急性失眠、慢性失眠。

(1)一过性或急性失眠:一过性即是偶尔失眠;急性失眠指病程小于 4 周。

这类失眠一般由多种应激刺激所引起。大部分人在经历压力、刺激、兴奋、焦虑时;生病时;到高海拔的地方;或者睡眠规律改变时(如时差、轮班工作等)都会有短暂性失眠障碍。这类失眠一般会随着应激刺激的消失或时间的延长而改善,具有自限性。

（2）短期或亚急性失眠：病程大于 4 周，小于 3～6 个月。严重或持续性压力，如重大躯体疾病或手术、亲朋好友的离世，严重的家庭、工作或人际关系问题等可能导致短期性失眠。这种失眠与各种压力有明显的相关性。

（3）长期或慢性失眠：病程大于 6 个月。慢性失眠的原因很复杂，且较难发现，许多慢性失眠是由多种原因所致，应当及时加以鉴别。

3.按严重程度分类

轻度：偶发，对生活质量影响小。

中度：每晚发生，中度影响生活质量，伴随一定症状（如易怒、焦虑、疲乏等）。

重度：每晚发生，严重影响生活质量，临床症状表现突出。

4.按原因分类

失眠症有内因性失眠、外因性失眠、继发性失眠（症状性失眠）。

内因性失眠：心理生理性失眠、主观感觉性失眠、特发性失眠。

外因性失眠：睡眠卫生不良性失眠、环境性失眠、高原性失眠、食物过敏性失眠、药物依赖性失眠、酒精依赖性失眠、肢体运动障碍性失眠、觉醒—睡眠节律失调性失眠。

继发性失眠：心理障碍伴发的失眠、躯体疾病伴发的失眠。

5.按原发、继发分类

原发性失眠：是与心理因素或躯体疾病有明显直接关系的长期失眠。

继发性失眠：是由疼痛、焦虑或抑郁引起的失眠。

（三）理化检查

1.物理检查

多导睡眠图（PSG）检查：包括心电图（ECG）、呼吸、血压、脉搏、睡眠结构图、快速眼动（REM）睡眠所占的百分比、NREM 睡眠所占的百分比、血氧饱和度、脑电图（EEG）、眼球运动、肌电图、鼾声频谱分析等。

多次睡眠潜伏试验（MAST）、必要的量表检查和必要的辅助检查。

2.化学物质变化检查

一般不要求进行，为鉴别诊断可做下列检查。

昼夜内分泌激素的变化，如生长激素、甲状腺激素、肾上腺激素。

必要的神经递质检查，主要用于科学研究，如前列腺素（PGD_2）、5-羟色胺（5－HT）、去甲肾上腺素、一氧化氮（NO）、γ-氨基丁酸（GABA）。

三、诊断和鉴别诊断

（一）中医诊断

诊断要点：凡是以不易入睡，睡中易醒，甚至彻夜难眠为主要临床表现者，均可诊断为失眠。常因失眠而产生疲劳、倦怠、乏力、不思饮食、工作能力下降等症状。

临床检查未见器质性病变，多导睡眠图检查可见睡眠结构紊乱表现。结合睡眠量表、有关生物化学检查加以确立。

排除郁证等疾病所导致的睡眠障碍。

（二）鉴别诊断

失眠症（不寐）应与脏躁、烦躁、胸痹、头痛、郁证相鉴别。

1.失眠症与脏躁

失眠症的难以入睡与脏躁严重者的难以入睡很相似。但失眠症以彻夜难睡或自觉不易入睡为主,心烦不安多为兼症;脏躁以烦躁不安、哭笑无常为主症,睡眠不安为兼症。失眠多因外感病邪,内伤阴血,脑失所养,心肾不交所致。而脏躁多为忧愁思虑过度,情绪抑郁,积久伤心,心神失养;或产后亡血伤精,心脾阴亏,上扰脑神所致。

2.失眠症与烦躁

二者均有烦躁和失眠,也可有同样的病因。失眠症所兼的烦躁常发生在失眠以后;而烦躁所伴见的失眠,多是先有烦躁,而后失眠。

3.失眠症与胸痹

失眠症与胸痹均由疾病的原因而产生心烦、失眠的表现。但单纯失眠多与精神情志因素有关;而胸痹的失眠多发生在患病后,情绪过度紧张,并有胸中窒闷、疼痛的感觉。

4.失眠症与头痛

失眠症严重时,常因大脑得不到休息而出现头痛,这种头痛无明显的规律和固定的部位;而头痛可由各种原因引起,常有固定的部位,疼痛表现多样,经过睡眠后头痛明显减轻。

5.失眠症与郁证

郁证为情志抑郁之病证。临床表现可见精神恍惚,精神不振,多疑善虑,失眠多梦,久则神思不敏,遇事善忘,神情呆滞。失眠在郁证中只是兼症,病情表现比较轻;而失眠症则以失眠为主症,其余症状多是伴发症状。

四、辨证论治

(一)辨证思路

首先,需要了解失眠的病因病史,若因为出差、旅游或生活环境、一过性的情绪改变而偶然发生失眠,同时没有并发症,在诊断治疗上是没有意义的;失眠每周至少发生 3 次。持续 1 个月以上,并明显影响第二天的精神状态,引起显著的苦恼,或精神障碍等症状才有临床意义。

同时,要详细询问患者的睡眠过程中不顺利的状况,了解失眠时入睡困难、睡时多梦、眠浅易醒、醒后不易再睡、时寐时醒或彻夜不眠等多种情况具备哪几种;是否伴随盗汗、夜尿增多或其他躯体部位的不适等症状;并详细询问每次入睡需要多少时间,最长睡眠时间,夜间醒来次数,失眠的频率,有无服用催眠类药物及其他精神类药物,有无基础病症等。若入睡困难、睡时躁扰不安或彻夜不眠多为实邪扰心不寐。若时寐时醒、寐而易惊、伴乏力、汗出,则多为本虚,心神失养不寐。

其次,要仔细分析病位。分析病位应从发病原因,伴随症状,舌苔脉象等多方面入手。如情志所伤,伴见胸胁胀满,情志不畅,心烦易怒,脉象见弦,其病位在肝;饮食失节,伴有纳呆食少、嗳腐吞酸者,其病位在脾胃;年老体虚之人,兼见腰膝酸软、头晕耳鸣等症者,其病位在肾。临床上只有认清病位,并根据脏腑功能与特性遣方用药,才能取得较好的疗效。

最后,要注意辨析病性。应根据邪气有余和正气不足的侧重不同分为实证失眠与虚证失眠两类。实证失眠是以病理产物等实邪扰动心神为主要病机引起的一类病证。七情致病引起的气郁,饮食不节所致的食积,病理代谢产物的痰浊、瘀血等均能导致失眠。虚证失眠者,以正气不足、气血阴阳的虚衰而致心神失养不寐。实者以痰热、内火、瘀血、肝郁、水湿为多,其中以痰阻为最多见。虚者以心脾血虚、心胆气虚、心肾不交、阴虚为主。临床多虚实兼见,虚实之间常可相互转化,因实致虚,因虚致实,故治疗上应采用"标本兼治"的原则。值得一提的是临床上许多虚实证候是相互伴随的,实证失眠和虚证失眠并不能决然分开,常常交织存在,如阴虚就常与内火并存,脾胃不和常并生痰热,故临证时,应详加辨析。

(二)辨证分型

不寐总的治则为补虚泻实,调整阴阳。补虚则用益气养血,滋补肝肾,补脑安神之法;泻实则用清肝泻火,和中消导,活血化瘀之法。

1.心肝火旺型

症状:少寐易醒,噩梦纷纭,甚则彻夜难眠,性情急躁易怒,不思饮食,口渴喜饮,口舌生疮,目赤口苦,小便黄赤,大便秘结,胁肋胀痛,女子可见月经不调,舌红、苔黄,脉弦数。

治法:疏肝泻热,佐以安神。

方药:龙胆泻肝汤加减(《兰室秘藏》)。

组成:龙胆草 15 g,黄芩 15 g,山栀 15 g,泽泻 10 g,通草 10 g,柴胡 10 g,车前子(包)10 g,生地黄 15 g,当归 6 g。

加减:方中龙胆草、黄芩、栀子清肝泻火;泽泻、木通、车前子清肝经湿热,导热下行,使热邪从水道而去;当归、生地养阴血而和肝,使邪去而不伤正;柴胡以疏肝胆之气。若肝胆实火,肝火上炎之症重,可见彻夜不寐,头痛欲裂,头晕目眩,大便秘结者,可改服当归龙荟丸(当归、龙胆草、栀子、黄连、黄芩、黄柏、大黄、青黛、芦荟、木香、麝香,《宣明论方》)以清泻肝胆实火。若肝火旺盛,肝阴不足,可见双目干涩、爪甲不荣,女子月经不调或闭经,可加白芍、酸枣仁、川芎敛肝阴、补阴血;若肝火炽盛、血随气涌,而见目赤、面红、鼻衄等,可加川牛膝引血下行;若肝盛乘脾,可见口苦咽干、不思饮食,可加生白术、焦三仙、枳壳。

2.痰火内扰型

症状:胸闷脘痞,心烦不眠,伴泛呕嗳气,头重目眩,心烦口苦,痰多,或大便秘结,彻夜不眠,舌红、苔黄腻,脉滑数。

治法:化痰清热、和中安神。

方药:温胆汤加黄连、瓜蒌(《备急千金要方》)。半夏 15 g,橘皮 15 g,竹茹 15 g,枳实 15 g,黄连 6 g,生姜 6 g,全瓜蒌 15 g,甘草 10 g。

加减:方中半夏、竹茹化痰降逆,清热和胃,止呕除烦;枳实、橘皮理气化痰,使气顺痰消;加入黄连、瓜蒌与半夏为伍,辛开苦降,加强清热涤痰之力。若心悸惊惕不安者,可加重镇安神剂,如朱砂、琥珀以镇惊定志。若痰热盛,痰火上扰心神,彻夜不眠,大便秘结者,可改用礞石滚痰丸,以泻火逐痰。方中煅青礞石为君,取其燥悍重坠之性,攻坠痰邪,使"木平气下",痰积通利。臣以大黄之苦寒,荡涤邪热,开痰火下行之路。佐黄连苦寒泻火,专清中焦之热;复以沉香降逆下气,亦为治痰必先顺气之理。痰火去,心神得安。若宿食积滞较甚,见有嗳腐吞酸,脘腹胀痛,可用保和丸消导和中安神。若邪滞日久,而致脾胃虚弱,本虚标实,攻逐痰邪应予健脾和胃并行,加生白术、炒薏仁、茯苓、黄芪等,也可配合选用参苓白术散、二陈汤等健脾化痰祛湿。

3.心肾不交

症状:心烦不寐,心悸不安,头晕,耳鸣健忘,腰酸梦遗,五心烦热,口干津少。舌红、少苔,脉细数。

治法:滋阴降火、养心安神。

方药:黄连阿胶汤加减(《伤寒论》)。黄连 10 g,黄芩 9 g,白芍 12 g,鸡子黄 2 枚,阿胶(烊化)10 g。

加减:方中黄连、黄芩除热以坚阴;白芍、阿胶、鸡子黄滋肾阴而养血。其中白芍佐阿胶,于补肾阴中而敛阴气,鸡子黄佐、黄芩、连于心火中补阴血,故能心肾相交,水升火降。若面热微红、眩晕耳鸣者,可加牡蛎、龟板、磁石等以重镇潜阳,使阳升得平,阳入于阴,即可入寐。心烦重者,可用山栀、淡豆豉以清心除烦。肾水不足,腰酸梦遗、盗汗明显者,可用左归丸以滋肾水。

黄连阿胶汤重在滋阴清火,适于阴虚火旺及热病后之心烦失眠;朱砂安神丸重在重镇安神,适用于心火亢盛,阴血不足症;天王补心丹重在滋阴养血,可用于阴虚而火不太旺者。三方可与临床中随证选用。

4.心脾两虚型

症状:多梦易醒,心悸健忘,神思恍惚,面色少华,头晕目眩,肢倦神疲,饮食无味,面色少华,或脘闷纳呆。舌淡,苔薄白或苔滑腻,脉细弱或濡滑。

治法:补养心脾,益气生血。

方药:归脾汤加减(《济生方》)。人参15 g,白术15 g,黄芪20 g,茯神15 g,远志10 g,龙眼肉10 g,酸枣仁15 g,木香10 g,当归10 g,生姜6 g,炙甘草10 g,大枣6枚。

加减:方中人参、黄芪、白术、甘草补气健脾;当归、龙眼肉滋养营血;茯神、酸枣仁、远志宁心安神;木香理气醒脾,补而不滞。如不寐较重,可酌加养心安神药,如夜交藤、合欢花、柏子仁。若脾失健运,痰湿内阻,而见脘闷纳呆,苔滑腻,脉濡滑者,加陈皮、半夏、茯苓、肉桂等,温运脾阳而化痰湿。如食欲缺乏严重者,可加焦三仙、鸡内金、枳壳等。

5.心胆气虚型

症状:心烦不眠,多梦,易惊易醒,胆怯,心悸,遇事善惊,气短倦怠,小便清长。舌淡,脉弦细。

治法:益气镇惊,安神定志。

方药:安神定志丸加减(《医学心悟》)。茯苓15 g,茯神30 g,石菖蒲15 g,远志15 g,人参9 g,龙齿15 g。

加减:方中人参大补元气;茯神、龙齿定惊安神;茯苓淡渗利湿,健脾益气以化痰;石菖蒲去心窍之痰浊而安神。全方共奏镇惊、安神、定志作用。若虚烦不寐,形体消瘦,为气血不足,可和用归脾汤,以益气养血,安神镇静。若阴血偏虚则虚烦不寐,失眠心悸,虚烦不安,头晕目眩,口干咽燥,舌质红,脉弦细,宜合用酸枣仁汤。若夜间易惊醒,可加珍珠母、煅牡蛎,并加重龙骨用量。

6.心肺亏虚型

症状:头晕疲乏,干咳少痰而黏,烦躁不安,夜不能寐,舌红少苔,脉细数。

治法:益气养阴,宁心安神。

方药:竹叶石膏汤(《伤寒论》)合生脉散加减(《备急千金要方》)。竹叶10 g,石膏50 g,半夏10 g,麦冬20 g,党参6 g,甘草6 g,粳米15 g,五味子6 g。

加减:方中党参、麦冬、粳米补益肺气,滋补肺阴;五味子敛肺气、滋阴敛阳;竹叶淡渗利湿,清虚热;半夏化痰降逆,为治失眠之要药;石膏清内热。全方共奏益气养阴之效。若虚烦不寐,形体消瘦,五心烦热者,可加石斛、地黄、百合以滋阴;若虚热内扰,心悸,虚烦不安,口干咽燥者,宜加花粉、天冬、玉竹。若肺气虚弱,心悸气短、易感冒,可加防风、黄芪。痰多者,可加贝母、橘皮、鲜竹沥。

7. 心肝血瘀

症状:夜寐不安,烦躁,身有痛处,痛有定处,固定不移,面色黧黑,皮肤干燥,肌肤甲错,毛发不荣,舌暗,有瘀斑瘀点,苔薄白,舌下络脉青紫,脉弦涩。

治法:活血化瘀,宁心安神。

方药:血府逐瘀汤(《医林改错》)。桃仁15 g,红花10 g,生地10 g,当归10 g,白芍10 g,川芎6 g,牛膝15 g,柴胡10 g,枳壳6 g,桔梗6 g。

加减:方中当归、赤芍、川芎、桃仁、红花等均为活血祛瘀之品;牛膝引瘀血下行,柴胡疏肝解郁,升达清阳,桔梗开宣肺气,又合枳壳则一升一降,开胸行气,调整气机,取气行则血行之意;生地凉血清热,合当归又能养阴润燥,使祛瘀而不伤阴血。若舌苔白腻,为痰瘀互结,宜加涤痰汤等化瘀涤痰,或加胆南星、瓜蒌、陈皮等化痰。若舌苔黄腻,为痰热互结,宜加温胆汤化裁。

五、中成药

(一)常用中成药

(1)酸枣仁合剂。配方:酸枣仁、知母、川芎等。用法:每次服10 mL,每日3次。主治:失眠、多梦、心烦等。具有养心安神作用。

(2)速效枣仁安神胶囊。配方:酸枣仁、左旋延胡乙素等。用法:每晚睡前服1~2粒。主治:失眠多梦,心烦头痛等。具有养心安神、镇静催眠作用。

(3)夜宁冲剂。配方:夜交藤、合欢皮、浮小麦、大枣等。用法:每次服20 g,早晚各服一次。主治:失眠多梦、心烦不宁等。具有养心安神作用。

(4)安神补心丸。配方:丹参、五味子、石菖蒲、生地、珍珠母、女贞子等。用法:每次15粒,每日3次。主治:失眠、头晕、耳鸣、健忘等。具有养阴安神作用。

(5)朱砂安神丸。配方:朱砂、黄连、生地黄、当归、甘草等。用法:蜜丸每次服9 g,早晚各服一次。主治:心火亢盛的失眠并伴有口干、头昏、心烦、舌红、尿黄等症。具有清心火、安神志并能滋养心血作用。

(6)琥珀多寐丸。配方:琥珀、羚羊角、茯苓、远志、党参、甘草等。用法:每次服1.5~3 g,早晚各服一次。主治:肝阳上亢引起的失眠、烦躁、易怒、眩晕、面红等。具有平肝安神的作用。

(7)磁朱丸。配方:磁石、朱砂、六神曲等。用法:每次3 g,每日2次。主治:心肾阴虚、虚阳上浮的失眠多梦。具有镇心安神、明目作用。

(8)复方酸枣仁片。酸枣仁、远志、茯苓、甘草、六神曲等。用法:每次4~6片,每日3次。主治:心烦、失眠。具有宁心安神、除烦作用。

(9)枕中丹:配方。龟板、远志、龙骨、九节菖蒲等。用法:每日服用3~9 g,早晚各服一次。主治:心肾不足引起的失眠、多梦、健忘、头昏、耳鸣、五心烦热、遗精等。具有滋阴安神的作用。

(10)养血安神片。配方:鸡血藤、熟地黄、生地黄、墨旱莲、仙鹤草、夜交藤、合欢皮等。用法:每次服5片,每日3次。主治:阴血亏损引起的失眠、多梦、健忘、头昏、心悸等。具有养血安神作用。

(11)夜宁糖浆。配方:夜交藤、浮小麦、灵芝、甘草、大枣等。用法:每次40 mL,每日2次。主治:失眠多梦、心情抑郁、喜怒易哭等。

(12)神经衰弱片。配方:五味子、合欢花、黄精、当归、丹参、酸枣仁、远志、知母、磁石等。

用法:每次 6 g,每日 2 次。主治:心肾不交、夜卧少眠等。具有补肾益智、养心安神的作用。

(13)眠安宁糖浆。配方:丹参、夜交藤、熟地黄、白术、制首乌等。用法:每次 30 mL,每日 2 次。主治:心血亏损引起的失眠。具有养血安神的作用。

(14)脑乐静冲剂。配方:甘草、小麦、大枣等。用法:每次冲 6 g,每日 3 次。主治:失眠伴有精神忧郁、心烦不宁等。具有养心安神、镇静和中的作用。

(15)人参归脾丸。配方:人参、黄芪、白术、茯苓、甘草、当归、桂圆肉、酸枣肉、远志、薏苡仁、木香等。用法:每次服 6~9 g,每日 3 次。主治:心脾两虚型的失眠、心悸、头昏眼花、气短乏力、食少便溏等。具有补养气血、宁心安神的作用。

(16)天王补心丹。配方:人参、丹参、玄参、柏子仁、酸枣仁、远志、熟地黄、天冬、麦冬、当归、桔梗、茯苓、五味子、朱砂等。用法:每次服 6~9 g,每日 2~3 次。主治:心阴不足的失眠、多梦、健忘、头昏、耳鸣、心悸、腰酸、口舌干燥等。具有滋阴、养血、安神的作用。

(17)宁心片。配方:由天王补心丹减去桔梗、天冬、茯苓,用党参取代人参,并将丸剂改为片剂。用法:每次服 6 片,每日 2~3 次。主治:见天王补心丹。

(18)柏子养心丸。配方:柏子仁、党参、黄芪、当归、川芎、酸枣仁、远志、五味子、朱砂等。用法:每次服 9 g(8 粒),每日 2~3 次。主治:失眠多梦、心悸易醒、健忘、气短乏力等。具有补养气血、宁心安神的作用。

(19)安神补气丸。配方:茯苓、远志、黄芪、柏子仁、朱砂等。用法:每次 20 粒,每日 2 次。主治:气血两亏的失眠。

(20)安神丸。配方:降香、沉香、当归等。用法:每次 5 丸,每日 1~2 次,碾碎用温开水冲服。具有镇心安神补气的作用。

(21)参茸安神丸。配方:人参、鹿茸、肉苁蓉、五味子、菟丝子、山药、芡实、玄参、玉竹、生地黄、丹参、琥珀、酸枣仁、柏子仁、远志、桔梗、石菖蒲等。用法:每次服 6~9 g,每日 2 次。主治:心悸失眠、气短乏力、怕冷、腰膝酸软等。具有益气、补肾、安神的作用。

(22)健脑丸。配方:肉苁蓉、枸杞子、益智仁、天竺黄、天南星、琥珀、当归等。用法:每次 20 粒,每日 2 次。主治:心肾不足、虚火上炎的心悸不安、虚烦健忘、失眠等。

(23)安神定志丸。配方:人参、茯神、龙齿、远志等。用法:每次 9 g,每日 3 次。主治:惊恐不安、睡卧不宁、梦中惊跳等。

(24)脑立清。配方:生磁石、生代赭石、冰片、薄荷脑、半夏等。用法:每次 10 丸,每日 2 次。主治:肝阳上亢之失眠健忘、头疼脑胀、头晕耳鸣等。

(25)安神宁糖浆。配方:五味子、灵芝、刺五加等。用法:每次 15~20 mL,每日 3 次。主治:健脾补肾、益智安神等。

(26)安神健脑液。配方:人参、枸杞子等。用法:心安神、益气生津、活血固肾的作用。

(27)七叶神安片。配方由三七叶的提取物组成。用法:失眠及神经衰弱等,具有益气安神、活血止痛的作用。每次 10 mL,每日 3 次。用法:每次 4 片,每日 1~2 次。主治:失眠及神经衰弱等,具有益气安神、活血止痛的作用。

(二)服用具有安神作用的中成药应当注意的问题

(1)用药前要按照中医辨证论治的原则,确定患者的疾病状态是属于何种中医证候类型,依照判断的证候类型,选择对应的中成药。

(2)感染、中毒、颅脑损伤引起的失眠及由慢性疲劳综合征、抑郁症、焦虑症、精神分裂症等引起的失眠,不宜自己按照指南选择药物治疗,应当及时到医院由有关专科医生治疗。按照说明书使用,必要时,可以与其他中成药联合使用。

(3)婴幼儿、老年人、孕妇和哺乳期妇女出现的失眠,建议由医生诊断后,按照医嘱选择适合的药物。

(4)伴有心悸的患者,应当及时查明原因,积极治疗心悸或脉结(早搏)。

(5)出现新的疾病时,可以考虑暂停使用中药。

(6)治疗失眠中成药的服用方法与汤剂的服用方法完全一致。

(7)有外感发热、经常咳嗽、复发性哮喘等呼吸系统疾病的患者,谨慎使用安眠药物。

六、药枕治疗

(一)促眠药枕

配方:菊花、桑叶、侧柏叶各 20 g,竹茹、白芷各 15 g,川芎、牡丹皮、荆芥各 10 g,决明子、磁石、薄荷叶各 30 g。

方法:将磁石捣碎成米粒状碎块,决明子用清水洗净后烘干或晒干,其余药物晒干或烘干,研成细末共拌匀,装入枕芯制成药枕。

功效:疏肝泻火、镇静安神,对肝郁化火引起的失眠有效。

(二)益神枕

配方:绿豆叶、橘叶、龙胆草、桑叶、地骨皮、菊花、决明子各 150 g。

方法:将上述药物晒干或烘干,研成细末装入枕芯,制成药枕。

功效:清肝泄热、养阴安神,对肝郁化火型失眠或阴虚火旺型失眠有效。

(三)黑豆磁石枕

配方:黑豆、磁石各 1 000 g。

方法:将上药捣碎,装入枕芯制成药枕。

功效:养心安神、宁心定志,用于阴虚火旺的失眠和肝肾阴虚引起的失眠。

(四)决明菊花枕

配方:决明子 1 000 g,菊花 1 000 g。

方法:将上述二药晒干或烘干,研成细末装入枕芯,制成药枕。

功效:清肝泻火、养心安神,用于阴虚火旺引起的失眠。

(五)菊丹芎芷枕

配方:菊花 1 000 g,牡丹皮 200 g,川芎 400 g,白芷 200 g。

方法:将上述药物晒干或烘干,研成细末装入枕芯,制成药枕。

功效:清肝泻火、镇静安神,用于肝郁化火引起的失眠。

(六)菊花枕

配方:白菊花(或野菊花)2 000 g。

方法:将药晒干或烘干,装入枕芯制成药枕。

功效:平肝泻火、安神定志,用于肝郁化火引起的失眠。

(七)保健安神枕

配方:柏子仁、吴茱萸、薄荷、陈皮、白芷、白术、附片、藁本、川芎、益智仁、防风、远志、夜交藤、合欢花、白菊花、淡竹叶、艾叶各 30 g。

方法:将上述药物晒干或烘干,研成碎末装入枕芯,制成药枕。

功效:养心安神、镇惊宁志,用于心胆气虚引起的失眠。

七、针灸治疗

(一)针刺疗法

1.体针

(1)主穴:神门、三阴交、百会。

(2)辅穴:四神聪。

(3)配穴:心脾两虚加心俞、厥阴俞、脾俞穴;肝郁化火证加肝俞、胆俞、期门、大陵、行间;心肾不交加心俞、肾俞、照海穴;肝火上扰加肝俞、行间、大陵穴;胃气不和加中脘、足三里、内关穴;痰热内扰证加神庭、中脘、天枢、脾枢、丰隆、内关、公孙;虚火旺证加神庭、太溪、心俞、肾俞、郄门、交信;心胆气虚证加神庭、大陵、阴郄、胆俞、气海、足三里、丘墟。

2.皮内针

在心俞、肾俞穴埋入皮内针,可单侧或双侧埋之,取皮内针或 5 分细毫针刺入穴中,使之有轻度酸胀感,3 d 换一次,注意穴位清洁。

3.耳针

取皮质下、交感、神门、枕、心点、脾点、肝点、肾点,埋压王不留行籽。

随证加减:早醒加垂前。

方法:在穴位处寻找敏感压痛点,用胶布贴生王不留行籽,嘱患者每日自行按压 4~6 次,每次 10~15 下,以穴位局部疼痛、发热、有烫感为佳。隔日换贴 1 次,双耳交替选用,10 次为1疗程。

4.水针

取心俞、肝俞、足三里、三阴交穴,每次取 2~3 穴,药用维生素 B_1 和维生素 B_{12} 混合液,每穴注射 0.1~0.5 mL,每日或隔日一次,10 次为一疗程。注意局部预防感染。

5.皮肤针(梅花针)

用此针沿背部、头部的督脉和膀胱经穴进行轻度叩刺,以腰骶部为重点,可用中等刺激,以皮肤红润为度。

另在心俞、肝俞、肾俞、三阴交等穴进行重点叩刺,每日或隔日一次,10 次为一疗程。

6.电针

常用穴:百会、印堂、足三里、阳陵泉、内关、三阴交、四神聪。

方法:穴位常规消毒,选用 28 号 1.5 寸毫针,刺入深度不超过 1 寸,进针得气后,行快速小角度捻转 1 min,接上电针仪,选择连续波频率为 5.0~6.0 Hz,电流强度以患者能耐受为准,通电 30 min,去电后留针 1~2 h,针灸每日 1 次,治疗 4 周为一疗程。

(二)灸法

1.灸疗治疗失眠的机理

灸疗时所产生的药力和热力,有温经通络、活血化瘀,激发和调节经络功能,强化经络传导和输送血气的作用,改善体质,提高机体免疫力、恢复正常生理状态,从而达到治疗失眠等疾病的目的。

灸疗借助艾条产生的药力和热力刺激穴位,作用独特,治疗范围广泛,没有毒副作用,内病外治,安全可靠,既有保健功能又有治病作用。

灸疗还具有简单、方便、灵验、价廉质优的特点。

2.灸疗方法

方1:每晚睡前用艾条悬灸百会穴 10～15 min ,适用于各型失眠。

方2:磁石 20 g,茯神 15 g,五味子 10 g,刺五加 20 g。先煮磁石 30 min ,然后将其余药加入再煎 30 min ,去渣取汁,用一块洁净纱布浸泡于药汁中,趁热敷予患者前额及太阳穴。每晚1 次,每次 20 min 。适用于各型失眠。

方3:艾条灸神门、百会、足三里、列缺、养老、三阴交、心俞。每穴灸 5 min ,每晚 1 次,7～10 次为一疗程。适用于各型失眠。

方4:每晚睡前用热水泡脚 10 min ,擦干后用点燃的艾条对准涌泉穴灸,每侧各灸15～20 min ,每晚 1 次,7 d 为一疗程。适用于各型失眠。

第十一节 特发性面神经麻痹

特发性面神经麻痹(idiopathic facial paralysis),又称贝尔(Bell)麻痹,即由面神经管内急性非化脓性面神经炎所引起的周围性面神经麻痹。目前本病病因尚未明确,越来越多的资料表明,面神经麻痹的主要病因是潜伏在颅神经节的疱疹病毒(单纯疱疹Ⅰ型病毒和带状疱疹病毒),极少是 Lyme 病、Ramsay-Hunt 综合征(面神经受带状疱疹病毒感染所引起)。本病的预后取决于病情的严重程度及处理是否及时适当,约 75％的病例在 1～3 个月内恢复,年轻患者预后好。轻度面瘫无论治疗与否,痊愈率可达 92％以上。

老年患者发病时伴有乳突疼痛,合并糖尿病、高血压、动脉硬化、心绞痛或心肌梗死者,预后较差。

一、诊断依据

(一)临床表现

(1)任何年龄均可发病,但以 20～40 岁最为多见,男性略多于女性。通常呈急性起病,症状可于数小时或 1～3 d 内达到高峰。

(2)多数为一侧性,双侧者多见于 Guillain-Barre 综合征,据报道约为 0.5％。

(3)部分患者在起病前几天有同侧耳后、耳内、乳突区的轻度疼痛,数日即消失,或压迫面神经可产生不适感觉。多数患者往于清晨洗面、漱口时突然发现一侧面颊动作不灵、口角歪斜。部分患者常主诉患侧面部僵硬感或麻木感,可出现病侧面部表情肌完全瘫痪者,病侧的眼轮匝肌反射减弱或消失,眼睑震颤明显减弱,面部感觉检查完全正常。

(4)如面神经受损在茎乳突孔以上而影响鼓索神经时,尚有患侧舌前 2/3 味觉丧失。若在发出镫骨肌分支以上处受损,则尚有患侧舌前 2/3 味觉丧失和听觉过敏。膝状神经节病变,除有周围性面瘫、听觉过敏和舌前 2/3 的味觉障碍外,还有患侧乳突部疼痛、耳郭和外耳道感觉减退,以及外耳道或鼓膜出现疱疹,构成所谓 Ramsay - Hunt 综合征。

(5)面神经麻痹如不恢复或不完全恢复时,常可产生瘫痪肌的挛缩、面肌痉挛或连带运动,成为面神经麻痹的后遗症。面神经麻痹恢复后,个别病例(约占 2.7%)可复发。据报道,复发间隔时间最长者可达 20 年。

(二)诊断要点

(1)急性起病。

(2)周围性面瘫为主要临床表现,可伴有同侧耳后、耳内、乳突区的轻度疼痛。

(3)除外其他原因引起的周围性面瘫即可诊断。

二、辨证论治

本病多因起居不慎、烦劳体倦,或因素体亏虚,气血不足,导致脉络空虚,卫外不固,外邪乘虚入侵面部经络,或夹伏痰走窜经络,致经络痹阻,气血不通,筋脉失养,经筋功能失调,筋肉失于约束而出现。病性属本虚标实,病位在面部经筋。

1.风寒阻络证

证候:突然口眼歪斜,眼睑闭合不全,伴恶风寒、发热、肌肉酸痛。苔薄白,脉浮紧。

治法:祛风散寒,解表通络。

方药:小续命汤加减。

炙麻黄 6 g,杏仁 9 g,白芍 9 g,防风 9 g,川芎 10 g,白附子 6 g,全蝎 6 g,僵蚕 9 g,甘草 3 g。

加减:汗出较多,去炙麻黄,加黄芪 15 g,白术 12 g 以益气敛汗;舌质紫暗,加红花 6 g 以活血化瘀;舌苔白腻夹湿,加茯苓 12 g,泽泻 10 g。

中成药:①玉屏风颗粒,口服,1 次 1 袋,1 天 3 次;②通天口服液,口服,1 次 10 mL,1 天 3 次。

2.风热阻络证

证候:突然口眼歪斜,眼睑闭合不全,额纹消失,伴口苦咽干、肌肉酸痛。舌边尖红,苔薄黄,脉浮数。

治法:祛风清热,解表通络。

方药:大秦艽汤加减。

秦艽 12 g,川芎 9 g,白芷 9 g,黄芩 9 g,桑枝 15 g,蝉蜕 5 g,忍冬藤 15 g,羌活 6 g,全蝎 6 g,僵蚕 9 g,甘草 6 g。

加减:口角流涎,加胆南星 6 g,白附子 6 g 以化痰通络;舌质紫暗,加红花 9 g 以活血化瘀;耳周疱疹明显,属胆经热盛,去白芷、羌活,加龙胆草 9 g、栀子 12 g、蚤休 15 g。

3.风痰阻络证

证候:突然口眼歪斜,口角流涎,眼睑闭合不全,伴脘闷恶心。苔白腻,脉浮滑。

治法:祛风化痰通络。

方药:牵正散加减。

白附子 6 g,全蝎 6 g,僵蚕 9 g,胆南星 6 g,石菖蒲 9 g,羌活 6 g,防风 9 g,川芎 9 g,甘草 6 g。

加减:面部麻木,加忍冬藤 15 g、丝瓜络 9 g 以活血通络;舌质紫暗,加红花以活血化瘀。

中成药:全天麻胶囊,口服,1 次 2 粒,1 天 3 次。

4.瘀血阻络证

证候:口眼歪斜,面肌不仁,日久不愈,舌质紫暗,脉细涩。

治法:活血通络。

方药:通窍活血汤加减。

麝香 1 g,红花 9 g,赤芍 9 g,川芎 12 g,全蝎 6 g,僵蚕 9 g,丝瓜络 6 g,忍冬藤 15 g。

加减:口角流涎而苔白腻,加胆南星 6 g、竹茹 9 g、白附子 6 g 以化痰祛风。病程日久,伴有神疲乏力,舌质淡暗,脉沉细,可选用补阳还五汤加减以补气活血通络;伴面肌痉挛,加蜈蚣 3 g,地龙 12 g 以搜风解痉。

中成药:血府逐瘀胶囊,口服,1 次 6 粒,1 天 2 次。

三、其他治法

1.针刺

以手足阳明和手足太阳经穴为主。主穴攒竹、鱼腰、阳白、四白、颧髎、颊车、地仓、合谷、昆仑等穴位。

风寒证,加风池;风热证,加曲池;恢复期,加足三里。在急性期,面部穴位手法不宜过重,针刺不宜过深,取穴不宜过多,肢体远端的腧穴行泻法且手法宜重;在恢复期,足三里施行补法,合谷、昆仑行平补平泻法。

2.刺络拔罐

用三棱针点刺阳白、颧髎、地仓、颊车,拔罐,每周 2 次,适用于恢复期。

3.电针

取穴太阳、阳白、地仓、颊车,接通电针仪,通电 10～20 min,强度以患者面部肌肉微见跳动而能耐受为度。如通电后,见咬牙者,为针刺过深,刺中咬肌所致,应调整针刺的深度。适应于面瘫的中后期。

4.穴位贴敷

选太阳、阳白、颧髎、地仓、颊车,将马钱子锉成粉末,撒于胶布上,然后贴于穴位处,5～7 d 换药 1 次。

第十二节 癫 痫

癫痫(epilepsy)是慢性反复发作性短暂脑功能失调综合征,以脑神经元异常放电引起反复痫性发作为特征。由于异常放电神经元的位置不同,放电扩布的范围不等,患者的发作可表现为感觉、运动、意识、精神、行为、自主神经功能障碍或兼而有之。癫痫是可治性疾病,大多数患者预后较好。但不同类型的癫痫预后差异较大。近年来长期追踪结果显示,有 67%～75% 的患者可完全控制发作,其中约半数患者治疗一段时间后可停药。本病属于中医学的"痫证"范畴。

一、诊断依据

（一）临床表现

癫痫是一组疾病或综合征的总称，临床诊断主要根据患者发作史。其有两个特征，即癫痫的临床发作和脑电图上的痫样放电。癫痫发作为其主要的临床表现，癫痫发作具有发作性、短暂性、重复性和刻板性。

1. 部分性发作

单纯部分性发作（无意识障碍）：包括部分运动性发作、部分感觉性发作、自主神经发作和精神性发作。复杂部分性发作（伴有意识障碍，但无意识丧失）：仅有意识障碍，或表现为意识障碍与自动症，或表现为意识障碍与运动症状。

部分发作发展至继发全面性发作：单纯部分性发作发展至全面性发作；复杂部分性发作发展至全面性发作；单纯部分性发作发展至复杂部分性发作和全面性发作。

2. 全面性发作

强直-阵挛性发作：简称大发作，是最常见的发作类型之一，以意识丧失和全身对称性抽搐为特征。发作可分强直期、阵挛期和痉挛后期三期。

失神发作：①典型失神（小发作）：表现意识短暂中断，患者停止当时的活动，呼之不应，两眼瞪视不动，状如"愣神"，3～15 s，无先兆和局部症状；可伴有简单的自动性动作，一般不会跌倒，手中持物可能坠落，事后对发作全无记忆，1 d 可发作数次至数百次。主要见于儿童失神性癫痫；②非典型失神：意识障碍发生及休止较典型者缓慢，肌张力改变则较明显。

强直性发作：多见于儿童及少年期，睡眠中发作较多，表现为全身肌肉强烈的强直性肌痉挛，使头、眼和肢体固定在特殊位置，伴有颜面青紫、呼吸暂停和瞳孔散大；躯干强直性发作可造成角弓反张，伴短暂意识丧失，一般不跌倒，持续 30 s 至 1 min 以上，发作后立即清醒；常伴自主神经症状。

阵挛性发作：仅见于婴幼儿，表现全身重复性阵挛性抽搐伴意识丧失，而无强直表现。

肌阵挛发作：多为遗传性疾病，呈突然短暂的快速的某一肌肉或肌群收缩，表现颜面或肢体肌肉突然的短暂跳动，可单个出现，亦可有规律地反复发生；发作时间短，间隔时间长，一般不伴有意识障碍，清晨欲觉醒或刚入睡时发作较频繁。

失张力性发作：部分或全身肌肉张力突然降低，造成颈垂、张口、肢体下垂或躯干失张力而跌倒，持续 1～3 s，可有短暂意识丧失或不明显的意识障碍，发作后立即清醒和站起。

3. 癫痫持续状态

癫痫持续状态或称癫痫状态，是癫痫连续发作之间，意识尚未完全恢复又频繁再发，或癫痫发作持续 30 min 以上不能自行停止。任何类型的癫痫均可出现癫痫状态，通常是指全面性强直-阵挛发作持续状态，表现为强直-阵挛发作反复发生，意识障碍（昏迷）伴高热、代谢性酸中毒、低血糖、休克、电解质紊乱（低血钾、低血钙等）和肌红蛋白尿等，可发生脑、心、肝、肺等多脏器功能衰竭，自主神经和生命体征改变。

（二）理化检查

1. 脑电图（EEG）

脑电图是诊断癫痫最重要的辅助检查方法。对癫痫诊断有特异性，也是癫痫分类的依据。脑电图监测可提高异常脑电图阳性率，还可记录到发作期发放的癫痫性放电脑电图改变，从而促进对癫痫的诊断及鉴别诊断。

2.结构影像学

如头颅 CT、MRI 对癫痫和癫痫综合征的诊断和分类颇有帮助。

3.功能影像学

如磁共振机能成像(fMRI)、磁共振波谱(MRS)分析技术、单光子发射计算机断层扫描(SPECT)、正电子发射断层扫描(PET)技术和脑磁图(MEG)等能为癫痫灶定位提供更精确的资料。

4.实验室检查

实验室检查有助于对引起癫痫发作的基础疾病做出诊断。在开始用抗癫痫药之前,均应查血常规、尿常规、肝肾功能等以便于药物的选择和毒副作用的监测。

二、诊断要点

根据典型的发作类型及至少 2 次以上的发作可初步确定为癫痫,再结合脑电图即可确诊。除做出发作类型的分类诊断外,还应进一步明确癫痫或癫痫综合征的诊断,并尽可能做出病因诊断。

三、辨证论治

本病之形成,大多由于七情失调,禀赋不足,脑部外伤,或病后脏腑失调,痰浊阻滞,气机逆乱,风阳内动所致,尤其与痰邪关系密切。其中痰浊内阻,脏气失和,阴阳偏胜,神机受累,元神失控是病机关键所在。

其病位在脑,与心、肝、脾、肾关系密切,但主要责之于心、肝。痫病的病性比较复杂,但多为虚实兼杂之证。虚多为气虚、阴虚,实多为风、痰、热、瘀。

1.风痰上扰证

证候:发则猝然昏仆,目睛上视,口吐白沫,手足抽搐,喉中痰鸣,移时苏醒如常人,病发前多有眩晕,头昏,胸闷乏力,痰多,心情不悦。舌质淡红,苔白腻,脉滑。

治法:涤痰息风,开窍定痫。

方药:定痫丸加减。

天麻 9 g,川贝粉 2 g,姜半夏 9 g,胆南星 6 g,石菖蒲 9 g,全蝎 6 g,僵蚕 9 g,远志 9 g,石决明 3 g,竹沥 10 mL。

加减:痰黏不利,加白芥子 9 g,莱菔子 9 g 以祛痰下气;痰涎清稀,加细辛 3 g,干姜 9 g 以温化痰涎;眩晕明显,加钩藤 15 g,珍珠母 30 g 以平肝息风;腹胀,加青皮 9 g,陈皮 9 g,枳壳 9 g 以理气除胀。

中成药:①医痫丸,口服,1 次 3 g,1 天 3 次,不宜久服;②癫痫宁片,口服,1 次 2 片,1 天 3 次,不宜久服;③羚羊角胶囊,口服,1 次 0.3～0.6 g,1 天 1 次。

2.痰火扰神证

证候:猝然仆倒,不省人事,四肢强直拘挛,口中有声,口吐白沫,烦躁不安,气高息粗,痰鸣辘辘,口臭便干。舌质红或暗红,苔黄腻,脉弦滑。

治法:清热化痰,开窍定痫。

方药:龙胆泻肝汤合涤痰汤加减。

龙胆草 6 g,黄芩 9 g,栀子 9 g,泽泻 9 g,姜半夏 9 g,胆南星 6 g,天麻 9 g,陈皮 9 g,茯苓

15 g,石菖蒲 9 g,当归 15 g,柴胡 6 g,甘草 6 g。

加减:火热伤津而口干口渴,加麦冬 12 g,生地黄 15 g,北沙参 12 g 以益胃生津;抽搐明显,加钩藤 15 g,羚羊角粉 0.6 g 以息风止痉;便秘,腹胀痛,可合大承气汤或凉膈散加减以泻下腑积。

中成药:①礞石滚痰丸,口服,1 次 6～12 g,1 天 1 次;②珍黄安宫片,口服,1 次 4～6 片,1 天 3 次;③牛黄清心丸,;口服,1 次 1 丸,1 天 1 次。

3.瘀阻脑络证

证候:发则猝然昏仆,瘛疭抽搐,或单以口角、眼角、肢体抽搐,颜面口唇青紫,舌质紫暗或瘀点,脉弦或涩。

治法:活血化瘀,息风通络。

方药:血府逐瘀汤或通窍活血汤加减。

桃仁 9 g,红花 9 g,赤芍 12 g,当归 15 g,川芎 9 g,川牛膝 15 g,桔梗 6 g,牡蛎 15 g,全蝎 6 g,僵蚕 9 g,地龙 9 g。

加减:痰多,加法半夏 9 g,竹茹 9 g 以化痰散结;舌苔白腻,加胆南星 6 g,石菖蒲 9 g 以化痰通络;神疲乏力,加黄芪 15 g,太子参 12 g 以益气养神。中成药:血府逐瘀胶囊,口服,1 次 6 粒,1 天 2 次。

4.心脾两虚证

证候:久发不愈,猝然昏仆,或仅头部下垂,四肢抽搐无力,伴面色苍白,口吐白沫,口嘴目闭,二便自遗。舌质淡,苔白,脉弱。

治法:补益气血,健脾宁心。

方药:六君子汤合归脾汤加减。

人参单煎 9 g,黄芪 15 g,白术 12 g,茯苓 9 g,陈皮 9 g,姜半夏 9 g,当归 12 g,炒酸枣仁 12 g,远志 9 g,五味 5 g,龙骨 15 g,牡蛎 15 g,炙甘草 6 g。

加减:呕吐痰涎,加胆南星 6 g,姜竹茹 9 g,瓜蒌 12 g,石菖蒲 9 g 以和胃化痰;便溏,加炒白扁豆 9 g,炮姜 3 g 以温中固涩;头晕健忘,加制何首乌 12 g,熟地黄 12 g,益智仁 6 g 以滋阴养血;血瘀,加丹参 15 g,桃仁 9 g,红花 9 g 以活血化瘀。

中成药:①人参归脾丸,口服,1 次 1 丸,1 d 2 次;②归脾丸,口服,1 次 1 丸,1 d 3 次。

5.肝肾阴虚证

证候:发则猝然昏仆,或失神发作,或语謇,四肢逆冷,肢搐瘛疭,手足蠕动,健忘失眠,腰膝酸软。舌质红绛,少苔或无苔,脉弦细数。

治法:滋阴补肾,养阴柔肝。

方药:大补元煎加减。

熟地黄 30 g,山茱萸 9 g,枸杞子 9 g,当归 15 g,杜仲 12 g,山药 15 g,党参 12 g,鹿角胶 9 g,牡蛎 30 g,全蝎 3 g。

加减:心烦躁扰,加竹叶 9 g,灯心草 3 g 以清心除烦;手足心热明显,加地骨皮 12 g,白薇 9 g 以清虚热;痰热,加天竺黄 6 g,竹茹 9 g 以清热化痰;腰膝酸软,加杜仲 12 g,续断 15 g,桑寄生 15 g 以补肝肾,强筋骨;大便干燥,加肉苁蓉 15 g,火麻仁 12 g 以润肠通便。

中成药:①补脑丸,口服,1 次 2～3 g,1 天 2～3 次;②大补阴丸,口服,1 次 6 g,1 天 2 次。

四、其他治法

1. 针刺

(1)体针:风痰上扰证,取穴以任、督两脉及足少阳胆经、足厥阴肝经穴为主。主穴长强、鸠尾、阳陵泉、筋缩、本神、风池、太冲、丰隆、足三里、内关。眩晕者,加合谷、百会。针用泻法。

痰火扰神证,取穴以任、督两脉和足阳明胃经、足厥阴肝经穴为主。主穴长强、鸠尾、阳陵泉、筋缩、丰隆、行间、足三里、通里。发作时,加水沟、颊车、素髎、涌泉、内关,不留针,强刺激;夜间发作,加照海;白昼发作,加申脉。针用泻法。

瘀阻脑络证,取穴以督脉穴为主。主穴水沟、上星、太阳、风池、阳陵泉、筋缩、血海、膈俞、内关。头痛者,在局部以梅花针叩刺微出血。

心脾两虚证,取穴以足太阴脾经、足阳明胃经穴为主。主穴三阴交、中脘、足三里、心俞、脾俞、内关、阳陵泉、通里。持续昏迷不醒者,加涌泉,针用补法,灸气海、关元。

肝肾阴虚证,取穴以足少阴肾经、足厥阴肝经穴为主。主穴肝俞、肾俞、三阴交、太溪、通里、鸠尾、阳陵泉、筋缩。神疲面白、久而不复者,为阴经气血俱虚之象,加气海、足三里、百会。针用补法。

(2)耳针:取穴胃、脑、神门、心、枕、脑点。每次选 2~3 穴,毫针强刺激,留针 30 min,间歇捻针,隔日 1 次,左、右耳交替。

2. 脐疗

以白胡椒 3 g,硼砂 1 g,麝香 0.01 g,共研细末,贴敷神阙穴。发作期,3 d 换 1 次;发作控制后,7 d 换 1 次,巩固治疗 3 个月。

第十三节　血管性痴呆

血管性痴呆(vascular dementia,VaD)是主要发生在脑血管疾病基础上的以记忆、认知功能缺损,或伴有视空间技能和情感人格障碍的疾病。动脉粥样硬化是主要病因,脑血管狭窄、梗死、灌注不足或脑出血等原因造成智能相关部位脑组织缺血变性为主要发病机制。VaD 患者常有高血压、糖尿病、心脏疾患、房颤、血脂异常,以及有吸烟、饮酒等不良生活方式,即所谓卒中痴呆相关危险因素导致脑动脉硬化或狭窄。VaD 患者比正常老年人病死率高,并随痴呆的严重程度呈递增趋势。本病属于中医学的"痴呆""呆病""善忘"等病证范畴。

一、诊断依据

(一)临床表现

血管性痴呆是一组因血管病变导致的痴呆综合征。一般卒中相关的血管性痴呆具有如下特点:起病相对较急;病情呈波动性或呈阶梯性加重;智能损害呈斑片状,损害范围及程度与缺血损伤的部位和范围密切相关;多有自知、内省能力;一般早期人格相对保持完整,晚期出现人格改变;多具有神经系统局灶损害的症状和定位体征;有高血压或卒中发作史和脑动脉硬化等证据。

因病理类型不同,临床表现各异。其中,皮层下动脉硬化性脑病起病相对隐匿,多有长期高血压病史,以精神运动性动作缓慢为特征,临床常见步态障碍(以蹒跚步态、小碎步或伴前冲状为特征)、尿急迫或失禁、记忆减退三联征。常伴有共济失调、假性球麻痹及帕金森综合征(多无震颤)。肢体运动障碍比较轻微,病情相对稳定,但也可在一次卒中或短暂性脑缺血发作(transient ischemic attack,TIA)后病情迅速加重,智能明显降低,并且进行性恶化。

核心症状以记忆、注意力减退、反应迟钝及语言功能、执行功能减退为主;或伴有视空间技能和情感人格障碍,以及社交、工作和日常活动能力下降等表现。

(二)神经心理学检查

简易精神状态检查量表(MMSE)用于评价认知、记忆、语言、视空间技能等四方面功能;Blessed 行为量表(Blessed behavior scale,BBS)用于评价社会生活能力、个人生活能力、人格个性改变三方面;社会功能活动调查表和工具性日常生活能力量表用于评价社会活动能力和工具性活动能力。

(三)理化检查

1.实验室检查

(1)血脂、血糖检测:血脂、血糖异常提示存在血管损害因素,多见于血管性痴呆。

(2)载脂蛋白 E(ApoE)基因检测:含 ε_4 等位基因的人群脂质代谢紊乱发生率高,由此引起的高血清胆固醇水平及动脉粥样硬化与 VaD 的发病有关。

2.影像学检查

头颅 CT、MRI:检查脑的形态学改变,确定脑部梗死或出血、梗死体积、白质病变、脑萎缩的存在和范围等。

单光子发射计算机体层摄影(SPECT)、正电子发射体层摄影(PET):用于检查脑功能方面的改变。SPECT 反映脑血流和氧代谢率。PET 显示脑代谢改变,在鉴别 VaD 和 AD 中有一定作用。VaD 脑代谢改变的方式更多变,且常累及基底核或丘脑和额叶皮层。而 AD 患者脑代谢的改变则以累及颞顶叶及额叶皮层为特征,这有助于鉴别两种类型的痴呆。

脑电图:出现 α 波慢化,慢活动增强。常有与脑血管病相关的局灶性异常波。

事件相关电位:事件相关电位 P_{300} 潜伏期延长,波幅减低或消失。听和视觉诱发电位潜伏期不正常延长,反应波幅不正常。

二、诊断要点

痴呆是一类综合征,痴呆的诊断分三个步骤进行。

(1)首先明确是否为痴呆。

(2)明确引起痴呆的原因。

(3)明确痴呆的严重程度和有无精神行为异常综合征,了解患者目前需要处理的主要矛盾。

三、血管性痴呆的诊断要点

采用目前国际上推荐的 1993 年美国国立神经系统疾病与卒中研究所和瑞士神经科学研究国际协会(NINDS/AIREN)制订的诊断要点。

临床很可能(probable)血管性痴呆的诊断要点：①有痴呆：通过临床和神经心理学检查表明符合痴呆的诊断要点；同时排除了由意识障碍、谵妄、神经症、严重失语及全身性疾病或脑变性疾病所引起的痴呆。②有脑血管病的证据：临床上有脑血管病所引起的局灶性体征，如偏瘫、中枢性舌瘫、病理征、偏身失认、构音障碍等；头颅 CT 或 MRI 检查有脑血管病的病理改变，如大血管梗死、重要部位的单个梗死、多发性脑梗死和腔隙性脑梗死、广泛的脑室周围白质病变及上述病变共存等。③上述两种损害有明显的因果关系：在明确脑卒中后 3 个月内出现痴呆；突然出现认知功能衰退，或波动样、阶梯样进行性认知功能损害。

临床支持很可能血管性痴呆标准：①早期出现步态异常：小碎步、慌张步态、失用及共济失调步态等；②不能用其他原因解释的多次摔倒病史；③早期出现尿急、尿频及其他泌尿系统症状，且不能用泌尿系统疾病来解释；④假性延髓性麻痹；⑤人格及精神状态改变：意志缺乏、抑郁、情感改变及其他皮质下功能损害，如精神运动性迟缓和运动障碍。

血管性痴呆的排除标准：①早期发现记忆力损害，且进行性加重，同时伴有其他认知功能障碍，且神经影像学上缺乏相应的病灶；②缺乏局灶性神经系统体征；③头颅 CT 或 MRI 检查未显示脑血管病损害。

临床可疑血管性痴呆标准：①有痴呆及神经系统局灶性体征，但颅脑影像学检查无肯定的脑血管病变；②痴呆与脑卒中之间缺乏确切的关系；③隐匿起病，认知功能损害呈平台样过程，且有相应的脑血管病证据。

血管性痴呆的确诊标准：①符合临床很可能血管性痴呆诊断要点；②脑活检或尸检的病理检查有脑血管病改变；③无病理性神经纤维缠结及老年斑；④无其他可导致痴呆病理改变的病因。

四、辨证论治

VaD 的发生是在虚、痰、瘀、络脉阻滞的基础上，痰瘀互结、蕴积化毒，毒损脑络、损害脑髓，致神明失用、灵机记忆减退或丧失的疾病。VaD 病位在脑，与心、肾、肝、脾密切相关。病性为本虚标实。

本虚以肾精亏虚，肝肾阴亏，脾肾不足为主；标实则为痰、瘀、风、火、毒。肾虚、痰瘀阻络贯穿疾病始终。在疾病相对平稳的平台期，以虚夹痰瘀阻络为主；至病情波动期则痰浊、痰热、风痰诸邪壅滞，络脉结滞之势加重；下滑期，则以痰瘀浊毒损伤络脉为主。VaD 早期病情较平稳，平台期相对较长，虚中夹实，络脉结滞之势尚轻；至中期，虚损日重而络脉瘀阻更甚，浊实之邪易壅滞，酿生浊毒，病情易波动下滑；至晚期，虚痰瘀毒胶结深伏，病情深重。

1. 肝肾精亏，痰瘀内阻证

证候：善忘失算，反应迟钝，动作笨拙，头目眩晕，耳鸣耳聋，腰膝酸软，肢体麻木，或见夜尿频或尿有余沥、失禁，大便秘结。舌体偏瘦，舌质暗红或有瘀点瘀斑，苔腻或薄，脉细弦或细数。

治法：益精补肾，化痰通络。

方药：六味地黄丸或左归丸加减。

枸杞子 24 g，熟地黄 12 g，生地黄 12 g，山茱萸 9 g，远志 10 g，石菖蒲 9 g，郁金 15 g，川芎 9 g，丹参 12 g，菊花 9 g，蒺藜 9 g。

加减：头晕头胀或痛，加钩藤 10 g，赤芍 9 g，川牛膝 15 g，龙骨 15 g，牡蛎 15 g 以平肝潜阳；性情急躁，心烦易怒，加莲子心 10 g，栀子 10 g，牡丹皮 10 g 以清心除烦；失眠梦多，可用知母9 g,珍珠母30 g滋阴降火,潜阳安神。

中成药:①活力苏口服液,睡前服,1次10 mL,1天1次,连服3个月为1疗程;②补脑丸,口服,1次2~3 g,1天2~3次。

2.脾肾两虚,痰浊瘀阻证

证候:神情呆滞,善忘迟钝,嗜卧懒动,头昏沉或头重如裹,神疲倦怠,面色苍白,气短乏力,肢体瘫软,手足不温,夜尿频或尿失禁,尿后余沥不尽,大便黏滞不爽或便溏。舌体胖大有齿痕,舌质暗红或有瘀点,苔腻或水滑,脉沉。

治法:益肾健脾,化痰通络。

方药:还少丹加减。

熟地黄15 g,枸杞子12 g,补骨脂10 g,巴戟天10 g,黄芪12 g,白术10 g,茯苓10 g,远志10 g,石菖蒲10 g,法半夏9 g,佩兰10 g,当归10 g,川芎10 g。

加减:纳呆及口中黏涎,用广藿香10 g,砂仁6 g,豆蔻后下10 g,陈皮10 g以化湿醒脾;夜尿清长及尿频,加桑螵蛸10 g,益智仁15 g,锁阳10 g,鹿角胶10 g以固精缩尿,补肾助阳。

中成药:①益脑颗粒,口服,1次1袋,1天3次;②固精补肾丸,口服,1次6~10丸,1天2~3次。

3.肝肾阴虚,风痰瘀阻证

证候:神情呆滞较重,嗜睡,烦躁,头晕头痛,目眩,口舌歪斜,吞咽困难,言语不利反复发作,舌强舌麻或颜面发麻,肢麻阵作或肢体抽搐,半身不遂,便秘。舌红,苔白或腻,脉弦或弦滑。

治法:平肝息风,化痰通络。

方药:天麻钩藤饮合化痰通络汤加减。

天麻10 g,钩藤10 g,菊花10 g,法半夏9 g,白术10 g,胆南星6 g,川牛膝15 g,赤芍15 g,地龙10 g,桃仁10 g,红花6 g,酒大黄10 g。

加减:面红目赤,加生地黄12 g,牡丹皮10 g,珍珠母15 g以凉血平肝,清热解毒;头晕耳鸣,腰膝酸软,加桑寄生30 g,龟甲10 g,龙骨5~30 g,牡蛎15 g以补益肝肾,平肝潜阳。瘀血阻络明显,可选择复方丹参注射液或川芎嗪注射液静脉滴注。

中成药:①滋补肝肾丸,口服,1次1~2丸,1天2次;②天麻钩藤颗粒,开水冲服,1次10 g,1天3次,或遵医嘱;③天麻首乌片,口服,1次6片,1天3次。

4.痰热内扰证

证候:神情呆滞较重,躁扰不安,头昏头胀,胸脘痞闷,口气臭秽或口苦口黏,呕恶,痰多黄黏,不寐,大便秘结。舌红,苔黄腻,脉滑数。

治法:化痰通腑,清热解毒。

方药:星蒌承气汤合黄连解毒汤加减。

胆南星6 g,瓜蒌30 g,天竺黄10 g,大黄10 g,黄连10 g,黄芩10 g,栀子10 g,丹参12 g。

加减:胸脘痞闷,呕恶,加姜半夏9 g,生姜6 g,陈皮10 g,砂仁6 g以理气化痰降逆;性急易怒、面红目赤,加赤芍10 g,生地黄10 g,龙胆草6 g,车前子10 g以清热泻火;头晕头胀,面色潮红,加夏枯草12 g,蒺藜10 g,菊花10 g,石决明10 g以清肝平肝潜阳。

中成药:①牛黄清心丸,口服,1次1丸,1天3次;②安脑丸,口服,1次1~2丸,1天3次。

5.痰浊蒙窍证

证候:双目无神,呆滞深重,面垢如蒙油腻污浊,头昏沉,嗜卧懒动,口多黏液,口角流涎,喉间痰鸣,痰多而黏,呃逆、恶心呕吐或干呕,呕吐痰涎。苔腻或水滑、厚腻,脉滑或濡。

治法:涤痰醒神,泄浊开窍。

方药:涤痰汤加减。

法半夏9 g,制天南星10 g,苍术10 g,佩兰10 g,枳实10 g,厚朴10 g,当归10 g,酒大黄10 g。

加减:头昏沉嗜睡,加白芷9 g,川芎9 g,石菖蒲9 g,郁金9 g以芳香醒神、化痰开窍;痰多腹胀便秘,加皂角6 g,炒莱菔子10 g,木香10 g以消痰降气通腑;口气臭秽,加栀子9 g,黄芩9 g以清热泻火。

中成药:①心脑健胶囊,口服,1次2粒,1天3次;②苏和香丸,口服,1次1丸,1天1～2次,不宜久服。

五、其他治法

(一)单方验方

1.复聪汤

黄精30 g,黄芪30 g,党参15 g,山茱萸12 g,熟地黄15 g,五味子10 g,制何首乌20 g,益智仁10 g,女贞子10 g,枸杞子10 g,当归12 g,川芎10 g,赤芍15 g,鸡血藤30 g,牛膝20 g,郁金10 g,远志10 g。有补肾填精益髓、活血通络、健脑增智之功。

2.女贞子煎

女贞子15 g,黑芝麻、决明子、枸杞子各10 g。水煎服,1天1剂。用于肝肾阴亏者。

(二)针灸

主穴:百会、四神聪、太溪、大钟、悬钟、足三里。肝肾阴虚证,加肝俞、三阴交;气血虚弱证,加气海、膈俞;痰浊蒙窍证,加丰隆、中脘;瘀血阻络证,加血海、膈俞。实证针用泻法,虚证针用补法。

(三)电针

1.益肾醒脑针法

主穴用百会、肾俞、膈俞;配穴用丰隆等。得气后接WQ-10C型多用电子穴位测定治疗仪,连续波,频率2～4次/秒。

2.头电针

头电针即电针刺激国际标准头针穴位。采用头针穴的顶中线(MS_5),额中线及额旁1～3线(MS_1～MS_4),颞前线(MS_{10}),颞后线(MS_{11})。

取患侧,沿头皮15°～30°角斜刺进帽状腱膜下,进针深度3 cm,得气后留针,在针柄上连接WQ-10C型多用电子穴位测定仪,密波变动频率200次/分,强度一般以患者能耐受为度,留针30 min,每日治疗1次,1周治疗5次,休息2 d,总计8周。

第十四节　重症肌无力

重症肌无力(myasthenia gravis,MG)是一种抗体介导的、细胞免疫依赖性、补体参与的神经－肌肉接头间传递障碍的获得性自身免疫性疾病。病变主要累及神经－肌肉接头处突触后膜上的烟碱型乙酰胆碱受体(acylcholine receptor,AchR),临床主要表现为受累横纹肌病态疲劳,如眼睑下垂、复视、吞咽困难、构音不清、四肢无力及呼吸困难等。本病具有波动性和易疲劳性,1 d 内常表现为晨轻暮重,活动后加重。本病可发生在任何年龄,常见于 20~40 岁,40 岁前女性患病率为男性的 2~3 倍,中年以上发病者以男性居多,10 岁以前发病者仅占 10%。家族性病例少见。本病属于中医学的"痿病"等病证范畴。

一、诊断依据

(一)临床表现

1.症状

发生于任何年龄,以 10~35 岁多见,慢性或亚急性起病。

多起病隐袭,首发症状多为一侧或双侧眼外肌麻痹,如眼睑下垂、斜视和复视,重者眼球运动受限,甚至眼球固定,但瞳孔括约肌一般不受累,双眼症状多不对称,10 岁以下小儿眼肌受累较为常见。

骨骼肌受累:全身骨骼肌均可受累,以颅神经支配的肌肉更易受累,眼外肌无力多见(70%~90%),依次为延髓肌、颈肌、肩带肌、上肢肌、躯干肌和下肢肌。可呈全身性或局限性肌无力。

主要临床特征是受累肌肉呈病态疲劳,连续收缩后发生严重无力甚至瘫痪,经短期休息后又可好转;症状多于下午或傍晚劳累后加重,早晨或休息后减轻。受累肌肉常明显地局限于某一组,肢体无力很少单独出现。呼吸肌、膈肌受累可出现咳嗽无力、呼吸困难,重症可因呼吸肌麻痹或继发吸入性肺炎而死亡。心肌偶可受累,常引起突然死亡。

患者如急骤发生延髓支配肌肉和呼吸肌严重无力,以致不能维持通气功能即为危象。发生危象后如不及时抢救可危及患者生命,危象是重症肌无力死亡的常见原因。肺部感染或手术可诱发危象,情绪波动和系统性疾病可加重症状。

2.体征

疲劳试验阳性,即患肌进行持续或快速重复收缩(如睁闭眼、举臂动作)后,不久就出现短暂无力,休息后恢复。

(二)理化检查

(1)血、尿和脑脊液检查均正常。部分患者胸部 CT 可发现胸腺瘤,常见于 40 岁以上的患者。

(2)电生理检查:可见特征性异常,3 Hz 或 5 Hz 重复电刺激时,约 90% 全身型重症肌无力患者出现衰减反应;微小终板电位降低,单纤维肌电图显示颤抖增宽或阻滞,阻滞数目在重症肌无力肌肉中增加。

(3)多数患者血清中抗 AchR 抗体阳性,全身型重症肌无力患者可达 85%~90%。一般无假阳性。C_3 补体增高,周围血淋巴细胞对植物血凝素(PHA)刺激反应正常,AchR 蛋白反应增高;2/3 病例 IgG 增高,少数可有抗核抗体阳性。

二、诊断要点

(1)本病主要侵犯骨骼肌,症状易波动、晨轻暮重。神经系统检查无锥体束征及感觉障碍。

(2)临床症状不典型者,可进行下列试验。

疲劳试验:受累肌肉重复活动后肌无力明显加重。

抗胆碱酯酶药物试验:①新斯的明试验:新斯的明 1～2 mg 肌内注射,20 min 后肌力改善为阳性,可持续 2 h。可同时给予 0.4 mg 阿托品肌内注射以对抗新斯的明引起的毒蕈碱样反应;②腾喜龙试验:腾喜龙 10 mg 用注射用水稀释到 1 mL,始量 2 mg 静脉注射,15 s 后加 3 mg,30 s 加 5 mg,总量为 10 mg。在 30 s 内观察肌力的改善情况,可持续数分钟。症状迅速缓解为阳性,本药主要用于眼肌和其他部位肌肉的评估。

神经低频重复电刺激试验:阳性有助于诊断。用低频(2～3 Hz 和 5 Hz)和高频(10 Hz 以上)重复刺激尺神经、腋神经或面神经,如出现动作电位波幅递减 10% 以上为阳性。约 80% MG 患者于低频刺激时出现阳性。本试验须在停用新斯的明 24 h 后检查,以避免假阳性。

高滴度 AChR-Ab 支持 MG,但正常滴度不能排除诊断。其特异性可达 99% 以上,敏感性为 88%。

(3)常并发以下病证或症状:胸腺瘤或胸腺增生;甲状腺功能亢进;自身免疫疾病,如类风湿性关节炎、系统性红斑狼疮等。

三、辨证论治

重症肌无力是一种慢性虚损性病证,以虚为主,除病程中出现暂时痰浊阻滞或湿热浸淫为实邪较盛外,一般均为正气虚衰,据其临床表现,可辨其属脾、属肝、属肾。脾胃虚损、五脏相关是其主要病理基础,临床证候复杂。

应分清病势缓急、标本虚实及脏腑主次。治疗应遵循以下原则:辨病论治和辨证论治相结合,中西医结合;分期论治;补益肝脾贯穿始终;避免燥热伤阴。

1.脾胃虚损证

证候:眼睑下垂,朝轻暮重,少气懒言,肢体无力,或吞咽困难,纳差便溏,面色萎黄。舌质淡胖,边有齿痕,苔薄白,脉细弱。

治法:益气升阳,调补脾胃。

方药:补中益气汤加减。

黄芪 30 g,党参 15 g,白术 15 g,升麻 9 g,当归 10 g,陈皮 10 g,葛根 15 g,柴胡 9 g 等。

加减:胸闷苔厚,加苍术 15 g,薏苡仁 30 g,厚朴 9 g 以理气除湿;口苦,舌红,苔黄腻,加黄柏 12 g,茯苓 15 g,茵陈 15 g 以清热除湿;食少纳呆,加砂仁 6 g,炒麦芽 15 g,炒谷芽 15 g,焦三仙 15 g 以和胃消食;多汗,加浮小麦 30 g,麻黄根 9 g 以止汗;复视,加谷精草 10 g,沙苑子 10 g 以明目;腰膝酸软,加补骨脂 15 g,仙灵脾 15 g 以补肝肾,强腰膝。

中成药:①补中益气丸(浓缩丸),口服,1 次 8～10 丸,1 天 3 次;②参苓白术散,口服,1 次 6～9 g,1 天 次;③人参养荣丸(大蜜丸),口服,1 次 1 丸,1 天 1～2 次。

2.脾肾阳虚证

证候:四肢倦怠无力,畏寒肢冷,吞咽困难,口齿不清,腰膝酸软,小便清长,或有便溏。舌体淡胖,苔薄白,脉沉细。

治法：温补脾肾。

方药：右归丸加减。

附子9g，肉桂3g，杜仲12g，山茱萸12g，山药15g，党参15g，黄芪30g，鹿角胶12g。

加减：便溏，完谷不化，加炒白术30g，补骨脂15g，肉豆蔻15g以温阳补肾，健脾止泻；食少纳呆，加焦三仙15g以消食和胃；腰膝酸软，加枸杞子15g，牛膝15g以补肝肾，强腰膝。

中成药：金匮肾气丸（大蜜丸），口服，1次1丸，1天2次。

3. 肝肾阴虚证

证候：目睑下垂，视物不清，或复视，目干而涩，少寐多梦，五心烦热，口干咽燥，头晕耳鸣，四肢乏力，腰膝酸软，舌红少苔，脉细数。

治法：滋补肝肾。

方药：左归丸加减。

生地黄30g，龟甲胶12g，枸杞子15g，山茱萸15g，山药15g，牛膝15g，鹿角胶15g，菟丝子15g。

加减：气虚乏力甚，加西洋参煮水代茶饮以益气；心烦失眠，加知母12g，栀子12g，炒酸枣仁20g，夜交藤30g以清热除烦，宁心安神；视物不清，加蒺藜15g，决明子15g以明目；头晕耳鸣，四肢酸软，加女贞子15g，旱莲草15g以补益肝肾。

中成药：①六味地黄丸（浓缩丸），口服，1次8丸，1天3次；②杞菊地黄丸（大蜜丸），口服，1次1丸，1天2次；③健步壮骨丸（大蜜丸），口服，1次1丸，1天2次。

4. 气血两虚证

证候：神疲乏力，四肢软弱无力，行动困难，心悸气短，少气懒言，面色无华，自汗，舌淡而嫩，苔薄白，脉弱。

治法：补气养血。

方药：八珍汤加减。

党参15g，白术15g，茯苓15g，甘草6g，当归12g，生地黄18g，白芍15g，川芎9g。

加减：舌暗，加丹参15g，红花10g以活血通络；心悸，加桂枝9g，炙甘草6g以温通经脉；失眠，加酸枣仁20g以养心安神。

中成药：①归脾丸（浓缩丸），口服，1次8～10丸，1天3次；②参麦注射液10～60mL加入5%葡萄糖注射液250～500mL中，静脉滴注，1天1次。

5. 湿邪困脾证

证候：眼睑下垂，眼胞肿胀，肢体困重，倦怠无力，胸膈痞闷，脘腹胀满，或纳呆便溏，或面晦污垢。舌胖大，边有齿痕，苔白腻，脉濡缓或滑。

治法：醒脾化湿。

方药：藿朴夏苓汤加减。

防风12g，白芷10g，广藿香12g，厚朴9g，半夏9g，茯苓12g，豆蔻后下3g，薏苡仁30g，陈皮6g，泽泻6g。

加减：兼头晕头昏，脉弦滑，加钩藤后下15g，蒺藜10g，白僵蚕10g以散风平肝；肢体沉重，足胫微肿，加防风10g，泽兰10g，益母草10g以利水胜湿。

中成药：藿香正气软胶囊，口服，1次2粒，1天3次。

四、其他治法

(一)单方验方

(1)鸡血藤 30 g,水煎代茶饮。

(2)黄芪 60～120 g,单煎或入汤剂。

(二)中成药

雷公藤片:饭后口服,成人 1 天 1～1.5 mg/(kg·d),分 3 次服用。

(三)针刺

1.体针

主穴中脘、血海、气海、脾俞、肾俞、足三里、三阴交、太溪。眼肌型,加攒竹、鱼腰、太阳、四白;单纯上睑下垂者,加阳辅、申脉;延髓型,加风池、哑门、天突、廉泉;咀嚼乏力者,加合谷、下关;全身型,加肩髎、曲池、外关、合谷、环跳、风市、阳陵泉、太冲;抬头无力者,加风池、天柱、列缺。

2.耳针

取穴脾、肾、胃、内分泌、皮质下。上睑下垂者,加眼睑、上纵隔;声音嘶哑者,加声带、咽喉、肺等;全身型,加膝、肘、腕、指。毫针轻度刺激或王不留行籽贴压。

(四)穴位注射

取穴脾俞、肾俞、足三里、三阴交。药用黄芪注射液,每次每穴注入 0.5～1 mL,分注两个穴位,可四穴交替取用。每 2 周为 1 疗程。第 1 疗程采用每日法;休息 3 d 后开始第 2 个疗程,用隔日疗法;再休息 3 d 后开始第 3 个疗程,用隔 3 d 疗法。

第十五节　言语障碍的康复

一、言语障碍分类及机制

言语障碍包括失语症和构音障碍,是个体的言语活动过程的障碍。失语症是指正常地获得语言能力后,因某种原因使得语言区域及其相关区域受到损伤而产生的后天性语言功能障碍,表现为语言表达和理解能力障碍,失语症患者的说、听、读、写和手势表达的能力都减弱。一般认为,失语症的发生与大脑的 Broca 区及 Wernike 区及连接二者的弓状束及角回有明显关系,但在丘脑及基底节区等皮质下区域损伤时也可出现非典型的失语症状。构音是把语言中枢组成的词转变成声音的功能。由于中枢或周围神经系统损害引起的言语运动控制的障碍为运动性构音障碍。

语言形成有三个阶段如下。

(一)语言感受阶段

口语和其他声音刺激一样,首先是经过听觉系统传入大脑皮层的听觉中枢颞横回,优势半球颞横回对各种听觉信息进行处理,把语言有关的信息重新组合,输入颞上回后部的感觉性语言中枢。

(二)脑内语言阶段

主要将语言进行编排,形成文字符号和概念。

(三)语言表达阶段

将语言信号转变成口语或笔语的形式表达出来,语言运动信息转变为运动冲动,经锥体束至运动神经核团,支配构音器官,同时锥体外系也有纤维支配这些核团,影响控制发音肌肉的肌张力和共济运动,以保证声音的音调和音色。

二、言语障碍的康复训练

根据失语类型(运动型失语、感觉型失语)和程度,制订训练计划,选择合适的训练方法。具体如下。

(一)呼吸训练

呼吸气流量及呼吸气流的控制是正确发音的重要因素,呼吸训练有助于控制音高、发音、音节,对节奏形成也有影响,让患者充分放松,保持正确姿势,鼻吸气,嘴呼气,呼气前要停顿,逐渐增加患者的肺活量,特别注意增强患者呼气的压力及呼气时间。

(二)刺激训练

可利用冰、软毛刷等刺激口面部肌肉和软腭,也可利用手指按压,牵拉抵抗口面部肌肉,增强构音肌肉深浅感觉。

(三)放松训练

放松训练包括口、舌、腭运动训练,同时练习发音 p,b,t,d,k,a,o,e 等,以及吞咽、呼吸训练,根据上下神经元不同损伤做侧重构音障碍治疗。

(四)系统训练

1.听理解训练

(1)用具:可选择图片、实物或镶嵌板。

(2)方法:桌面上摆放数个相应的训练用具(数量根据患者的实际水平而定),让患者根据指令进行指认,一般选择其中的 1/6,水平高则增加图片,相反则减少图片。如果超过 12 张图片则可进行 2/6、2/9、2/12 等训练。由于让患者进行患侧指令性操作可能比较困难,因此,我们针对一侧偏瘫的患者采取健侧手给予指正;对于双侧瘫痪完全不能指正的患者,应以提问的方式通过眼神或点头让患者进行确认。

2.复述训练

让患者随训练者进行复述,根据患者的实际水平可选择语句的长度,一般按单音节词、多音节词、短句、长句的顺序进行训练,要在完全理解的情况下进行复述训练并注意纠正语音的清晰度。通过反复的给予正确发音刺激收到患者的反应,训练者再给予指正。

3.命名训练

将名词图片放在患者的面前,让患者逐一命名,如果说不出,可给予听觉刺激和视觉刺激(音头、口形提示及文字刺激)。

4.组句训练

将名词卡片放在患者的面前,加上适当的动词或形容词组成的词组,如戴帽子、买苹果、红色的衣服等。

5.阅读训练

将数张图片放在患者面前,然后将字卡一一呈现给患者,让患者将字卡与相应的图片匹配,训练顺序为单词、短句、长句。如果患者阅读理解水平较高,则可让其阅读短小的文章,然后回答相应的问题,从而训练患者的阅读理解能力。

6.书写训练

训练书写时要根据患者的实际水平而定,如果患者的书写水平很低,可以从抄写开始训练。抄写训练时将字卡放在患者面前,让患者照抄,稍有改善时可采取让患者看一眼字卡然后将字卡移开,让他凭记忆将字卡上的字书写出来。抄写训练基本没有问题后,可进行描写训练,描写训练是将图片放在患者面前让患者用文字书写出来,书写时可给予偏旁部首提示,随着训练的进行和患者书写水平的改善,训练者逐渐减少提示,从而达到训练的目的。在描写训练的同时不能忽视听写训练。

家属与患者接触最为密切,发挥家属在语言训练中的积极作用尤为重要,将训练方法、时间、注意事项告诉家属,以取得家属的支持与配合。训练课题要选择患者感兴趣的内容,训练的量和难度要适度,循序渐进,每次从学会的项目开始,增强患者康复的信心,对患者正确的反应要肯定,要让患者对自己的障碍有正确的认识,鼓励其自己纠正错误。

第十六节　吞咽障碍的康复

一、吞咽障碍筛查的意义和方法

(一)意义

(1)可明确是否存在吞咽障碍。

(2)明确吞咽障碍的病因和解剖生理变化。

(3)确定有无误咽的危险。

(4)确定是否需要改变提供营养的手段。

(5)为吞咽障碍治疗提供依据。

(二)筛查方法

1.圭田饮水试验法

这是目前常用且简单的方法。检查方法是让患者喝1~2勺水,如无问题,让患者取坐位,将30 mL温水递给患者,让其"像平常一样喝下"。记录饮水情况:①可一口喝完,无噎呛;②分两次以上喝完,无噎呛;③能一次喝完,但有噎呛;④分两次以上喝完,且有噎呛;⑤常常呛咳,难以全部喝完。情况①,若5 s内喝完为正常,超过5 s则可疑有吞咽障碍;情况②也为可疑;情况③、④、⑤则确定有吞咽障碍。如饮用一勺水就呛咳时,可休息后再进行,两次均呛咳属异常。

2.电视透视下吞咽能力检查(video fluoroscopic swallowing study,VFSS)法

目前还没有一种具有相同可信性的检查方法来评估 VFSS 的效果,不论是从诊断还是治

疗的角度,VFSS 都是吞咽障碍评估的金标准。VFSS 是采用电视透视 X 线检查动态评估口、咽和食管上部吞咽功能的方法。可以对吞咽功能进行全面评估,明确患者是否发生误吸及其原因。

3.纤维光学内镜吞咽评估(fiberoptic endoscopic examination of swallowing,FEES)法

可以作为价格便宜、便于携带、结果可靠的 VFSS 的替代方法。在检测渗透、误吸和滞留方面,该方法同 VFSS 同样有效。对于检测渗透和误吸的敏感性和特异性最好。另外,FEES对于观察食团经过下咽部的运动过程和评估气道保护方法也是一个有效的工具。

4.超声波检查法

超声波检查法是观察咽下时舌运动的好方法,肌电图、电声门图、吞咽压力测定、闪烁照相、CT、MRI、电子束 CT、核素扫描等也是很好的方法,但由于具体工作比较复杂,在临床上不易实现。

二、吞咽障碍的康复训练

吞咽障碍的治疗与管理最终目的是使患者能够达到安全、充分、独立摄取足够的营养及水分。患者进食时的姿势可能是影响进食的最重要的因素。如果患者仍存在进食或吞咽方面的困难,就不应在床上饮食。躯干的屈曲和不习惯的食物摆放及手的操作使进食活动更加困难。

对吞咽障碍的治疗包括代偿性和治疗性方法。代偿性方法包括保持口腔卫生、进食姿势的改变、食物性状的调整等。治疗性方法主要是通过直接(有食)及间接(无食)训练来改变吞咽的过程,改善患者的运动及感觉,包括温度触觉刺激、吞咽手法等方法,两者也可结合使用。

(一)间接措施

间接措施即进食训练前采取的方法。其中冷刺激咽腭弓前部是治疗吞咽困难最传统的间接方法,它通过冷刺激提高相应区域的敏感性,改善吞咽过程中必需的神经肌肉活动,从而使吞咽反射更加强烈。Freed 等借助改良吞钡试验对比观察了经皮电刺激法治疗脑卒中后吞咽困难的效果,发现电刺激组 98%的患者吞咽功能得到改善,而冷刺激组 27%的患者吞咽功能没有变化,11%恶化,这表明电刺激咽腭弓前部方法比金属棒冷刺激方法更为安全、有效。另外还有许多方法,如:①声门上吞咽法,也叫自主气道保护法,要求患者在吞咽前和吞咽过程中自主屏住呼吸,然后关闭真声带;②Mendelsohn 法,是吞咽时自主延长并加强喉上举和前置运动来增强环咽肌打开程度的方法;③其他,如屏气发声运动(pushing-exercise),后内收训练(声带闭合训练)以及各种吞咽功能训练,包括舌肌训练、咽收缩练习和喉上提训练等。Hagg等研究认为上述主动咽部肌肉运动与局部感觉刺激的方法对于持续较长时间的吞咽困难有较好疗效。

(二)直接措施

直接措施即进食训练时采取的措施,包括进食体位、食团入口位置、食团性质(大小、结构、温度和味道等)和进食环境等。进食时保持躯干与床面成 45°或以上角度最安全。进行吞咽训练时,要先选用易于吞咽的食物,此类食物的特点是密度均匀、黏性适当、不易松散、通过咽和食道时易变形且很少在黏膜上残留。稠的食物比稀的安全,因为它能较满意地刺激触压觉和唾液分泌,使吞咽变得容易。Goulding 和 Bakheit 根据语言治疗师拟定的食物黏稠度标准,对比了护理人员主观判断确定的和经黏度计测量确定的食物黏稠度对患者摄食的影响,发现主观确定的黏稠度偏高,尽管两组误吸的发生率相同,但主观判断组患者所剩食物多,摄入减

少,故提出客观评价食物黏稠度有助于脑卒中后吞咽功能障碍患者的饮食管理。另外,对患者进行摄食训练时,还应对一口吞入量、喂养手法、进餐环境和器具等做出详细说明,尽量避免训练时误吸。同时要准备好床前吸引器,一旦发生意外随时抢救。

(三)代偿性措施

吞咽时面部与口咽部的功能与整个身体的位置、恰当的呼吸密切相关。代偿性吞咽措施是进行吞咽时采用的姿势与方法,一般是通过改变食物通过的路径和采用特定的吞咽方法使吞咽变得安全。常用的方法如下。

1.转头法

转头法是让患者头转向咽肌麻痹侧 $60°\sim80°$,此时健侧咽部扩大,使食物绕过喉前侧,经咽肌正常的一侧通过食管上括约肌进入食管。

2.轮换吞咽

轮换吞咽是指交替吞咽不同状态的食物,如先吞咽固体食物,然后再吞咽液体食物时就可去除咽部残留物。

3.采取下颌下降姿势(chin-down)

能使会厌谷的空间扩大,并让会厌向后移位,这样更加利于保护气道。

4.点头样吞咽和空吞咽

因为会厌谷处容易残留食物,当颈部后屈(chin-up)时会厌谷会变得狭小,残留食物即可被挤出,继之颈部再尽量前屈,如此形似点头,接着做空吞咽动作,就可去除残留食物。

5.用力吞咽

让患者将舌用力向后移动,帮助食物推进通过咽腔,以增大口腔吞咽压,减少食物残留。

6.随意性咳嗽

如果食物进入气道内则尽力自己咳出,运用此法时应注意安全,防止吸入性肺炎或窒息。

第十七节　急性脊髓炎

一、概念及临床表现

急性脊髓炎是指非特异性局限于数个节段的急性横贯性脊髓炎。多发于青壮年,起病较急,病变水平以下肢体瘫痪,各种感觉缺失,如病变迅速上升波及延髓称为上升性脊髓炎,出现吞咽困难,构音不清,呼吸肌瘫痪,常可引起死亡。

二、护理诊断

(一)自理能力缺陷

自理能力缺陷与神经肌肉损伤有关。

(二)躯体移动障碍

躯体移动障碍与肢体感觉障碍有关。

(三)尿潴留

尿潴留与膀胱自主神经功能障碍有关。

(四)焦虑

焦虑与健康状况突然改变有关。

三、护理目标

(1)患者感觉障碍部分不发生损伤。

(2)不发生其他并发症。

(3)能独立地完成自理活动,使生理和心理恢复到最佳状态。

四、护理措施

(一)心理护理

主动向患者介绍环境,耐心解释病情,消除患者陌生感和紧张感,与患者建立良好的护患关系,经常巡视病房,了解患者需要,帮助患者解决问题,树立战胜疾病的信心。

(二)饮食

给予高热量、高蛋白、高纤维素、易消化的饮食。制订饮水计划,饮水后鼓励患者自行排尿,排尿时可将床头抬高,以利排尿。

(三)环境

保持室内空气新鲜,每日通风 2 次,每次 15~30 min,定时翻身、拍背,可随时听诊肺部呼吸音,保持呼吸道通畅,预防肺部感染。

床铺平整,无渣屑,防止各种机械性刺激,翻身时注意观察皮肤颜色,预防压疮。患者有感觉障碍,禁用热、冷水袋,防止烫伤或冻伤。

(四)病情观察

(1)观察患者进食情况及吞咽功能,观察病变水平是否上升。观察患者的皮肤颜色,注意是否有皮肤的损伤。

(2)观察排尿次数、时间及尿液性质,观察膀胱功能恢复的程度。观察瘫痪肢体的活动进展程度,肌肉有无萎缩和变形。留置尿管的患者注意观察尿的颜色、性质,每日 2 次尿道口护理,可常规滴氯霉素眼药水,倾倒尿液时勿将尿袋高于耻骨部位,预防泌尿系感染。

五、健康教育

(一)环境

环境安静、舒适,避免噪声刺激,保持室内空气新鲜,每日通风 2 次,每次 15~30 min。

(二)饮食

指导给予高热量、高蛋白、高纤维素的饮食。

(三)日常活动

注意清洁卫生,防止细菌感染。避免紧张和劳累,保证良好的休息。最大程度地配合康复训练,活动时要有人守护,防止受伤。

(四)心理指导

嘱患者保持良好的心理状态,避免情绪激动,多关心患者并与患者多沟通,告之疾病的注意事项,积极配合治疗。

(五)医疗护理措施

遵守医嘱的服药时间,掌握用药原则,尤其是激素不得擅自增减和改变用药时间而影响治疗,定期复查。

第十八节 颅内感染

一、概念

颅内感染指由某种微生物(病毒、细菌、立克次体、螺旋体、寄生虫等)引起的脑部炎症的疾病。脑部炎症性疾病可分为两大类。

(1)凡感染或炎性反应仅累及软脑膜者称为软脑膜炎或脑膜炎。

(2)病原体侵犯脑实质引起炎性反应者称脑炎,无论是脑炎或脑膜炎,在疾病过程中脑膜和脑实质往往不同程度地都受到侵犯,因此常有脑膜脑炎之称。

二、病因及发病机制

颅内感染根据感染部位的不同,分为脑膜炎、脑炎和脑蛛网膜炎,临床上有时很难将其截然分开。几乎所有的颅内感染都有较明显的头痛,并往往是主要且首发的症状。据统计,头痛的发生率为47%~80%,头痛的程度、性质取决于感染的性质、程度及个体反应。

头痛的机制:炎症侵犯脑膜、蛛网膜或脑实质,引起上述部位及其周围组织水肿、渗出、软化、坏死或粘连、增厚,导致脑水肿或脑积水,使颅内痛觉敏感组织受牵拉、移位而产生牵拉性头痛。炎性渗出物、病原体、毒素及感染过程中产生的有害物质均可使颅内血管扩张,引起血管扩张性头痛。脑膜本身受病原体及其毒素的刺激,继发反射性肌收缩性头痛。

产生头痛的主要机制有:①颅内外动脉的扩张(血管性头痛);②颅内痛觉敏感组织被牵引或移位(牵引性头痛);③颅内外感觉敏感组织发生炎症(例如脑膜刺激性头痛);④颅外肌肉的收缩(紧张性或肌收缩性头痛);⑤传导痛觉的颅神经和颈神经直接受损或发生炎症(神经炎性头痛);⑥五官病变疼痛的扩散(牵涉性头痛)等。在发生上述头痛过程中有致痛的神经介质参与,如P物质、神经激肽A、5-羟色胺(5-HT)、降钙素基因相关肽(CGRP)、血管活性肠肽(VIP)和前列腺素(PGE)等。此外,精神因素也可引起头痛,可能与疼痛耐受阈值的降低有关。

三、临床特点

本病通常为暴发性或急性起病,少数为隐袭性发病。初期常有全身感染症状,如畏冷、发热、全身不适等。并且有咳嗽、流涕、咽痛等上呼吸道症状。头痛比较突出,伴呕吐、颈项强直、全身肌肉酸痛等,精神症状也较常见,常表现为烦躁不安、谵妄、意识朦胧、昏睡甚至昏迷。有时可出现全身性或局限性抽搐,在儿童尤为常见。检查均可发现明显的脑膜刺激征,包括颈项强直、克尼征及布鲁金斯基征阳性。视乳头可正常或充血、水肿。由于脑实质受累的部位与程度不同,可出现失语、偏瘫、单瘫,一侧或双侧病理征阳性等神经系统的局灶性体征。由于基底部的炎症常累及颅神经,故可引起睑下垂、瞳孔散大固定、眼外肌麻痹、斜视、复视、周围性面瘫、耳聋及吞咽困难等。颅内压增高也较常见,有时可致脑疝形成。

四、护理问题

(1)体温过高与颅内感染、脑炎、脑脓肿有关。

(2)体液不足与发热、意识水平降低、呕吐,腹泻等有关。

(3)营养低于机体需要量,与意识水平改变、感染、摄入量减少、呕吐、食欲减退等有关。

(4)潜在并发症:癫痫发作,与脑水肿、脑炎、脑膜炎有关。

五、护理目标

减轻患者身心痛苦,预防各种并发症,减少病残率。

六、护理措施

(一)常规护理

1.心理护理

关心患者,了解患者的思想及生活情况,消除患者对疾病的恐惧心理和悲观情绪,耐心解释用药目的,使患者能够积极配合治疗。

2.活动指导

(1)根据患者情况决定活动量,烦躁不安的患者要加强防护措施,防止意外发生。

(2)保持肢体功能位,进行肢体康复训练,降低致残率。

3.饮食

给予高热量、高维生素、高蛋白的饮食,必要时给予营养支持疗法。保证足够热量摄入,按患者热量需要制订饮食计划,给予清淡、易消化的流质或半流质饮食。少量多餐,预防呕吐发生。注意食物的调配,增加患者食欲。频繁呕吐不能进食者,应注意观察呕吐情况并静脉输液,维持水电解质平衡。监测患者每日热卡摄入量,及时给予适当调整。

4.环境

病室光线柔和,减少噪音,避免强光刺激,病室通风,保持室内空气新鲜。

(二)高热的护理

(1)头置冰袋,物理降温。

(2)体温超过39℃给予酒精擦浴。

(3)保持病室安静、空气新鲜。绝对卧床休息。每4 h测体温1次,并观察热型及伴随症状。鼓励患者多饮水,必要时静脉补液。出汗后及时更衣,注意保暖。体温超过38.5℃时,及时给予物理降温或药物降温,以减少大脑对氧的消耗,防止高热惊厥,并记录降温效果。

(三)抽搐的护理

(1)加床档,防止坠床。对烦躁的患者,要加强防护措施,以免发生意外,必要时给镇静剂。

(2)及时吸出呼吸道分泌物,保持呼吸道通畅,防止阻塞。

(3)平卧位,头侧向一方,以利口腔分泌物和呕吐物排出,防止吸入性肺炎。

(4)保护患者,四肢大关节处用约束带,防止骨折。

(四)日常生活护理

协助患者洗漱、进食、大小便及个人卫生等生活护理。做好口腔护理,呕吐后帮助患者漱口,保持口腔清洁,及时清除呕吐物,减少不良刺激。做好皮肤护理,及时清除大小便,保持臀部干燥,必要时使用气垫等抗压力器材,预防压疮的发生。注意患者安全,躁动不安或惊厥时防坠床及舌咬伤。

(五)监测生命体征

若患者出现意识障碍、囟门、瞳孔改变、躁动不安、频繁呕吐、四肢肌张力增高等惊厥先兆,提示有脑水肿、颅内压升高的可能。若呼吸节律不规则、瞳孔忽大忽小或两侧不等大、对光反应迟钝、血压升高,应注意脑疝及呼吸衰竭的存在。应经常巡视、密切观察、详细记录,以便及早发现,给予急救处理。

(六)做好并发症的观察

如患者在治疗中发热不退或退而复升、前囟饱满、颅缝裂开、呕吐不止、频繁惊厥,应考虑有并发症存在。可做颅骨透照法、头颅 CT 扫描检查等,以期早确诊,及时处理。

(七)做好抢救药品及器械的准备

做好氧气、吸引器、人工呼吸机、脱水剂、呼吸兴奋剂及侧脑室引流包的准备。

(八)药物治疗的护理

了解各种用药的使用要求及不良反应。如静脉用药的配伍禁忌;青霉素稀释后应在 1 h 内输完,防止破坏,影响疗效;高浓度的青霉素须避免渗出血管外,防组织坏死;注意观察氯霉素的骨髓抑制作用,定期做血常规检查;静脉输液速度不宜太快,以免加重脑水肿;保护好血管,保证静脉输液通畅,记录 24 h 的入水量。

(九)健康指导

1.饮食指导

给予高热量、高维生素、高蛋白的饮食。

2.日常活动

(1)根据患者情况决定活动量,烦躁不安的患者要加强防护措施,防止意外发生。

(2)保持肢体功能位,进行肢体康复训练,降低致残率。

3.医疗护理措施配合

(1)严格遵医嘱给抗生素,保证血药浓度。

(2)指导患者及家属了解应用抗生素治疗的原则,了解药物疗效和不良反应,及需要维持药物达到治疗水平、持续治疗的时间。

第十九节 帕金森病

帕金森病(Parkinson disease,PD)又称"震颤麻痹",是中老年常见的运动障碍性疾病,以黑质多巴胺(DA)能神经元变性缺失和路易小体(Lewy body)形成为特征。本病病因不明,故又称原发性帕金森病。是老年人中第 4 位最常见的神经变性疾病。患病率随年龄增加而升高,>50 岁为 500/10 万,>65 岁为 1 000/10 万。

一、病因及发病机制

PD 病因迄今不明,发病机制可能与下列因素有关。

1. 年龄老化

随年龄增长其患病率逐渐增高,黑质 DA 能神经元、纹状体 DA 递质水平随年龄增长而逐渐减少。当多巴胺能神经元减少 50%,多巴胺的生成减少 80% 以上时,就会出现帕金森病临床症状。

2. 遗传因素

绝大多数帕金森病患者为散发性,约 10% 的患者有家族史,呈不完全外显的常染色体显性遗传。细胞色素 $P_{45}O_2D_6$ 基因突变和某些线粒体 DNA 突变可能是 PD 发病遗传易感因素之一。

3. 环境因素

流行病学调查显示,长期接触农药、金属和工业溶剂等可能是 PD 发病的危险因素。嗜神经毒即 1-甲基-4-苯基 1,2,3,6-四氢吡啶(MPTP)和某些杀虫剂可能抑制黑质线粒体呼吸链 NADH-CoQ 还原酶(复合物 I)活性,使 ATP 生成减少,自由基生成增加,导致 DA 能神经元变性坏死。

二、临床表现

发病年龄平均约 55 岁,多见于 60 岁以后,40 岁以前发病者少见,男性略多于女性。起病隐袭,缓慢发展。主要表现为静止性震颤、肌强直、运动迟缓、姿势步态障碍四大主症。初发症状以震颤最多(60%~70%),其次为步行障碍(12%)、肌强直(10%)和运动迟缓(10%)。

1. 静止性震颤

静止性震颤常为首发症状,多由一侧上肢远端开始,手指呈节律性伸展和拇指对掌运动,如“搓丸样”(pill-rolling)动作,频率为每秒钟 4~6 次。有时上肢平伸时可见姿势性震颤,偶可见幅度较小、频率稍快的动作性震颤。

2. 肌强直

肌强直指被动运动关节时阻力增加。阻力可以为均匀一致的增加,即“铅管样强直”(lead pipe-like rigidity);也可以是振荡式阻力增加,即“齿轮样强直”(cowheel-like rigidity)。主动运动对侧肢体或紧张的思维活动可使肌强直增强,这一现象有助于发现不明显的肌强直症状。

3. 运动迟缓

运动迟缓指动作缓慢、自发运动减少。面部表情呆板,常双眼凝视,瞬目少,笑容出现和消失减慢,如同“面具脸”(masked face)。早期常表现扣纽扣、系鞋带、书写等精细动作困难。特殊表现形式有:写字过小征(micro grahia)、表情呆板(hypomimia)、眨眼减少和声音单调低沉(hy-pophonia)、行走摆臂幅度减少或消失。检查时可出现快复轮替动作障碍。

4. 姿势步态障碍

姿势步态障碍指平衡功能减退、翻正反射消失,常导致姿势步态不稳、易跌跤。这一症状是病情进展的重要标志,对治疗反应不佳,是残疾的重要原因。在疾病早期,表现为走路时下肢拖曳。随着病情的进展,步伐逐渐变小变慢,启动、转弯、跨越障碍,有时全身僵住,不能动弹,称"冻僵"(freezing)。有时迈步后,即以极小的步伐向前冲去,越走越快,不能及时停步,称慌张步态(festination)。体检时在背后轻拉患者可发现平衡功能障碍。

5.其他

便秘、出汗异常、性功能减退及脂溢性皮炎。吞咽活动减少可导致口水过多、流涎。常伴抑郁。睡眠障碍常见。15%～30%的患者在疾病晚期有痴呆、短期记忆和视空间功能减退。

三、诊断

(1)中老年发病,缓慢进行性病程。

(2)四项主征(静止性震颤、肌强直、运动迟缓、姿势步态障碍)中至少具备两项,前两项至少具备其中之一;症状不对称。

(3)左旋多巴治疗有效。

(4)患者无眼外肌麻痹、小脑体征、直立性低血压、锥体系损害及肌萎缩等。

帕金森病临床诊断与死后病理证实符合率为75%～80%。

四、治疗

治疗原则:主要通过药物治疗改善症状;药物治疗失效或出现顽固性运动并发症者可选择功能神经外科治疗改善症状;选择适当的康复治疗,改善运动功能。

(一)药物治疗

从小剂量开始,缓慢递增,尽量以最小剂量取得满意疗效。可用抗胆碱能药阻断 Ach 作用或增强 DA 能递质功能药物,恢复纹状体 DA 与 Ach 递质的平衡。但药物治疗只能改善症状,不能阻止病情发展,需要终生服药。

1.抗胆碱能药

抑制 Ach 的作用,相应提高 DA 的效应,对震颤和强直有效。盐酸苯海索(安坦,Artane):每次 1～2 mg,每日 3 次。东莨菪碱:每次 0.2 mg,每日 3 次。

2.多巴胺替代疗法

为弥补黑质及纹状体中 DA 不足而给予多巴胺类药物,如左旋多巴(L-Dopa)及复方左旋多巴。左旋多巴是治疗帕金森病最有效的药物或"金指标"。左旋多巴作为 DA 合成前体可透过血-脑屏障,被脑 DA 能神经元摄取后脱羧转变成 DA,可改善所有的症状,对运动减少有特殊疗效。

(1)左旋多巴(L-Dopa):初始剂量 125 mg,每日 3 次,每隔 4～5 d 增加 1 次,至每日 250 mg,并增加服药次数,每日 4～5 次。常用维持量每日 1.5～4 g。

(2)复方左旋多巴:美多巴(Madopar)和息宁(Sinemet),初始剂量 62.5 mg(1/4 片),每日 2～3 次,根据病情而渐增剂量至疗效满意和不出现不良反应为止,一般有效剂量为 125～250 mg,每日 3 次,空腹餐前 1 h 或餐后 1.5 h 服药。

(3)复方左旋多巴控释剂:息宁控释片(Sinemet CR),特点是缓慢释放和吸收,作用时间较长,可减少或避免剂峰运动障碍(异动症)的产生。但生物利用度较低,起效缓慢,标准剂转换为控释剂时应相应增加每日剂量并提前服用。

3.多巴胺能受体激动药

一般主张与复方左旋多巴合用,疾病早期或年轻患者可作为首选单独应用。应从小剂量开始,渐增剂量至活动满意疗效而不出现不良反应为止。溴隐亭(Bromocriptine,Parlodel):初始剂量 0.625 mg,晨服,每隔 3~5 d 增加 0.625 mg,6~8 周达到治疗效果。通常治疗剂量每日 7.5~15 mg,每日最大量不超过 25 mg。

4.单胺氧化酶 B 抑制药(MAO-B)

可抑制神经元内 DA 分解代谢,增加脑内 DA 含量。与复方左旋多巴合用有协同作用,减少约 1/4 的 L-Dopa 用量,能延缓"开—关"现象出现。司来吉兰(Deprenyl,Selegiline,Jumex):2.5~5 mg,每日 2 次,不宜傍晚后应用,以免引起失眠。

5.金刚烷胺

促进 DA 在神经末梢的释放和合成,阻止重吸收,同时有抗胆碱能作用。对少动、强直、震颤均有轻度改善作用。50~100 mg,每日 2 次。

(二)功能神经外科治疗

外科手术治疗是帕金森病中、晚期患者有效的治疗手段,特别是微电极导向立体定向技术和电生理技术在临床上的应用,减少了帕金森病患者手术的风险。手术方法有神经核细胞毁损术(细胞刀)与电刺激术(即脑深部电刺激术,DBS),手术靶点包括苍白球内侧部、丘脑腹中间核和丘脑底核,对改善对侧震颤有良效。DBS 因安全性好,可双侧使用,且可根据症状特点调整刺激参数,故有替代毁损术的趋势。术后仍需药物治疗,部分患者可减少抗帕金森病药物剂量。

(三)细胞移植及基因治疗

采用胚胎中黑质细胞移植,近期对改善症状有效,但远期疗效尚未定论,双盲对照研究多数患者出现严重异动症,目前不再推荐使用。神经干细胞移植是近年来兴起的研究热点,动物实验研究显示有效,可能成为今后治疗帕金森病的又一有效手段。

(四)康复治疗

为了减轻帕金森病患者的残疾,延缓病情进展和改善生活质量,对患者进行语言、进食、行走及日常生活能力的训练和指导十分重要。晚期卧床者应加强护理,减少并发症的发生。康复治疗可施行语言语调、面部肌肉、四肢与躯干、步态与姿势平衡等锻炼。

五、主要护理问题及相关因素

(1)生活自理缺陷:与震颤、肌肉强直、运动减少有关。

(2)营养低于机体需要量:与吞咽困难有关。

(3)缺乏本病相关知识和药物治疗知识。

(4)躯体移动障碍:与神经、肌肉受损,运动减少,随意运动减弱有关。

(5)自尊紊乱:与身体形象改变有关。

六、护理措施

(一)安全护理

(1)设施的安全配备:给患者提供一个安全的环境,移开环境中的障碍物,病房地面及厕所要防滑,病房楼道、门把附近的墙上、厕所及浴室增设扶手,将呼叫器放置患者伸手可及处,防止跌倒、坠床的发生。

(2)定时巡视病房,及时了解患者生活所需,指导患者增强自我照顾能力。

（3）用餐时应防止呛咳或烫伤。避免使用玻璃和陶瓷制品，应使用金属餐具。大剂量左旋多巴可引起直立性低血压，患者注意不要突然起立，避免在一个地方站立较长的时间。

（二）饮食指导

本病主要见于老年人，胃肠功能多有减退，可合并胃肠蠕动乏力、痉挛、便秘等症状。给予高热量、高蛋白质、富含纤维素和易消化的食物。多食含酪氨酸的食物如瓜子、杏仁、芝麻、脱脂牛奶等可促进脑内多巴胺的合成，多吃新鲜水果蔬菜、谷物、多饮水，促进肠蠕动，保持排便通畅。患者喉部肌肉运动障碍，导致吞咽困难，进食、饮水尽量保持坐位，注意节律，不宜过快，以免引起噎塞和呛咳。

（三）心理护理

本病由于病程较长，加上动作迟钝、语言断续、"面具脸"等自身形象的改变，患者易产生自卑、抑郁心理，回避人际交往，甚至厌世。

护士应鼓励患者主动配合治疗及护理，耐心倾听患者的心理感受，鼓励患者自我护理，如穿衣、吃饭、移动等，增加其独立性及自信心。

（四）药物治疗护理

1.用药指导

帕金森病患者用药有明显的个体差异，患者应严格遵医嘱服药。护士要详细交代服药的时间、剂量及不良反应，并为患者准备一份服用药物清单，一方面指导患者正确服药，另一方面有助于医生了解病情及调整用药做参考。要提醒患者定时坚持服药，不能擅自停药。

2.药物不良反应的观察

（1）"开—关"现象：是帕金森病患者长期服用左旋多巴制剂后出现的不良反应，多数在服药3～5年出现。当药物开始起作用时，患者活动自如，处于"开"状态；当药物失去作用时，患者活动困难，称为"关"状态，通常持续几小时，多发生在下午。

（2）异动症：一般在服用左旋多巴1～2 h出现不自主运动，包括肢体舞动、躯干摆动、下颌运动、痉挛样动作，或者坐立不安。

（3）剂末现象：因患者长期服药后对药物的敏感度下降，即在药物即将失去作用时，患者的症状比平时更加严重。

（4）胃肠道不适：表现为恶心、呕吐等，可通过逐步增加剂量或降低剂量克服。

（5）精神症状：服用苯海索（安坦）、金刚烷胺等药物，患者易出现幻觉。遵医嘱给予停药或减药，以防发生意外。

（五）加强肢体功能锻炼

早期应鼓励患者积极参与活动，如散步、太极拳、床旁体操等，注意保持身体和关节的活动强度与最大活动范围，防止关节固定、僵直、肢体挛缩。晚期患者出现显著的运动障碍，帮助患者活动关节，按摩肌肉，以促进血液循环。定期练习腹式呼吸以促进肠蠕动。每天对镜子做"鬼脸"，以预防"面具脸"的出现。

七、健康教育

护士向患者及家属宣传帕金森病的危险因素、药物治疗和康复锻炼的有关知识。稳定患者病情及情绪，以减轻患者及家属的心理压力，配合治疗，使患者身心健康地回归社会。生活上早期鼓励其多做运动，尽量做到生活自理，晚期时生活上给予周密照顾，肢体给予被动运动，勤翻身,做好并发症的预防。目前对帕金森病尚没有根治的方法,但是早期正规治疗、用药及护理,可以改善其临床症状,提高其生活质量,延缓病情的发展,延长患者的生命。

第二十节　阿尔茨海默病

阿尔茨海默病(Alzheimer's disease,AD)是一种中枢神经系统原发性退行性变性疾病。潜隐起病,缓慢进行性发展,主要临床表现为痴呆综合征。首发症状为记忆力减退,尤其是近期记忆障碍,日常生活能力逐步减退,定向力障碍,情绪不稳;中期,智能和人格改变日益明显,大脑皮质功能全面受损,出现失语、失认和失用,也可出现幻觉和妄想;晚期,生活完全不能自理,大小便失去控制,智能完全丧失。病因及发病机制尚不清楚,目前缺乏特效治疗药物,早期药物治疗可使智力得到改善,中晚期疗效不明显。多在 50 岁以后发病,女多于男。

一、护理评估

(一)病因

1.遗传学

家系研究显示 AD 与其一级和二级亲属的痴呆家族史有关:①AD 的一级亲属 10％有痴呆危险性。②90 岁时,一级亲属 23％有痴呆危险性,比普通人群高 4.3 倍,并认为是常染色体显性遗传。③父母一方为 AD,患者在 70 岁以前发病,其同胞到 85 岁时患病危险性为 50％。

2.社会心理因素

高龄、丧偶、低教育、独居、经济拮据、性格孤僻、兴趣狭窄、重大不良生活事件与 AD 的发病相关。有研究发现早发 AD 相关的危险因素是精神崩溃和躯体活动过少;晚发 AD 的相关危险因素是营养不良、噪音。

3.病理学特点

大脑皮质萎缩,神经元数量减少或丧失,伴有大量的神经元纤维缠结、老年斑或神经炎性斑,这是 AD 的特征性病理改变。其次还有突触变性和消失、神经元存在颗粒空泡变性、胆碱能系统受损等。

评估时应询问患者既往史(特别是有无脑器质性疾病),家族中有无类似患者,病前的个性特征、生活事件、生活方式等。

(二)临床表现

1.常见症状

(1)记忆障碍:是 AD 的早期突出症状或核心症状。其特点是近事遗忘先出现,主要累及短时记忆、记忆保存和学习新知识困难。不能完成新的任务,表现为忘性大、好忘事、丢三落四,严重时刚说的话或做的事转眼就忘。随着病情的发展,出现远记忆障碍,记不清自己的经历,记不清亲人的姓名及成员间关系和称呼,可出现错构和虚构症状。

(2)定向障碍:是 AD 的早期症状之一。如常在熟悉的环境或家中迷失方向,外出找不到回家的路。时间定向差,不知道今天是何年、何月、何日,甚至半夜起床要上街购物。画图测试不能精确临摹简单的立体图(视觉空间定向障碍)。

(3)言语障碍:呈特定模式,首先出现语言学障碍,表现为找词困难、用词不当或张冠李戴、讲话絮叨,病理性赘述。可出现阅读和书写困难,进而出现命名困难,进一步发展为语法错误、错用词类、语句颠倒。最终胡乱发音、不知所云或缄默不语。

(4)失认和失用:失认是指感觉正常,但不能认识或鉴别物体。失用是指理解和运动功能正常,但不能执行运动,表现为不能正确完成系列动作,如先装好烟斗再打火。不会穿衣,原是裁缝而不会裁剪衣服,不会用剪子等。

(5)智力障碍:全面的智力减退,包括理解、推理、判断、抽象、概括和计算等认知功能。

(6)人格改变:多见于额叶、颞叶受累患者,或是既往人格特点的发展,或向另一极端偏离。患者变得孤僻、自私,行为与原来的素质和修养不相符,情绪易波动、易激惹,无故打骂人,与病前判若两人。

(7)进食、睡眠和行为障碍:患者常食欲减退,晚期患者可见吞咽困难,厌食明显、体质量下降。约半数患者出现睡眠节律的紊乱,白天卧床,晚上到处活动。动作刻板重复、愚蠢笨拙,或回避交往,表现退缩、古怪、纠缠他人。

(8)精神症状:①错认和幻觉:可出现错认,把照片或镜子中的人错认为真人与之对话;少数患者出现幻听、幻视。②妄想:多为非系统的被害、嫉妒等妄想。也可出现持续的系统的妄想,认为居室不是自己的家,家人策划抛弃他,往往会造成家庭照顾和医院护理困难。③情绪障碍:情感淡漠是早期常见的症状。部分患者可出现短暂的抑郁心境、欣快、焦虑和易激惹等。

(9)灾难反应:患者意识到自己智力缺损,却极力否认,在应激的状况下产生继发性的激越。如患者用改变换题、玩笑等方式掩饰其记忆力减退,一旦被识破或对其生活模式加以干扰,患者就不能忍受而诱发"灾难反应",即突然而强烈的言语或人身攻击发作。该反应的终止和发作往往都很突然。

(10)神经系统症状:多见于晚期发病患者,如下颌反射、强握反射、口面部不自主动作(吸吮、撅嘴)等。乱吃面前放的东西,偶有癫痫。

2.临床分期

AD起病潜隐,病情发展缓慢,无明确的起病期,病程进行性发展,通常可将病程分为三期,但各期可存在重叠与交叉,并无截然界限。

(1)早期:以近记忆障碍、学习新知识能力低下、定向障碍、缺乏主动性为主要表现。生活自理或部分自理。

(2)中期:病程继续发展,智能与人格改变日益明显,出现皮质受损症状,如失语、失用和失认,也可出现幻觉和妄想。神经系统可有肌张力增高等锥体外系症状。生活部分自理或不能自理。

(3)后期:呈明显痴呆状态,生活完全不能自理。有明显肌强直、震颤和强握、摸索及吸吮反射,大小便失禁,可出现癫痫样发作。

评估时应注意患者记忆、思维、理解能力及注意力等认知能力的变化,有无焦虑、抑郁、神志淡漠或烦躁不安、情绪低落或波动等表现,有无爱静、孤僻、离群、懒散等现象。

(三)心理一社会状况

1.心理问题

患病老人大多数时间待在家里,因而常感到孤独、寂寞、抑郁、消极厌世,甚至有自杀行为。

2.社会问题

老人患病时间长、自理缺陷、人格障碍等常给家庭生活带来很大的负面影响;家庭照顾的时间和精力增加,使家庭和社会负担加重,尤其是付出和效果不成比例时,有些家属会失去信心,甚至冷落、嫌弃老人。

(四)辅助检查

脑电图检查早期可正常,晚期有大量慢波出现。CT 或 MRI 显示脑萎缩,脑室扩大,脑沟变宽。心理学检查是诊断有无痴呆及痴呆严重程度的重要方法,可使用简易智力状况检查、长谷川痴呆量表、日常生活能力量表等。

(五)治疗要点

本病目前缺乏特效治疗,重点在于护理和维持治疗、对症治疗。一般采取以下措施。

1.使用促进智力或改善认知功能的药物

此类药物可延缓疾病进展。

(1)乙酰胆碱酯酶抑制剂(AchE):①多奈哌齐(安理申),6 个月服药治疗期间,可见到症状无进一步恶化。主要不良反应:腹泻、肌肉痉挛、乏力、恶心及失眠。②艾斯能,延缓症状进展速度,可在 6 个月内没有恶化。③石杉碱甲(哈佰因),主要不良反应为消化道症状。

(2)促进脑代谢及推迟痴呆进程:可用二氢麦角碱,该药有扩张血管作用,能促进大脑对葡萄糖和氧的利用。

2.对症治疗

主要针对痴呆伴发的各种精神症状。

(1)抗焦虑:可考虑应用短效苯二氮卓类,以劳拉西泮、奥沙西泮、阿普唑仑最常用。

(2)抗抑郁:首先予以心理—社会支持、改善环境,必要时应用抗抑郁药,如选择性 5-羟色胺再摄取抑制剂氟伏沙明、西酞普兰等。

(3)抗精神病:控制患者的行为紊乱、激越、攻击性和幻觉、妄想等,选用利培酮、奥氮平、奎硫平等,一般用量较小。

二、护理问题

(1)有受伤的危险与智能障碍、感觉减退、环境改变等有关。

(2)自理缺陷(穿着、沐浴、进食、如厕等)与认知障碍及丧失等有关。

(3)语言沟通障碍与思维受损有关。

(4)有施行暴力的危险(对他人、对自己)与情绪障碍、灾难反应等有关。

三、护理目标

患者住院期间没有受伤事件发生;日常生活能部分或全部自理;患者能最大限度地保持语言沟通能力;没有暴力行为发生。

四、护理措施

(一)基础护理

1.维持正常的营养代谢

提供软食或流质饮食,维持机体水、电解质的平衡。暴饮、暴食患者要控制其进食量;拒绝进食患者,鼓励其与他人一起进餐,以增进食欲;进食量不够或完全不能进食者,协助喂食,注意喂食速度和进食姿势,以免发生呛食。

2.排泄护理

训练定时排泄习惯,大小便失禁患者须及时处理,尿潴留患者可诱导排尿或导尿;便秘患者给予多纤维素食物或缓泻剂。

3.睡眠护理

创造良好的睡眠环境,晚餐不宜过饱,睡前不宜多饮水,不宜参加过度兴奋的娱乐活动;日间增加活动,必要时给予药物辅助,保证夜间睡眠。

4.生活护理

帮助患者日常活动和个人卫生料理,如穿衣、洗澡、如厕等,对自理能力不足者,按严重程度分别进行生活料理操作训练,由简而繁,重复强化,帮助患者保持现有的自理能力。

(二)安全护理

1.建立舒适、安全的病房环境

确保患者安全,使其获得安全感和归属感。增加现实感,不随便变更患者病室的物品陈设。安排在重点病室、重点照顾,并提供方便患者自理生活的设施;病室布置注意保持对患者适当的感觉刺激;室内采光柔和、无危险物品。

2.建立良好的护患关系

介绍病房环境,帮助其确认周围环境,如介绍医务人员,在病室、餐厅、厕所门口张贴醒目标志等;尊重患者原有的生活习惯,以便记忆。注意预防跌倒、骨折、外伤等。提供穿着轻便、防滑的软底鞋给患者。在患者进行日常生活料理时,给予足够的时间或耐心协助。

3.专人陪护

患者外出时须有人陪伴,给患者佩戴身份识别卡(姓名、地址、电话等)。对有自杀、自伤或攻击行为的患者,密切观察其情绪反应,去除危险因素,主动提供护理,严禁单独活动;必要时采取保护性约束、专人护理。

(三)症状护理

(1)提供关心、问候、周到而耐心的护理,维护患者的尊严。

(2)协助患者制订日常生活时间表,尽量保持规律性生活方式,鼓励患者做力所能及的事,以延缓功能退化。对有收藏废物行为的患者要耐心劝阻,严防吞食异物。

(3)对长期卧床患者,定时翻身、按摩,进行肢体功能活动,预防压疮发生,也可加床挡以免坠床。

(4)对行为退缩、懒散的患者进行行为训练,鼓励患者参加工娱治疗活动。

(5)与言语障碍患者交谈时,讲述语言应尽量简单、缓慢,可多次重复,或给予一些简单易懂的手势等加以说明;注意与患者的视线接触和倾听的姿势,并主动猜测、询问患者的需要;若患者主动参与沟通时,应给予鼓励和支持,并给患者表达的机会,留给患者充足时间回答问题,以减少其挫败感。

五、健康教育

(1)早发现痴呆:加强对全社会的健康指导,提高对本病的认识,及早发现患者的记忆障碍,做到早发现、早诊断、早期干预。

(2)给患者及其家属介绍疾病特征、临床表现,指导家属为患者提供日常生活照顾,以及帮助患者进一步恢复生活和社会功能的方法,延缓痴呆进展速度,防止并发症。

(3)早期预防痴呆:青年期要不断培养个人兴趣爱好和开朗性格。老年期必须坚持学习,坚持体力活动和社会活动,要始终保持积极向上的乐观情绪。

第二十一节 三叉神经痛

三叉神经痛(trige minal neuralgia)是三叉神经分布区出现的短暂的、反复发作的剧烈疼痛。本病多见于中老年人,40 岁以上起病者占 70%~80%,女性较多。

一、护理评估

1.病因

特发性病因不明,可能是三叉神经脱髓鞘产生异位冲动或伪突触传递所致。

2.临床表现

三叉神经痛患者最突出的临床表现是三叉神经分布区域出现疼痛,神经系统检查多无阳性体征。典型的表现如下:

(1)疼痛部位:疼痛多局限于三叉神经某一分支,尤以第 2、3 支多见,可同时累及两支,多为一侧发作,以面颊部、上下颌及舌部最明显,口唇、鼻翼、颊部和上下颌处较敏感,轻触即可诱发,称为"扳机点"。三叉神经痛患者可出现面部皮肤粗糙,但痛觉不减退。

(2)疼痛性质:表现为历时短暂的电击样、刀割样或撕裂样剧痛,严重者伴面部肌肉反射性抽搐。

(3)疼痛诱因:说话、冷水洗脸、刷牙、咀嚼常为三叉神经痛的诱因,以致患者不敢做这些动作。

(4)疼痛持续时间:每次发作持续数秒至 1~2 min 不等,三叉神经痛发作特点是突发突止,间歇期完全正常。

(5)疼痛缓解因素:发作时患者常双手紧握拳或用力按压痛处,可减轻疼痛。

护士应询问患者疼痛的特点、有无明确的诱因,是否伴其他不适,了解患者对疼痛的应对措施。评估患者有无肢体瘫痪、感觉异常;生理反射是否存在,有无病理反射。

3.心理—社会状况

由于日常活动常可诱发疼痛,且有时疼痛剧烈,难以忍受,患者易出现焦虑和情绪低落。

4.防治要点

迅速有效地止痛是治疗本病的关键。

(1)药物治疗:卡马西平是治疗三叉神经痛的首选药物,开始剂量为 0.1 g,3 次/日,口服。常用剂量为 0.6 g/d,最大剂量 1.0 g/d。疼痛停止后逐渐减量,最小有效维持量一般为 0.6~0.8 g/d。也可选用苯妥英钠、氯硝西泮。

(2)封闭治疗:对服药无效的患者可用纯酒精行三叉神经封闭治疗。

(3)经皮半月神经节射频电凝疗法:该项治疗对大多数患者有效,可缓解疼痛数月至数年。

(4)手术:对以上治疗均无效的患者,可考虑三叉神经感觉根部分切断术,其止痛效果可靠,为目前首选。

二、护理问题

(1)疼痛与三叉神经病变有关。

(2)营养失调与摄入量低于机体需要量有关。

(3)焦虑与疼痛困扰、担心疾病预后有关。

(4)缺乏疾病、药物及护理等相关知识。

(5)家庭运作异常与调整的需要、角色紊乱,以及不确定的治疗效果有关。

三、护理目标

(1)疼痛缓解或消失。

(2)营养平衡。

(3)情绪稳定,配合治疗。

(4)患者及家属了解疾病相关知识。

(5)人际关系良好,家庭和谐。

四、护理措施

1.一般护理

保持病室周围环境安静、室内光线柔和,避免患者因不良刺激而产生焦虑,加重疼痛。给予营养丰富、清淡、易消化饮食,避免粗糙、干硬、辛辣食物,病情严重者予以流质饮食。

2.疼痛的护理

(1)观察患者疼痛的部位、性质及持续的时间。

(2)与患者进行交谈,帮助患者了解疼痛的原因与诱因。尽可能减少刺激因素,如洗脸、刷牙、刮胡子、咀嚼等。

(3)指导患者通过分散注意力、放松、适当按摩疼痛部位等技巧来减轻疼痛。

(4)指导患者生活有规律,保证充分的休息,鼓励患者参加一些娱乐活动,如看电视、杂志,听音乐,跳交谊舞等,以减轻疼痛和消除紧张情绪。

3.用药护理

遵医嘱按时服药,并注意观察药物的不良反应。如用卡马西平可致眩晕、嗜睡、恶心、行走不稳,多在数日后消失。偶有皮疹、白细胞减少,一旦出现须停药。

4.心理护理

患者疼痛剧烈,难以忍受,护士要勤与患者沟通,关心体谅患者,耐心听取患者的感受,了解患者心理活动,做好疾病解释工作。鼓励患者参加一些自己感兴趣的娱乐活动,以减轻和消除紧张情绪。

五、健康教育

1.疾病知识指导

应帮助患者及家属掌握本病相关知识与自我护理方法,以减少发作频率,减轻患者痛苦。指导患者建立良好生活规律,保持情绪稳定和愉快心情,培养多种兴趣爱好,适当分散注意力;

保持正常作息和睡眠；洗脸、刷牙动作宜轻柔，食物宜软，忌生硬、油炸食物。

2.用药与就诊指导

遵医嘱合理用药，不要随意更换药物或停药，并学会识别药物的不良反应。若有眩晕、行走不稳、皮疹等应及时就诊。

第二章 呼吸内科疾病

第一节 急性上呼吸道感染

急性上呼吸道感染是呼吸道最常见的一种传染病,系鼻腔、咽或喉部急性炎症的总称。大多数由病毒引起,少数为细菌所致。

一、病因和发病机制

急性呼吸道感染由病毒引起者占 70％～80％,常见的病毒有鼻病毒、副流感病毒、呼吸道合胞病毒、腺病毒、流感病毒(A、B、C 型)等。细菌感染可直接或继发于病毒感染之后,以溶血性链球菌常见,其次为流感嗜血杆菌、肺炎球菌、葡萄球菌等,革兰阴性杆菌偶见。在机体抵抗力降低如受凉、淋雨或过度疲劳等时,原已存在于呼吸道或从外界入侵的病毒或细菌可生长繁殖,引起本病。年老体弱或原有呼吸道慢性疾病如鼻旁窦炎、扁桃体炎者更易患病。

全年皆可发病,冬、春季节较多。病毒引起者传染性强,可通过含病毒的飞沫或被污染的用具传播。多数为散发性,但常在气候突变时流行。由于引起本病的病毒种类较多,患病后人体产生的免疫力弱而短暂,且无交叉免疫,同时健康人群中有病毒携带者,因此,一个人一年内可多次患病。

二、病理生理

鼻腔及咽部黏膜充血、水肿、上皮细胞破坏,少量单核细胞浸润,有浆液性及黏液性炎性渗出。继发细菌感染时,有中性粒细胞浸润,大量脓性分泌物。

三、临床表现

根据病因不同,急性上呼吸道感染可分为以下几种类型,但各型之间并无明显界限。

(一)普通感冒

普通感冒又称伤风、急性鼻炎或上呼吸道卡他。成人多数为鼻病毒引起,其次为副流感病毒、呼吸道合胞病毒、埃可病毒、柯萨奇病毒等。潜伏期数小时或 1～3 d,若无并发症,一般经5～7 d 症状自行消退、痊愈。

1.症状

早期症状有咽干、痒或灼热感,打喷嚏、鼻塞、流涕。开始为清水样鼻涕,2～3 d 后变稠,可伴咽痛。有时由于耳咽管炎使听力减退,也可出现流泪、味觉迟钝。一般无发热及全身症状或仅有低热,头痛不适。

2.体征

体征可见鼻黏膜充血、水肿,有分泌物,咽部轻度充血。

(二)病毒性咽炎、喉炎和支气管炎

病毒可在咽、喉和支气管不同部位引起炎症,表现为急性咽炎、喉炎和支气管炎症。常由

鼻病毒、腺病毒、流感病毒、副流感病毒、呼吸道合胞病毒等引起,冬春季常见。

1.症状

咽痛、声嘶、讲话困难、干咳或少量黏液性痰,急性喉炎、支气管炎常有发热,有时体温可高达 39 ℃,全身乏力。

2.体征

咽部充血、水肿或喉部水肿,有时颈下淋巴结肿大和触痛,病毒性支气管炎者可在肺部闻及干、湿性啰音。胸部 X 线片显示血管阴影增多、增强,但无肺浸润阴影。

(三)疱疹性咽峡炎

由柯萨奇病毒 A 引起,多见于儿童,成人偶见,夏季较易流行,起病急,病程约 1 周。

1.症状

明显咽痛、发热。

2.体征

咽部、软腭、腭垂和扁桃体上有灰白色小丘疹,周围有黏膜红晕,形成疱疹和浅表溃疡。

(四)咽—结膜热

咽—结膜热主要由腺病毒、柯萨奇病毒、埃可病毒等引起,多见于夏季,儿童多见,发病急,病程一般 4~6 d 即愈。

1.症状

发热、咽痛、流泪、累及角膜者有畏光。

2.体征

咽部及结膜充血,可有颈淋巴结肿大,或有角膜炎。

(五)细菌性咽—扁桃体炎

细菌性咽—扁桃体炎多由溶血性链球菌引起,其次为流感嗜血杆菌、肺炎球菌、葡萄球菌等引起。

1.症状

起病急,明显咽痛,畏寒发热,体温可高达 40 ℃以上。

2.体征

咽部充血,扁桃体肿大、充血,表面有黄色点状渗出物,颈下淋巴结肿大、压痛,肺部无异常体征。

四、并发症

可并发急性鼻窦炎、中耳炎、气管—支气管炎,部分患者继发风湿病、心肌炎、肾炎等。

五、诊断

根据病史、流行情况、典型的上呼吸道症状,结合周围血常规和胸部 X 线片,一般可做出临床诊断。进行细菌培养、病毒分离和鉴定、病毒血清学检查可确定病因诊断。

六、鉴别诊断

(一)过敏性鼻炎

临床表现很像感冒,但过敏性鼻炎起病急骤,主要表现为鼻痒、连续性喷嚏、流清水样鼻涕，无全身症状。持续时间短，常突然痊愈。检查可见鼻黏膜水肿、苍白，分泌物中有较多嗜酸性粒细胞。常反复发作，伴有其他过敏性疾病如荨麻疹。

（二）流行性感冒

有流行病史，起病急，全身中毒症状明显，有高热、头痛、全身酸痛，鼻塞流涕较轻。取患者鼻洗液中的鼻黏膜上皮细胞涂片标本，用免疫荧光技术检测，有助于早期诊断，病毒分离或血清学检查有助确诊。

（三）急性传染病前驱症状

麻疹、脊髓灰质炎、脑炎、流行性脑膜炎、伤寒、斑疹伤寒等在发病初期常有上呼吸道症状。在这些疾病流行区和流行季节应密切观察，并进行相关的化验检查以资鉴别。

七、治疗

（一）对症治疗

针对呼吸道病毒感染，目前无特异疗法。患者应注意保暖、多饮水，病情较重或年老体弱者应卧床休息、戒烟，室内保持一定的湿度和温度。康得、泰诺等复方抗感冒制剂对缓解上呼吸道症状有一定效果，亦有一定解热镇痛作用。高热者可口服复方阿司匹林，或肌内注射柴胡注射液，或行物理降温等。鼻塞、流涕可用 1% 麻黄碱滴鼻，咽痛可用度米芬含片、华素片，声音嘶哑可给予超声波雾化吸入。

（二）化学药物治疗

细菌感染者，可选用适当的抗生素治疗，如青霉素、大环内酯类或喹诺酮类、头孢类抗生素等。单纯的病毒感染不需用抗生素。

化学药物治疗病毒感染，尚未十分成熟。吗啉胍对流感病毒和呼吸道病毒有一定疗效。阿糖胞苷、阿糖腺苷等对腺病毒有一定疗效。利福平对流感病毒和腺病毒也有一定疗效。聚肌胞能诱导人体产生干扰素抑制病毒的繁殖。

（三）中医中药治疗

中医中药治疗对上呼吸道病毒感染有独到之处，有时能取得较好的效果。

八、预防

重在预防，隔离传染源有助于避免传染。加强锻炼、增强体质、生活饮食规律、改善营养。避免受凉和过度劳累，有助于降低易感性，是预防上呼吸道感染最好的方法。年老体弱易感者应注意防护，上呼吸道感染流行时应戴口罩，避免在人多的公共场合出入。

第二节 急性气管—支气管炎

急性气管—支气管炎是由生物、物理、化学刺激或过敏等因素引起的急性气管—支气管黏膜炎症。常发生于秋末、冬季或气候突变时。也可由急性上呼吸道感染迁延不愈所致。多数患者预后良好，少数体质弱者可迁延不愈，应引起足够重视。

一、病因和发病机制

在受凉、过度疲劳等诱因削弱了上呼吸道生理防御功能和在寒冷季节或气候突变时易于发病。病毒感染最常见,成人多由腺病毒或流感病毒引起,儿童则以呼吸道合胞病毒或副流感病毒多见。多先引起上呼吸道炎症,然后向下蔓延引起喉、气管、支气管炎。细菌感染常在病毒感染基础上发生,常见致病菌为流感嗜血杆菌、肺炎球菌、链球菌、葡萄球菌等。诺卡菌感染近年有所增加,其他微生物如肺炎支原体、百日咳杆菌以及肺炎衣原体也可引起。鼻窦炎或扁桃体感染的分泌物吸入后也可引起本病。长时间暴露于香烟烟雾和大气污染的环境中,可导致支气管的持久损害,增加严重急性支气管炎发作的频度。其他因素如过冷空气、粉尘、有害气体等的刺激均可引起本病。对细菌蛋白质或寒冷的空气过敏,寄生虫如钩虫、蛔虫的幼虫在肺脏移动,或花粉真菌孢子吸入等,也可导致本病的发生。

二、临床表现

(一)症状

起病较急,开始常表现为上呼吸道感染症状,如鼻塞、流涕、咽痛、声音嘶哑等。全身症状轻微,可有轻度畏寒、低热、乏力、全身酸痛等。炎症累及气管、支气管黏膜时则出现咳嗽,开始为刺激性干咳或少量黏液性痰,后转为黏液脓性,痰量增多。咳嗽加剧时,偶可痰中带血。可伴有恶心、呕吐及胸腹部肌痛或胸骨痛。伴发支气管痉挛时,可有气促、喘息和程度不等的胸部紧缩感。

(二)体征

两肺呼吸音增粗,可有散在干、湿性啰音,啰音部位常不固定,咳嗽后啰音可减少或消失。

病程呈自限性,全身症状可在 3~5 d 内消失,有时咳嗽可延续数周消失,如迁延不愈或反复发作,日久可演变成慢性支气管炎。

三、诊断和鉴别诊断

急性气管-支气管炎的诊断并不困难,根据症状、体征、血常规和胸部 X 线片检查,可做出临床诊断。进行病毒和细菌检查,可确定病因诊断。但应注意许多严重的下呼吸道疾病如肺结核、肺脓肿、肺癌、支原体肺炎和多种急性感染性疾病如急性扁桃体炎、麻疹、百日咳等在发病时常伴有急性气管-支气管炎的症状,应详细询问病史,深入检查,仔细鉴别。

流行性感冒在症状上与急性气管-支气管炎颇为相似,但前者起病急骤,全身中毒症状明显,发热、头痛、全身肌肉酸痛较为明显,常有流行病史,依据病毒分离和血清学检查可资鉴别。

少数儿童急性支气管炎反复发作时,应注意排除肺囊性纤维化及低丙种球蛋白血症。

四、治疗

(一)对症治疗

主要是控制咳嗽。咳嗽较剧无痰时可用磷酸苯丙哌林 20 mg,每日 3 次,严重者必要时可用可待因。痰稠不易咳出者可选用溴己新、氯化铵、棕色合剂、乐舒痰等祛痰剂。

也可用雾化吸入帮助祛痰。伴支气管痉挛时可用平喘药如氨茶碱。中药止咳、平喘亦有一定效果,可选用。出现全身症状时,应注意保暖、卧床休息、多饮水。如发热较高者,可给予退热剂。

（二）抗生素治疗

对于未明确病原者抗生素不宜常规使用。若确定为细菌感染，可根据病原体及病情轻重情况选用适当的抗生素治疗，如青霉素、红霉素、磺胺制剂、喹诺酮类、头孢类抗生素等。

五、预防

积极开展体育锻炼，增强体质，冬季注意保暖，防止上呼吸道感染。治理空气污染，改善劳动卫生条件，做好个人防护，避免接触引起发作的因素和吸入过敏原。

第三节　慢性支气管炎

慢性支气管炎是指气管、支气管黏膜及其周围组织的慢性非特异性炎症，临床上以咳嗽、咳痰或伴有喘息及反复发作的慢性过程为特征。疾病进展后常并发阻塞性肺气肿，甚至肺源性心脏病。

一、病因和发病机制

（一）感染

慢性支气管炎发生、发展与呼吸道感染有密切的关系。主要为病毒和细菌感染，肺炎支原体和肺炎衣原体有时也可能致病。

（二）吸烟

现今国内外一致认为吸烟为慢性支气管炎另一重要因素，有资料说明，吸烟者患慢性支气管炎的比率较不吸烟者高 2～8 倍。吸烟时间越长、烟量越大，患病率越高，戒烟后可使病情减轻，甚至痊愈。

（三）气候

慢性支气管炎发病和急性加重常见于寒冷的冬季，特别是气温骤然降低时。寒冷空气刺激呼吸道黏膜，使小血管痉挛，血液循环障碍，导致呼吸道防御功能降低，同时使黏膜上皮的纤毛运动功能障碍，分泌物排出困难，净化清除作用减弱，这些均有利于病毒入侵而继发感染。

（四）理化因素

刺激性烟雾、粉尘、大气污染，如二氧化硫、氯、二氧化氮、臭氧等，对呼吸道黏膜有刺激和细胞毒性作用，易诱发慢性支气管炎。

长期接触工业粉尘和有毒气体的工人其慢性支气管炎的患病率较无接触者高，大气污染严重的大城市较郊区和农村高。

（五）过敏因素

慢性支气管炎与过敏有一定关系，尤其是喘息型慢性支气管炎往往有过敏史，患者痰液中嗜酸性粒细胞数量与组胺含量都有增高倾向，对多种抗原的皮试阳性率高于对照组。尘埃、螨虫、细菌、真菌、寄生虫、花粉等，都可以成为过敏因素而致病。有报告认为细菌过敏原引起慢性支气管炎速发型或速发型变态反应尤为重要。

（六）其他

自主神经功能失调也可能是本病发生的一个内在因素，大多数患者有自主神经功能失调现象，部分患者的副交感神经功能亢进，气道反应性较正常增高。

二、临床表现

（一）症状

患者多缓慢起病，病程较长，主要症状有慢性咳嗽、咳痰、喘息。开始症状轻微，反复急性发作而加重。部分患者起病前有急性上呼吸道感染史。患者常在寒冷季节或气温骤变时发病，出现咳嗽、咳痰，痰多呈白色黏液泡沫状，有时黏稠不易咯出。在急性呼吸道感染时，症状迅速加剧，痰量增多，若痰转为黄色黏液脓性或黄绿色，多为继发细菌感染。偶可痰中带血丝，痰量以夜间或清晨较多。喘息型慢性支气管炎有支气管痉挛时可引起喘息。早期一般无呼吸困难，若并发肺气肿，随着病情进展，则呼吸困难逐渐加重。

（二）体征

早期多无体征。有时在背部及肺底部可听到湿性或干性啰音，喘息型慢性支气管炎发作时，可听到较广泛的哮鸣音，缓解后消失。长期发作并发肺气肿病例可有肺气肿的体征。

三、诊断

诊断主要依靠病史和症状，凡咳嗽、咳痰或伴有喘息，每年发病持续 3 个月，连续 2 年或 2 年以上，并排除其他心、肺疾患（如肺结核、肺尘埃沉着病、支气管哮喘、支气管扩张、肺癌、心脏病、心功能不全等）时，可做出诊断。如每年发病持续不足 3 个月而有明确的客观检查依据（如胸片、肺功能等）亦可诊断。

根据临床表现，慢性支气管炎可分为两种类型，即单纯型与喘息型，前者主要表现咳嗽、咳痰；后者除咳嗽、咳痰外尚有喘息症状，并有哮鸣音。

根据病情，病程又可分为三期。

（一）急性发作期

急性发作期指在 1 周内出现脓性或黏液脓性痰，痰量明显增加，或伴有发热等炎症表现；或 1 周内"咳""痰"或"喘"，任何一项症状明显加剧。

（二）慢性迁延期

慢性迁延期指有不同程度的"咳""痰""喘"，症状迁延到 1 个月以上者。

（三）临床缓解期

临床缓解期指病情自然缓解或经治疗后症状基本消失，或偶有轻微咳嗽和少量痰液，保持 2 个月以上者。

四、鉴别诊断

（一）肺结核

近年肺结核的患病率有增高的趋势，具有低热、盗汗、乏力、消瘦、咯血等表现的肺结核，结合胸部 X 线检查与痰结核分支杆菌检查，容易与慢性支气管炎鉴别。但老年肺结核菌的毒血症状不明显，慢性咳嗽、咳痰症状常易被慢性支气管炎的症状掩盖相混淆，长期未被发现。因此，应特别引起注意。

(二)支气管哮喘

支气管哮喘常于幼年或青年发病,常有个人或家族过敏性疾病史,发病的季节性较强,一般无慢性咳嗽、咳痰史,以发作性哮喘为特征,支气管扩张剂效果明显,缓解后可无症状。喘息型慢性支气管炎多见于中老年人,咳嗽、咳痰为主要表现,伴有喘息,单纯的平喘药物治疗效果不佳,感染控制后,症状多可缓解。典型病例不难区别,但支气管哮喘并发慢性支气管炎或肺气肿有时则难以鉴别。

(三)支气管扩张

本病也有慢性咳嗽、咳痰、胸片也可表现为双肺中下野纹理增粗、紊乱或伴有小斑点状阴影,易与慢性支气管炎混淆。但大多数支气管扩张患者有咯大量脓性痰或反复咯血的病史。高分辨 CT 肺部检查有助诊断,支气管碘水(油)造影可确诊。

(四)硅沉着病及其他肺尘埃沉着病

有粉尘接触职业史,X 线检查可见肺部矽结节,肺门阴影扩大及网状纹理增多,可作鉴别。

五、治疗

(一)急性发作期及慢性迁延期的治疗

1. 控制感染

应视感染的主要致病菌和严重程度或根据病原菌药敏试验选用抗生素。常用的抗生素有青霉素类、大环内酯类、喹诺酮类、头孢菌素类、氨基糖苷类等。轻者可选用口服,较重患者肌内注射或静脉滴注抗生素。对严重感染应强调依据痰菌培养与药敏试验的结果选用抗生素,使用原则为及时、有效、足量、感染控制后即予停用,以免产生细菌耐药或导致二重感染。

2. 祛痰、镇咳

慢性支气管炎患者除刺激性干咳外,不宜单纯采用镇咳药物如可卡因等,因痰液不能排出,反而加重病情。应用祛痰止咳药物,常用的药物有氯化铵棕色合剂、复方甘草片、溴己新或氨溴索等,或用超声雾化吸入,稀释气管内分泌物,促进其排出。

3. 解痉、平喘

解痉、平喘与祛痰剂合用有利于痰液的排出及通气功能的改善。因此慢性支气管炎患者常规应用氨茶碱或茶碱控释片,有喘息者还可使用糖皮质激素或 β_2 受体激动剂等。

(二)缓解期治疗

以增强体质、提高机体抗病能力和预防复发为主。加强锻炼,提高耐寒能力,避免各种诱发因素的接触和吸入,采用气管炎菌苗、卡介苗素及中医扶正固本治疗对预防感冒、减少慢性支气管炎的急性发作均有一定疗效。

六、预防

戒除吸烟的习惯,注意保暖,避免受凉,预防感冒;改善环境卫生,加强个人劳动保护,消除及避免烟雾、粉尘和有害气体对呼吸道的影响;开展体育锻炼,增强体质,提高抗病能力。

第四节　急性呼吸窘迫综合征

急性呼吸窘迫综合征(acute respiratory distress syndrome，ARDS)是指严重感染、创伤、休克等非心源性疾病过程中，肺毛细血管内皮细胞和肺泡上皮细胞损伤造成弥散性肺间质及肺泡水肿，导致的急性低氧性呼吸功能不全或衰竭，属于急性肺损伤(acute lung injury，ALI)的严重阶段。以肺容积减少、肺顺应性降低、严重的通气/血流比例失调为病理生理特征。临床上表现为进行性低氧血症和呼吸窘迫，肺部影像学表现为非均一性的渗出性病变。本病起病急、进展快、病死率高。

ALI 和 ARDS 是同一疾病过程中的两个不同阶段，ALI 代表早期和病情相对较轻的阶段，而 ARDS 代表后期病情较为严重的阶段。发生 ARDS 时患者必然经历过 ALI，但并非所有的 ALI 都要发展为 ARDS。引起 ALI 和 ARDS 的原因和危险因素很多，根据肺部直接和间接损伤对危险因素进行分类，可分为肺内因素和肺外因素。肺内因素是指致病因素对肺的直接损伤，包括：①化学性因素，如吸入毒气、烟尘、胃内容物及氧中毒等；②物理性因素，如肺挫伤、放射性损伤等；③生物性因素，如重症肺炎。肺外因素是指致病因素通过神经体液因素间接引起肺损伤，包括严重休克、感染中毒症、严重非胸部创伤、大面积烧伤、大量输血、急性胰腺炎、药物或麻醉品中毒等。ALI 和 ARDS 的发生机制非常复杂，目前尚不完全清楚。多数学者认为，ALI 和 ARDS 是由多种炎性细胞、细胞因子和炎性介质共同参与引起的广泛肺毛细血管急性炎症性损伤过程。

一、临床特点

ARDS 的临床表现可以有很大差别，取决于潜在疾病和受累器官的数目和类型。

(一)症状体征

(1)发病迅速：ARDS 多发病迅速，通常在发病因素攻击(如严重创伤、休克、败血症、误吸)后 12～48 h 发病，偶尔有长达 5 d 者。

(2)呼吸窘迫：是 ARDS 最常见的症状，主要表现为气急和呼吸频率增快，呼吸频率大多在 25～50 次/分钟。其严重程度与基础呼吸频率和肺损伤的严重程度有关。

(3)咳嗽、咳痰、烦躁和神志变化：ARDS 可有不同程度的咳嗽、咳痰，可咳出典型的血水样痰，可出现烦躁、神志恍惚。

(4)发绀：是未经治疗 ARDS 的常见体征。

(5)ARDS 患者也常出现呼吸类型的改变，主要为呼吸浅快或潮气量的变化。病变越严重，这一改变越明显，甚至伴有吸气时鼻翼扇动及三凹征。在早期自主呼吸能力强时，常表现为深快呼吸，当呼吸肌疲劳后，则表现为浅快呼吸。

(6)早期可无异常体征，或仅有少许湿啰音；后期多有水泡音，亦可出现管状呼吸音。

(二)影像学表现

1.胸部 X 线片

早期以间质性病变为主，胸部 X 线片常无明显异常或仅见血管纹理增多，边缘模糊，双肺散在分布的小斑片状阴影。随着病情进展，上述的斑片状阴影进一步扩展，融合成大片状，或两肺均匀一致增加的毛玻璃样改变，伴有支气管充气征，心脏边缘不清或消失，称为"白肺"。

2.胸部 CT

与胸部 X 线片相比,胸部 CT 尤其是高分辨率 CT(HRCT)可更为清晰地显示出肺部病变分布、范围和形态,为早期诊断提供帮助。由于肺毛细血管膜通透性一致性增高,引起血管内液体渗出,两肺斑片状阴影呈现重力依赖性现象,还可出现变换体位后的重力依赖性变化。在CT 上表现为病变分布不均匀:①非重力依赖区(仰卧时主要在前胸部)正常或接近正常;②前部和中间区域呈毛玻璃样阴影;③重力依赖区呈现实变影。这些提示肺实质的实变出现在受重力影响最明显的区域。无肺泡毛细血管膜损伤时,两肺斑片状阴影均匀分布,既不出现重力依赖现象,也无变换体位后的重力依赖性变化。这一特点有助于与感染性疾病鉴别。

(三)实验室检查

1.动脉血气分析

$PaO_2 < 8.0\ kPa(60\ mmHg)$,有进行性下降趋势,在早期 $PaCO_2$ 多不升高,甚至可因过度通气而低于正常;早期多为单纯呼吸性碱中毒;随病情进展可合并代谢性酸中毒;晚期可出现呼吸性酸中毒。氧合指数较动脉氧分压更能反映吸氧时呼吸功能的障碍,而且与肺内分流量有良好的相关性,计算简便。氧合指数参照范围为 $53.2 \sim 66.5\ kPa(400 \sim 500\ mmHg)$,在ALI 时$\leqslant 300\ mmHg$,ARDS 时$\leqslant 200\ mmHg$。

2.血流动力学监测

通过漂浮导管,可同时测定并计算肺动脉压(PAP)、肺动脉楔压(PAWP)等,不仅对诊断、鉴别诊断有价值,而且对机械通气治疗亦为重要的监测指标。肺动脉楔压一般$< 1.6\ kPa$(12 mmHg),若$> 2.4\ kPa$(18 mmHg),则支持左侧心力衰竭的诊断。

3.肺功能检查

ARDS 发生后呼吸力学发生明显改变,包括肺顺应性降低和气道阻力增高,肺无效腔/潮气量是不断增加的,肺无效腔/潮气量增加是早期 ARDS 的一种特征。

二、诊断及鉴别诊断

1999 年,中华医学会呼吸病学分会制定的诊断标准如下。

(1)有 ALI 和(或)ARDS 的高危因素。

(2)急性起病、呼吸频数和(或)呼吸窘迫。

(3)低氧血症:ALI 时氧合指数$\leqslant 300\ mmHg$;ARDS 时氧合指数$\leqslant 200\ mmHg$。

(4)胸部 X 线检查显示两肺浸润阴影。

(5)肺动脉楔压$\leqslant 2.4\ kPa$(18 mmHg)或临床上能除外心源性肺水肿。

符合以上 5 项条件者,可以诊断 ALI 或 ARDS。必须指出,ARDS 的诊断标准并不具有特异性,诊断时必须排除大片肺不张、自发性气胸、重症肺炎、急性肺栓塞和心源性肺水肿。

三、急诊处理

ARDS 是呼吸系统的一个急症,必须在严密监护下进行合理治疗。治疗目标是改善肺的氧合功能,纠正缺氧,维护脏器功能和防治并发症。治疗措施如下。

(一)氧疗

应采取一切有效措施尽快提高 PaO_2,纠正缺氧。可给高浓度吸氧,使 $PaO_2 \geqslant 8.0\ kPa$(60 mmHg)或 $SaO_2 \geqslant 90\%$。轻症患者可使用面罩给氧,但多数患者需采用机械通气。

（二）去除病因

病因治疗在 ARDS 的防治中占有重要地位，主要是针对涉及的基础疾病。感染是 ALI 和 ARDS 常见原因也是首位高危因素，而 ALI 和 ARDS 又易并发感染。如果 ARDS 的基础疾病是脓毒症，除了清除感染灶外，还应选择敏感抗生素，同时收集痰液或血液标本分离培养病原菌和进行药敏试验，指导下一步抗生素的选择。一旦建立人工气道并进行机械通气，即应给予广谱抗生素，以预防呼吸道感染。

（三）机械通气

机械通气是最重要的支持手段。如果没有机械通气，许多 ARDS 患者会因呼吸衰竭在数小时至数天内死亡。机械通气的指征目前尚无统一标准，多数学者认为一旦诊断为 ARDS，就应进行机械通气。在 ALI 阶段可试用无创正压通气，使用无创机械通气治疗时应严密监测患者的生命体征及治疗反应。神志不清、休克、气道自洁能力障碍的 ALI 和 ARDS 患者不宜应用无创机械通气。如无创机械通气治疗无效或病情继续加重，应尽快建立人工气道，行有创机械通气。

为了防止肺泡萎陷，保持肺泡开放，改善氧合功能，避免机械通气所致的肺损伤，目前常采用肺保护性通气策略，主要措施包括以下两方面。

1. 呼气末正压

适当加用呼气末正压可使呼气末肺泡内压增大，肺泡保持开放状态，从而达到防止肺泡萎陷，减轻肺泡水肿，改善氧合功能和提高肺顺应性的目的。应用呼气末正压应首先保证有效循环血容量足够，以免因胸内正压增加而降低心排出量，而减少实际的组织氧运输；呼气末正压先从低水平 $0.29 \sim 0.49$ kPa（$3 \sim 5$ cmH$_2$O）开始，逐渐增加，直到 PaO$_2 > 8.0$ kPa（60 mmHg）、SaO$_2 > 90\%$ 时的呼气末正压水平，一般呼气末正压水平为 $0.49 \sim 1.76$ kPa（$5 \sim 18$ cmH$_2$O）。

2. 小潮气量通气和允许性高碳酸血症

ARDS 患者采用小潮气量（$6 \sim 8$ mL/kg）通气，使吸气平台压控制在 $2.94 \sim 3.43$ kPa（$30 \sim 35$ cmH$_2$O）以下，可有效防止因肺泡过度充气而引起的肺损伤。为保证小潮气量通气的进行，可允许一定程度的 CO$_2$ 潴留（PaCO$_2$ 一般不宜高于 $10.7 \sim 13.3$ kPa（$80 \sim 100$ mmHg））和呼吸性酸中毒（pH $7.25 \sim 7.30$）。

（四）控制液体入量

在维持血压稳定的前提下，适当限制液体入量，配合利尿药，使出入量保持轻度负平衡（每天—500 mL 左右），使肺脏处于相对"干燥"状态，有利于肺水肿的消除。液体管理的目标是在最低（$0.7 \sim 1.1$ kPa 或 $5 \sim 8$ mmHg）的肺动脉楔压下维持足够的心排出量及氧运输量。在早期可给予高渗晶体液，一般不推荐使用胶体液。存在低蛋白血症的 ARDS 患者，可通过补充白蛋白等胶体溶液和应用利尿药，有助于实现液体负平衡，并改善氧合。若限液后血压偏低，可使用多巴胺和多巴酚丁胺等血管活性药物。

（五）加强营养支持

营养支持的目的在于不但预防患者营养不良的恶化，还应纠正现有的患者的营养不良。营养支持可经胃肠道或胃肠外途径实施。如有可能应尽早经胃肠补充部分营养，不但可以减少补液量，而且可获得经胃肠营养的有益效果。

(六)加强护理、防治并发症

有条件时应在 ICU 中动态监测患者的呼吸、心律、血压、尿量及动脉血气分析等,及时纠正酸碱失衡和电解质紊乱。注意预防呼吸机相关性肺炎的发生,尽量缩短病程和机械通气时间,加强物理治疗,包括体位、翻身、拍背、排痰和气道湿化等。积极防治应激性溃疡和多器官功能障碍综合征。

(七)其他治疗

糖皮质激素肺泡表面活性物质替代治疗、吸入一氧化氮在 ALI 和 ARDS 的治疗中可能有一定价值,但疗效尚不肯定。不推荐常规应用糖皮质激素预防和治疗 ARDS。糖皮质激素既不能预防 ARDS 的发生,对早期 ARDS 也没有治疗作用。ARDS 发病>14 d 应用糖皮质激素会明显增加病死率。感染性休克并发 ARDS 的患者,如合并肾上腺皮质功能不全,可考虑应用替代剂量的糖皮质激素。肺表面活性物质,有助于改善氧合,但是还不能将其作为 ARDS 的常规治疗手段。

第五节 支气管肺癌

原发性支气管肺癌简称肺癌,是最常见的肺部原发性恶性肿瘤,也是当今世界上对人类健康与生命危害最大的恶性肿瘤。肺癌在 20 世纪末不论男女已成为全球各种癌症死亡的首要原因,目前发病率仍呈明显上升趋势。在许多发达国家,列居男性常见恶性肿瘤的第一位,女性常见恶性肿瘤的第二、三位。男性发病多于女性,(2~2.7):1。世界卫生组织(WHO)发布的数据显示 2002 年全世界的肺癌新病例为 135 万,死亡 118 万,每 30 s 有 1 人死于肺癌。中国每年死于肺癌约有 60 万人,可谓是"肺癌第一大国"。

在过去的 30 年中,我国高发癌症谱变化明显,肺癌病死率由 20 世纪 70 年代位居癌症死因第 4 位,跃居 2000 年的第 1 位,上升最为显著。其发病率和病死率呈地区分布差异,城市明显高于农村,其中上海、北京、天津、武汉和哈尔滨等大城市最高。

据最新统计数据,2005 年我国各类肿瘤总体新发病例和 2 000 年相比增长 14.6%,其中肺癌的增长最为显著,男性发病率增长了 27%,达到 49/10 万人;女性增长了 38%,达到 22.9/10 万人。尽管目前肺癌的基础和临床研究有了长足进展,但其早期诊断和治疗效果尚不理想,总的 5 年生存率不足 15%。

一、病因

原发性支气管肺癌的病因较为复杂,目前尚未完全明了,其中较为公认的发病因素如下。

(一)吸烟

吸烟是肺癌的第一位的危险因素。有资料表明,长期吸纸烟与肺癌,尤其是鳞状上皮细胞癌和未分化小细胞癌的发生有密切关系。吸烟者比不吸烟者肺癌发生率高 10 倍以上,且吸烟时间越长、量越大、开始吸烟年龄越小,肺癌的发病率和病死率越高。烟草中含有 2 000 余种化学物质,烟雾中主要含有尼古丁、一氧化碳、苯并芘、亚硝胺和少量放射性元素钋等多种致癌物质。长期重度吸烟或被动吸烟者,可见支气管上皮细胞脱落、鳞状上皮化生、非典型增生等,出现癌前期的改变。被动吸烟近年来越来越受到人们的关注,尤其在女性,是导致肺癌发病率增加的主要原因之一。

(二)大气污染

工业废气和致癌物质(主要是苯并芘等)污染大气是工业化大城市肺癌发病率高的主要原因。致癌物主要来源于煤炭、柴油、石油等不完全燃烧的产物。室内环境污染近年来已受到广泛的关注。有研究证实经高温加热的食用菜油的油雾中存在有致癌物质,可能与女性肺癌的病因有一定关系。

(三)职业性致肺癌因素

大量接触石棉、砷、铬、镍、双(氯甲酸)乙烯和氯甲酸甲基乙烯、电离辐射、放射、芥子气、氡次级粒子和乙烯基氯化物等,均可诱发肺癌。其中石棉是最常见的肺癌的职业原因。多数人认为接触石棉又吸烟者,肺癌的发病率要比不接触石棉不吸烟者高 50 倍。

(四)肺部慢性病变或瘢痕组织的刺激

慢性支气管炎、肺结核、弥散性肺间质纤维化患者,肺癌发生率高于正常人群。在已愈合的结核纤维瘢痕灶中可发生腺癌。此外,病毒、真菌感染、机体免疫功能低下、内分泌失调及家族遗传因素,对肺癌的发生可能起综合性致癌作用。

二、病理与分型

(一)肺癌的起源和发展

肺癌绝大多数起源于各级支气管黏膜上皮,因而命名为支气管肺癌。但亦可起源于支气管腺体或肺泡上皮。肺癌多为单发,多中心原发灶仅占 1.3%～12.5%,其生长和发展呈多样化。肿瘤以黏膜起源或向支气管腔内生长,或沿支气管黏膜下蔓延生长,或穿透管壁向邻近肺组织浸润性生长、形成肿块,或直接侵犯纵隔、胸壁、膈肌、心包等。局限于黏膜下层的肿瘤称原位癌。癌细胞可循淋巴管播散到肺门、纵隔、锁骨上和腋下淋巴结,亦可通过淋巴管进入胸导管或直接侵犯血管形成癌栓,导致远处血行转移。

(二)分型

1.病理组织学分型(WHO肺癌分型)

(1)鳞状上皮细胞癌(高、中、低分化):简称鳞癌,最为常见,占原发性支气管肺癌的 40%～50%。多见于老年男性吸烟者。多为中央型,易向管内生长,形成结节样浸润或息肉样突出。常早期引起管腔狭窄,导致阻塞性肺炎和肺不张。癌组织易变性、坏死,形成空洞或癌性脓肿。高分化鳞癌细胞大,呈多形性,胞质丰富,有角化倾向。核畸变、染色深,细胞间桥多见,常呈典型鳞状上皮样排列。低分化鳞癌细胞排列分层紊乱,间质较少,无角化、细胞间桥等。核分裂相多。鳞癌恶性程度较低,尤其分化好的鳞癌生长缓慢,倍增时间 92 d,转移较晚,手术切除率高。

(2)腺癌:包括腺泡状、乳头状、细支气管肺泡癌和实体瘤伴黏液形成。近年来有明显上升趋势,占 30%～40%,女性多见,与吸烟关系不大。多生长在肺边缘的小支气管杯状细胞和黏液腺及肺泡,故周围型多见。典型的腺癌细胞,呈腺体样或乳头样结构,圆形或椭圆形,胞质丰富,核多偏位,核膜较清楚,腺癌向管外生长的倾向性较大,常累及胸膜引起胸腔积液。腺癌倍增时间为 168 d,但肿瘤血管丰富,故局部浸润和血行转移较鳞癌早,易转移至脑、肝、骨。

细支气管肺泡癌(bronehioloalveolar carcinoma,BAC)属于腺癌的一个亚型,因其有独特的临床病理和影像学特征,有学者认为应独立命名。BAC 占肺癌的 2%～5%,好发于中年,男女发病相近。组织起源多数认为来自细支气管末端的上皮细胞,包括具有分泌浆液的 Clara 细胞,亦有认为来自Ⅱ型肺泡细胞。

其发生认为与慢性炎症引起的瘢痕和肺间质纤维化有密切关系,与吸烟关系不大。病理学分结节型和弥散型两种类型,前者孤立圆形,后者为弥散分布小结节灶或大片炎症样浸润,可能为癌细胞循肺泡孔(Kohn 孔)或经气管直接播散所引起,亦有认为系多源性发生。本型分化较好者,细胞呈高柱状,核大小均匀,无明显异形,多位于细胞基底部。胞质丰富,呈嗜酸染色。癌细胞多沿支气管和肺泡壁生长,肺泡结构保持完整。分化较差的癌细胞多呈立方形,核大小不一,排列不整,可形成乳头向肺泡腔内突出。弥散型者预后与一般腺癌相似。

(3)小细胞肺癌:肺癌中恶性程度最高的一种组织学类型,占原发性肺癌的 20%左右。发病年龄轻(40～50 岁),与吸烟关系密切。男性多于女性,易侵犯大气道。趋向黏膜下浸润。小细胞肺癌分燕麦细胞型、中间细胞型和复合燕麦细胞型 3 种类型。认为可能起源于神经外胚层的嗜银细胞或 Kulchitsky 细胞,属 APUD 细胞(胺前身摄取和脱羧基化细胞),细胞体积小,颇似淋巴细胞,核深染,大小不一,胞质少,胞浆内含有神经分泌型颗粒,具有内分泌和化学受体功能,分泌 5-羟色胺、激肽、神经原特异性烯醇化酶等,引起各种副癌综合征。小细胞肺癌生长快,倍增时间 75.9 d,侵袭力强,远处转移早,常转移至脑、肝、肾、肾上腺、骨等脏器。

(4)大细胞未分化癌:分巨细胞癌及透明细胞癌。可发生于肺门附近或肺边缘的支气管。瘤细胞呈多边形,胞质丰富,核大,核仁明显,核分裂相多见。癌组织有出血坏死倾向,可通过淋巴管或血行转移,但较小细胞未分化癌转移晚,手术切除机会多。

(5)混合型肺癌:随着电子显微镜的应用,发现有不同类型癌细胞混合存在,其中以腺癌、鳞癌混合最常见。

2.按生长部位分型

(1)中央型肺癌:发生于段以上支气管、位于肺门附近的肺癌称中央型。占 60%～70%,多见于鳞癌和小细胞肺癌。

(2)周围型肺癌:发生于段或段以下的周围支气管的肺癌称周围型。以腺癌多见,占30%～40%。

3.临床分型

(1)小细胞肺癌(SCLC):发病年龄轻、转移早,恶性程度高,手术切除率低,对放化疗较敏感,是需全身治疗的一种恶性肿瘤。

(2)非小细胞癌(NSCLC):除 SCLC 以外所有的肺癌,约占 80%,其中以鳞癌、腺癌最常见。近年电镜检查发现鳞腺癌并存的混合型可达 40%～50%,生长相对缓慢,鳞癌转移较迟,手术切除率明显高于 SCLC,但对化疗、放疗相对不敏感,以腺癌明显。

三、临床表现

(一)肿瘤本身引起的症状

1.咳嗽

典型的为刺激性呛咳,无痰或少量白色黏液痰。多见于中央型,随着肿瘤增大,支气管腔变窄,咳嗽呈高音调金属音,若狭窄远端继发感染可引起咳嗽加重,痰量增多,黄脓痰。

2.咯血

癌组织血管丰富，常反复间断痰中带血。如肿瘤侵蚀大血管，可引起大咯血。

3.胸痛

癌肿累及胸膜或纵隔，产生不规则的胸部钝痛。肋骨、胸壁、胸椎受侵犯时，可有持续性胸痛，部位固定并逐渐加重。

4.呼吸困难

肿瘤阻塞支气管引起气急伴或不伴喘鸣；弥散型肺泡细胞癌或广泛肺内转移，影响气体交换和弥散功能，气急进行性加重。累及胸膜、心包引起大量胸腔积液、心包积液或伴有上腔静脉压迫综合征，均可产生胸闷、呼吸困难。

5.发热

肺癌一般无明显毒性症状，无发热。肿瘤组织坏死可引起癌性发热，体温多在38 ℃以下，抗生素治疗无效。产生阻塞性肺炎或癌性脓肿时，由于感染，体温可达39 ℃以上，并伴全身毒血症状。

6.消瘦及恶病质

晚期患者由于肿瘤毒素引起体质消耗，再加感染、疼痛等所致食欲减退，消瘦逐渐明显，有恶病质表现。

（二）肿瘤蔓延和转移引起的征象

（1）上腔静脉压迫综合征：头面部、颈部和上肢水肿以及前胸部淤血和静脉曲张。

（2）恶性胸腔、心包积液：产生胸痛、气急、呼吸困难等症状。

（3）肺上沟瘤综合征：压迫颈交感神经引起霍纳综合征，表现为病侧眼睑下垂、瞳孔缩小、眼球内陷、同侧额部及胸壁无汗或少汗；压迫臂丛神经引起同侧肩关节、上肢内侧剧烈火灼样疼痛和感觉异常。

（4）声嘶：喉返神经受压或受累所致。

（5）吞咽困难或气管—食管瘘：癌肿压迫或侵蚀食管引起。

（6）膈肌麻痹。

（7）转移症状：转移部位不同，有不同的临床表现。

（三）副癌综合征

1.杵状指（趾）和肥大性骨关节病

杵状指（趾）发生快，有疼痛感，甲床周围环绕红晕。肥大性骨关节病有长骨末端疼痛、骨膜增生、新骨形成，关节肿胀疼痛，但无关节畸形或强直，多见于鳞癌。

2.内分泌紊乱症状

肺癌尤其是SCLC为非内分泌性的内分泌肿瘤，有异位内分泌物作用，可产生相应的内分泌综合征。

分泌促肾上腺皮质激素样的肽类物，引起库欣综合征，表现为皮质醇增多的症状；分泌促性腺激素引起男性乳房肥大，常伴有骨关节病；分泌甲状旁腺样激素，引起多尿、烦渴、便秘、心律紊乱、高血钙、低血磷等；合成分泌抗利尿激素，可引起稀释性低血钠综合征。

（四）神经肌肉综合征

神经肌肉综合征表现为肌无力综合征（Eaton-Lambert综合征）、癌性神经肌病、小脑性运动失调、眼球震颤、多发性周围神经炎及皮肌炎等。多见于SCLC，其发生可能与自身免疫或免疫反应有关,也可能与癌细胞产生箭毒样物质或代谢异常、内分泌紊乱有关。

(五)体检

早期常无异常体征,有时可闻及肺部局限性吸气性哮鸣音,病情进展可扪及单侧或双侧肿大、质硬的锁骨上浅表淋巴结,胸腔积液或肺不张时可出现气管移位、胸部叩诊浊音,听诊呼吸音减低等体征。如有上腔静脉压迫综合征、肝转移时,可有胸壁静脉怒张、毛细血管扩张、肝大且能触及肿块等相应体征。肺外体征有杵状指(趾)、男性乳房肥大等。

四、辅助检查

(一)影像学检查

1. X 线检查

X 线是发现肺癌的主要方法,包括胸透、胸片、体层摄影、数字减影血管造影术(DSA)、放大点片、胸部 CT。胸部正侧位片仍是常规检查和记录的方法。肺癌的特征性 X 线征象表现为肺门增宽、增浓,结节或块影密度深而不均、分叶、毛刺、小空泡征、胸膜凹陷征等。段、叶的局限性肺气肿、肺炎或不张也为中央型肺癌的重要 X 线征象之一。

2. 胸部 CT

胸部 CT(常规 CT、螺旋 CT、高分辨 CT)能清晰地显示肺内结构,发现胸片不能发现的肺内隐蔽部位病灶,观察纵隔和肺门淋巴结形态和大小,尤其适用于早期周围型小肺癌。

3. 胸部磁共振成像(MRI)

MRI 具有优良的软组织对比分辨率和多平面成像能力,在诊断肺上沟癌和纵隔受累上较 CT 为优。对诊断外周性肺癌无特异性。

4. 正电子发射体层扫描(PET)和 PET/CT

PET 是非损伤性影像诊断技术,采用正电子核素作为示踪剂(常用 18 氟-去氧葡萄糖,[18]F-FDG),通过病灶部位对示踪剂的摄取(SUV 值)量化分析病灶功能代谢状态,从而对疾病做出正确诊断。尤其在确定有无淋巴结转移方面更具优越性。PET/CT 是近几年发展起来的集 PET 的功能成像和 CT 的高分辨率解剖成像为一体的影像方法,可以同时反映病灶的病理生理变化及形态结构变化,其肺部病变诊断灵敏性、特异性和准确性最高分别为 97.7%、94.1% 和 97.9%,明显高于单纯 PET 或单纯 CT 的诊断准确率。

因此,PET/CT 是肺癌诊断及准确分期的一种行之有效的有较高敏感性和特异性的检查手段。

(二)痰脱落细胞检查

怀疑肺癌时应连续 3 次送验。阳性率为 50%~70%。纤维支镜检查后行痰脱落细胞检查,可提高其阳性率。中央型肺癌阳性率高于周围型肺癌。

(三)肿瘤标志物检测

如癌胚抗原(CEA)、神经原特异性烯醇化酶(NSE)、鳞癌抗原(SCC-Ag)、糖类抗原(CA125)等,联合检测有助于肺癌的诊断,并在一定程度上可作为监测病情变化的随访指标。

(四)癌基因或抑癌基因检查

如 K-ras、H-ras、C-myc 和 p53 等。有益于诊断和评价疗效。

(五)纤维支气管镜检查

确定肺癌范围和部位,并通过刷检、活检、冲洗检查、经支气管针吸细胞学检查(TBAC)、经支气管肺活检(TBLB)及镜后痰脱落细胞检查等方法配合使用,有细胞学和病理组织学诊断价值。

(六)经胸壁肺穿刺活检及其他

靠近胸壁肺野内的病灶在透视、CT 或 B 超引导定位下进行经胸壁肺穿刺活检,阳性率高。主要并发症为气胸、出血。伴有胸腔积液者可行胸腔镜检查,在直视下获取组织标本,确诊率达 70%～100%,创伤小、痛苦轻。浅表淋巴结肿大可行淋巴结穿刺活检。

(七)开胸手术探查

上述检查均未能确立诊断,或难以区分良、恶性时,若无手术禁忌证,可考虑行开胸手术探查。

五、诊断与鉴别诊断

(一)诊断

肺癌的早期发现、早期诊断、早期治疗至关重要,前者是关键。对高危人群应普查,主动发现患者,如同时伴有症状者应高度警惕,并作进一步检查。特别是出现刺激性呛咳或原有咳嗽性质改变;反复间歇性痰中带血,无其他原因者;胸痛部位固定并逐渐加重;反复同一部位肺炎,尤其是无明显毒血症状的段性肺炎;原因不明的四肢关节疼痛及杵状指(趾),均应考虑肺癌可能。胸部 X 线片或胸部 CT 扫描提示不规则肿块影,密度深而不均、边缘有毛刷、胸膜凹陷征、肺门或纵隔淋巴结肿大等,强烈支持肺癌诊断。肿瘤标志物如 CEA 异常升高有辅助诊断价值。痰或胸液脱落细胞检查或肺活检病理查见癌细胞可确诊。

(二)临床分期

采用国际抗癌联盟(UICC)提出的 TNM 分期,1997 年修正肺癌分期如下。

1. T 代表原发肺部病灶的分类

根据肿瘤的大小,对周围器官组织的直接侵犯与否及范围又分七类。

(1)T_x:从支气管肺分泌物中找到恶性细胞,但胸部 X 线片和支气管中未发现病灶。

(2)T_0:根据转移淋巴结或远处转移能肯定来自肺,但肺内未见原发病灶。

(3)T_{is}:原位癌的病变局限于黏膜,未及黏膜下层者。

(4)T_1:肿瘤最大直径不大于 3 cm,四周围以肺脏或脏层胸膜;纤支镜镜下见病变范围的远端未侵犯到叶支气管。

(5)T_2:肿瘤最大直径大于 3 cm,或不论肿瘤大小但侵及脏层胸膜,或累及肺门区伴肺不张或阻塞性肺炎。纤支镜中显示肿瘤的近端在叶支气管以内或距隆突至少 2 cm。如有肺不张或阻塞性肺炎其范围应小于一侧全肺。

(6)T_3:不论肿瘤大小,有较局限的肺外侵犯,如胸壁、横膈、纵隔胸膜、心包,而不侵及心脏、大血管、气管、食管和椎体。或肿瘤在主支气管内,距隆突小于 2 cm,但未侵及隆突者。

(7)T_4:不论肿瘤大小,有广泛的肺外侵犯,包括纵隔、心脏、大血管、气管、食管、椎体(包括肺上沟瘤)、隆突和恶性胸腔积液。凡胸腔积液反复多次不能找到癌细胞,液体非血性非渗出液者,不能列为 T_4。

2. N 代表区域性淋巴结的分类

根据受累淋巴结部位分以下 4 类。

(1)N_0:胸内无淋巴结转移。

(2)N_1:转移或直接侵及支气管旁或(和)同侧肺门淋巴结。

(3)N_2:转移到同侧纵隔淋巴结和隆突下淋巴结。

(4)N_3:转移到对侧纵隔淋巴结或对侧肺门淋巴结,对侧或同侧的前斜角肌或锁骨上淋巴结。

3.M 代表远处转移

(1)M_0:无远处转移。

(2)M_1:有远处转移,需标明转移部位。

注:①凡一侧肺内有一个以上病灶,按最大直径计算。同叶同侧多发病灶为 T_4。异叶同侧多发病灶以 M 论;②T_4 中侵犯大血管是指侵犯主动脉、腔静脉和肺动脉总干;③心包积液、胸腔积液列为 T_4。

(三)鉴别诊断

肺癌应与下列疾病鉴别。

1.肺结核病

(1)肺门淋巴结结核:发病年龄轻的 SCLC 患者,病灶位于肺门附近伴纵隔肺门淋巴结转移时,易与淋巴结结核相混淆。一般后者好发于青少年,有发热、消瘦、乏力等结核中毒症状,结核菌素试验常阳性,抗结核药物治疗有效,胸部 X 线片示单侧纵隔旁椭圆形阴影,右侧多于左侧,以气管旁淋巴结肿大为主。如病灶有钙化时,更有助于肺门淋巴结结核诊断。

(2)肺结核球:应与周围型肺癌相鉴别。结核球多位于结核好发的肺上叶后段和下叶背段,病灶边界清楚,内容密度高,可有钙化灶,周围可伴卫星灶或纤维结节病灶。病程长,常多年不变。周围型肺癌多好发于上叶前段,中叶及左肺后段,病灶密度浓而不匀,边缘分叶或伴有毛刺,经纤维支镜肺活检或经皮肺活检有助于确立诊断。

(3)粟粒型肺结核:弥散性细支气管肺泡癌胸部 X 线片示两肺弥散性小结节阴影,可与粟粒型肺结核相混淆。急性粟粒型肺结核多见于青少年,起病较急,有发热等全身中毒症状,可有肝脾肿大,但呼吸道症状不明显。X 线上为两肺细小、分布均匀、大小密度相似的粟粒样阴影。经积极抗结核治疗后,随着症状缓解,粟粒病灶逐渐吸收。

(4)肺结核空洞:肺结核空洞患者均有结核中毒症状,发病年龄轻,空洞位于结核好发部位,空洞内可有少量液平,常见引流支气管和卫星灶,并可伴同侧或对侧的播散,痰结核菌阳性可确诊。癌性空洞多为厚壁偏心空洞,内壁不规整,洞中可见斑块状坏死物,洞外壁有分叶,并可伴有肺门淋巴结肿大,大多见于扁平(鳞状)细胞癌。纤维支镜检查和痰检癌细胞可明确诊断。

(5)结核性渗出性胸膜炎:肺腺癌常累及胸膜引起胸腔积液,若原发癌病灶明确,诊断不难。如仅以胸腔积液为首要表现时,需与结核性渗出性胸膜炎相鉴别。血性胸液,糖含量大于 3.4 mmol/L,pH 值大于 7.3,乳酸脱氢酶(LDH)大于 500 IU/L,CEA 阳性,并结合胸液脱落细胞学、胸腔镜胸膜活检或经皮胸膜活检有助于恶性胸腔积液诊断。结核性渗出性胸膜炎是中青年中的常见病,起病较急伴发热、盗汗等中毒症状,胸腔积液多为透明、草黄色,有时也可血性,糖含量小于 3.4 mmol/L,腺苷脱氨酶(ADA)大于 45 IU/L。胸腔积液找到抗酸杆菌可确定诊断。

2.肺脓肿

癌性空洞继发感染时,应与原发性肺脓肿相鉴别。后者起病急,全身中毒症状严重,随着脓肿向支气管溃破,咳嗽、咳出大量脓臭痰。胸片呈均匀的大量炎性阴影中有薄壁空洞及液平。血液白细胞计数增高。抗生素治疗疗效较佳。

3.炎性假瘤

炎症吸收不全机化遗留的圆形团块状病灶,由于尚无包膜并向肺实质浸润,胸片上有时不易与肺癌鉴别。炎性假瘤一般可追溯到发病初期有发热、白细胞升高等炎性表现,X线片可显示出由片状浸润阴影逐渐发展成圆形或类圆形阴影,边缘不齐。无分叶、密度较深,常有胸膜增厚,病灶长期无变化。针刺肺活检有助于诊断和鉴别诊断。

4.纵隔淋巴瘤

纵隔淋巴瘤颇似中央型肺癌。淋巴瘤为全身性疾病,表现为肺门、纵隔淋巴结肿大,常为双侧性,可有发热及全身浅表淋巴结肿大、肝脾大等,但支气管刺激症状不明显。通过痰找脱落细胞、淋巴结活检,经支气管针吸淋巴结活检可加以鉴别。

5.肺良性肿瘤

肺部良性肿瘤如错构瘤、支气管腺瘤在影像学上与肺癌相似,有时难以鉴别。一般而言,错构瘤多无症状,偶体检时发现,病灶边缘光滑,无分叶或毛刺,密度均匀,病程较长,多无明显进行性增大趋势。个别病例良恶性难以区分,经皮肤或经支气管肺活检仍未能得到病理诊断时,必要时行开胸活检或病灶切除。

6.结节病

结节病是一种系统性肉芽肿疾病,可侵犯多器官、肺组织和肺门淋巴结,肺受累者占80%～90%,患者可无症状,X线典型表现为双肺门淋巴结肿大,有些病例有肺内小结节,粟粒样或成网状阴影,可误诊腺癌伴肺门淋巴结转移。

经纤支镜肺活检、支气管肺泡冲洗、淋巴结针吸活检及血清血管紧张素转移酶(ACE)测定以及其他受累器官活检均有助于诊断。

六、治疗

多学科治疗(也叫综合治疗),包括局部治疗(手术、放疗、支气管动脉插管化疗)和全身治疗(化疗、分子靶向治疗、中药)是目前肺癌治疗的原则。其中手术、化疗、放疗是肺癌治疗的传统三大重要环节,而靶向治疗是近年来崭露头角的治疗肺癌的一个新途径。依据肺癌患者的全身状况、肺癌分期、各种类型的生物学特征等进行综合评估,制订合理、有效的多学科治疗方案,以期较大幅度地提高患者的生活质量和治愈率。

(一)手术治疗

手术治疗为肺癌治疗的首选方法和基本治疗。一旦诊断确定,应及早争取手术。肺癌切除术后,可获得较高的5年生存率,尤以NSCLC疗效较佳,可明显延长生存期,术后平均5年生存率为25%～40%。

早期肺癌可获根治或5年生存期达80%。其中鳞癌大于腺癌。近10余年来,对Ⅰ、Ⅱ期SCLC也采用手术化疗和(或)放疗后手术为主结合化学治疗,5年生存率35%左右。手术的适应证和手术方式与肿瘤患者一般状态,重要脏器如心、肺、肝、肾等功能及肿瘤TNM分期密切相关。其目的包括彻底清除癌组织,达到临床治愈;清除大部分癌组织为放、化疗等其他综合性治疗创造有利条件;姑息性手术,减轻继发和并发症状,减少痛苦,提高生活质量。Ⅱb和Ⅳ期肺癌不宜手术治疗。

（二）放射治疗

单纯放疗疗效较差，常与化疗联用。常用治疗有^{60}Coγ线、电子束β线和快中子加速器等。高新技术适形放疗能提高肿瘤的放疗效果，减少放射反应。不同组织类型肺癌对放疗的敏感性不同，SCLC、扁平（鳞状）细胞癌、腺癌的敏感性依次递减，放射剂量一般为 $40\sim60$ Gy/$5\sim7$ W。

（三）化疗

$70\%\sim80\%$的肺癌患者在确诊时已属中晚期，失去了手术根治的机会，主要接受药物治疗为主的全身综合治疗。至今为止，化疗仍然是群体有效率最高的治疗方法，随着抗癌新药不断问世，铂类联合三代新药的两药方案疗效已奠定了在进展期肺癌治疗中的地位。尤其是对小细胞肺癌，有效达 $80\%\sim95\%$，对非小细胞肺癌有效率为 $25\%\sim40\%$。为改善晚期 NSCLC 化疗的缓解率，减少不良反应，提高准确性，分子介导的个体化化疗真正做到"量体裁衣"，以及化疗联合分子靶向治疗是近年来研究的热点。但尽管如此，因肺癌早期发现率低，5 年存活率仍不足 15%。

（1）SCLC 常用有效联合治疗方案：①CE/P 方案：卡铂（或顺铂）、依托泊苷，每 3 周为 1 周期；②PCb 方案：紫杉醇、卡铂，每 3 周为 1 周期；③IC 方案：依利替康、顺铂，每 4 周为 1 周期。骨髓抑制较大，可合用 G-CSF（或 GM-CSF）。

（2）NSCLC 常用有效联合治疗方案：①一线标准化疗方案：疗效及毒副反应基本相似，有效率均为 $25\%\sim40\%$。总疗程 4 个周期为宜。a. NP 方案：异长春花碱（诺维苯）、顺铂，每 $3\sim4$ 周为 1 个周期。b. PCb 方案：紫杉醇、卡铂，每 3 周为 1 个周期。c. GP(Cb)方案：吉西他滨、顺铂（卡铂），每 3 周为 1 个周期。d. DC 方案：多烯紫杉醇、卡铂，每 $3\sim4$ 周为 1 个周期。②二线治疗方案：一线标准化疗失败时，进入二线治疗。目前常用药物有多烯紫杉醇、培美曲塞和表皮生长因子受体酪氨酸激酶抑制剂吉非替尼/厄罗替尼单药治疗。

（3）减少化疗、放疗毒性反应：①止吐：联合使用 5-HT 受体阻滞剂（如奥丹西龙 C 或枢复宁）、甲氧氯普胺（胃复安）等有较强的止吐作用。②保护骨髓制剂：GM-CSF 或 G-CSF $1.5\sim5$ mg/kg 皮下注射，于化疗结束后 $24\sim48$ h，开始应用，每日 1 次，持续 $5\sim7$ d。③支持治疗：醋酸甲地孕酮促进食欲，减少胃肠道反应，增加体质量，每日 60 mg，每日 1 次。此外，可酌情给予脂肪乳剂、复方氨基酸等。④水化：为减少顺铂的肾毒性反应，用药前须水化，每日进液量 $1\,500\sim2\,500$ mL，必要时配合利尿治疗。

（4）化疗禁忌证：①营养状态差，有恶病质或生存时间不超过 2 个月者；②血白细胞小于 4×10^9/L，PLT 小于 100×10^9/L，或既往多疗程化疗或放疗使白细胞及血小板数低下者；③有骨髓转移或既往曾广泛对骨髓照射的放疗者；④严重的肾、肝功能障碍；⑤大咯血者；⑥对于年老体弱，严重感染，心功能不全，肺内有急性炎症，体温超过 38℃者要慎用某些化疗药物。

（四）生物靶向治疗

生物靶向治疗是肺癌治疗研究的热点之一，是针对参与肿瘤发生、发展过程的细胞信号传导和其他生物学途径的一种治疗手段，具有靶向定位杀灭癌细胞，不破坏或少破坏正常细胞的特点，故选择人群疗效高且毒副反应小。

目前研究最深入并投入临床使用的主要为表皮生长因子受体酪氨酸激酶抑制剂（EGFR-TKI）和抗血管内皮生长因子（VEGF）单克隆抗体。EGFR-TKI 的代表药物为吉非替尼、厄罗替尼，以肿瘤细胞膜上的表皮生长因子受体（EGFR）为靶点，通过与 EGFR 结合，抑制并阻断下游信号的传导,达到抑制肿瘤血管新生、抑制肿瘤细胞增生、促进肿瘤细胞凋亡,并抑制肿瘤细胞的侵袭和转移、降低肿瘤的黏附性、增加肿瘤对化疗药物的敏感性的作用。临床实践已显示 EGFR-TKI 对非小细胞肺癌的疗效明显,尤其是女性不吸烟的腺癌患者,与化疗药物相比能够显著改善患者的症状,而且耐受性良好,毒副反应轻微,口服使用方便,大大提高了患者的生活质量,是化疗失败的非小细胞肺癌患者二三线治疗的重要选择。主要毒副反应为皮疹、腹泻,仅不足 5% 的患者可出现间质性肺炎。血管生成剂代表药贝伐珠单抗(Bevacizumab,商品名阿瓦斯汀 Avastin),研究已表明和化疗联用可明显提高有效率、无进展生存期和延长生存时间。认为抗血管内皮生长因子单克隆抗体可使肿瘤血管正常化,降低血管通透性,降低组织间隙压力,有助于药物及营养、氧气输送和扩散,从而对放化疗更敏感。

(五)中医中药治疗

以化痰软坚、理气化瘀、清热解毒、养阴生津辨证论治。这对改善患者症状,提高患者免疫功能,增强其抗病能力有较大作用。

(六)生物免疫治疗

肿瘤免疫学和分子生物学的迅速发展,遗传工程、细胞工程等高技术日臻成熟,至 20 世纪 90 年代以来,免疫生物学治疗已成为肿瘤治疗的重要部分,在临床上发挥出较大的作用。肺癌的生物治疗有细胞因子和血管生成因子治疗。目前临床常用的细胞因子有干扰素、白介素 Ⅱ、肿瘤坏死因子等,它们可直接抑制肿瘤细胞增生,还可增强巨噬细胞和 NK 细胞对肿瘤的杀伤活性;或通过阻止肿瘤内部血管形成,使肿瘤停止增生和坏死。

(七)其他治疗

腔内型肿瘤可行纤支镜介入局部微波、电凝治疗,必要时行镍钛记忆合金支架放置术。恶性胸腔积液者在全身化疗同时应行胸腔插管引流术,待胸腔积液缓慢引流完后,胸腔内注射化疗药物或生物反应调节剂如榄香烯乳剂、短小棒状杆菌等,行胸膜粘连术,以延缓、阻滞胸腔积液的产生。

第六节　呼吸衰竭

呼吸衰竭是由多种疾病引起的通气和(或)换气功能障碍导致缺氧和二氧化碳潴留,而产生一系列病理生理改变的综合征。一般认为,在海平面大气压、休息状态下,呼吸室内空气时,$PaO_2<7.98$ kPa(60 mmHg)和(或)$PaCO_2>6.65$ kPa(50 mmHg)时,作为呼吸衰竭的血气诊断标准。根据血气变化,将呼吸衰竭分为两型:Ⅰ型系指 PaO_2 下降而 $PaCO_2$ 正常或降低,多为急性呼吸衰竭的表现;Ⅱ型系指 PaO_2 下降和 $PaCO_2$ 升高,多为慢性呼吸衰竭或间有急性发作的表现,常见于阻塞性功能障碍的肺、支气管疾病。

一、病因

1.气道病变引起的阻塞性通气功能障碍

支气管炎症、痉挛、肿瘤、异物及慢性阻塞性肺气肿时,由于气道不同程度的阻塞,肺泡通气不足,导致缺氧及 CO_2 潴留。

2.肺组织损害引起的换气功能障碍

肺部炎症、水肿、血管病变、弥散性肺间质纤维化、肺气肿、矽肺、ARDS 等,引起 V/Q 灌注比例失调,弥散面积减少或解剖分流增加,导致缺氧。

3.胸廓活动减弱或呼吸肌衰竭引起的限制性通气功能障碍

胸廓严重畸形、严重脊柱后侧突、广泛胸膜增厚、大量胸腔积液、气胸等引起胸廓活动受限制;脊髓灰质炎、多发性神经根炎、重症肌无力、呼吸肌负荷加重等引起呼吸肌活动减弱,均可使肺扩张受到影响,导致肺通气量减少。

4.脑部病变引起的呼吸中枢功能障碍

脑部炎症、血管病变、肿瘤、外伤、代谢性或药物中毒等,直接或间接损害呼吸中枢,导致呼吸功能抑制,通气功能减弱。

二、临床表现

呼吸衰竭可使机体各器官和组织均受到不同程度的影响,但缺氧和二氧化碳潴留是其主要的病理生理和临床表现的基础。

(一)缺氧

中枢神经系统对缺氧最为敏感,其次为心血管系统和血液系统等。

1.中枢神经系统

脑组织质量仅占全身质量的 2%,而需氧量却占总量的 25%,大脑耗氧量 3 mL/(100g·min)。早期缺氧即可引起脑血管扩张,血流量增加,起到代偿作用。严重缺氧时扩张的血管血流缓慢,血管通透性增加及"离子泵"的作用减弱,致使脑水肿发生和颅内压增高,同时亦可直接损伤脑细胞。临床表现主要有呼吸困难、呼吸频率和节律的异常、发绀、烦躁不安、谵妄、惊厥、昏迷,最终死亡。

2.心血管系统

心肌的耗氧量为 10 mL/(100g·min),2/3 用于心肌收缩。缺氧时首先是代偿性心率增快,心排出量增加,血压升高。严重缺氧时,心肌受到抑制,心率变慢,心排出量减少,血压下降,心律失常。缺氧使皮肤血管收缩,而脑和冠状动脉血管扩张,但使肺小动脉收缩,导致肺动脉高压,加重右心室负荷,是引起肺心病的主要原因。

3.血液系统

慢性缺氧,刺激骨髓红细胞系统反应性增生及肾小球旁细胞促使红细胞生成素分泌亢进,促使红细胞生成增加。临床表现为代偿性的继发性红细胞增多症。由于血液黏稠度增加,循环阻力加大,使右心负荷增重。

(二)二氧化碳潴留

二氧化碳潴留形成高碳酸血症,对各系统均产生有害影响,其中最严重的是中枢神经系统。

1.中枢神经系统

二氧化碳潴留使血管扩张,脑血流量增加,早期起到代偿作用,但二氧化碳潴留持续存在和不断加重致使脑间质水肿发生,颅内压增高。pH 下降引起细胞内酸中毒,初期抑制大脑皮层,表现嗜睡,随后皮层下刺激增强,间接引起皮层兴奋,表现为兴奋、躁动不安、肌肉抽搐及其他神经精神症状的出现。晚期皮层和皮层下均受到抑制,即所谓"二氧化碳麻醉"而昏迷、死亡。

2. 心血管系统

早期使血管运动中枢和交感神经兴奋,儿茶酚胺释放,皮肤血管收缩,回心血量增加,使心率增快,血压升高,因亦可引起肺小动脉收缩,从而成为导致肺心病的原因之一。心肌内二氧化碳潴留,pH 下降,导致心肌收缩无力和严重的心律失常。

3. 呼吸系统

二氧化碳潴留可兴奋呼吸中枢,使呼吸加深加快,但随着二氧化碳浓度的增加,呼吸中枢反而受到抑制。

(三)酸碱平衡失调

呼吸性酸中毒在 I 型呼吸衰竭中最为常见,占 80%,主要因通气功能障碍导致的二氧化碳潴留,H^+ 浓度的增加($CO_2 + H_2O \leftrightarrow H_2CO_3 \leftrightarrow H^+ + HCO_3^-$)。代谢性酸中毒亦可合并存在,因缺氧状态下,无氧代谢引起乳酸增加和无机盐的积聚,实则为乳酸血症性酸中毒。此外由于利尿剂的使用(肺心病并发心力衰竭)、大量葡萄糖的输入、肾上腺皮质激素的应用等,导致低钾和(或)低氯血症引起的代谢性碱中毒。甚至出现复合性酸碱失衡,如呼酸合并代酸/呼酸合并代碱等。

(四)电解质紊乱

呼吸衰竭经常并发电解质紊乱,如高血钾症,多因缺氧或二氧化碳潴留,K^+ 自细胞内移至细胞外,而细胞外 H^+ 和 Na^+ 进入细胞内所致;低钾血症和低氯血症其原因已如上述;低钠血症,多与患者多汗、入量不足、利尿等因素有关。临床表现为疲乏无力、表情淡漠、肌肉痛性痉挛、血压低、脉搏细数、体位性昏厥等,严重者昏迷、死亡。

(五)肺性脑病(简称肺脑)

系指支气管、肺、胸疾病引起的缺氧和二氧化碳潴留所致的精神—神经症状的综合征,排除其他原因所引起的类似表现者称为肺性脑病。发生的机制主要是呼吸性酸中毒使脑细胞内 H^+ 浓度增加,pH 下降导致脑组织酸中毒所致。低氧血症对于肺性脑病的发生居次要地位。

(六)肺心病及心力衰竭

在支气管、肺、胸疾病的基础上,主要由于缺氧和二氧化碳潴留,引起肺小动脉收缩,加上其他因素,最终导致肺动脉高压,右心室增大,故称为慢性肺源性心脏病(肺心病)。当失去代偿能力即出现右心衰竭。

(七)其他组织器官的损害

其他组织器官的损害包括胃肠道出血、肾功能不全、DIC 的出现等。

三、诊断

呼吸衰竭的诊断主要根据血气分析。在海平面大气压下静息状态,呼吸室内空气 $PaO_2 < 7.98$ kPa(60 mmHg)和(或)$PaCO_2 > 6.55$ kPa(50 mmHg)时,是作为呼吸衰竭的诊断标准。

四、鉴别诊断

呼吸衰竭需与呼吸功能不全相鉴别。后者系指在静息状态,$PaO_2 > 7.98$ kPa(60 mmHg)和(或)$PaCO_2 < 6.55$ kPa(50 mmHg);当运动后,$PaO_2 < 7.98$ kPa(60 mmHg)和(或)$PaO_2 > 6.55$ kPa(50 mmHg)。

五、治疗

呼吸衰竭的治疗原则是积极控制感染,改善通气,纠正缺氧和二氧化碳潴留。

(一)控制感染

肺、支气管感染绝大部分是引起呼吸衰竭的主要原因。因此,迅速有效地控制感染是抢救呼吸衰竭的最重要措施。控制感染主要是消炎与引流并举。

1.消炎

根据既往用药的情况与药物敏感试验选用抗生素。如无细菌培养的条件,抗生素需联合使用,但对革兰阴性杆菌的控制应作为重点,并以大剂量、静脉滴注为宜。

2.引流

祛痰方法如下。

(1)增加水分,充足的水分供应是祛痰不可忽视的一环,包括多饮水和静脉输液(每日不少于 1 000～1 500 mL)兼以雾化吸入、气管内滴入(气管切开者)等措施并用。

(2)降低黏度可使用氯化铵、必嗽平、痰易净、祛痰灵和糜蛋白酶等。

(3)解除痉挛,氨茶碱是最常用的药物,对重症以静脉给药为宜,剂量 0.25～0.5 g/d(0.2～0.4 mg/(kg·h)),有效血浆药物浓度为 10 μg/mL;肾上腺素能 β 受体兴奋剂有舒喘灵、喘乐宁、博利康尼和美喘清等。气雾剂有舒喘灵、喘乐宁、喘康速等。此外,近来又有喘宁碟干粉(舒喘灵)吸入剂问世,据悉有较好效果;肾上腺皮质激素,多用于重症支气管哮喘或喘息性支气管炎患者。用药原则:静脉、大量、短程。地塞米松 10～20 mg/d 或琥珀酸氢化可的松 200～400 mg/d。3～5 d 后逐渐减量,改为口服。近几年来,类固醇气雾剂相继问世,具有皮质激素的作用,但因主要在支气管黏膜部位吸收而少有皮质激素的不良反应,并可部分替代静脉或口服给药。市售者有必可酮(丙酸倍氯米松气雾剂)及必酮碟(丙酸倍氯米松粉末吸入剂)等。

(4)助咳排痰,每日定时翻身拍背,每 2～3 h 1 次,并及时吸痰或鼓励咳痰。虽然方法简便,却有较好效果。

(二)氧气疗法

缺氧是引起呼吸衰竭的直接原因,因此,积极纠正缺氧是治疗的中心环节,但在氧疗过程中应注意以下几个问题。

(1)对 I 型呼吸衰竭患者主张低流量(1～2 L/min)、低浓度(24%～28%)持续给氧。

吸氧浓度可按下列公式推算:实际吸氧浓度% = 21 + 4 × O_2 流量(L)/min

力争在短期内将 PaO_2 提高到 7.80 kPa(60 mmHg)或以上,将 $PaCO_2$ 降至 7.31 kPa(55 mmHg)以下。如难以达到就借助于简易的人工辅助呼吸机。若在氧疗过程中 PaO_2 仍低于 7.31～8.0 kPa(55～60 mmHg),PaO_2 > 9.3～10.64 kPa(70～80 mmHg),应考虑机械通气。

(2)I 型呼吸衰竭。多为急性病,因无二氧化碳潴留,氧浓度可以提高到 50%,流量 4～5 L/min,将 PaO_2 提高到 9.3～10.6 kPa(70～80 mmHg)。待病情稳定后,逐渐减低氧浓度。

(3)给氧途径。常规依次采用鼻塞法、鼻导管法、面罩法等。对危重患者常规给氧无效时,考虑气管插管或气管切开术行机械通气给氧。

(4)给氧的温度与湿度。吸入的氧温度应保持在 37 ℃,湿度 80%左右。

(三)呼吸兴奋剂的使用

呼吸衰竭经常规治疗无效,PaO_2 过低,$PaCO_2$ 过高,或出现肺性脑病表现或呼吸节律、频率异常时,均可考虑使用。常用者有以下几种。

1.尼可刹米

直接兴奋呼吸中枢,使呼吸加深加快,改善通气。剂量:$1.5\sim3.0$ g 溶于 5%葡萄糖溶液 500 mL 内,静脉点滴。总量<5.0 g/d,一般 3 d 为一疗程,无效即停用。不良反应:恶心、呕吐、颜面潮红、面部肌肉抽搐等,但少有发生。

2.吗乙苯吡酮

除具有直接兴奋呼吸中枢作用外,尚可通过颈动脉体化学感受器反射性地兴奋呼吸中枢。该药特点是呼吸兴奋作用强,安全范围大,对改善低氧血症和高碳酸血症优于其他呼吸兴奋剂。剂量:140 mg/次(成人),以 5%葡萄糖稀释,静脉滴注,每分钟 $2\sim2.8$ mg。

3.阿米曲仑

本品为哌嗪衍化物,是外周性化学感受器激动剂,对改善通气功能,提高 PaO_2,降低 $PaCO_2$ 有较好的效果。一次用药作用可维持 6 h 以上,安全范围较宽,是一种比较理想的呼吸兴奋剂。剂量:100 mg/次,每日 3 次,口服。100 mg/次,也可静脉注射。

(四)气管插管与气管切开术

1.适应证

肺性脑病或其早期经氧疗、呼吸兴奋剂等积极治疗后,PaO_2 继续下降,$PaCO_2$ 继续升高;痰液滞留不易排出。如病情变化急剧,危及生命,应立即行气管插管。估计病情不能短期恢复,以气管切开为宜。

2.优、缺点

气管插管或气管切开,均利于氧疗和呼吸机的使用。后者利于气管内给药,减少气道阻力,减少死腔气,利于气管内的湿化和吸痰;缺点是护理和消毒隔离不当时,肺部易继发感染。前者简单易行,应急之举,但不宜久置。

(五)呼吸机的应用

1.适应证

经综合治疗后,呼吸衰竭患者仍严重缺氧,或 $PaCO_2$ 不断上升;肺性脑病早期或其患者呼吸频率>40 次/分钟或<10 次/分钟;自主呼吸微弱有意识障碍者;急性呼吸衰竭患者,短期吸入高浓度氧(80%~100%)后,PaO_2 仍<7.98 kPa(60 mmHg)。

2.呼吸机的选择

轻症可用 507 型呼吸机,操作简便,携带方便。但对严重、短期难以恢复的患者需采用机械人工呼吸机。

(六)纠正酸碱失衡与电解质紊乱

1.酸碱失衡

(1)呼吸性酸中毒:主要措施是积极改善通气,促使二氧化碳排出。当 pH<7.30 时应用三羟甲基氨基甲烷(THAM)进行纠正。该药是有机氨缓冲剂,与二氧化碳结合后形成 HCO_3^-,使 $PaCO_2$ 下降,提高 pH 值。剂量为 3.64%溶液 200 mL 加 5%葡萄糖 300 mL,静脉

滴注,每日1~2次。快速大量滴注可致低血糖、低血压、恶心、呕吐、低血钙和呼吸抑制,应加以注意。

(2)代谢性酸中毒:呼吸衰竭合并的代谢性酸中毒,多为乳酸性酸中毒,缺氧纠正后即可恢复。必要时可给5%碳酸氢钠纠正,如合并呼吸性酸中毒时不宜使用。因碳酸氢钠分解后形成更多的二氧化碳,使 $PaCO_2$ 更加增高。所以仍以选用 THAM 治疗为妥。

(3)代谢性碱中毒:主要由低钾和(或)低氯所致,所以应积极补充氯化钾、谷氨酸钾、精氨酸等。严重低氯,可用20%氯化铵15 mL 加5%葡萄糖300 mL,静脉滴注。

2.电解质紊乱

常见的有低钾血症、低氯血症和低钠血症,多因摄入不足或排出过多所致,特别是利尿剂的使用不当。

治疗主要是积极补钾、补氯,方法见前。低钠血症补充方法可按下列公式计算如下。

(正常血清钠-实测血清钠)×(体质量×20%)=应补充血钠量。首次剂量补充以总量的1/3为妥,尔后根据复查的血清钠再行调整。

(七)肺性脑病的防治

1.去除诱因

诱发肺性脑病的因素已如前述,但需要再次强调的是Ⅱ型呼吸衰竭 $PaCO_2$ 较高者禁用一切安眠药和镇静药。

2.积极改善通气

纠正缺氧和二氧化碳潴留是抢救肺性脑病的关键性措施。当常规治疗无效时应果断地于肺性脑病早期行气管插管或气管切开术,进行机械通气,确保二氧化碳的排出和缺氧的纠正。

3.呼吸兴奋剂的使用

肺性脑病或其早期是使用呼吸兴奋剂的适应证,已如前述。

4.肾上腺皮质激素

肾上腺皮质激素可改善脑细胞的活性和代谢,增加机体的应激性。于肺性脑病早期投予大剂量琥珀酸氢化可的松400~600 mg/d 或地塞米松20~40 mg/d,静脉给药,效果较好,疗程3~5 d。

5.脱水疗法

缺氧和二氧化碳潴留均可导致脑水肿,严重者可发生致命性脑疝,应进行脱水治疗。但对慢性阻塞性疾病引起的呼吸衰竭和肺性脑病具有血液黏稠度增加、痰液不易咯出、微栓塞容易形成的特点,多数人主张采取轻度和中度脱水,并给以足够的胶体溶液,再辅以冰帽降温等物理性措施。

6.控制感染

积极控制感染,纠正酸碱失衡与电解质紊乱。

第三章　心内科疾病

第一节　窦性心律失常

一、窦性心动过速

正常窦性心律的冲动起源于窦房结,频率为 60～100 次/分钟。在心电图上,窦性心律的 P 波在 Ⅰ、Ⅱ、aVF 导联直立,aVR 导联倒置,P-R 间期 0.12～0.20 s。成年人窦性心律的频率超过 100 次/分钟称为窦性心动过速。

(一)病因

1.生理性

健康人吸烟、饮酒、喝浓茶或咖啡、运动及情绪紧张等。

2.病理状态

如发热、甲状腺功能亢进、贫血、心力衰竭、休克、心肌梗死等。

3.药物影响

如应用肾上腺素、阿托品、β_2 受体激动药等。

(二)临床表现

部分患者可无症状。多数患者常自觉心悸、胸闷、乏力、不适等。窦性心动过速常逐渐开始和终止,频率多在 100～150 次/分钟,可达 200 次/分钟。

(三)心电图特点

符合窦性心律,P-P 或 R-R 间期<0.60 s,即 P 波频率>100 次/分钟。

(四)治疗

针对病因进行治疗并去除诱因。一般不需治疗,少数可给予镇静药,如地西泮 5～10 mg,1～3 次/天。必要时可应用 β 受体阻滞药,如普萘洛尔 10～40 mg,1～3 次/天。

二、窦性心动过缓

成年人窦性心律的频率< 60 次/分钟时称为窦性心动过缓。

(一)病因

1.生理性

健康的青年人、运动员及睡眠状态等。

2.病理状态

如颅内高压、严重缺氧、低温、甲状腺功能减退症、阻塞性黄疸等;窦房结病变、急性下壁心肌梗死亦常发生心动过缓。

3.药物影响

如应用拟副交感药物、胺碘酮、β 受体阻滞药、洋地黄等。

4.电解质紊乱

如高钾血症。

(二)临床表现

一般无特殊症状，心室率低于 40 次/分钟，心排出量明显降低，可出现头晕、疲乏、气促、心绞痛等。

听诊心率低于 60 次/分钟，心律规则或稍不齐。

(三)心电图特点

符合窦性心律，P-P 间期＞1.0 s。伴窦性心律不齐时，最长 P-P 间期与最短 P-P 间期之差＞0.12 s。

(四)治疗

无症状的窦性心动过缓无须治疗。如因心率过慢致心排出量不足症状，可应用阿托品、麻黄碱或异丙肾上腺素。严重者可考虑心脏起搏治疗。

三、窦性停搏

窦房结在一段长短不同的时间内，不发生激动，使心脏暂停活动，称为窦性停搏，又称为窦性静止。

(一)病因

窦性停搏可发生于迷走神经张力增高或颈动脉窦过敏者。病理情况见于急性心肌梗死、窦房结变性与纤维化、脑血管意外等。某些药物如洋地黄、奎尼丁、钾盐、乙酰胆碱等。

(二)临床表现

过长时间的窦性停搏可令患者出现晕眩、视物黑朦或短暂意识障碍，严重者甚至发生抽搐。

(三)心电图特点

心电图表现为在较正常 P-P 间期显著长的间期内无 P 波发生，或 P 波与 QRS 波群均不出现，长的 P-P 间期与基本的窦性 P-P 间期无倍数关系。

(四)治疗

频发的窦性停搏是一种严重的心律失常，是窦房结功能衰竭的表现，必须查清病因给予治疗，常需及时安装人工心脏起搏器(参见病态窦房结综合征)。

四、病态窦房结综合征

病态窦房结综合征简称病窦综合征，是由窦房结及其周围组织病变导致其起搏和(或)冲动传出障碍，引起以心动过缓为主要特征的多种心律失常的综合表现。

(一)病因

心肌炎、心肌病、冠心病、甲状腺功能减退、淀粉样变等，均可导致窦房结及其周围邻近组织发生炎症、缺血、纤维化和退行性变，使窦房结起搏与窦房传导障碍。少数患者病因不明。

(二)临床表现

症状轻重不一，主要表现为与心室率过慢有关的心、脑等脏器供血不足的症状，如头晕、眼花、黑朦、乏力、失眠、记忆力减退、心悸等，严重者可发生昏厥。部分表现为心动过缓—心动过速综合征(慢—快综合征)，如有心动过速发作，可引起心绞痛。

（三）实验室和其他检查

1.心电图检查

有以下几种表现：①非药物引起的持续而显著的窦性心动过缓，心室率低于 50 次/分钟；②窦性停搏和（或）窦房阻滞；③窦房阻滞和房室阻滞并存；④心动过缓与心动过速（常见室上速、房颤或房扑）交替发生，即慢—快综合征；⑤部分还可表现为心室率缓慢的房颤（未用抗心律失常药物）或房室交界区逸搏心律等。

2.动态心电图

可见上述心律失常。

3.阿托品试验

静脉注射阿托品 2 mg，观察注射前及注射后 1 min、3 min、5 min、10 min、15 min 的心率，若窦性心率<90 次/分钟为阿托品试验阳性，提示窦房结功能降低。但特异性较差。

4.固有心率（IHR）测定

固有心率指窦房结无自主神经支配时的频率。测定方法是以普萘洛尔 0.2 mg/kg 静脉注射以阻断交感神经对心脏的支配，10 min 后再以阿托品 0.04 mg/kg 静脉注射以阻断迷走神经对心脏的支配。3~5 min 后测得的心率即为固有心率。固有心率正常值可参照公式计算：118.1－（0.57×年龄）。病窦综合征患者的固有心率低于正常值。

5.窦房结功能测定

应用食管心房电刺激方法或心内电生理检查技术可测定窦房结恢复时间（SNRT）和窦房传导时间（SACT）。SNRT>2 000 ms 有临床意义。

（四）诊断

依据心电图和动态心电图的典型表现，主要脏器供血不足的临床表现，结合其他相应的辅助检查，很容易做出诊断。尤其是动态心电图检查更具确诊价值，1~2 次 24 h 动态心电图纪录即可对病窦综合征做出诊断。

（五）治疗

如患者无心动过缓的相关症状，不必治疗，可定期随访观察。一旦出现症状，应考虑起搏治疗。尤其慢—快综合征患者，发生心动过速时单独应用抗心律失常药物可能加重心动过缓；采用起搏治疗后仍有心动过速发作，可放心应用抗心律失常药物。

第二节　房性心律失常

一、房性期前收缩

房性期前收缩是起源于窦房结以外心房任何部位的期前收缩。可见于正常人，且随年龄的增长而增加，正常人房性期前收缩发生率在 60% 以上。

各种器质性心脏病是引起房性期前收缩的另一常见原因，并可能是快速性房性心律失常的先兆。

（一）心电图特点

(1)提前出现的房性异位 P′波,形态与窦性 P 波不同。

(2)P′-R 间期>0.12 s。

(3)P′后的 QRS 波群形态有 3 种可能:①与窦性下传的 QRS 形态相同;②较早发生的房性期前收缩,适逢房室结尚未脱离前次搏动的不应期,可产生传导中断,冲动不能下传心室,故 P′波后无 QRS 波群(称未下传的房性期前收缩);若传导延缓,则下传的 P′-R 间期延长(>0.20 s);发生极早的房性期前收缩,P′波常与其前的 T 波重叠,应注意辨认;③较早发生的房性期前收缩下传的 QRS 波群有时呈宽大畸形,称为房早伴室内差异性传导。

(4)代偿间歇常不完全(包括期前收缩在内的前后两个窦性 P-P 间期,短于正常窦性 P-P 间期的两倍)。

（二）治疗

房性期前收缩一般无须特殊治疗。由于吸烟、饮酒与喝咖啡、浓茶诱发的房性期前收缩,去除诱因即可消失。症状明显、发作频繁或因房性期前收缩触发室上性心动过速时,应给予治疗。常选用镇静药(地西泮 2.5 mg 口服,3 次/天)、β 受体阻滞药、普罗帕酮、维拉帕米、莫雷西嗪等。

二、房性心动过速

房性心动过速简称房速,是激动起源点在心房的异位快速心律失常。根据发生机制可分为自律性房速、紊乱性房速和折返性房速。其中折返性房速较少见。

（一）病因

房性心动过速常见于器质性心脏病患者,如肺心病、冠心病、心瓣膜病、原发性高血压、心肌病等,也可见于洋地黄中毒、电解质紊乱如低血钾和某些全身性疾病如甲状腺功能亢进等,部分无器质性心脏病者可因饮酒、情绪激动、喝浓茶等诱发。

（二）临床表现

自律性房速的发作呈逐渐增快、逐渐减慢而停止,发作时乏力、头晕、心悸,可短暂、间歇或持续发生。折返性房速的发作特点为突发、突止。如发生在冠心病者可诱发心绞痛。

房性心动过速发作时的主要体征是快而规则的心室率,多为 160~200 次/分钟,紊乱性房速及自律性房速房室传导比例不等时,听诊心律可不规则,心率为 100~130 次/分钟,且第一心音有变化。

（三）心电图特点

(1)心房率通常为 150~200 次/分钟。

(2)P 波形态与窦性者不同,尤其是紊乱性房速可见到 3 种或以上形态各异的 P′波;P′-R 间期可轻度延长或呈二度房室传导阻滞,紊乱性房速的 P′-R 间期各不相等。

(3)QRS 波群与窦性激动下传者相似,伴室内差异性传导时可宽大畸形。

(4)P′波之间等电位线存在,R-R 间期基本规则,房室下传比例不等时 R-R 间期可不相等。

（四）诊断

常规心电图、24 h 动态心电图记录到房性心动过速即可诊断。心电生理检查可明确为自律性房速或折返性房速。既往发作史有助于本病的诊断。

(五)治疗

1.治疗原发病

积极治疗引起房速的器质性心脏病,去除诱发因素。

2.发作时治疗

心功能正常者可给予普罗帕酮 70 mg 稀释后静脉推注,如无效 10 min 后重复应用;合并心力衰竭者可给予毛花苷 C(西地兰)0.2～0.4 mg 稀释后缓慢静脉推注。

也可选用胺碘酮 5 mg/kg 稀释后缓慢静脉注射。由洋地黄中毒所致者,立即停用洋地黄,如血清钾不升高,可静脉滴注氯化钾(2 g 溶于 5%葡萄糖液 500 mL 内,2 h 滴完),同时监测心电图及血电解质,避免高钾血症的发生。若血钾偏高或不宜应用氯化钾,可酌情选用 β 受体阻滞药。

上述药物无效且患者出现明显的血流动力学障碍时,除洋地黄中毒所致者外,应行同步直流电复律。折返性房速应用食管心房刺激超速抑制可终止发作。

3.发作间歇期治疗

除治疗病因及去除诱因外,可口服 I A、I C、II、III 类抗心律失常药物。适当补充钾盐与镁盐可抑制紊乱性房速的发作。折返性房速和部分自律性房速患者可行心导管射频消融术治疗。

三、心房扑动

(一)病因

心房扑动可发生于器质性心脏病:包括风湿性心瓣膜病、冠心病、原发性高血压、心肌病等。此外,肺栓塞、慢性充血性心力衰竭、房室瓣狭窄或反流等导致心房扩大,亦可出现心房扑动。

其他有甲状腺功能亢进症、酒精中毒、心包炎及心脏手术后等。

(二)临床表现

心房扑动是否有症状与心室率快慢有关。心室率过快除有心悸感外,可能会诱发心绞痛与心力衰竭。听诊心率增快,当房室传导比例变化时,第一心音也随之变化,类似于心房颤动。

(三)心电图特点

窦性 P 波消失,代之以规律的锯齿状心房扑动波称 F 波,在 II、III、aVF 或 V$_1$ 导联最为明显,其间等电位线消失。房率一般为 250～300 次/分钟。R-R 是否规则,取决于房室传导比例是否恒定。较常见的是心房扑动 2:1 传导。QRS 波群形态正常,合并室内差异性传导时,QRS 波群增宽、形态异常。

(四)治疗

应针对原发病进行治疗。终止心房扑动快速、有效的方法是直流电复律,一般低能量(低于 50 J)放电即可复律。采用食管心房刺激超速抑制的方法也可使多数典型心房扑动复律或转为慢房颤。I A、I C 及 III 类抗心律失常药物对心房扑动有转复作用,钙通道阻滞药及 β 受体阻滞药可用于减慢心室率。导管射频消融术是根治典型心房扑动的有效方法。

四、心房颤动

心房颤动简称房颤,指心房肌发生频率为 350～600 次/分钟的不协调的颤动。它是成年人最常见的心律失常之一,60 岁以上人群中,房颤发生率为 1‰,并随年龄增长而增加。

(一)病因

(1)绝大多数发生于器质性心脏病患者,其中以风湿性心脏病二尖瓣狭窄最为常见。其次是冠心病、原发性高血压、心肌炎、甲状腺功能亢进症、心肌病及慢性肺源性心脏病等。

(2)洋地黄中毒等药物也可引起。

(3)偶尔也可见于正常人在情绪激动、大量饮酒、运动或开胸手术后;房颤发生在无心脏病的中青年,称为孤立性房颤。

(二)临床表现

1.症状

房颤症状的轻重取决于心室率的快慢。心室率不快时可无症状,心室率快时有心悸、胸闷、乏力、惊慌等。心房颤动时心房的有效收缩消失,心排出量比窦性心律时减少 25% 以上,故当室率过快(>150 次/分钟)时易出现心绞痛、心力衰竭或昏厥。

因房颤时心房失去有效收缩,血液在心房内淤滞,导致心房内尤其是心耳部血栓形成(多在左心房)。故房颤并发体循环栓塞的危险性较高,以脑栓塞最常见。

2.体征

听诊第一心音强弱不等,心律绝对不齐,脉搏短绌,心室率愈快脉搏短绌愈明显。

3.临床类型

(1)阵发性房颤:房颤发作持续在 7 d 以内,可自行转复为窦性心律。

(2)持续性房颤:房颤持续超过 7 d,需药物干预方能转复窦性心律。

(3)永久性房颤:房颤不能复律。

(三)心电图特点

心电图表现包括:窦性 P 波消失,代之以大小、形态各异的心房颤动波称 f 波,频率 350~600 次/分钟;R-R 间期绝对不等;QRS 波群形态通常正常,当心室率过快发生室内差异性传导时,QRS 波群可增宽变形。

(四)治疗

心房颤动治疗的目的在于保护心脏功能,同时预防栓塞并发症的发生。主要措施有以下几种。

1.控制心室率

目标为安静时心室率保持在 60~80 次/分钟,轻微活动时不超过 100 次/分钟。药物选择的原则:①无心力衰竭者,应用 β 受体阻滞药或钙通道阻滞药;②有心力衰竭者,应洋地黄与 β 受体阻滞药合用。部分房颤患者有可能转复为窦性心律。预激综合征者禁用洋地黄与钙通道阻滞药。慢性房颤不宜转复心律的患者,需长期服药控制房颤心室率。

2.转复窦性心律房颤

转复窦性心律,可增加心排出量,防止心房内血栓形成。

(1)适应证。①房颤持续时间在 1 年以内,心脏无明显扩大,左心房内径小于 45 mm,心脏病损较轻者;②基本病因去除后房颤仍持续存在;③有动脉栓塞史者;④房颤伴肥厚型心肌病。

(2)复律方法。①同步直流电复律,为终止房颤迅速安全有效的方法;②药物复律,可选用普罗帕酮、胺碘酮与索他洛尔。

3.预防复发和血栓栓塞

慢性房颤者有较高的栓塞发生率,应接受长期抗凝治疗,尤其是过去有栓塞史、瓣膜病、糖尿病、冠心病及左心房扩大等高危人群。可口服华法林使凝血酶原国际标准化比值(INR)维持在 2.0~3.0。预防房颤复发,可选用胺碘酮、普罗帕酮、索他洛尔、依布利特等药物。

4.介入及手术治疗

房颤发作频繁药物治疗无效者,可考虑房室结阻断消融术并安装心脏起搏器。外科治疗如改良 COX 迷宫术与瓣膜置换术同期进行。

第三节 室性心律失常

一、室性期前收缩

室性期前收缩是最常见的心律失常。异位冲动起源于心室。

(一)病因

1.功能性

功能性常见于无器质性心脏病者,其发作与情绪激动、过度疲劳、烟酒过量和喝浓茶、浓咖啡等有关。

2.器质性

器质性可见于各种心脏病,如风湿性心瓣膜病、冠心病、高血压性心脏病、肺心病、甲状腺功能亢进性心脏病、心肌病等。

3.其他

如洋地黄中毒、低血钾等。

(二)临床表现

因患者对室性期前收缩的耐受性不同,症状的轻重程度也不相同。常见的症状有心悸、胸部落空感、咽部发紧或干咳等,部分患者也可出现乏力、头晕。

听诊时室性期前收缩后有较长间歇,期前收缩的第一心音增强,第二心音减弱。可有脉搏短绌。

(三)心电图特征

心电图特征如下:①提前出现宽大畸形的 QRS 波群,时限常超过 0.12 s,其前无 P 波;②ST段与 T 波方向与 QRS 主波方向相反(简称"T"主反向);③代偿间歇完全。若期前收缩出现在两个窦性搏动之间,无代偿间歇,称为间位性或插入性室性期前收缩;④室性期前收缩可孤立或规律出现,规律出现时可呈二联律、三联律或成对;⑤若配对间期不固定,长的两个异位搏动间距是最短的两个异位搏动间距的整倍数,且常伴有室性融合波者,为室性并行心律。

(四)治疗

首先应明确室性期前收缩的类型、对血流动力学的影响及与原发病的关系,根据不同临床情况决定是否进行治疗、治疗的方法及要达到的目的。

1.无器质性心脏病

一般不会增加发生心脏病死亡的危险,如无明显症状,不必使用药物治疗。如症状明显,治疗应以消除症状为目的。可给予心理安慰,减轻患者的焦虑不安情绪,避免诱发因素,必要时酌情使用镇静药,或应用β受体阻滞药、美西律、普罗帕酮、莫雷西嗪等。

2.急性心肌缺血

近年来临床研究发现,急性心肌梗死合并原发性心室颤动与室性期前收缩的发生无必然联系,采用经皮介入疗法早期开通梗死相关血管,使原发室颤的发生率明显下降。因此,急性心肌梗死出现室性期前收缩,目前不主张预防性应用抗心律失常药物,早期给予β受体阻滞药可能减少心室颤动的危险。

3.慢性心脏病变

心肌梗死后室性期前收缩应避免应用Ⅰ类抗心律失常药物,使用胺碘酮疗效较好,且致心律失常危险甚低。β受体阻滞药对期前收缩的疗效不显著,但可降低心肌梗死后猝死的发生率和总病死率,可作为首选药物。

二、室性心动过速

室性心动过速简称室速,是发生于希氏束分叉以下的异位心动过速。

(一)病因

室性心动过速多发生于器质性心脏病患者,尤其是心肌梗死时。其次可见于心肌病、严重的心肌炎、心力衰竭等。二尖瓣脱垂、心瓣膜病等也可发生。其他如代谢障碍、洋地黄中毒、电解质紊乱、长 Q-T 间期综合征、Brugada 综合征及低温麻醉等。部分无器质性心脏病患者发生的室速称特发性室速。

(二)临床表现

室速临床症状的轻重取决于:①发作的频率及持续时间;②基础心脏病变及心功能状态。

非持续性室速(发作时间短于 30 s,能自行终止)的患者常无症状。持续性室速(发作时间超过 30 s)常伴有明显的血流动力学障碍与心肌缺血,患者可有头晕、气促、乏力及心绞痛,严重者可发生低血压、昏厥、休克。听诊心律轻度不齐,心率 $100\sim250$ 次/分钟,第一心音强度经常变化,可闻第一、第二心音分裂,有室房逆传时可见较强的颈静脉搏动波。

(三)心电图特点

室速的心电图特征:①3 个或 3 个以上的室性期前收缩连续出现;②QRS 波群宽大畸形,时限>0.12 s;ST-T 方向与 QRS 波群主波方向相反;③心室率 $100\sim250$ 次/分钟,R-R 间期可略不规整;④P 波与 QRS 波群无关,呈房室分离,个别室房逆传会夺获心房;⑤可见心室夺获及室性融合波。房室分离、心室夺获及室性融合波是诊断室速的重要依据。

(四)治疗

室速的治疗原则是有器质性心脏病或有明确诱因应首先对因治疗;无器质性心脏病患者发生非持续性短暂室速,如无血流动力学障碍,处理原则与室性期前收缩相同;持续性室速发作,无论有无器质性心脏病都应积极处理;有器质性心脏病的非持续性室速亦应治疗。

1.终止发作

(1)室速患者如无明显的血流动力学障碍,利多卡因可作为首选,首次 $50\sim100$ mg 静脉注射,继而持续静脉滴注,稳定后改用口服药物。

(2)普罗帕酮静脉注射亦十分有效,但不宜用于心肌梗死和心力衰竭的患者。

(3)洋地黄中毒引起的室速可应用苯妥英钠和钾盐治疗,苯妥英钠125～250 mg稀释后静脉推注,氯化钾稀释后静脉滴注。

(4)胺碘酮5 mg/kg稀释后静脉注射,如无效,15 min后可重复1次,继而以0.5～1 mg/min速度静脉滴注。

(5)患者有低血压、休克、心绞痛、充血性心力衰竭或脑血流灌注不足等症状时,应立即实施同步直流电复律,但洋地黄中毒者禁用。

2.预防复发

(1)治疗原发病。

(2)药物治疗。选用终止室速有效的药物长期口服,单一药物无效时可选作用机制不同的药物联合应用。

(3)外科手术。药物难以控制的、威胁生命的顽固性室速可考虑手术治疗。

(4)电学治疗。心内膜病灶局部射频消融术、置入埋藏式自动复律器或除颤器。

(五)特殊类型的室性心动过速

1.加速型心室自主节律

加速型心室自主节律又称缓慢型室速,其发生机制与自律性增高有关。心电图表现为连续发生3～10个起源于心室的QRS波群,心率常为60～110次/分钟。心动过速的开始与终止呈渐进性,跟随于一个室性期前收缩之后,或当心室起搏点加速至超过窦率时发生。融合波常出现于心律失常的开始与终止,心室夺获也很常见。

本型室速常发生于心脏病患者,特别是急性心肌梗死再灌注期间、心脏手术、心肌病、风湿热与洋地黄中毒。患者一般无症状,不需特殊治疗。若出现血流动力学障碍,可通过提高窦性心率的方法来消除之。

2.尖端扭转型室速

尖端扭转型室速是多形性室速的一个特殊类型,因发作时QRS波群的振幅与波峰呈周期性改变,宛如围绕等电位线连续扭转而得名。频率200～250次/分钟。

尖端扭转型室速易进展为心室颤动和猝死。

本型室速的病因可为先天性、电解质紊乱、抗心律失常药物、颅内病变、严重心动过缓等。应寻找和去除导致Q-T期间延长的病因和停用有关药物。首先给予静脉注射镁盐(硫酸镁2 g,稀释至40 mL缓慢静脉注射,继而给予8 mg/min静脉滴注)。先天性长Q-T间期综合征治疗应选用β受体阻滞药。

三、心室扑动与心室颤动

心室扑动和心室颤动简称室扑和室颤,为最严重的致命性心律失常。常见于缺血性心脏病,此外,某些抗心律失常药物、严重缺氧、缺血、预激综合征合并快速房颤、电击均可引起。室扑多为室颤的前奏,常为患者临终前的表现,也是猝死常见的表现之一。

(一)临床表现

发生心室扑动和室颤时,血液循环立即停止,患者迅速意识丧失、抽搐、呼吸减慢或停顿,体检大动脉搏动消失、心音消失、血压不能测到。

(二)心电图特征

室扑表现为 P、QRS、T 波群消失,代之以波幅大而规则的"正弦"样波,频率 150～300 次/分钟(通常在 200 次/分钟以上)。室颤也表现为 P、ORS、T 波群不能辨认,代之以形态、振幅、频率极不规则的颤动波,颤动波大称为粗颤,颤动波纤细称为细颤。

(三)治疗

室颤一旦诊断,应立即叩击心前区,进行心脏按压和人工呼吸。有条件者首选非同步直流电复律(电击除颤)。

第四节 扩张型心肌病

各类心肌病中以扩张型心肌病(dilated cardiomyopathy,DCM)最为常见,它是由不同原因引起的一种临床综合征,其特点是左心室或双心室扩张和收缩功能损害。临床表现通常为心力衰竭,且往往是进行性的,常伴心律失常、血栓栓塞及猝死,可发生于疾病的任何阶段。引起 DCM 的原因很多,如:①心血管疾病:系统性高血压、缺血性心脏病、瓣膜性心脏病、心肌炎、围生期心肌病;②有毒物质:乙醇、儿茶酚胺类、蒽环类抗生素、辐射、可卡因;③伴随的全身性疾病:系统性红斑狼疮、结节性多动脉炎、类风湿关节炎、硬皮病、皮肌炎;④肌病:进行性假肥大性肌营养不良、贝克型肌营养不良、强直性肌营养不良、线粒体病;⑤高输出状态:维生素 B_1(硫胺素)缺乏、甲状腺功能亢进、严重贫血、动静脉瘘/分流、持续性心动过速。常见原因是缺血性心脏病、瓣膜病性心脏病和病毒性心肌炎。

50％以上 DCM 无明确病因,称为原发性 DCM。谱系研究显示,这些患者中 50％～60％有家族史,其中 10％～20％可发现致病的基因突变。

一、原发性扩张型心肌病

(一)病理

心脏大、软、重,外观灰白色,心腔扩大以左心室扩大为主,室壁多不增厚,心内膜及心肌可见有纤维瘢痕,心腔内常有附壁血栓,以左心室心尖部多见。组织学改变为非特异性,主要包括心肌细胞肥大、变性及纤维化,肌原纤维含量减少,线粒体增大、增多,嵴断裂或消失,肌质网和横管系统扩张。原发性 DCM 无炎性细胞浸润。

(二)病理生理

DCM 患者因心肌病变使心肌收缩力减弱,心排出量减少,心室舒张和收缩末期容量增多,心腔逐渐扩大,心室舒张末压增高,心房压亦增高,引起肺循环和体循环静脉压增高和淤血。晚期由于肺小动脉病变和肺小动脉反复血栓栓塞,可出现肺动脉高压,因而右心衰竭可能更明显。心室腔的扩大可引起房室瓣关闭不全,使心力衰竭恶化;由于心排出量的减少,激活交感神经系统和肾素-血管紧张素醛固酮系统,早期对维持心排出量有利,但神经激素持久和过度的活化则引起左心室重构、水钠潴留、周围血管阻力增加,从而加重心力衰竭。

此外,心肌纤维化病变可累及起搏点及传导系统,故可发生各种心律失常。附壁血栓脱落可引起脏器栓塞。

(三)临床表现

起病隐匿,病程早期症状轻微,有些患者仅于体检或因其他疾病就诊时发现心脏扩大或心律失常,进一步检查而发现此病。当病情发展到一定阶段,可出现充血性心力衰竭症状,一般先有左心衰竭,患者往往感到乏力,活动后心悸、气急,症状逐渐加重,最后出现夜间阵发性呼吸困难、端坐呼吸甚至肺水肿。右心衰竭症状多出现在病程后期,患者常有少尿、水肿;若常感腹部不适和食欲缺乏,可能提示肝大和腹腔积液。半数患者感胸部不适,少数患者可有胸痛,有时不易与心绞痛鉴别,可能系心肌缺血、心包病变或肺梗死所致。

体检往往发现有不同程度的心脏扩大和心力衰竭体征,常有安静时心动过速,收缩压可正常或偏低,脉压小,心尖搏动左下移位;左心衰竭时可有交替脉、肺部湿啰音;右心衰竭时有颈外静脉怒张,三尖瓣反流时可见明显的颈外静脉搏动,肝大和搏动,严重右心衰竭时可出现外周性水肿和腹腔积液;左束支传导阻滞时可出现 S_2 逆分裂,肺动脉高压时 P_2 亢进,常可闻及 S_4 奔马律,当心脏失代偿时可出现 S_3 奔马律,合并心动过速时可闻及重叠奔马律。收缩期杂音较为常见,往往由二尖瓣反流所致,三尖瓣反流引起的少见。身体各部位的栓塞可引起相应的症状和体征,常为疾病晚期的并发症。

(四)辅助检查

1.心电图检查

心力衰竭时常有窦性心动过速,也可见到全程房性心动过速和室性心动过速。随访观察可见 R 波进行性变小,室内传导阻滞特别是左束支传导阻滞常见,左心室纤维化可在胸导联出现异常 Q 波;其他非特异性改变有 ST-T 改变,左心房异常易出现 P 波改变,11%患者房颤。非持续性室性心动过速在 24 h 动态心电图中极为普遍。

2.胸片

心影增大,以左心室增大为主,可为普大型,心脏搏动弱,心力衰竭者可有肺淤血、肺水肿,右心衰竭时可见胸腔积液和上腔静脉扩张。

3.超声心动图

超声心动图为评估 DCM 的基石,常被用来判定左心室功能损害程度和伴随的瓣膜或心包疾病。DCM 患者超声心动图的特征为左、右心腔明显扩大,以左心室扩大为主,并伴室壁运动普遍减弱,因此二尖瓣舒张期开放幅度相对较小,呈钻石样改变;E 峰与室间隔间距离明显增大,形成"大心腔、小开口"的特征性改变;左心室射血分数(LVEF)减低;心腔内可见附壁血栓。多普勒超声示心腔内血流滞缓,常有二尖瓣反流。

4.心脏核医学检查

核素心肌灌注显像可用于鉴别缺血和非缺血性心脏病,原发性 DCM 患者有时可见补丁样充盈缺损。血池扫描显示左心室舒张末和收缩末容量增加,单侧或双侧心室射血分数降低,室壁活动幅度减弱。

5.MRI

MRI 可对心肌病患者的心脏结构提供可靠的、可重复的定量信息,有助于心肌病的分型。DCM 患者行 MRI 检查可见左、右心室扩大,左心室壁厚度通常正常且均匀一致。MRI 可对其心室容量、心室壁厚度、左心室功能进行准确定量,以用于评价治疗效果。

用 MRI 证实一些特殊的心肌病特别有价值,例如致心律失常性右心室心肌病、心内膜弹力纤维增生症、心肌炎、淀粉样变和结节病。MRI 有助于识别患者是否存在发生猝死并发症的危险，如可诱发电不稳定和心脏性猝死的替代性纤维变性（replacement ibrosis），亦可用于评估浸润性和炎症性心肌病。

6. 心导管和心血管造影

心导管和心血管造影可见左心室舒张末压和肺动脉楔嵌压升高，常有肺动脉高压，严重患者可有右心室扩张和右心室舒张末压、右心房压、中心静脉压升高。左心室造影可见心腔扩大、室壁活动弥散性减弱、射血分数降低、收缩末容量增加，常有二尖瓣反流，有时可见附壁血栓。冠状动脉造影示血管正常。

7. 心内膜心肌活检

组织学检查可见符合本病的病理变化，但其特异性不高，难以单独据此做出诊断，但有助于与心肌炎、特异性心肌病相鉴别。

（五）诊断和鉴别诊断

根据左心室扩张伴收缩功能障碍的症状、体征，结合 12 导联心电图、二维超声心动图，可初步做出诊断。

原发性 DCM 的诊断必须排除引起心脏扩大和充血性心力衰竭的已知原因，如心包积液、Ebstein 畸形、系统性高血压、瓣膜性心脏病以及各种特异性扩张型心肌病伴胸痛患者。若有冠心病危险因素或年龄＞40 岁，可考虑做冠状动脉造影以排除冠心病；测定铁和转铁蛋白水平可用于排除血色病；肌酸激酶水平用于排除亚临床的骨骼肌病变。若心电图迅速出现传导障碍并伴有左心室功能不全，要考虑巨细胞性心肌炎的可能。进行性传导障碍不伴明显左心室功能不全时则应高度怀疑结节病、强直性肌营养不良或由核纤层蛋白 A/C(laminA/C)基因突变所引起的疾病。

（六）治疗

由于原发性 DCM 病因不明，故尚无特异性治疗，现有治疗主要是针对心力衰竭。

1. 一般处理

限制钠和水的摄入量，避免乙醇和其他有毒物质，适度运动以维持活动能力，避免去适应作用（心血管机能下降）和保持身心健康。治疗心力衰竭的诱发因素如感染、贫血等。

2. 心力衰竭的治疗

所有 DCM 患者，从无症状到严重心力衰竭均应使用血管紧张素转换酶抑制剂（ACEI）。当由于不良反应不能耐受 ACEI 时，可以用血管紧张素受体拮抗剂（ARB）替代治疗。心力衰竭稳定的患者应该使用 β 受体阻滞剂，从很小剂量开始，逐步增加剂量，在几个月的时间内尽所有的努力去争取达到目标剂量，以改善心室功能、减慢疾病进展、减少住院率；当患者有水肿、症状性低血压或近期心力衰竭处于不稳定状态，需要静脉滴注正性肌力药物治疗时不宜使用 β 受体阻滞剂，有明显症状的反应性气道疾病、心动过缓或传导阻滞的患者亦不宜使用 β 受体阻滞剂治疗；对于已经接受 ACEI 治疗的患者，应用 β 受体阻滞剂同样可以获益，这两种神经激素系统的联合阻滞可以产生作用叠加现象。在长期使用 β 受体阻滞剂过程中若出现临床状况恶化时，可减量或停用 β 受体阻滞剂，使用不需要 β 受体介导的正性肌力药物（例如磷酸二酯酶抑制剂米力农）。地高辛能改善心力衰竭症状，改善生活质量和运动耐量，降低住院率，但不影响病死率。应用利尿剂、ACEI（或 ARB）和 β 受体阻滞剂治疗的情况下仍然存在心力衰竭症状时可加用地高辛，地高辛亦可以用于治疗心力衰竭合并持续性房颤的患者，但 β 受体阻滞剂控制心室率特别是运动时心室率效果更好,所以地高辛仅考虑作为控制心率的辅助药物,推荐地高辛血药浓度为 0.5～1.0 ng/mL,血药浓度＞1.0 ng/mL 将增加病死率。利尿剂在快速改善心力衰竭患者症状方面优于其他药物,可以在几小时或几日内缓解肺水肿和外周性水肿。对于所有曾出现过液体潴留的患者都必须使用利尿剂,常与 ACEI、β 受体阻滞剂联合应用。大多首选襻利尿剂,曾经出现过液体潴留但已被纠正者,亦应长期用小剂量利尿剂维持治疗以防复发。抗利尿激素(AVP)拮抗剂伐普坦类可选择性地阻断介导肾脏集合管抗利尿作用的 V_2 受体,减少集合管对水的重吸收,从而增加自由水的排泄,使血钠水平升高,可用于治疗低钠血症。中等剂量的襻利尿剂不能产生预期的消除水肿效果时要考虑利尿剂抵抗,引起的原因有心力衰竭引起肠道水肿或低灌注致吸收不良、肾灌注不足和功能障碍,神经体液系统的激活,钠摄入量过多,使用影响利尿效果的非甾体消炎药(NSAIDs)、环氧化酶-2(COX-2)抑制剂及噻唑烷二酮类胰岛素增敏剂。处理方法为采用静脉多次给药以获得持久的血药浓度,联合使用 2 种作用部位不同的利尿剂如呋塞米(速尿)加美托拉宗,限制饮食中钠的摄入量,停用影响利尿效果的药物,合用增加肾血流的药物(如多巴胺),亦可使用体外超滤或连续性血液透析去除过多的水分。有中、重度心力衰竭症状和近期失代偿的患者可考虑加用小剂量的醛固酮拮抗剂(螺内酯、依普利酮),但必须小心观察高血钾的发生,血钾＞5.0 mmol/L 和肾小球滤过率＜30 mL/min 的患者不宜使用。

心功能为 Ⅰ～Ⅳ 级而药物治疗无效的心力衰竭患者,若心电图为窦性心律伴 QRS 波增宽(＞0.12 s),可行双心室起搏做心脏再同步化治疗(CRT),以恢复双心室同步收缩,缩短心室的机械延迟,减少二尖瓣反流,增加射血分数;CRT 能显著降低患者病死率和住院率、逆转心室重构、改善患者生活质量、提高运动耐量。

终末期心力衰竭患者可考虑心脏移植,5 年存活率可达 75%,心室辅助装置可作为过渡到心脏移植的桥梁。

3.抗凝治疗

房颤、既往发生过脑梗死及超声心动图检测到心腔内有血栓的患者都必须接受抗凝治疗,口服华法林并监测 INR 使其维持在 2.0～3.0。

4.猝死的预防

症状性室速伴昏厥及 LVEF≤30% 的患者都应该植入 ICD,以预防心脏性猝死。

二、特异性扩张型心肌病

(一)Tako-Tsubo 综合征

Tako-Tsubo 综合征亦称应激性心肌病(stress cardiomyopathy)、心碎综合征(broken heart syndrome),是心理、生理性应激状态引发的一种急性心肌病,在老年妇女特别多见,血中儿茶酚胺过度升高激发心肌功能障碍是主要机制,大部分患者经过支持治疗能完全康复,有酷似急性心肌梗死的心电图表现和急性胸痛伴左心室功能不全的临床表现,而冠状动脉造影无缺血性病变。

心肌标记物有轻度升高,心脏 MRI、超声心动图及左心室造影显示心尖部和左心室中部处于低动力或无动力状态,基底部心肌收缩增强。如果患者被误诊为急性心肌梗死,接受溶栓可能引起严重出血或死亡,而且还将终身接受冠心病的药物治疗。少数患者有左心室流出道梗阻,若应用正性肌力药物则可使病情恶化。

(二)围生期心肌病

围生期心肌病指妊娠最后 1 个月到产后 6 个月之间发生的心肌病,病因不明,可能与炎症、免疫有关。围生期心肌病在起病初期可有严重血流动力学障碍,表现为劳力性呼吸困难、端坐呼吸及肺动脉、体循环栓塞,必须排除先前存在的心脏病后方可诊断。预后相当乐观,50%以上患者在产后 6 个月内射血分数可恢复至正常或接近正常。本病在再次妊娠时有复发的危险。

(三)心动过速性心肌病

心动过速性心肌病(tachycardia induced cardiomyopathy 或 tachycardiomyopathy),系因反复发作或持续的心动过速所致的伴有充血性心力衰竭的 DCM,其中与房颤或室上速关系最为密切,这种心肌病的临床表现类似原发性 DCM,但一旦心律失常被控制,左心室功能可明显恢复。伴有房颤或室上性心律失常的患者应当接受有效的治疗(药物或射频消融),以积极控制心率和恢复正常的窦性心律。由于这种心肌病导致的心功能障碍具可逆性,因此识别和积极治疗这种类型的心肌病在临床上非常重要。

(四)酒精性心肌病

酒精性心肌病是常见的特异性心肌病,临床表现与原发性 DCM 十分相似,它与持续过度的饮酒有关。乙醇在敏感个体的作用与剂量相关。引起左心室功能不全的机制不完全清楚,并不是所有人都会发展成心肌病,提示遗传起着一定的作用。

酒精性心肌病好发于 40~60 岁的男性嗜酒者,任何一种酒精饮料都可致病,一般都有 10 年以上的过量饮酒史,长期嗜酒者在症状出现前往往有轻度心功能降低,阵发性房颤是早期常见表现。症状较轻者表现为渐进性运动受限,症状严重者可出现急性暴发性双心室心力衰竭。戒酒是治疗酒精性心肌病的关键,可明显改善患者的心力衰竭症状。继续酗酒者则预后不良。

第五节　肥厚型心肌病

肥厚型心肌病(hypertrophic cardiomyopathy,HCM)的特点是以左心室肥厚为主(也有发生在右心室者),但往往是不对称性肥厚,且常累及室间隔。典型病例的左心室容量正常或减少。常有左心室流出道收缩期压力阶差。有家族史者主要为常染色体显性遗传,为肌节收缩蛋白基因突变所致。典型的形态学改变包括心肌细胞肥大、排列紊乱和疏松结缔组织增多。心律失常和早年猝死常见。

临床上根据左心室流出道有无梗阻分为梗阻性和非梗阻性两类。亦有根据病变部位分为室间隔肥厚型、心室中部肥厚型、心尖肥厚型和对称性肥厚型。

一、遗传学

HCM 是一种常染色体显性遗传病,共涉及 11 个肌节收缩蛋白基因,>400 个位点突变,大多数 HCM 是由心脏 β 肌球蛋白重链(MHC)、肌球蛋白－结合蛋白 C 和肌钙蛋白 T 突变基因所致。此外,与心脏代谢有关的两种非肌节蛋白基因的突变,例如磷酸腺苷－活化蛋白激酶

的 γ_2 调节亚单位 PRKAG$_2$ 和溶酶体关联膜蛋白 2(LAMP-2)可引起青少年心脏糖原贮积症，亦有心肌肥厚。临床表现酷似肌节性 HCM，常伴有预激综合征。

二、病理

左心室肥厚，左心室心腔缩小，心房常扩张和肥厚，左心室不同区域的肥厚程度不均匀，大多数 HCM 患者室间隔和前侧壁肥厚较游离壁后段明显。

组织学改变为心肌肥厚；心肌细胞排列紊乱，失去正常的平行排列，围绕结缔组织成旋涡样；细胞内肌原纤维结构破坏，相互交叉；常有明显纤维化，有时可形成肉眼可见的瘢痕；病变在肥厚的区域之间散在分布，基质结缔组织成分增多。HCM 中普遍存在壁内冠状动脉异常，如管腔缩小、管壁增厚；在广泛心肌纤维化的部位，这种现象特别明显。二尖瓣叶增大、增长，与二尖瓣前叶相对处的左心室内膜壁上常有一纤维斑块，后者是二尖瓣与室间隔碰击所致。

三、病理生理

(一)左心室流出道梗阻

流出道梗阻是由二尖瓣的收缩期前向运动(SAM)和收缩中期与室间隔接触所造成的。

引起 SAM 的机制是左心室射血产生高速射流通过狭窄的流出道流出，将二尖瓣瓣叶吸向室间隔(即漏斗效应,venturi phenomenon)。二尖瓣反流是 SAM 的后果，往往为轻到中度，严重二尖瓣反流很可能有二尖瓣本身异常，例如黏液样变性所致的二尖瓣脱垂。

流出道的压力阶差常呈动态性变化，大部分休息时无 SAM 和流出道梗阻的 HCM 患者，在体力活动时可产生压差，左心室流出道没有压差者仅占 30%。

(二)心肌缺血

研究表明，在无冠心病的情况下，HCM 患者常有局部心肌缺血，其机制为微血管系统及壁内冠状动脉异常，室壁张力增加，心肌肥厚造成毛细血管密度相对不足，导致心肌氧供和氧需之间失去平衡所致。

(三)舒张功能障碍

大多数 HCM 患者有左心室舒张和充盈的异常，可引起劳力性呼吸困难，但不一定与左心室肥厚的程度相关，快速充盈相明显延长并有左心室充盈率降低和充盈量减少。此外，整个充盈过程中心房收缩往往代偿性加强，心肌肥厚、替代性瘢痕形成及间质纤维化、心肌细胞排列紊乱等都能造成心室顺应性下降，舒张功能不全是引起非梗阻性 HCM 患者发生心力衰竭的基本原因。

四、临床表现

半数以上 HCM 患者虽然超声心动图显示有室间隔增厚，但可无症状。临床症状可出现在各年龄段，最常见的症状是呼吸困难，这是由于左心室舒张功能损害使舒张末压增高而导致肺淤血所致，活动后症状明显，偶有端坐呼吸或阵发性夜间呼吸困难；胸痛亦较常见，可为典型或不典型心绞痛，硝酸甘油常不能缓解疼痛，是由于心肌氧供和氧需之间失衡所造成的；昏厥和近乎昏厥亦较常见，为血流动力学异常或心律失常所引起的。少数患者猝死可为首发症状。HCM 的症状在闷热天气常加重，可能是由于体液丧失和血管扩张引起流出道梗阻加重，饱食和饮酒后症状也较明显，发热和贫血可使症状加剧。

流出道无压差的患者体检可无明显异常，但梗阻性 HCM 患者往往有明显体征，心尖搏动常移向左侧,心尖搏动异常有力而弥散,有时在胸骨左缘可扪及收缩期震颤;常可闻及 S_3 和 S_4,有时可有 S_2 逆分裂。梗阻性 HCM 的听诊特征是收缩期杂音,典型的是粗糙的渐增—渐减型杂音,通常始于 S_1 后,在心尖和胸骨左缘之间最易闻及,往往向胸骨下部、腋窝和心底部放射,但不放射到颈动脉。这种杂音的强度和持续时间会发生变化,减弱心肌收缩力(应用 β 受体阻滞剂)、增加静脉回心血量(迅速下蹲、平卧举腿)和升高动脉压(苯肾上腺素)的干预能使脉压降低、杂音减弱;与此相反,降低动脉压或减少静脉回心血量(如乏氏动作、含服硝酸甘油)或增加收缩力(如室性早搏、应用异丙肾上腺素)可使杂音增强。合并二尖瓣反流时,在心尖区往往可闻及全收缩期吹风样杂音。

五、辅助检查

(一)胸片

心影可正常或扩大,常可发现左心房增大,特别是有明显二尖瓣反流时。

(二)心电图检查

90%～95% HCM 有心电图异常,包括左心室肥厚引起的高电压、ST 段改变、侧壁导联 T 波倒置、左心房增大、深和窄的异常 Q 波、侧壁导联 R 波减小,胸前导联巨大倒置的 T 波是心尖肥厚性 HCM 的特征。HCM 常有室上性心律失常,以房颤最多见,3/4 HCM 患者动态心电图可有室性心律失常,1/4 患者有非持续性室速,持续性单形性室速不多见。

(三)超声心动图

1. M 型超声心动图

M 型超声心动图主要特征有:①室间隔肥厚及运动异常:室间隔厚度>1.5 mm,室间隔与左心室厚度比值>1.5,室间隔运动幅度减低,左心室后壁运动正常或代偿性增强;②二尖瓣收缩期前向运动(SAM),具有重要诊断意义;③收缩早、中期主动脉瓣关闭;④左心室流出道狭窄;⑤舒张功能异常:快速充盈期延长;二尖瓣开放延迟,等容舒张时间延长,即 E-F 斜率减低,E/A 比值<1;⑥可有左心室腔缩小,左心房增大。

2. 二维超声心动图

二维超声心动图有助于全面反映 HCM 的形态学及其功能的改变,较 M 型超声心动图更具有优越性。

3. 多普勒超声心动图

多普勒超声心动图对评价 HCM 也很重要,可提供血流动力学信息,有助于鉴别收缩期杂音的来源。可测定流出道的压差,测定二尖瓣关闭不全及严重程度。脉冲多普勒可用来评估 HCM 患者的舒张充盈性能。

(四)放射性核素扫描

核素心肌灌注显像可直接观察室间隔和游离壁的相对厚度,并评估 HCM 患者有无心肌缺血。门控核素血池扫描不仅可用来了解左心室的大小,也可评估室间隔和左心室的活动情况,在 HCM 患者可观察到异常的左心室舒张期充盈。此项检查一般仅用于超声成像不佳时。

(五)MRI

MRI 具有空间、时间分辨率高,不受胸壁、骨骼和含氧肺组织的影响,可在心脏任何切面进行三维成像;当超声心动图在技术上遇到困难时可用它来鉴别 HCM;它能区别室壁增厚的不同原因。延迟钆增强(late gadolinium enhancement)显像能发现心肌的纤维化或瘢痕部位

（室性心律失常的发生基础），有助于对患者猝死的风险进行分层。

（六）心导管检查

梗阻性 HCM 患者在左心室腔与左心室流出道之间存在收缩期压差（＞20 mmHg），左心室舒张末压增高。左心室造影示心腔缩小变形，主动脉瓣下呈"S"形狭窄，心室壁增厚，室间隔不规则增厚、突入心腔，左心房也可同时显影。心尖部肥厚型患者造影示"黑桃样"改变。冠状动脉造影正常。由于超声心动图、核素及 MRI 对本病诊断的特异性及敏感性都较好，临床上已很少需要做此项检查。

六、诊断和鉴别诊断

根据本病的主要症状、体征，结合心电图、超声心动图检查，可初步诊断。如还不能确诊，可做核素、MRI 检查以明确诊断，并区分出类型；也应对其直系血缘家族进行有关检查，可以发现一些患者，有时从确诊的家族中使来诊者得到诊断。HCM 的体征、症状易与主动脉瓣狭窄、高血压、冠心病、室间隔缺损等疾病相混淆，应注意加以鉴别。

七、治疗

治疗原则是缓解临床症状、预防和治疗并发症、改善左心室舒张期顺应性、减轻左心室流出道狭窄、预防猝死。

（一）一般处理

避免竞技性体育运动或负重，避免使用正性肌力药及扩血管药物，如洋地黄、硝酸甘油等。左心室流出道有压力阶差和有二尖瓣反流的患者，心内膜炎的发生率较高，因而在有菌血症危险时应该用抗生素作预防性治疗。

（二）药物治疗

1. 梗阻性 HCM

β受体阻滞剂通过减慢心率和减弱心肌收缩力而增加心室充盈、改善心室舒张功能；它能减少心肌氧耗，降低运动时流出道压差；能改善 60%～70% 患者的胸痛、呼吸困难和昏厥，但症状持续改善者仅占 40%，没有证据表明它能降低心脏性猝死的发生率。β受体阻滞剂的剂量须个体化，使心率维持在休息时 50～60 次/分钟、剧烈运动时 130～140 次/分钟。

钙拮抗剂维拉帕米在治疗 HCM 中亦有价值，通过抑制 Ca^{2+} 内流，不仅能减弱心肌收缩力、减慢心率，而且能改善舒张期的顺应性。它能降低休息时和运动时的压差。维拉帕米能改善 HCM 患者的运动耐量，缓解心绞痛的效果好于 β 受体阻滞剂，但症状获持续性改善者＜50%。使用维拉帕米应小心一些肺动脉压力非常高又有明显梗阻的患者对维拉帕米可能很敏感，可以引起肺水肿和猝死。

双异丙吡胺也可用于治疗梗阻性 HCM，其负性肌力作用可降低压差和改善症状，应与中、小剂量β受体阻滞剂合用，以减慢心率和阻断室上性心律失常时的快速房室结传导，在治疗起始阶段必须监测 Q-T 间期；双异丙吡胺的缺点是有明显的抗胆碱作用，前列腺肥大、青光眼患者忌用。

治疗梗阻性 HCM 通常以β受体阻滞剂作起始治疗，如果因不良反应不能耐受β受体阻滞剂，则选用维拉帕米。β受体阻滞剂和维拉帕米合用并无益处，而且可引起心率过慢和（或）血压过低。如果使用β受体阻滞剂或维拉帕米后症状仍持续存在，可加用双异丙吡胺；若药物治疗无效,可考虑非药物治疗如室间隔肌切除术、双腔起搏或室间隔消融。

2.非梗阻性 HCM

最重要的病理生理学异常是严重的舒张期功能不全,β 受体阻滞剂和钙拮抗剂都可用于改善舒张期的充盈,其中以维拉帕米效果较好。利尿剂单用或与 β 受体阻滞剂或维拉帕米联用,可以减轻肺淤血,降低左心室充盈压和改善症状。若患者症状严重,对常规治疗没有反应,心脏移植是唯一的治疗手段。

3.终末期患者

终末期患者主要表现为左心室收缩功能不全,治疗方案类似于其他心脏疾患中的充血性心力衰竭,可给予 β 受体阻滞剂、ACEI 或 ARB 以及利尿剂,可以使用地高辛、螺内酯,可植入 ICD 预防心脏性猝死以作为过渡到心脏移植的桥梁。

4.心律失常的治疗

HCM 中最常见的持续性心律失常是房颤,随年龄增长其发生率有所增加,往往引起病情恶化,常需要积极的治疗干预。阵发性房颤偶尔造成急性临床失代偿,需要紧急电复律或药物复律,胺碘酮对减少房颤复发最有效。对于持续性房颤,常用 β 受体阻滞剂和维拉帕米来控制心率。房颤可引起血栓形成和栓塞,所以必须用华法林行抗凝治疗。使用外科迷宫手术和导管消融做肺静脉电隔离术来治疗 HCM 合并难治性房颤已有少量报道。

5.猝死的预防

既往有持续性室速的患者,致死性事件的年发生率为 10%,然而许多猝死发生于既往无心律失常的患者。与猝死危险相关的临床特征有 HCM 引起猝死的家族史、不能解释的昏厥、动态心电图有非持续性室速、运动中有异常血压反应及严重左心室肥厚(≥3.0 cm)。存在 2 个或 2 个以上这些危险标志时,相关的年病死率为 3%~6%。这些患者及有过症状性持续性室性心律失常的患者应该植入心脏复律除颤器(ICD)。存在任何一个危险标志的青少年和年轻人也需考虑 ICD。应劝告 HCM 患者避免竞技性运动和剧烈的体力活动。

(三)非药物治疗

非药物治疗适用于流出道有明显梗阻(压力阶差≥50 mmHg),伴严重心力衰竭症状和功能残疾(相当于心功能Ⅲ~Ⅳ级),药物治疗无效的患者。

1.经主动脉室间隔肌切除术(Morrow 手术)

经主动脉室间隔肌切除术(Morrow 手术)为外科治疗 HCM 的金标准,可使 95% 患者的压差消失或显著降低,能减少二尖瓣反流、减轻症状、改善生活质量。85% 患者能长期保持疗效,手术死亡率约 1%。某些合并有二尖瓣损害的患者须行二尖瓣置换术。

2.经皮腔内室间隔心肌消融术(PTSMA)

通过导管将 96%~98% 乙醇 1~3 mL 注射到供应肥厚室间隔区域的冠状动脉前降支的间隔支中,造成主动脉下室间隔化学性心肌梗死,使室间隔变薄,流出道扩大,流出道压差降低,二尖瓣反流减少。乙醇消融能改善多数患者的心力衰竭症状,病死率为 2%,房室传导阻滞为其主要并发症,导致 5%~25% 患者须安装心脏起搏器。有 20% 患者由于首次手术后未获得满意结果而需再次做乙醇消融,由注射乙醇引起的治疗性心肌梗死产生的心肌瘢痕组织是否能导致后续的恶性室性心律失常和猝死,有待进一步研究。对有严重症状的梗阻性 HCM 患者,如果已经植入起搏器(若是 ICD 更好),但仍有严重并发症,或因高龄、既往有开胸手术史或不愿做外科手术者,乙醇室间隔消融可能是较好的选择。

3. 全自动双腔起搏(DDD)

植入 DDD 亦可用于治疗梗阻性 HCM,常能改善症状,压差平均降低 25%,但亦有报道认为该法仅是安慰剂作用。以下一些特殊情况使用 DDD 比较合适:患者合并有病态窦房结综合征或房室传导阻滞,因明显窦性心动过缓而无法使用 β 受体阻滞剂治疗者,或存在外科手术和室间隔消融的反指征者(包括高龄、伴并发症或不愿做上述治疗者),以及当地不具备外科手术及施行室间隔消融的条件者。

第六节　急性心力衰竭

一、定义

急性心力衰竭(acute heart failure,AHF)指由于急性发作的心功能异常而导致的以肺水肿、心源性休克为典型表现的临床综合征。发病前可以有或无基础心脏病病史,可以是收缩性或舒张性心力衰竭,起病突然或在原有慢性心力衰竭基础上急性加重。AHF 通常危及患者的生命,必须紧急实施抢救和治疗。

二、病因和发病机制

任何原因导致的血液动力学负荷增加(如过多补液、过度劳力等)或心肌缺血、缺氧,导致心肌收缩力急性受损均可引起急性心力衰竭。急性心力衰竭可突然发作,也可以在原有心血管疾病基础上发生和(或)在慢性心力衰竭基础上急性失代偿。通常冠心病、高血压是高龄患者发生 AHF 的主要病因,而年轻人中急性心力衰竭多是由扩张型心肌病、心律失常、先天性心脏病、心脏瓣膜病或心肌炎引起。同时,应特别注意甲状腺疾病、结缔组织疾病、中毒(包括药物、酒精、重金属或生物毒素)等病因。由于心脏血流动力学短期内快速异常,肺毛细血管压短期内急速增高,机体没有足够的时间发挥代偿机制,血管内液体渗入到肺间质和肺泡内形成急性肺水肿。肺水肿早期可因交感神经激活血压升高,但随着病情进展,血管反应减弱,血压逐步下降。

三、临床表现

(一)症状

典型的临床表现为严重呼吸困难,如端坐呼吸,甚或站立,平卧后诱发或加重的咳嗽、干咳或有多量白痰、粉红色泡沫痰、咯血,吸气性肋间隙和锁骨上窝凹陷。情绪紧张、焦虑、大汗淋漓,极重的患者面色苍白、口唇青紫、四肢湿冷、末梢充盈不良、皮肤苍白和发绀。初起血压升高、脉搏快而有力,若未及时处理,20~30 min 后则血压下降、脉搏细速,进入休克而死亡,部分患者表现为心搏骤停。

(二)体征

肺部听诊早期可闻及干性啰音(或喘鸣音),吸气和呼气相均有窘迫,肺水肿发生后闻及广泛湿啰音;心率增快,可闻及舒张期奔马律、第三心音和肺动脉瓣第二音亢进。

四、治疗

急性心力衰竭一旦发展为肺水肿甚或心源性休克,会在短期内危及患者的生命,抢救治疗要突出"急"字,其包含"及时、准确、系统"的概念。

(一)一般治疗

1. 体位

坐位、双腿下垂有利于减少回心血量,减轻心脏前负荷。

2. 氧疗

氧疗目标是尽量保持患者的 SaO_2 在 $95\%\sim98\%$。方法:①鼻导管吸氧;②开放面罩吸氧;③CPAP 和 BiPAP:无创通气治疗能更有效地改善肺水肿患者的氧合,降低呼吸做功,减轻症状,减少气管插管的概率,降低病死率;④气管插管机械通气治疗。

3. 镇静

AHF 时早期应用吗啡对抢救有重要意义。吗啡有强大的镇静作用,能够轻度扩张静脉和动脉,并减慢心率。多数研究表明,一旦建立起静脉通道,则立即静脉注射吗啡每次 $3\sim5$ mg,视患者的症状和情绪,必要时可重复。但昏迷、严重呼吸道疾病患者不用。

(二)静脉注射血管扩张剂

1. 硝普钠

硝普钠应用于严重心力衰竭,特别是急性肺水肿、有明显后负荷升高的患者。如高血压性AHF、急性二尖瓣反流等,建议从小剂量起始静脉注射(0.3 $\mu g/(kg \cdot min)$)逐渐滴定上调剂量,可达 5 $\mu g/(kg \cdot min)$甚或更高。应用时做好避光保存(用棕色或黑色管),以免化学分解产生氰酸盐,对严重肝肾功能异常的患者更要小心。

2. 硝酸甘油

硝酸甘油更适用于有急性冠状动脉综合征的重症心力衰竭患者,没有硝普钠对于冠状动脉血流的"窃血效应"。建议起始剂量为 0.14 $\mu g/(kg \cdot min)$静脉注射,逐渐滴定上调可达 4 $\mu g/(kg \cdot min)$。紧急情况下,亦可先舌下含服或喷雾吸入硝酸甘油每次 $400\sim500$ μg。

3. 重组人 B 型利钠肽

重组人 B 型利钠肽是一种内源性激素,具有扩张血管、利尿利钠、有效降低心脏前后负荷、抑制 ARRS 和交感神经系统等作用,可以有效改善 AHF 患者的急性血流动力学障碍。通常的剂量为 $1\sim2$ $\mu g/kg$ 负荷量静脉注射,然后 $0.01\sim0.03$ $\mu g/(kg \cdot min)$,持续静脉注射。

血管扩张剂能有效地扩张血管,增加心脏指数,降低肺动脉楔压,改善患者的症状。然而,静脉使用以上血管扩张剂特别应注意其降低血压的问题,特别是在主动脉瓣狭窄的患者。通常 AHF 的患者的收缩压低于 $90\sim100$ mmHg 时,应慎重使用,对已使用者血压下降至此时,则应及时减量,若进一步下降,则需停药。通常来说,患者的用药后平均血压较用药前降低 10 mmHg 比较合适。对于肝肾功能不全、平时长期高血压的患者,更需注意血压不可较平时降低过多。

(三)静脉注射利尿剂

强效利尿剂(襻利尿剂)是 AHF 抢救时改善急性血流动力学紊乱的基石。常用的襻利尿剂有呋塞米、布美他尼、托拉塞米,具有强大的利尿利钠作用,能减轻心脏前后负荷,静脉注射还能够扩张血管,降低肺动脉楔压。肺淤血时,呋塞米 $20\sim40$ mg 口服,若症状改善不好,利尿效果不佳,增加剂量或静脉注射。肺水肿时,呋塞米每次 40～100 mg 负荷量静脉注射或 5～40 mg/h 持续静脉滴注,每日总量小于 500 mg。依据患者症状改善,调整剂量和用法。若有利尿剂抵抗,可合用小剂量多巴胺或合用氢氯噻嗪。

利尿剂抵抗指达到水肿完全消除前,利尿剂作用下降和消失的现象。利尿剂效果不佳可能与血容量不足、血压较基础水平下降过多、低钠低氯血症、低氧血症、低蛋白血症等有关,可通过纠正这些诱发因素,改变用药途径等纠正。还要注意过度利尿后引起的电解质紊乱、低血容量综合征。

(四)β 受体阻滞剂

目前,尚无在急性心力衰竭中应用 β 受体阻滞剂治疗能够迅速改善症状的研究,通常认为是禁忌证。但是,一些研究证明,AMI 时应用 β 受体阻滞剂能够缓解缺血导致的胸痛,缩小心梗面积。实际应用中对于严重 AHF,肺底部有啰音的患者应慎重使用 β 受体阻滞剂。

目前比较公认的药物有美托洛尔、比索洛尔、卡维地洛。

(五)正性肌力药物

1.强心苷

强心苷(包括洋地黄苷、地高辛和毛花苷 C),主要有正性肌力、降低交感神经活性、负性传导和频率的作用。一般而言,急性心力衰竭并非其应用指征,除非快速心房颤动。急性心力衰竭应使用其他合适的治疗措施(常为静脉给药),强心苷仅可作为长期治疗措施的开始阶段而发挥部分作用。AHF 时,若患者心率快、血压偏低,可静脉注射毛花苷 C 每次 0.2～0.4 mg,若患者为快速心房颤动,则可用每次 0.4 mg,总量不宜超过 1.2 mg。

口服最常用的是地高辛 0.125～0.25 mg/d。

2.儿茶酚胺类

多巴酚丁胺起始剂量为 2～3 μg/(kg·min)持续静脉注射,根据血液动力学监测可逐渐增加至 15～20 μg/(kg·min);患者病情好转后,药物应逐渐减低剂量(每两天减少 2 μg/(kg·min))而停药,不可骤停。AHF 伴有低血压时,更宜选用多巴胺,起始剂量为 2～3 μg/(kg·min),有正性肌力、改善肾血流和尿量的作用。

3.磷酸二酯酶抑制剂(PDEI)

PDEI 具有正性肌力和外周血管扩张作用,可降低肺动脉压、肺动脉楔压和增加心排出量。可增加室性心律失常的发生,且与剂量相关。通常有米力农和依诺昔酮。

4.钙离子增敏剂

左西孟旦是钙浓度依赖的钙离子增敏剂,半衰期达 80 h,可增加心排出量,降低肺毛细血管楔压(PCMP),降低血压。在与多巴酚丁胺的双盲对照试验中,有研究显示,该药在 AHF 中应用时,应注意其降低血压的作用。通常不建议用于收缩压<85 mmHg 的患者。

5.心肌糖苷类

此类药物不宜用于 AMI 心力衰竭的患者。应用指征是心动过速引起的心力衰竭,如通过应用 β 受体阻滞剂未能控制心率的心房颤动患者。

(六)机械辅助治疗

1.动脉内气囊反搏(IABP)

尽早应用于 AMI 严重低血压,甚或心源性休克的患者。

IABP 可延长收缩压时间,增加动脉舒张压和冠状动脉灌注压,增加冠状动脉血流量

22%～52%,可起到辅助心脏功能的作用。

2.体外膜氧合器(ECMO)

体外膜氧合器是一种临时性的部分心肺辅助系统,通过引流管将静脉血引流到体外膜氧合器内进行氧合,再经过另一根引流管将氧合血泵入体内(静脉或动脉),改善全身组织氧供,可以暂时替代肺的气体交换功能和心脏的泵功能。北京阜外心血管病医院已经对晚期终末期心力衰竭、心源性休克内科治疗无效的患者,成功应用该技术进行支持治疗,有效地维持了患者的心脏功能和血流动力学稳定,部分患者度过了危险期,成功撤机并逐渐恢复心脏功能,部分患者赢得了心脏移植的时间。

3.左心辅助

左心辅助适用于晚期终末期心力衰竭、心源性休克的患者。

4.心脏移植

终末期心力衰竭,内科药物治疗效果不佳或无效,心源性休克内科治疗无效,在 ECMO 或左心辅助循环支持下,等待合适供体,尽早心脏移植。

(七)其他

1.饮食和休息

急性期卧床休息,尽量减少体力活动,缓解后逐渐增加运动量。急性期若血压偏高或正常,则应保持液体出量大于入量,根据胸片肺水肿或淤血改善的情况调整。饮食不宜过多,不能饱餐,控制在 6～7 成饱便可,必要时可静脉补充营养,意即"质高量少"。缓解期亦需严格控制液体的摄入和出入量的平衡。

2.预防和控制感染

感染是 AHF 发生,特别是慢性心力衰竭急性失代偿的重要原因和诱因,应积极预防和控制。

3.保持水、电解质和酸碱平衡

内环境的稳定对于患者 AHF 的纠正,防止恶性心律失常的发生具有重要的意义,应特别注意。不仅要重视钾的变化,同时要重视低钠血症,限钠是有条件的,不要一味强调。

4.基础疾病和合并疾病的处理

如对缺血性心脏病应重视 β 受体阻滞剂的正确使用,积极改善缺血发作是治疗的关键。对高血压引起的 AHF 一方面要积极降低血压,同时还应注意平时血压水平高的患者,不宜突然过度降压,一个"正常"的血压,可能对特定的患者就是低血压,导致肾灌注不足,发生肾衰竭。

(八)缓解期的治疗和康复

(1)加强基础心脏病治疗,如冠心病、高血压等的治疗。

(2)对于慢性心力衰竭的患者,要重视诱因的预防,防止反复发生急性失代偿。

(3)有计划地逐步康复锻炼。

总之,急性心力衰竭作为一种最严重的心血管综合征,其诊断和治疗必须强调整体观念,要系统地考虑患者的机体状况,这样才能获得良好的疗效。

第七节 急性心包炎

急性心包炎通常是心包脏层和壁层急性炎症性纤维化反应。以典型的胸痛、心包摩擦音和特异性心电图表现为特征。

一、病因和病理

急性心包炎几乎都是继发性的,其病因实质上是各种原发的内外科疾病,部分病因至今未明。其中以非特异性、结核性、化脓性和风湿性心包炎较为常见。正常心包腔内约含 50 mL 液体,急性炎症反应时,在壁层和脏层之间产生由纤维蛋白、白细胞及少许内皮细胞组成的渗出物,液体无明显增加时为急性纤维蛋白性心包炎。当渗出物中的水分增多时,称为渗出性心包炎。渗出液多为浆液纤维蛋白性,也可为脓性或血性。心包渗液一般可在数周至数月内吸收,但也可发生壁层与脏层粘连、增厚而逐渐形成慢性心包病变。当渗液迅速积聚和(或)渗液量超过一定的水平,心包内压力即急骤上升,妨碍心室舒张和充盈,使心搏量降低,动脉收缩压下降,同时,心包内压力增高也影响血液回流到右心,使静脉压升高,这些改变构成了急性心脏压塞的临床表现。

二、临床表现

(一)胸痛

心前区疼痛为主要症状,也是最初出现的症状。常见于急性特发性心包炎及感染性心包炎的纤维蛋白渗出期;而缓慢发展的结核性或肿瘤性心包炎,疼痛症状可不明显。心前区疼痛的程度和性质不一,轻者仅为胸闷,重者较尖锐,与呼吸运动有关,常因咳嗽、深呼吸或变换体位而加重,这一点与胸膜炎难以鉴别;疼痛位于心前区,可放射到颈部、左肩、左臂及左肩胛区,也可达上腹部;疼痛也可呈压榨样,位于胸骨后。需注意与心肌梗死疼痛相鉴别。心包膜脏层无痛觉神经,左侧第 5、6 肋间水平面以下的壁层心包膜有痛觉纤维,所以当心包炎累及该部或并有膈胸膜炎时方出现疼痛。心包炎的急性期也可不出现胸痛,尤其是在心肌梗死、心脏外伤和尿毒症伴发的早期心包炎。

(二)呼吸困难

呼吸困难是心包积液时最突出的症状,可能与支气管、肺受压及肺淤血有关。急性心包积液常继发于心肌梗死后心脏破裂、损伤、重症感染,其液体量即使小于 150～200 mL,只要心包内压力超过 20～30 mmHg,即可迅速进展为心脏压塞,患者可有端坐呼吸、身体前倾、呼吸浅快、面色苍白、口唇发绀。慢性心包积液除非积液量足够大并压迫周围结构及心腔,否则心脏压塞的体征在相当长的时期内并不出现。与心包积液有关的其他症状反映了渗液对周围结构的影响,包括食管、气管与肺,常见症状有食欲下降、呼吸困难、咳嗽和胸痛。少见症状有咽下困难、呃逆、干咳、声音嘶哑,这表明增多的心包积液分别压迫食管、气管及喉返神经。

(三)全身症状

全身症状可伴有潜在的全身性疾病。根据病因及个体反应不同,全身症状差异较大。感染性心包炎多有毒血症状,如发热、畏寒、多汗、困乏、食欲下降等。非感染性心包炎的毒血症状较轻,肿瘤性者可无发热。

(四)体征

1.心包摩擦音

心包摩擦音是纤维蛋白性心包炎的典型体征。一般在心脏的收缩期和舒张期可听到搔刮样的声音,常位于胸骨左缘第三、四肋间,只存在数小时或数日。由结核、尿毒症或肿瘤引起的可持续数周。一旦心包积液增多,将两层心包隔开,则摩擦音消失。

2.渗液性心包炎体征

心尖搏动微弱或不能触及,常在心实音界内有一段距离,听诊时心音遥远。叩诊时心实音界向左、右两侧扩大,并随体位而变动。

3.心包填塞征

心包填塞征有颈静脉怒张、静脉压升高、肝大、胸腔积液、面部及下肢水肿。患者发生急性心包填塞时,静脉压不断上升,动脉压持续降低,心排出量显著下降,血压低下,可发生休克。

三、辅助检查

1.实验室检查

在化脓性心包炎时白细胞计数及中性粒细胞增多,心包液涂片或培养可找到致病菌。

2.X线检查

当心包积液量达 300 mL 以上时,心影可向两侧普遍性增大,并且有上腔静脉影增宽及右心膈角呈锐角,心缘的正常轮廓消失,呈水滴状或烧瓶状,各心缘弓的正常界限消失,心脏随体位而移动。短期内随访 X 线片心影迅速扩大或缩小,有助于早期诊断。肺野清晰,无充血现象。透视或 X 线摄影可显示心脏搏动减弱或消失。

3.心电图检查

(1)典型演变分四期:①各导联 ST 段呈弓背向下抬高,T 波高,出现在除 aVR 和 V_1 外的所有导联,持续 2 d 至 2 周左右;V_6 导联的 ST/T 比值≥0.25;②几天后,各导联 ST 段回复到基线,T 波降低、变平;③T 波呈对称性倒置并达最大深度,无对应导联呈相反的改变(除 aVR 和 V_1 导联直立外),可持续数周、数月或长期存在;④T 波恢复直立,一般在 3 个月内。

(2)ST 段移位:因炎症累及和心包,渗液压迫心外膜下心肌,产生心肌损伤和缺血。

(3)P-R 段移位:除 aVR 和 V_1 导联外,P-R 段降低,提示心包膜下心房肌受损。

(4)QRS 波低电压:与电短路作用,或心包炎纤维素的绝缘作用及周围组织水肿有关。

(5)电交替:P、QRS、T 波全部电交替为大量心包积液的特征性表现,但不是唯一的,肺气肿、冠心病等也可出现电交替,应注意鉴别。

(6)心律失常:以窦性心动过速多见,部分发生房性心律失常,如房性早搏、房性心动过速、心房扑动或心房颤动。还可有不同程度的房室传导阻滞。

4.超声心动图

对诊断心包积液简单易行,迅速可靠。M 型或二维超声心动图中均可见液性暗区以确定诊断。心脏压塞时的特征为:右心房及右心室舒张期塌陷;吸气时右心室内径增大,左心室内径减小,室间隔左移等。可反复检查以观察心包积液量的变化。

5.磁共振显像(MRI)

磁共振显像(MRI)能清晰地显示心包积液的容量和分布情况,并可分辨积液的性质,如出血性渗液大多是低信号强度;尿毒症、外伤、结核性液体内含蛋白和细胞较多,可见中或高信号强度。

6.心包穿刺

抽取渗液做涂片、培养和寻找病理细胞,有助于确定病因。心包液测定腺苷脱氨酶(ADA),活性≥30 U/L,对诊断结核性心包炎具有高度特异性。抽液后再注入空气(100～150 mL)进行 X 线摄片,可了解心包的厚度,心包面是否规则,心脏大小和形态。

7.心包检查

凡有心包积液需手术引流时,可先行心包检查,直接观察心包,在可疑区域做心包活检,以提高病因诊断的准确性。

四、诊断和鉴别诊断

(一)诊断

临床上出现胸痛、呼吸困难、心动过速和体静脉淤血征或心界扩大、心包摩擦音,应高度怀疑急性心包炎。结合 X 线、心电图及心脏超声,即可明确诊断。心包心肌炎多伴心功能异常改变、心肌标志物、肌红蛋白和肿瘤坏死因子等水平升高,闻及第二心音,ST 段弓背向下抬高,超声、CT 和 MRI 可示心脏内部结构,心包膜或心内膜心肌活检是主要诊断依据。

(二)鉴别诊断

1.结核性心包炎

结核性心包炎是心包炎中最为常见的一种。多发生于中、青年,表现为多发性浆膜炎,可能同时伴有胸腔积液、腹腔积液。症状有低热、乏力、胸痛、气短、咳嗽和不能平卧等。心包积液可为血性渗出液,查找病原菌多为阴性,但结核菌素试验阳性者为多,红细胞沉降率增快等,有助于诊断。

2.急性非特异性心包炎

急性非特异性心包炎原因未明,可能系病毒引起,也可能是过敏或自身免疫反应的表现。起病急,常先有上呼吸道炎症,几乎所有病例都有胸痛,临床症状类似急性心肌梗死,渗液量可多可少。本症有自限性,病程通常是数日至 3 周,25%的病例可复发,很少出现心包缩窄。

3.阿米巴性心包炎

阿米巴性心包炎现已少见,病原体在累及心包的同时使肝左叶受损。临床表现为寒战、高热、乏力、消瘦等。心包外影明显增大,抽心包积液为巧克力样,并能发现阿米巴滋养体。

4.尿毒症性心包炎

本病多因重症尿毒症或病之晚期因毒素影响而发病。多为纤维蛋白性心包炎,少数为渗出性或血性心包炎,因治疗困难可变为慢性。具有典型胸痛和心包摩擦音。

五、治疗

急性心包炎及时有效治疗包括原发病的病因治疗和解除心脏压塞的对症治疗,可望获得痊愈。有急性心包炎的初发症状者(尤其是存在中等或大量心包积液者),应住院治疗,以确定病因预防心脏压塞;对有典型的胸痛和心包摩擦音的患者,如疑为病毒性心包炎,可以利用聚合酶链反应和组织化学以进行病因分类;对年轻患者,应依据病史和当前症状,考虑外伤、心肌炎、系统性红斑狼疮、病毒性心包炎或化脓性心包炎;老年患者则须考虑到急性心肌梗死、肺结核,尤其是肿瘤性疾病的可能。

（一）一般治疗

急性期应卧床休息、镇静；呼吸困难者取半卧位、吸氧；加强支持疗法：高热量、高蛋白、高维生素饮食；有水肿时给低盐饮食。

胸痛明显者可止痛，常口服非甾体类抗炎药（NSAIDs），例如阿司匹林、布洛芬，必要时应用吗啡类药物。如对 NSAIDs 反应较差，可选用秋水仙碱（首日 1～2 mg，以后 0.5～1 mg/d，连续 3 个月），可有效缓解疼痛并预防复发。

胸痛通常在 1～2 d 内缓解，胸膜摩擦音及 ST 段抬高随即消失。大多数特发性及病毒性心包炎中的轻症病例只需充分治疗 1～4 d，但治疗的时间是不定的，若存在心包积液，须积液消退后停药。一些患者需使用类固醇（泼尼松 60～80 mg/d）治疗 1 周控制疼痛，此后小心减量至基础治疗量长期维持。除非有特殊指征（例如结缔组织疾病、自身反应性疾病或者尿毒症性心包炎）不应使用皮质类固醇，因其可增加病毒复制且减量时可导致复发。在这种情况下，加用秋水仙碱可能是有效的。使用类固醇治疗前必须排除结核性心包炎和化脓性心包炎的可能。对于心包炎仅为全身疾病的局部表现者，除支持对症处理外，尚须针对原发病进行治疗。

（二）针对原发病治疗

结核性心包炎应尽早开始抗结核治疗，常用异烟肼、利福平和吡嗪酰胺，剂量足，直到体温和红细胞沉降率正常、心脏无异常表现、心电图稳定，一般 2～3 个月，改为异烟肼和利福平维持，抗结核药的疗程为 6～9 个月。急性期心包积液较多者，服泼尼松 15～30 mg/d，3～4 周后逐渐停药。化脓性心包炎者，根据药敏结果给足量抗生素。特发性心包炎应用糖皮质激素或非甾体抗炎药治疗。尿毒症性心包炎则应血液透析或腹膜透析改善尿毒症，同时服消炎痛 25～50 mg，2～3 次/天。放射损伤性心包炎可给予泼尼松 10 mg 口服，3～4 次/天，停药前应逐渐减量，以防复发。

（三）解除心脏压塞

1.心包穿刺抽液

心包穿刺抽液适用于诊断性穿刺、大量积液有压迫症状、化脓性心包炎及拟行介入性治疗者。心包穿刺抽出脓液和心包腔内注入抗生素。穿刺前应先做超声波检查，确定进针途径及刺入心包积液层厚度。

2.心包腔引流术

穿刺排脓后心包腔积脓和毒血症状未见减轻，或脓液稠厚、穿刺排脓困难，应采用心包切开引流术。一般引流通畅后 4～6 周愈合。

六、预后和预防

急性心包炎的自然病程和预后取决于病因，病毒性心包炎、非特异性心包炎、心肌梗死后或心包切开术后综合征通常是自限性的，临床表现及实验室检查在 2～6 周消退。若心包炎并发于恶性肿瘤、系统性红斑狼疮、尿毒症等则预后差。化脓性或结核性心包炎随着抗生素或抗结核药物疗法及外科手术的进展，预后已大为改善，部分患者遗留心肌损害或发展为缩窄性心包炎。

第八节 缩窄性心包炎

缩窄性心包炎是指心脏被致密厚实的纤维化心包所包围,心脏舒张期充盈受限产生一系列循环障碍的临床病证。

一、病因和病理

缩窄性心包炎可以继发于急性心包炎,病因以结核性占首位,其次为化脓性、创伤性;此外与外科手术、自身免疫(结缔组织)疾病、结节病、心包肿瘤、特发性、放射性心包炎和心脏直视手术引起等有关。

病理变化为心包增厚粘连、脏壁层融合钙化。有时被纤维组织完全填塞成为一个纤维瘢痕组织外壳。心脏大小正常,偶有缩小,心肌可萎缩。心包可出现透明样变性,为非特异性改变。结核性心包炎患者可有结核性肉芽组织或干酪样病变。

二、临床表现

大多患者起病隐匿,判断心包缩窄的时间及临床症状出现的早晚,对预后及外科手术具有重要的指导意义。通常急性缩窄是指 1 年以内发生缩窄者;慢性缩窄是指 1 年以上发生缩窄者。

1.症状

早期表现为心悸、劳力性呼吸困难,常常出现腹胀、乏力、头晕、食欲减退、咳嗽、体质量减轻和肝区疼痛等;后期出现休息时呼吸困难,甚至端坐呼吸,主要是由于胸腔积液、腹腔积液造成膈肌上抬及肺部充血所致。

2.体征

肝大、腹腔积液及下肢水肿、脉压变小;慢性肝淤血患者还可出现黄疸、蜘蛛痣和肝掌等表现。心浊音界正常或稍增大。颈静脉怒张是缩窄性心包炎较重要的体征,且在吸气时怒张更为明显,只有舒张早期可见塌陷。可闻及心包叩击音,主要是由于舒张期充盈血流因心包的缩窄而突然受阻并引起心室壁振动所致。常有第二心音分裂、心率较快,可有过早搏动、房扑和房颤等心律失常。少部分患者可出现奇脉。

三、辅助检查

1.实验室检查

实验室检查可有轻度贫血。病史较长者因淤血性肝硬化常伴有肝功能异常,清蛋白减少,白、球蛋白比值降低。检测胸腔积液或腹腔积液为漏出液。

2.心电图

多数有低电压、窦性心动过速,少数可有房颤;多个导联 T 波平坦或倒置;有时 P 波增宽或增高呈"二尖瓣型 P 波"或"肺型 P 波",表现为左、右心房扩大,也可出现右心室肥厚。

3.X 线检查

心影大小正常或稍大,心影增大可能由于心包增厚或伴有心包积液;左右心缘正常弧弓消失,呈平直僵硬,心脏搏动减弱;上腔静脉明显增宽;部分患者心包有钙化,是既往有急性心包炎的特征性表现;此外可见心房增大。

4.超声心动图

右心室前壁或左心室后壁振幅变小,可见心包增厚和僵硬;二维超声心动图可显示增厚的心包、室间隔在吸气时膨入左室、突出的舒张早期充盈以及肝静脉和下腔静脉扩张等。

5.CT 与 MRI 检查

CT 检查对诊断心包增厚具有很高的特异性和分辨率,并能评估心包的形状及心脏大血管的形态,是很有价值的检测手段。MRI 能清晰地显现缩窄性心包炎心包增厚的特征性改变,并能准确测量其厚度及波及范围;同时对心脏大血管形态及内径的异常改变亦可清楚地显示。

6.心导管检查

通过左、右心导管可同时记录左、右心压力曲线。右心房平均压升高,压力曲线呈"M"形或"W"形;右心室压力升高,曲线呈现舒张早期下陷和舒张晚期的高原波;肺毛细血管楔嵌压也升高。

四、诊断与鉴别诊断

患者有腹腔积液、肝大、颈静脉怒张及 Kussmaul 征、静脉压显著增高等体循环淤血体征,而无显著心脏扩大或瓣膜杂音时,应考虑缩窄性心包炎。结合相关的辅助检查更易确诊。缩窄性心包炎应与限制性心肌病相鉴别。

五、治疗

一旦确诊,应在急性期症状消退后及早行心包剥离手术或心包切除术。缩窄性心包炎多因衰竭、腹腔积液及周围水肿或严重心脏并发症而致残或死亡,如果能及早进行彻底的心包剥离手术,大部分患者可获得满意的效果。手术前应卧床休息、低盐饮食;酌情给予利尿剂;有贫血及血清蛋白降低者,应给予支持疗法,改善一般状况;有活动性结核病者,应积极进行抗结核治疗;对病程较长、心功能减退较明显者,术前或术后可给予强心剂,以免发生心力衰竭;单有心包钙化而无静脉压增高者不需特殊治疗;心肌对强心剂反应差或肝肾功能很差者,不宜手术。

第九节　房室交界性心律失常

房室交界性心律失常包括房室交界性期前收缩、房室交界性逸搏和逸搏心律、非阵发性房室交界性心动过速、房室结折返性心动过速。

一、房室交界性期前收缩

房室交界性早搏简称交界性早搏,是早于基础心律(多为窦性心律)而提前出现的房室交界区的异位搏动,亦称为房室交界性期前收缩。

1.病因

交界性期前收缩较少见。可发生于心脏病患者,如缺血性心脏病、风湿性心脏病、心力衰竭患者发生洋地黄中毒、低血钾等。无器质性心脏病表现的患者也可发生交界性期前收缩。

2.临床表现

除原发病相关的表现外,交界性期前收缩一般无明显症状,偶尔有心悸。

3.心电图特征

交界性期前收缩可逆行向上传导至心房和顺行向下传导至心室,其传导速度不同,心电图可表现为提前出现逆行 P' 波并可引起 QRS 波群,形态与正常窦性 P 波引起的 QRS 波群相似,此时 P'-R 间期<0.12 s;也可表现为提前出现 QRS 波群,逆行 P' 波重叠在 QRS 波群之中或出现在 QRS 波群之后,此时 R-P' 间期<0.20 s。交界性期前收缩的代偿间歇完全。

4.诊断

交界性期前收缩主要通过心电图诊断。

5.治疗

交界性期前收缩的治疗主要是针对病因或诱因。对于期前收缩频发且症状明显者,可口服 β 受体阻滞剂或钙通道阻滞剂治疗。

二、房室交界性逸搏和逸搏心律

房室交界性逸搏或逸搏心律是严重缓慢性心律失常(窦性心动过缓和高度或完全性房室传导阻滞)时出现的延迟搏动或缓慢性心律,是房室交界区次级节律点对心动过缓或停搏的替代反应,常不独立存在。

1.病因

本病类同病态窦房结综合征和高度房室传导阻滞。

2.临床表现

患者可有心动过缓的相关症状和体征。

3.心电图特征

房室交界性逸搏多表现为窦性停搏或阻滞的长间歇后,出现一个正常的 QRS 波群,P 波可以阙如或有逆行性 P' 波,位于 QRS 波群之前或之后。房室交界性逸搏心律的频率一般为40~60 次/分,QRS 波群形态正常,其前后可有逆行 P' 波,或窦性 P 波的频率慢于心室率,形成房室分离。

4.治疗

针对病因和原发的缓慢性心律失常进行对症治疗。

三、非阵发性房室交界性心动过速

非阵发性房室交界性心动过速是由于房室交界区的自律性增加或形成触发活动而引起的一种呈短阵或持续发作的心动过速。

1.病因

洋地黄中毒是最常见的病因,也常发生于一些器质性心脏病,如急性心肌梗死、心肌炎、急性风湿热或心脏外科手术后,亦可偶见于正常人。

2.临床表现

心动过速发作时心率逐渐增快,终止时心率逐渐减慢,不同于阵发性心动过速。心率70~130 次/分,节律相对规则,心率快慢受自主神经张力变化的影响明显。心动过速很少引起明显的血流动力学改变,患者多无症状,少数人可有心悸表现。

3.心电图特征

心率在 70～130 次/分之间,节律规整,QRS 波群形态正常,逆行 P' 波可出现在 QRS 波群之前,此时 P'-R 间期<0.12 s,但多重叠在 QRS 波群之中或出现在 QRS 波群之后,此时 R-P' 间期<0.20 s。当心动过速频率与窦性心律接近时,由于心室的激动可受到交界区或窦房结心律的交替控制,可发生干扰性房室分离。

4.诊断

洋地黄中毒或器质性心脏病患者结合临床表现和心电图特征可做出诊断。

5.治疗

由于不会引起明显的血流动力学异常且通常能自行终止,非阵发性房室交界性心动过速本身不需要特殊处理,治疗上主要是针对基本病因。洋地黄中毒引起者,应立即停用洋地黄药物,同时给予氯化钾。

四、房室结折返性心动过速

房室结折返性心动过速(AVNRT)是指发生在房室结及其周围区域的折返性心动过速,是最常见的阵发性室上性心动过速。房室交界区存在解剖性或功能性、两条或多条传导速度和不应期不同的传导径路是 AVNRT 发生的电生理基础。传导速度快但有效不应期长的一条径路被称为快径路,传导速度慢但有效不应期短的一条径路被称为慢径路,快、慢径路及其周围组织构成 AVNRT 的折返环。正常情况下窦性冲动沿快径路下传,P-R 间期正常。当适时的房早下传时遇到快径路不应期,只能改由慢径路下传。由于慢径路传导缓慢,当激动传到两条径路的共同下端时,原先处于不应期的快径路已有足够的时间恢复兴奋性,激动遂通过快径路传回心房,产生心房回波。此时,慢径路亦脱离了不应期、恢复了应激性,能够使激动再次下传,如此反复折返便产生了心动过速;其折返方向为慢径路前传,快径路逆传,因此也称为慢-快型或常见型 AVNRT。如果折返方向相反则称为快-慢型 AVNRT;少数 AVNRT 其两条折返径路均为慢径,称为慢-慢型 AVNRT。后两型也称为少见型 AVNRT。

1.病因

AVNRT 多发生于无器质性心脏病的正常人,女性多于男性,青少年至 30 岁之间多见。情绪激动、焦虑、紧张、体力劳动、吸烟、饮酒或喝茶过多是常见的诱因。部分女性与月经周期有关。

2.临床表现

心动过速呈有规律的、突发突止的特点,持续时间长短不一。症状的严重程度取决于发作时的心室率及持续时间以及有无器质性心脏病。阵发性心悸是主要的临床症状,其他症状包括胸闷、无力、头晕、恶心、呼吸困难等。心脏听诊时第一心音强弱恒定,心律绝对规整。

3.心电图特征

心电图表现为:①心动过速多由房性或交界性期前收缩诱发,其下传的 P'-R 间期显著延长,随之引起心动过速;②R-R 周期规则,心室率在 150～250 次/分之间;③QRS 波群形态和时限多正常,少数因发生功能性束支传导阻滞而使 QRS 波群宽大畸形;④P' 波呈逆行性(Ⅱ、Ⅲ、aVF 导联倒置),慢快型 AVNRT 其 P' 多埋藏在 QRS 波群中无法辨认,少数位于 QRS 波群终末部分,P' 波与 QRS 波关系固定,R-P' 间期<70 ms,R-P' 间期<P'-R 间期;快慢型 AVNRT 其 P' 位于下一 QRS 波群之前,R-P' 间期>P'-R 间期;慢慢型 AVNRT 其 P' 位于

QRS 波群之后,R-P′间期<P′-R 间期,但 R-P′间期>70 ms;⑤迷走神经刺激可使心动过速终止。

4.诊断

有阵发性心悸症状且发作表现为突发、突止的特点,应考虑 AVNRT。对于发作短暂而常规心电图难以捕捉者,应行 24 h 动态心电图检查以明确诊断。部分患者需进行食管心脏电生理检查,其诊断依据为:①经食管心房刺激可诱发和终止心动过速;②S_1-S_2 期前收缩刺激可显示"房室结双径传导";③诱发的心动过速符合 AVNRT 的心电图特点。

5.治疗

(1)复律治疗:急性发作期的处理主要是恢复窦性心律,缓解患者症状。应根据患者的基础心脏状况、年龄、既往发作情况以及对心动过速的耐受程度,做出适当的处理。

对于心功能和血压正常的患者,可以首先尝试迷走神经刺激的方法。颈动脉窦按摩(患者取仰卧位,先按摩右侧,无效再按摩左侧,每次 5~10 s,切勿同时按摩双侧)、按压眼球、Valsaval 动作(深吸气后屏住呼吸、再用力作呼气动作)、咽喉刺激诱导恶心、将面部浸于冷水中等可终止心动过速或影响房室传导。初次尝试若无效可以在血流动力学稳定的前提下选用静脉抗心律失常药。对血流动力学不稳定的患者,可以直接进行电复律。

1)腺苷和钙通道阻滞剂:腺苷为首选治疗药物(6~12 mg 静脉注射),其起效快,半衰期短(<6 s),不良反应有头晕、恶心、呼吸困难、面部潮红、窦性心动过缓、房室传导阻滞等,通常很快消失。腺苷无效可静脉注射维拉帕米(首次 5 mg,无效时间隔 10 min 再静脉注射 5 mg)或地尔硫䓬(0.25~0.35 mg/kg)。上述药物的疗效可达 90%以上。

2)洋地黄和 β 受体阻滞剂:静脉注射洋地黄可终止心动过速发作,如静脉注射毛花苷丙,首次 0.4~0.8 mg,以后每 2~4 h 增加 0.2~0.4 mg,24 h 总量不超过 1.6 mg。目前洋地黄已较少应用,但对伴有心功能不全者仍作首选。

β 受体阻滞剂也能终止心动过速,宜选用短效药物如艾司洛尔 50~200 μg/(kg·min)。心力衰竭、支气管哮喘患者应避免使用。

3)普罗帕酮:普罗帕酮 1~2 mg/kg,静脉注射。

4)其他药物:合并低血压者可应用升压药物,如去氧肾上腺素、甲氧明或间羟胺,通过反射性兴奋迷走神经终止心动过速。但老年患者、高血压患者、急性心肌梗死患者等应禁用。

5)经食管心房调搏术:常能有效终止心动过速。

(2)预防复发:患者本人应学会几种兴奋迷走神经而终止心动过速的方法,如 Valsaval 动作、咽喉刺激诱发恶心、冷水浸面等。药物预防可选用长效钙通道阻滞剂或 β 受体阻滞剂,如缓释维拉帕米 240 mg/d、长效地尔硫䓬或缓释美托洛尔。也可应用普罗帕酮 100~200 mg,3 次/天。

(3)根治治疗:射频消融术治疗 AVNRT 安全、有效,且能根治心动过速,应作为药物无效患者的一线治疗。

第十节 继发性高血压

在中国近 2 亿的高血压人群中，约 90％是病因不明的原发性高血压（简称原高），不容忽视的是还有 10％左右是继发性高血压（简称继高），而继高的心脑血管发病率明显高于原高。因此，一旦确诊继高，部分患者可手术治疗，从而可能治愈高血压；不能手术者，可给予针对原因的药物治疗。因此临床医生在高血压人群中鉴别诊断继高并给予合理治疗更显得意义重要。

一、继发性高血压的病因

（一）肾性高血压

1.肾实质性高血压

肾小球性肾炎、肾盂肾炎、肾盂积水、多囊肾等。

2.肾血管性高血压

主要由多发性大动脉炎、动脉粥样硬化及纤维肌结构不良等原因导致的肾动脉狭窄。

（二）内分泌性高血压

1.肾上腺疾病

原发性醛固酮增多症、嗜铬细胞瘤、库欣综合征等。

2.甲状腺疾病

甲状腺功能亢进、甲状腺功能减退。

3.甲状旁腺疾病

甲状旁腺功能亢进。

4.垂体疾病

肢端肥大症。

（三）药物性高血压

口服避孕药、激素、甘草等。

（四）其他

睡眠呼吸暂停综合征、先兆子痫、主动脉缩窄及其他较少见疾病，如真性红细胞增多症、肾素分泌瘤等。还有一些单基因遗传性高血压疾病（如 Liddle 综合征、Ⅱa 型多发性内分泌腺瘤、糖皮质激素可治性醛固酮增多症等），可通过基因突变筛查进行基因诊断。

二、常见继发性高血压疾病的诊断及治疗

（一）肾实质性高血压

肾实质性高血压在继高的病因中占第一位。肾实质性高血压是指由于急、慢性肾小球肾炎或其他原因所致肾实质疾病，使有效肾单位减少，以致高血压。①急性肾小球肾炎：约 80％以上患者有高血压，同时有水肿、蛋白尿（＋～＋＋＋）、尿常规镜检有红细胞或管型等，一般多在数月内痊愈。但其中相当一部分演变为慢性，10 年内约有 40％仍有蛋白尿，5 年后 20％～30％有氮质血症，肾脏病理发现肾小球内皮细胞或系膜增生、炎症发展或发生肾小球硬化伴肾小管间质继发性病变。老年人预后较差。②慢性肾小球肾炎：常有高血压，必须有蛋白

尿且反复尿镜检有红细胞（＋～＋＋）。早期血肌酐尚在正常范围内时，少数人就已有高血压，但无急性肾炎史，对这类病可称为隐匿性肾炎。常见有：局灶节段性肾小球硬化、IgA 肾病、小管系膜病变及其他系膜增生型肾炎。随着病情发展，血压明显升高，常伴眼底改变（渗出、出血等）及贫血、心力衰竭等症状，诊断需与原高所致肾功能减退伴蛋白尿及少量红细胞鉴别。

③糖尿病肾病：肾脏是糖尿病微血管病变最常受累的器官之一。病变主要累及肾小球毛细血管基底膜，引起肾小球硬化和肾小动脉硬化。随病情发展逐步累及小管及间质，引起肾盂肾炎和肾乳头坏死。

由于糖尿病肾病起病隐匿，从蛋白尿到肾功能变化平均长达 18 年，共分 4 个阶段。

1 期：肾脏肥大及功能亢进（肾小球滤过率（GFR）增高）；2 期：微量清蛋白尿期（30～300 $\mu g/min$）；3 期：即临床糖尿病肾病期，GFR 下降、明显蛋白尿，常伴除清蛋白外其他尿蛋白如 $\alpha_1 MG$、视黄醇结合蛋白等增高。由于肾小球硬化，肾糖阈升高，尿糖常规检查阳性率下降，常显阴性；4 期：肾衰期。

治疗：①非药物治疗：饮食以低盐、优质蛋白（鱼、鸡蛋、牛奶等）为主；对肾功能减退但无大量蛋白尿者应限制蛋白摄入量（30～40 g/d），应正确调整好低蛋白饮食，临床研究显示，蛋白摄入量在 0.6 g/(kg·d)左右能有效延缓患者 GFR 或肌酐清除率的下降。另外，中度适量的运动量是有益的；②降压药物治疗：首选阻断肾素-血管紧张素系统的血管紧张素转换酶抑制剂（ACEI）或血管紧张素受体阻滞剂（ARB），可降低球毛细血管内压，改善基底膜通透性，减少蛋白尿，具有降压外还能延缓肾功能恶化的益处。但是，在急性肾炎时应首选钙通道阻滞剂，一般不单用 ACEI 或 β 受体阻滞剂。对肾功能减退有大量蛋白尿者，需与一般高血压无此病变者相反，用口服襻利尿剂，如呋塞米（20～40 mg，3 次/天），利尿效果反较氢氯噻嗪（25 mg，3 次/天）强。α_1 受体阻滞剂＋β 受体阻滞剂（阿罗洛尔）、α_1 受体阻滞剂（特拉唑嗪、多沙唑嗪等）、中枢 α_2 受体兴奋剂（可乐定、莫索尼定）、长效双氢吡啶类钙通道阻滞剂（络活喜、拜新同）及非双氢吡啶类钙通道阻滞剂（缓释异搏定及缓释恬尔心）等，均是可选择的联合用药配伍。对糖尿病肾病者降压比降糖更能减少心血管病死率。其中 ACEI 在降压的同时能明显降低尿蛋白，保护肾脏，尤其在第 1、2 期能逆转肾脏损伤。因此，对 2 型糖尿病患者血压正常但运动后升高、或平时血压升高在边缘水平（如 130～139/85～89 mmHg（1 mmHg＝0.133 kPa））或血压正常者但有亚临床的微量清蛋白尿，即应早服 ACEI 以保护肾脏。在对 2 型糖尿病的循证医学研究，目前尚不足以检验 ACEI 疗效优于其他药物，但是迄今较多的大规模观察研究，如 LIEF、NDT 等显示 ARB（氯沙坦、伊贝沙坦）优于阿替洛尔与氢氯地平，在糖尿病患者新发蛋白尿及肾功能衰退方面较肯定地提示 ARB 对肾脏的保护作用。因此 2007 年 ESH 高血压治疗指南指出，2 型糖尿病肾病常规联合用药首选 ARB。并且，其他阻断 RAS 的药物（如 ACEI）对肾脏也有同样的保护作用。

（二）肾血管性高血压

由一侧或双侧肾动脉主干或大分支狭窄导致肾实质部分或广泛缺血所致高血压，多为急进型高血压（舒张压＞130 mmHg，有眼底改变）。常见于肾动脉粥样硬化斑块、多发性大动脉炎、先天性纤维肌性发育不良。75％老年肾动脉狭窄患者由动脉粥样硬化所致，年轻人常见于先天性纤维肌性发育不良及多发性大动脉炎。

部分肾动脉狭窄患者腹部可闻及向单侧传导的杂音，低血钾、球蛋白增多和肾功能进行性减退，肾脏 B 超发现两侧肾脏长径相差＞1.5 cm，一侧肾脏有缩小，彩色多普勒超声可探测肾动脉起始处的狭窄。三维增强 MRA 及螺旋 CTA 是较敏感的测定方法,高度疑似病例应做肾动脉数字减影血管造影术(金标准)。分侧肾静脉取血比值测定可能对评估狭窄肾动脉的功能有一定价值,决定是否需手术治疗。

治疗:解除狭窄(腹主动脉或肾动脉造影后行扩张术及支架放置、血管搭桥术或肾自体移植术)。肾动脉扩张术对某些先天性纤维肌性发育不良疗效好,无须置放支架,而肾动脉斑块引起狭窄者疗效较差,复发率高。降压治疗中 ACEI 有效,但注意双侧肾动脉狭窄、孤立肾伴肾动脉狭窄或双侧肾小球滤过率低又服利尿剂的条件下慎用。虽然血压明显下降但易引起血肌酐急剧上升,甚至引起急性肾衰竭。AⅡ受体拮抗剂也有同样作用,也应慎用。合用长效钙离子拮抗剂、α 受体阻滞剂、中枢 α_2 受体兴奋药可乐定及 β 受体阻滞剂或 α+β 受体阻滞剂都有良效。

(三)肾间质性病变所致高血压

由于炎症、先天性遗传性或代谢间质病变所致高血压,包括慢性肾盂肾炎、痛风肾病、多囊肾等。

早期一般无水肿、高血压,仅查体时发现有氮质血症或尿检有少量蛋白尿和白细胞,常无管型,偶有少量红细胞。24 h 尿蛋白定量常低于 0.5 g,尿 α_1 或 α_2 微球蛋白增加。在氮质血症之前已有小管功能异常:肾浓缩功能障碍、尿钾丢失增加,引起低钾血症,也有因远曲小管排泄功能缺陷引起高钾血症。晚期 GFR 下降,小球严重硬化时可有大量蛋白尿、水肿和高血压。

1. 慢性肾盂肾炎

慢性肾盂肾炎常有间歇出现尿频、尿急、尿痛、菌尿和尿路结石,除慢性间质性肾炎外,还有肾盏肾盂炎症纤维化及变形。所以,X 线下可见双侧肾大小不同,一侧肾脏肾皮质瘢痕、肾盂变形,肾小管重吸收能力差,多尿,而致低钠、低钾(失盐性肾炎、失钾性肾炎),有的病例由于尿酸化功能障碍,可发生继发性肾小管性酸中毒。虽然一侧肾功能明显减退,但血压仅轻中度升高,一般对各种降压药物疗效比肾实质性高血压好。

2. 痛风肾病

由于嘌呤代谢紊乱,使终末产物尿酸生成过多。早期仅有轻度腰痛及微量蛋白尿,以后约40%伴轻度水肿,60% 血压中度升高。肾小管浓缩功能障碍,尿呈酸性(pH<6.0),结石常呈沙石状,变大时可有肾绞痛及血尿,但 X 片上多不显影。常伴继发性尿路感染。一般病程10~20 年,不及时治疗可致氮质血症。

治疗:①饮食控制:少吃肉食、海鲜、豆类等,多吃蔬菜、水果等,忌酒。多饮水,大于2 000 mL/d,睡前多饮水;②服用治疗高尿酸血症的药物;③降压药物:禁用任何含噻嗪类利尿剂的复方降压制剂,即使仅服 6.25 mg/d 噻嗪类利尿剂也会使血尿酸轻度升高,吲达帕胺也要禁用。血管紧张素Ⅱ受体拮抗剂(科素亚)虽有轻度降血尿酸(可降 0.3~0.5 mmol/L)作用,适用于血尿酸偏高或痛风患者,但不足以对消噻嗪类利尿剂的升尿酸作用。有报道,ACEI(如卡托普利)能增加肾尿酸盐排出,但排出过多时促使尿酸盐结石形成。钙通道阻滞剂(CCB)、β 受体阻滞剂是可以选用的。

3. 多囊肾

多囊肾是一种常染色体显性遗传型囊性肾脏病变。早期肾脏 B 超可发现肾小囊肿,随着年龄的增长囊肿的数目和大小逐步增加。多数在 30 岁以后发现,肾脏呈囊状融合性病变,总体积增大。高血压是本病的早期症状,在无氮质血症患者中就已有近 60% 发现高血压,多囊肾患者大约 50%死于肾衰竭,50%死于高血压所致心脑血管事件,因此降压治疗非常重要。

治疗:ACEI、利尿剂、CCB 及 α_1 受体阻滞剂均可使用;囊肿直径>4 cm 时可采用囊肿减压术。

(四)内分泌性高血压

1.原发性醛固酮增多症(原醛)

过去对高血压合并低血钾时,首先要考虑是否为原醛。

由于肾上腺皮质球状带腺瘤、增生或癌(少见),使肾上腺皮质分泌的醛固酮(Aldo)增多,容量性高血压常伴低血钾。近十余年来,诊断技术改进,原醛检出率已由 1%左右上升至 10%,低血钾已不是早期原醛的诊断标准。

由于早期原醛患者血钾常正常,甚至原醛患者血压重度升高而不伴低血钾。正常血钾的高血压患者,在下列 4 种情况下,应高度警惕有"原醛"的可能:①当服用利尿剂降压时,出现明显低血钾;②合用 3 种以上降压药(包括利尿剂),血压仍难以控制到正常时;③有早发心脑血管疾病的家族史;④腹部 CT 发现肾上腺有占位性病变。都应停 β 受体阻滞剂、ACEI(或ARB)2 周,利尿剂停 4 周,同时改服 α 受体阻滞剂及或加缓释异搏定,查清晨起床活动后 2 h 的血醛固酮和肾素(PRA),若血 Aldo/PRA 比值>240 怀疑原醛。腹部肾上腺增强 CT 有诊断价值,但仍有 1/2 以上的原醛患者 CT(-),故不能仅凭肾上腺 CT 来诊断。若血 Aldo/PRA 比值>240,腹部肾上腺 CT 示"双侧肾上腺较饱满或有小结节"时应鉴别是原发性低肾素型高血压病还是原醛增生。鉴别方法:尤其是鉴别微腺瘤及增生,不能光凭 CT 报告腺瘤。手术发现为增生占 28%。10%人群存在无功能的肾上腺肿块,所以不能单凭 CT 诊断。肾上腺静脉取血对鉴别确诊微腺瘤及增生很可靠,但操作技术难度较大(右肾上腺静脉不易插管成功),但特异度很高(90%左右)。

治疗:①安体舒通治疗也可同时作为试验,若无条件测血 Aldo/PRA 比值或肾上腺静脉取血时,口服安体舒通 5 d(320 mg/d),钠钾代谢紊乱被纠正,可证实是醛固酮增多症。增生型维持量为 20~40 mg/d,87%能改善血压,但不能治愈。腺瘤患者首选手术治疗;②降压药物:由于原醛是容量依赖性高血压,一般对利尿剂降压反应最佳。因此在安体舒通治疗基础上,加用少量噻嗪类利尿剂常可取得良好的降压效果。其次可选择 CCB,有人观察到硝苯地平缓释片每次 20 mg,3 次/天,4 周后患者血压、血钾、血 Aldo 正常。β 受体阻滞剂也可合用;③手术:腺瘤及增生患者均可手术。但增生型效果不如腺瘤。有的患者增生与腺瘤同时存在,切除腺瘤后血压也可下降,但仍需服用降压药物才能达到正常血压。患者术后可服用安体舒通 20~40 mg/d。

2.嗜铬细胞瘤

嗜铬细胞瘤较罕见,对阵发性高血压患者常需考虑鉴别此病。由于肾上腺髓质肿瘤持续或脉冲式释放过多的儿茶酚胺(CA)引起面白、头痛、怕热、消瘦、心动过速(除肾上腺外肿瘤无心动过速)等,约 1/2 为持续性高血压,1/2 为阵发性或持续性高血压阵发性加重,常伴眼底病变并舒张压(DBP)>130 mmHg,表现为急进型高血压,约 1/2 伴糖尿病或糖耐量减低。在体质量指数<25,年龄<51 岁的高血压患者中,嗜铬细胞瘤患者的糖尿病患病率为原高患者的18.9 倍。

鉴别主要依靠尿 CA 测定,超过正常值 2 倍以上才有意义。常需反复测定,尤其阵发性血压升高时应立即排空膀胱,留 24 h 尿测 CA。其次,酚妥拉明试验是一种简单的辅助诊断方法,酚妥拉明是肾上腺素能 α 受体阻滞剂。疑嗜铬细胞瘤时当血压持续升高 ＞170/110 mmHg时可做本试验有助于诊断。快速静脉推注酚妥拉明 5 mg＋生理盐水 1～2 mL,每分钟测 1～2 次血压,共测 15～20 min。阳性:注射 2 min 内血压迅速下降大于 (SBP)35 mmHg/(DBP)25 mmHg 并持续 3～5 min。正常人 SBP 下降不大于 30 mmHg。试验前必须停用镇静剂 24 h 及抑交感降压药,如含利舍平的复方降压片 5～7 d,避免假阳性。为避免发生低血压反应,试验时应备好肾上腺素以防万一。

肾上腺 B 超发现肿瘤阳性率高达 95%,CT 可见肿瘤多为圆形,中间有液化坏死,一般肿瘤直径＞2.5 cm。恶性肿瘤多为异位(肾上腺外)。

治疗:口服酚苄胺(α_1 及 α_2 受体阻滞剂)10 mg,2～3 次/天,服药数天后可加服 β 受体阻滞剂,普萘洛尔 10 mg,3 次/天。但是注意不要先单独服 β 受体阻滞剂以免发生高血压危象。对血压持续升高急症可静脉滴注酚妥拉明(立其丁)(50 mg＋250 mL 葡萄糖),逐步调节滴速或静脉注射(5 mL＋10 mL 葡萄糖后静脉注射维持)。对有心动过速不能耐受者可改用拉贝洛尔(α 及 β 受体阻滞剂),静脉注射 50 mg 后 50～100 mg＋250 mL 葡萄糖静脉注射,待血压平稳后改为口服 100 mg,2～3 次/天。也可改为口服酚妥拉明＋普萘洛尔。血压下降不满意可加服 ACEI 或 CCB。

3.库欣综合征

由于高血压患者中约半数肥胖,其中绝大多数为单纯性肥胖,但仍需考虑与库欣综合征的鉴别诊断。

诊断:由于肾上腺束状带增生或肿瘤造成糖皮质类固醇分泌过多,并且常伴不同程度的盐皮质激素和雄激素增加,造成向心性肥胖、高血压(占 80%)、糖耐量异常或糖尿病(1/10 患者合并)、多血质、皮肤紫纹、性功能障碍、骨质疏松(占 70%)等,少数人有血钾偏低。

定性诊断:①24 h 尿皮质醇(F):高于正常值 2～3 倍才有意义。若正常则可以排除库欣综合征。②血压(上午 8～12 h):有无昼夜节律。午夜 1 片法:24 h 口服地塞米松 1 mg 后,次晨血压不受明显抑制,可诊断为库欣综合征。③地塞米松抑制试验:有助于鉴别腺瘤或增生。小剂量地塞米松试验具有鉴别意义。连续 3 d 服用地塞米松 0.75 mg,3 次/天,服药后第 2、3 d 晨 8 h 采血测血皮质醇,第 3、4 d 晨收尿。大剂量地塞米松试验(8 mg 连用 3 d),若末次服药后 6～8 h 抽血,不能抑制到服药前对照日的 50% 以下提示腺瘤可能。④血促肾上腺皮质激素(ACTH)测定:腺瘤常降低,尤其清晨。垂体微腺瘤(库欣病)所致肾上腺增生及肾上腺以外如纵隔内生长的肿瘤(异位 ACTH 征)引起的增生常 ACTH 升高并且分泌呈昼夜节律消失,早晨高于正常,午后到晚上仍接近早晨水平,并常被大剂量地塞米松所抑制。肾上腺 CT、B 超及垂体 CT 或 MRI 有助于定位诊断。

治疗:由于大多数为垂体微腺瘤引起的肾上腺皮质增生占库欣综合征的 70% 左右,因此对这类 ACTH 依赖皮质醇增多症首先应切除垂体微腺瘤。降压药物可选用利尿剂(排钾＋保钾)、β 受体阻滞剂、ACEI、CCB 及 α_2 受体兴奋剂(如可乐定)等。

(五)睡眠呼吸暂停综合征(OSAS)

睡眠呼吸暂停综合征(OSAS)指睡眠状态下周期性出现口、鼻气流停止达 10 s 以上,每晚 7 h 睡眠中呼吸暂停及(或)呼吸变浅＞30 次,平均呼吸暂停或变浅＞5 次/小时,同时血氧饱和度明显下降(≥40%)。高血压患者有 30% 合并此病。可分为阻塞型、混合型及中枢型 3 种。由于呼吸道不通畅,夜间血压至少上升 20～30 mmHg,收缩压比舒张压更明显。多见于中年超重者,男多于女。由于夜间"打鼾"脑部缺氧造成晨起头痛,白天嗜睡,24 h 动态血压监测(ABPM)无昼夜节律甚至夜间血压明显升高,日间血压正常或轻度升高。本病的发生可能与反复呼吸暂停时动脉血氧饱和度下降、CO_2 浓度升高而致交感活性增强有关。

治疗:有打鼾、高血压、肥胖者可做多导睡眠图(PSG)监测 7~8 h,以明确 OSAS 诊断。①去除 OSAS 及高血压的共同诱因,如减肥、戒酒等既可改善高血压又可减少呼吸暂停的次数,应当是高血压伴肥胖患者的首选方法。②若有鼻部疾病则应给予相应治疗。对鼻塞的患者睡前用血管收缩剂如麻黄碱等滴鼻。有上呼吸道感染者则应及时控制上呼吸道感染。③睡眠时保持适宜的睡眠体位,改变仰卧位睡眠为侧卧位睡眠。④避免用镇静安眠药,以免造成呼吸抑制而加重病情,可选用呼吸兴奋剂增加通气、减少呼吸暂停次数。⑤在为 OSAS 患者选择降压药物的时候,应考虑药物对夜间血压、睡眠质量、呼吸、心率及白天情绪的影响。OSAS 患者睡眠时经常发生心动过缓甚至心脏停搏,应尽量避免应用可进一步加重心动过缓的降压药物。应于睡前服用短、中效降压药。α 和 β 受体阻滞剂阿罗洛尔(10~15 mg,2 次/天)、ACEI(西拉普利)既可降低血压,又能减轻 OSAS 患者的睡眠呼吸障碍。而钙离子拮抗剂对睡眠呼吸暂停并无影响。但利舍平、可乐定均有致嗜睡的不良反应,口服普萘洛尔可增加呼吸暂停的次数。⑥持续面罩式正压通氧治疗(CPAP)应作为首选治疗手段。大部分患者在 CPAP 治疗初期难以适应,需要有 3~5 d 的适应期。但通氧治疗后,会出现血压明显下降,症状改善。⑦外科手术治疗。

第十一节　慢性心肌缺血综合征

慢性心肌缺血综合征主要包括慢性稳定型心绞痛、隐匿性冠心病和缺血性心肌病在内的慢性心肌缺血所致的临床类型。其中最具代表性的是稳定型心绞痛。

一、稳定型心绞痛

稳定型心绞痛亦称稳定型劳力性心绞痛,是在冠状动脉固定性严重狭窄的基础上,由于心肌负荷的增加引起心肌急剧的、暂时的缺血与缺氧的临床综合征。其特点为阵发性的前胸压榨性疼痛或憋闷感觉,主要位于胸骨后部,可放射至心前区和左上肢尺侧,常发生于劳力负荷增加时,持续数分钟,休息或用硝酸酯制剂后消失。本症患者男性多于女性,多数患者年龄在40 岁以上,劳累、情绪激动、饱食、受寒、急性循环衰竭等为常见的诱因。

(一)发病机制

当冠状动脉的供血与心肌的需血之间发生矛盾,冠状动脉血流量不能满足心肌代谢的需要,引起心肌急剧的、暂时的缺血缺氧时,即可发生心绞痛。

心肌氧耗的多少主要由心肌张力、心肌收缩强度和心率所决定,故常用"心率×收缩压"(即二重者乘积)作为估计心肌氧耗的指标。心肌能量的产生要求大量的氧供,心肌细胞摄取供血氧含量的 65%~75%,而身体其他组织则仅摄取 10%~25%。因此心肌平时对血液中氧的吸取已接近于最大量,氧供需再增加时已难从血液中更多地摄取氧,只能依靠增加冠状动脉的血流量来提供。在正常情况下,冠状循环有很大的储备力量,其血流量可随身体的生理情况而有显著的变化;在剧烈体力活动时,冠状动脉适当地扩张,血流量可增加到休息时的6～7倍。缺氧时,冠状动脉也扩张,能使血流量增加4～5倍。动脉粥样硬化而致冠状动脉狭窄或部分分支闭塞时,其扩张性减弱,血流量减少,且对心肌的供血量相对地比较固定。心肌的血液供应如减低到尚能应付心脏平时的需要,则休息时可无症状。一旦心脏负荷突然增加,如劳累、激动、左心衰竭等,使心肌张力增加、心肌收缩力增加和心率增快等而致心肌氧耗量增加时,心肌对血液的需求增加,而冠脉的供血已不能相应增加,即可引起心绞痛。

在多数情况下,劳力诱发的心绞痛常在同一"心率×收缩压"的水平上发生。

产生疼痛感觉的直接因素,可能是在缺血缺氧的情况下,心肌内积聚过多的代谢产物,如乳酸、丙酮酸、磷酸等酸性物质,或类似激肽的多肽类物质,刺激心脏内自主神经的传入纤维末梢,经1～5胸交感神经节和相应的脊髓段,传至大脑,产生疼痛感觉。这种痛觉反映在与自主神经进入相同水平脊髓段的脊神经所分布的区域,即胸骨后及两臂的前内侧与小指,尤其是在左侧,而多不在心脏部位。有人认为,在缺血区内富有神经供应的冠状血管的异常牵拉或收缩,可以直接产生疼痛冲动。

(二)临床表现

1.症状

心绞痛以发作性胸痛为主要临床表现,疼痛的特点如下所示。

(1)部位:主要在胸骨体中段或上段之后可波及心前区,有手掌大小范围,甚至横贯前胸,界限不很清楚。常放射至左肩、左臂内侧达无名指和小指,或至颈、咽或下颌部。

(2)性质:胸痛常为压迫、发闷或紧缩性,也可有烧灼感,但不像针刺或刀扎样锐性痛,偶伴濒死的恐惧感觉。有些患者仅觉胸闷不适不认为有痛。发作时,患者往往被迫停止正在进行的活动,直至症状缓解。

(3)诱因:发作常由体力劳动或情绪激动(如愤怒、焦急、过度兴奋等)所诱发,饱食、寒冷、吸烟、心动过速、休克等亦可诱发。疼痛多发生于劳力或激动的当时,而不是在一天劳累之后。典型的心绞痛常在相似的条件下重复发生,但有时同样的劳力只在早晨而不在下午引起心绞痛,提示与晨间交感神经兴奋性增高等昼夜节律变化有关。

(4)持续时间:疼痛出现后常逐步加重,然后在3～5 min内逐渐消失,可数天或数星期发作一次,亦可一日内多次发作。

(5)缓解方式:一般在停止原来诱发症状的活动后即可缓解;舌下含用硝酸甘油也能在几分钟内使之缓解。

2.体征

患者平时一般无异常体征。心绞痛发作时常见心率增快、血压升高、表情焦虑、皮肤冷或出汗,有时出现第四或第三心音奔马律。可有暂时性心尖部收缩期杂音,是乳头肌缺血以致功能失调引起二尖瓣关闭不全所致。

(三)辅助检查

因心绞痛发作时间短暂,以下大多数检查均应在发作间期进行,可直接或间接反映心肌缺血。

1.心脏 X 线检查

心脏 X 线检查可无异常发现,如已伴发缺血性心肌病可见心影增大、肺充血等。

2.心电图检查

心电图检查是发现心肌缺血、诊断心绞痛最常用的检查方法。

(1)静息时心电图:约半数患者在正常范围,也可能有陈旧性心肌梗死的改变或非特异性 ST 段和 T 波异常,有时出现房室或束支传导阻滞或室性、房性期前收缩等心律失常。

(2)心绞痛发作时心电图:绝大多数患者可出现暂时性心肌缺血引起的 ST 段移位。因心内膜下心肌更容易缺血,故常见反映心内膜下心肌缺血的 ST 段压低($\geqslant 0.1$ mV),发作缓解后恢复。有时出现 T 波倒置。在平时有 T 波持续倒置的患者,发作时可变为直立("假性正常化")。T 波改变虽然对反映心肌缺血的特异性不如 ST 段,但如与平时心电图比较有明显差别,也有助于诊断。

(3)心电图负荷试验:最常用的是运动负荷试验,运动可增加心脏负荷以激发心肌缺血。运动方式主要为分级活动平板或踏车,其运动强度可逐步分期升级,以前者较为常用,让受检查者迎着转动的平板就地踏步。目前国内外常用的是以达到按年龄预计可达到的最大心率(HRmax)或亚极量心率(85%~90%的最大心率)为负荷目标,前者称为极量运动试验,后者称为亚极量运动试验。运动中应持续监测心电改变,运动前、运动中每当运动负荷量增加一次均应记录心电图,运动终止后即刻及此后每 2 min 均应重复心电图记录直至心率恢复至运动前水平。进行心电图记录时应同步测定血压。运动中出现典型心绞痛,心电图改变主要以 ST 段水平型或下斜型压低$\geqslant 0.1$ mV(J 点后 60~80 ms)、持续 2 min 为运动试验阳性标准。运动中出现心绞痛、步态不稳,出现室性心动过速(接连 3 个以上室性期前收缩)或血压下降时,应立即停止运动。心肌梗死急性期,有不稳定型心绞痛,明显心力衰竭,严重心律失常或急性疾病者禁作运动试验。本试验有一定比例的假阳性和假阴性,单纯运动心电图阳性或阴性结果不能作为诊断或排除冠心病的依据。

(4)心电图连续动态监测:常用方法是让患者在正常活动状态下,携带慢速转动的记录装置,以双极胸导联(现已可同步 12 导联)连续记录并自动分析 24 h 心电图(又称 Holter 心电监测),然后在荧光屏上快速回放并可进行人机对话选段记录,最后打印出综合报告。可从中发现心电图 ST-T 改变和各种心律失常,出现时间可与患者的活动和症状相对照。胸痛发作时相应时间的缺血性 ST-T 改变有助于确定心绞痛的诊断。

3.放射性核素检查

(1)201 铊(^{201}T1)心肌显像或兼做负荷试验:201 铊(^{201}T1)随冠状血流很快被正常心肌细胞所摄取。静息时铊显像所示灌注缺损主要见于心肌梗死后瘢痕部位。在冠状动脉供血不足时,则明显的灌注缺损仅见于运动后心肌缺血区。不能运动的患者可做双嘧达莫试验,静脉注射双嘧达莫使正常或较正常的冠状动脉扩张,引起"冠状动脉窃血",使狭窄冠脉供血区局部心肌缺血更为明显,可取得与运动试验相似的效果。近年还用腺苷或多巴酚丁胺做负荷试验。变异型心绞痛发作时心肌急性缺血区常显示特别明显的灌注缺损。近年来有用^{99m}Tc-MIBI取代 201 铊作心肌显像可取得与之相似的良好效果,更便于临床推广应用。

(2)放射性核素心腔造影:应用^{99m}Tc 进行体内红细胞标记,可得到心腔内血池显影。通过对心动周期中不同时相的显影图像分析,可测定左心室射血分数及显示心肌缺血区室壁局部运动障碍。

(3)正电子发射断层心肌显像(PET):利用发射正电子的核素示踪剂如^{18}F、^{11}C、^{13}N 等进行心肌显像。除可判断心肌的血流灌注情况外,尚可了解心肌的代谢情况。通过对心肌血流灌注和代谢显像匹配分析可准确评估心肌的活力。

4.其他检查

二维超声心动图可探测到缺血区心室壁的运动异常,心肌超声造影可了解心肌血流灌注。电子束或多层螺旋 X 线计算机断层显像(EBCT 或 MDCT)、冠状动脉造影、二维或三维重建、磁共振显像(MRI)等,已用于冠状动脉的显像。血管镜检查、冠状动脉内超声显像及多普勒检查有助于指导冠心病介入治疗时采取更恰当的治疗措施。

(四)诊断

根据典型心绞痛的发作特点和体征,含用硝酸甘油后是否缓解,结合年龄和存在冠心病危险因素,排除其他原因所致的心绞痛,一般即可建立诊断。发作时心电图检查可见以 R 波为主的导联中,ST 段压低,T 波平坦或倒置,发作过后数分钟内逐渐恢复。心电图无改变的患者可考虑做心电图负荷试验。发作不典型者,诊断要依靠观察硝酸甘油的疗效和发作时心电图的改变,或做 24 h 的动态心电图连续监测。诊断有困难者可行放射性核素心肌显像、MDCT 或 MRI 冠脉造影,如确有必要可考虑行选择性冠状动脉造影。

心绞痛严重度的分级,根据加拿大心血管病学会(CCS)分级分为四级:

Ⅰ级:一般体力活动(如步行和登楼)不受限,仅在强、快或持续用力时发生心绞痛。

Ⅱ级:一般体力活动轻度受限。快步、饭后、寒冷或刮风中、精神应激或醒后数小时内发作心绞痛。一般情况下平地步行 200 m 以上或登楼一层以上受限。

Ⅲ级:一般体力活动明显受限,一般情况下平地步行 200 m 以下,或登楼一层引起心绞痛。

Ⅳ级:轻微活动或休息时即可发生心绞痛。

(五)鉴别诊断

1.心脏神经症

本病患者常诉胸痛,但为短暂(几秒钟)的刺痛或持久(几小时)的隐痛,患者常喜欢不时地吸一大口气或做叹息性呼吸。胸痛部位多在左胸乳房下心尖部附近,或经常变动。症状多在疲劳之后出现,而不在疲劳的当时,做轻度体力活动反觉舒适,有时可耐受较重的体力活动而不发生胸痛或胸闷。含用硝酸甘油无效或在 10 多分钟后才"见效",常伴有心悸、疲乏及其他神经衰弱的症状。

2.不稳定型心绞痛和急性心肌梗死

不稳定型心绞痛(UA)和急性心肌梗死与稳定型劳力性心绞痛不同,UA 包括初发型心绞痛、恶化型心绞痛及静息型心绞痛,仔细询问病史有助于鉴别。AMI 临床表现更严重,有心肌坏死的证据。

3.其他疾病

其他疾病引起的心绞痛包括主动脉瓣严重狭窄或关闭不全、冠状动脉炎引起的冠状动脉口狭窄或闭塞、肥厚型心肌病、X 综合征等疾病均可引起心绞痛,要根据其他临床表现来鉴别。其中 X 综合征多见于女性,ECG 负荷试验常阳性,但冠状动脉造影阴性且无冠状动脉痉挛,预后良好,与微血管功能不全有关。

4.肋间神经痛

疼痛常累及 1~2 个肋间,但并不一定局限在胸前,为刺痛或灼痛,多为持续性而非发作性,咳嗽、用力呼吸和身体转动可使疼痛加剧,沿神经行经处有压痛,手臂上举活动时局部有牵拉疼痛,故与心绞痛不同。

5. 不典型疼痛

不典型疼痛还需与包括胃-食管反流、食管动力障碍、食管裂孔疝等食管疾病以及消化性溃疡、颈椎病等鉴别。

(六)治疗

有两个主要目的:一是预防 MI 和猝死,改善预后,延长患者的生存期;二是减少缺血发作和缓解症状,提高生活质量。

1. 一般治疗

发作时立刻休息,一般在停止活动后症状即可消除;平时应尽量避免各种已知的诱发因素,如过度的体力活动、情绪激动、饱餐等,冬天注意保暖;调节饮食,一次进食不宜过饱,避免油腻饮食,戒烟限酒;调整日常生活与工作量;减轻精神负担;保持适当的体力活动,以不发生疼痛症状为度;治疗高血压、糖尿病、贫血、甲状腺功能亢进等相关疾病。

2. 药物治疗

药物治疗首先考虑预防 MI 和死亡,其次是减少缺血、缓解症状及改善生活质量。

(1)抗心绞痛和抗缺血治疗

1)硝酸酯类药物:能降低心肌需氧,同时增加心肌供氧,从而缓解心绞痛。除扩张冠状动脉、降低阻力、增加冠状循环的血流量外,还通过对周围容量血管的扩张作用,减少静脉回流心脏的血量,降低心室容量、心腔内压和心室壁张力,降低心脏前负荷;对动脉系统有轻度扩张作用,减低心脏后负荷和心脏的需氧。

硝酸甘油:为即刻缓解心绞痛发作,可使用作用较快的硝酸甘油舌下含片,1~2 片(0.5~1 mg)舌下含化,迅速为唾液所溶解而吸收,1~2 min 即开始起作用,约半小时后作用消失。延迟见效或完全无效者,首先要考虑药物是否过期或未溶解,如属后者可嘱患者轻轻嚼碎后继续含化。服用戊四硝酯片剂,持续而缓慢释放,口服半小时后起作用,持续可达4~8 h,每次 2.5 mg。用 2%硝酸甘油油膏或橡皮膏贴片(含 5~10 mg)涂或贴在胸前或上臂皮肤而缓慢吸收,适用于预防夜间心绞痛发作。

硝酸异山梨酯(消心痛):口服 3 次/天,每次 5~20 mg,服后半小时起作用,持续 3~5 h,缓释制剂药效可维持 12 h,可用 20 mg,2 次/天。本药舌下含化后 2~5 min 见效,作用维持2~3 h,每次可用 5~10 mg。

以上两种药物还有供喷雾吸入用的气雾制剂。

5-单硝酸异山梨酯:多为长效制剂,每天 20~50 mg,1~2 次。

硝酸酯类药物长期应用的主要问题是耐药性,其机制尚未明确,可能与巯基利用度下降、RAAS 激活等有关。防止发生耐药的最有效方法是每天保持足够长(8~10 h)的无药期。硝酸酯类药物的不良反应有头晕、头胀痛、头部跳动感、面红、心悸等,偶有血压下降。

2)β受体阻滞剂:机制是阻断拟交感胺类对心率和心肌收缩力的刺激作用,减慢心率、降低血压、减低心肌收缩力和氧耗量,从而缓解心绞痛的发作。此外,还减少运动时血流动力的反应,使同一运动量水平上心肌氧耗量减少;使不缺血的心肌区小动脉(阻力血管)收缩,从而使更多的血液通过极度扩张的侧支循环(输送血管)流入缺血区。不良反应有心室射血时间延长和心脏容积增加,虽然可能使心肌缺血加重或引起心肌收缩力降低,但其使心肌耗氧量减少的作用远超过其不良反应。常用的制剂是美托洛尔 25~100 mg,2~3 次/天,其缓释剂每天仅需口服 1 次;或阿替洛尔 12.5～50 mg,1～2 次/天;或比索洛尔 5～10 mg,1 次/天。

本药常与硝酸酯制剂联合应用,比单独应用效果好。但要注意:①本药与硝酸酯制剂有协同作用,因而剂量应偏小,开始剂量尤其要注意减少,以免引起直立性低血压等不良反应;②停用本药时应逐步减量,如突然停用有诱发 MI 的可能;③支气管哮喘以及心动过缓、高度房室传导阻滞者不宜用;④我国多数患者对本药比较敏感,可能难以耐受大剂量。

3)钙通道阻断剂(CCB):本类药物抑制钙离子进入心肌内,也抑制心肌细胞兴奋-收缩耦联中钙离子的作用,因而抑制心肌收缩,减少心肌氧耗;扩张冠状动脉,解除冠状动脉痉挛,改善心内膜下心肌的供血;扩张周围血管,降低动脉压,减轻心脏负荷;降低血黏度,抗血小板聚集,改善心肌的微循环。

常用制剂包括:①二氢吡啶类:硝苯地平 10～20 mg,3 次/天,亦可舌下含用,其缓释制剂 20～40 mg,1～2 次/天。非洛地平、氨氯地平为新一代具有血管选择性的二氢吡啶类。同类制剂有尼群地平、尼索地平、尼卡地平、尼鲁地平、伊拉地平等;②维拉帕米:40～80 mg,3 次/天,或缓释剂 120～480 mg/d,同类制剂有噻帕米等;③地尔硫卓(硫氮卓酮):30～90 mg,3 次/天,其缓释制剂 45～90 mg,1～2 次/天。

对于需要长期用药的患者,目前推荐使用控释、缓释或长效剂型。低血压、心功能减退和心力衰竭加重可以发生在长期使用该药期间。该药的不良反应包括周围性水肿和便秘,还有头痛、面色潮红、嗜睡、心动过缓或过速和房室传导阻滞等。

CCB 对于减轻心绞痛大体上与 β 受体阻滞剂效果相当。本类药可与硝酸酯联合使用,其中硝苯地平尚可与 β 受体阻滞剂同服,但维拉帕米和地尔硫卓与 β 受体阻滞剂合用时则有过度抑制心脏的危险。变异型心绞痛首选 CCB 治疗。

4)代谢类药物:曲美他嗪通过抑制脂肪酸氧化、增加葡萄糖代谢而增加缺氧状态下高能磷酸键的合成,治疗心肌缺血,无血流动力学影响,可与其他药物合用。可做为传统治疗不能耐受或控制不佳时的补充或替代治疗。口服 40～60 mg/d,每次 20 mg,2～3 次/天。

5)窦房结抑制剂伊伐布雷定:该药是目前唯一的高选择 If 离子通道抑制剂,通过阻断窦房结起搏电流 If 通道、降低心率,发挥抗心绞痛的作用,对房室传导功能无影响。该药适用于对 β 受体阻滞剂和 CCB 不能耐受、无效或禁忌又需要控制窦性心率的患者。

(2)预防心肌梗死和死亡的药物治疗

1)抗血小板治疗:稳定型心绞痛患者至少需要服用一种抗血小板药物。常用药物包括:①阿司匹林:通过抑制血小板环氧化酶和 TXA_2,抑制血小板在动脉粥样硬化斑块上的聚集,防止血栓形成,同时也通过抑制 TXA_2 导致的血管痉挛,能使稳定型心绞痛的心血管事件的危险性平均降低 33%。在所有急性或慢性缺血性心脏病的患者中,无论是否有症状,只要没有禁忌证,就应每天常规应用阿司匹林 75～300 mg。不良反应主要是胃肠道症状,并与剂量有关,使用肠溶剂或缓释剂、抗酸剂可以减少对胃的不良作用。禁忌证包括过敏、严重未经治疗的高血压、活动性消化性溃疡、局部出血和出血体质;②氯吡格雷和噻氯匹定:通过二磷酸腺苷(ADP)受体抑制血小板内 Ca^{2+} 活性,并抑制血小板之间纤维蛋白原桥的形成。氯吡格雷的剂量为 75 mg,1 次/天;噻氯匹定为 250 mg,1～2 次/天,由于后者胃肠道不适和过敏发生率高,也可以引起白细胞、中性粒细胞和血小板减少,因此要定期做血常规检查,目前已较少使用。前者粒细胞减少的不良反应小并且起效更快,一般不能耐受阿司匹林者可口服氯吡格雷。③其他的抗血小板制剂:西洛他唑是磷酸二酯酶抑制剂,50～100 mg,2 次/天。

2)降脂药物:降脂(或称调脂)药物在治疗冠状动脉粥样硬化中起重要作用,胆固醇的降低与冠心病病死率和总病死率降低有明显关系。他汀类药物可以进一步改善内皮细胞的功能,抑制炎症、稳定斑块,使部分动脉粥样硬化斑块消退,显著延缓病变进展。慢性稳定性心绞痛患者即使只是出现轻到中度 LDL-C 升高,也建议采用他汀类治疗,建议目标是将 LDL-C 水平降到<2.6mmol/L(100 mg/dL)。

3)血管紧张素转换酶抑制剂(ACEI):ACEI 并非控制心绞痛的药物,但可降低缺血性事件的发生。ACEI 能逆转左室肥厚及血管壁增厚,延缓动脉粥样硬化进展,能减少斑块破裂和血栓形成;另外,有利于心肌氧供/氧耗平衡和心脏血流动力学,并降低交感神经活性。可应用于已知冠心病患者的二级预防,尤其是合并有糖尿病者。对收缩压<90 mmHg、肾衰竭、双侧肾动脉狭窄和过敏者禁用。不良反应主要包括干咳、低血压和罕见的血管性水肿。常用药物包括吲哚普利 4～8 mg,1 次/天;或福辛普利 10～20 mg,1 次/天;或贝那普利 10～20 mg,1 次/天;或雷米普利 5～10 mg,1 次/天;或赖诺普利 10～20 mg,1 次/天;或依那普利 5～10 mg,2 次/天;或卡托普利 12.5～25 mg,3 次/天。

3.经皮冠状动脉介入术(PCI)

PCI 已成为冠心病治疗的重要手段,介入治疗的手术数量已超过外科旁路手术。与内科药物保守疗法相比,能使患者的生活质量明显提高(活动耐量增加),但是总体的 MI 发生和病死率无显著差异。随着新技术的出现,尤其是新型支架及新型抗血小板药物的应用,PCI 不仅可以改善生活质量,而且对存在大面积心肌缺血的高危患者可明显降低其 MI 的发生率和病死率。PCI 的适应证也从早期的简单单支病变扩展为更复杂的病变,如多支血管病变、慢性完全闭塞病变及左主干病变等。

4.冠状动脉旁路手术(CABG)

使用患者自身的大隐静脉或游离内乳动脉或桡动脉作为旁路移植材料,一端吻合在主动脉,另一端吻合在有病变的冠状动脉段的远端;引主动脉的血流以改善该病变冠状动脉所供心肌的血流供应。CABG 术在冠心病发病率高的国家已成为最普通的择期性心脏外科手术,对缓解心绞痛和改善患者的生存有较好效果。最近的微创冠状动脉旁路手术,采用心脏不停跳的方式进行冠状动脉旁路手术,并发症少、患者恢复快。

本手术适应证:①冠状动脉多支血管病变,尤其是合并糖尿病的患者;②冠状动脉左主干病变;③不适合行介入治疗的患者;④MI 后合并室壁瘤,需要进行室壁瘤切除的患者;⑤闭塞段的远段管腔通畅,血管供应区有存活心肌。

5.运动锻炼疗法

谨慎安排进度适宜的运动锻炼,有助于促进侧支循环的发展,提高体力活动的耐受量而改善症状。

二、隐匿型冠心病

隐匿型冠心病是无临床症状,但有心肌缺血客观证据(心电活动、心肌血流灌注及心肌代谢等异常)的冠心病,亦称无症状性冠心病。

其心肌缺血的 ECG 表现可见于静息时,或在负荷状态下才出现,常为动态 ECG 记录所发现,又称为无症状性心肌缺血。这些患者经过冠状动脉造影或尸检,几乎均证实冠状动脉有明显狭窄病变。

（一）临床表现

本病有 3 种临床类型：①患者有因冠状动脉狭窄引起心肌缺血的客观证据，但无心肌缺血的症状；②患者曾患 MI，现有心肌缺血但无心绞痛症状；③患者有心肌缺血发作，但有些有症状，有些则无症状，此类患者临床最多见。心肌缺血而无症状的发生机制尚不清楚，可能与下列因素有关：①生理情况下，血浆或脑脊液中内源性阿片类物质（内啡肽）水平的变化，可能导致痛阈的改变；②心肌缺血较轻或有较好的侧支循环；③糖尿病性神经病变、冠状动脉旁路移植术后、MI 后感觉传入径路中断所引起的损伤，以及患者的精神状态等，均可导致痛阈的改变。隐匿性冠心病患者可转为各种有症状的冠心病临床类型，包括心绞痛或 MI，亦可能逐渐演变为缺血性心肌病，个别患者发生猝死。及时发现这类患者，可为他们提供及早治疗的机会。

（二）诊断和鉴别诊断

诊断主要根据静息、动态或负荷试验的 ECG 检查、放射性核素心肌显像，发现患者有心肌缺血的改变，而无其他原因解释，又伴有动脉粥样硬化的危险因素。能确定冠状动脉存在病变的影像学检查（包括多排螺旋 CT 造影、有创性冠状动脉造影或再加血管内超声（IVUS）检查），有重要诊断价值。

鉴别诊断要考虑能引起 ST 段和 T 波改变的其他疾病，如各种器质性心脏病，尤其是心肌炎、心肌病、心包病，电解质失调，内分泌病和药物作用等情况，都可引起 ECG 的 ST 段和 T 波改变，诊断时要注意摒除。但根据这些疾病和情况的临床特点，不难做出鉴别。心脏神经症患者可因肾上腺素能使 β 受体兴奋性增高而在 ECG 上出现 ST 段和 T 波变化，应予鉴别。

（三）防治

采用防治动脉粥样硬化的各种措施，硝酸酯类、β 受体阻滞剂和 CCB 可减少或消除无症状性心肌缺血的发作，联合用药效果更好。药物治疗后仍持续有心肌缺血发作者，应行冠状动脉造影以明确病变的严重程度，并考虑进行血运重建手术治疗。

（四）预后

隐匿性冠心病与冠状动脉病变的范围、程度相关，而与有无症状无关。总缺血负荷，即有症状与无症状缺血之和，可做为预测冠心病患者预后的指标。

第十二节　慢性心力衰竭

心力衰竭（heart failure，HF）是由于各种原因的心肌损伤和（或）心脏负荷过重（心肌梗死、心肌病、高血压、瓣膜疾病、炎症等），引起心肌结构和功能的变化，最后导致心室泵血和（或）充盈功能低下，临床上以组织血液灌注不足以及肺循环和（或）体循环淤血为主要特征的一组临床综合征。心力衰竭是一种进行性的病变，一旦起始以后，即使没有新的心肌损害，临床亦处于稳定阶段，仍可通过心肌重构不断进展。

心力衰竭是一种复杂的临床症状群，是各种心脏病的严重阶段。本病按心力衰竭发病缓急可分为急性心力衰竭和慢性心力衰竭;按心力衰竭发生的部位可分为左心衰竭、右心衰竭和全心衰竭;按收缩及舒张功能障碍可分为收缩性心力衰竭和舒张性心力衰竭。慢性心力衰竭是大多数心血管疾病的最终归宿和主要死亡原因。根据国外统计,人群中心力衰竭的患病率为 1.5%~2.0%,65 岁以上可达 6%~10%。我国对 35~74 岁城乡居民随机抽样调查显示,心力衰竭患病率为 0.9%,心力衰竭患者约为 400 万。据我国 50 家医院住院病例调查,心力衰竭住院率占同期心血管病的 20%。心力衰竭的原因过去我国以心瓣膜病为主,近年则以高血压、冠心病居多。

本病可归属于中医的"喘证""怔忡""心悸""心痹""心水""水肿"等范畴,其病名统一为"心力衰竭病"。本节主要论述慢性心力衰竭。

慢性心力衰竭是各种病因所致心脏疾病的终末阶段,主要表现为呼吸困难、无力和液体潴留。慢性心力衰竭发病率高,有临床症状患者五年存活率与恶性肿瘤相仿。

一、病因病理

(一)西医病因病理

1.病因

心脏功能主要由心肌收缩力、前负荷(容量负荷)、后负荷(压力负荷)、心率四种因素决定,这些因素中任何一种因素异常影响到心脏的泵血功能,使心脏不能提供适当的组织血液灌注都可引起心力衰竭。

(1)心肌舒缩功能障碍见于缺血性心肌损害,如冠心病的心绞痛和心肌梗死等;各种类型的心肌炎及心肌病,如病毒性心肌炎、原发性扩张型心肌病、限制型心肌病、心肌致密化不全等;心肌代谢障碍性疾病,如糖尿病性心肌病、B 族维生素缺乏症及心肌淀粉样变性心脏病等;心肌浸润性病变,如白血病浸润等;药物所致的心肌损伤与坏死等。

(2)前负荷增加:心脏瓣膜关闭不全,如主动脉瓣关闭不全、二尖瓣关闭不全等;左向右心分流先天性心血管病,如房间隔缺损、室间隔缺损、动脉导管未闭等;伴有全身血容量增多或循环血量增多的疾病,如甲状腺功能亢进症、长期贫血等。

(3)后负荷增加:如高血压、主动脉瓣狭窄、肺动脉高压、肺动脉瓣狭窄等。

(4)心脏整合功能异常:如左右心室收缩不同步、房室不协调及心室内收缩不协调等。

2.诱发因素

(1)感染:呼吸道感染、感染性心内膜炎和其他部位严重感染。

(2)心律失常:各种类型的快速性心律失常以及严重的缓慢性心律失常,其中以心房纤颤最为常见。

(3)血容量增加:如摄入过多钠盐,静脉输液过多、过快等。

(4)过度体力劳累或情绪激动:如妊娠后期及分娩过程、暴怒等。

(5)应用心肌抑制药物:不恰当地使用心肌抑制药物,如 β 受体阻滞剂、钙离子拮抗剂、奎尼丁、普鲁卡因酰胺等。

(6)其他:如洋地黄类药物用量不足或过量、高热、严重贫血等。

3.病理

导致心力衰竭发生发展的基本机制是心肌重构。心肌重构是由于一系列复杂的分子和细胞机制造成心肌结构、功能和表型的变化。其特征为:①伴有胚胎基因再表达的病理性心肌细胞肥大,导致心肌细胞收缩力降低,寿命缩短;②心肌细胞凋亡是心力衰竭从代偿走向失代偿的转折点;③心肌细胞外基质过度纤维化或降解增加。临床上可见心肌重构和心室容量的增加,以及心室形状的改变,横径增加呈球状。

在初始的心肌损伤以后,交感神经系统和肾素-血管紧张素-醛固酮系统(RAAS)兴奋性增高,多种内源性的神经内分泌和细胞因子激活;其长期、慢性激活促进心肌重构,加重心肌损伤和心功能恶化,又进一步激活神经内分泌和细胞因子等,形成恶性循环。因此,治疗心力衰竭的关键就是阻断神经内分泌的过度激活,阻断心肌重构。

(二)中医病因病机

本病主要是由于外邪入侵、饮食偏嗜、情志所伤、先天不足、年老体衰等因素导致,上述因素久之影响及心,致心气衰弱,气不行血,血不利则为水,瘀水互结,损及心阳、心阴,气血衰败,发展为心力衰竭之病。

1.气虚血瘀

气虚血瘀是心力衰竭的基本证候,可见于心力衰竭的各期。由于外邪入侵、饮食偏嗜、情志所伤、先天不足、年老体衰等因素影响及心,致心气虚弱。心主血脉,气为血之帅,气行则血行;心气不足,鼓动无力,必致血行不畅而成瘀,出现神疲乏力、口唇青紫甚至胁痛积块。

2.气阴两虚

气阴两虚可见于心力衰竭各期,气虚致气化机能障碍,使阴液生成减少,早期阴虚多与原发疾病有关,中后期阴虚则是病情发展的结果。

3.阳虚水泛

阳虚水泛多见于心力衰竭中后期,或久病体弱,素体阳虚的患者。心气虚久,累及心阳,致心阳受损;或素体阳虚影响心阳,也可致心阳受损,可见心悸、胸痛、面色苍白、畏寒怕冷等症状。随着病情的发展,心阳虚的证候日渐显著,到心力衰竭的终末期以阳虚为突出表现,最终表现为阳气厥脱之危象。心阳亏虚,累及肾阳,致命门火衰。肾阳虚亏,气不化津,津失敷布,水溢肌肤则水肿。

4.痰饮阻肺

本证属本虚标实而以标实为主。心肺气虚,脾肾俱病,水湿不化,聚而为痰,壅阻于肺,肺失清肃,而致痰饮阻肺,则见咳喘气急、张口抬肩、不能平卧、痰多,若痰郁而化热,则痰黄而稠、咯吐不爽、苔黄厚腻。

总之,心力衰竭的病位在心,病变脏腑涉及肺、肝、脾、肾。为本虚标实之证,本虚为气虚、阳虚、阴虚,标实为血瘀、痰饮、水停,标本俱病,虚实夹杂。心气虚是发病基础,气虚血瘀是基本病机,贯穿于心力衰竭始终,阴阳失调是病理演变基础,痰饮水停则是其最终产物。诸病理因素及诸脏相互影响,造成恶性循环,最后酿成虚实夹杂的复杂证候,终致阴竭阳脱乃至死亡。

二、临床表现

心力衰竭的临床表现取决于多种因素,包括患者的年龄、心功能受损程度、病变发展速度及受累的心室状况等。心力衰竭的发展过程分为 A、B、C、D 四个阶段。阶段 A 为"前心力衰竭阶段",为心力衰竭的高发危险人群,但目前尚无心脏的结构或功能异常,也无心力衰竭的症状和(或)体征。阶段 B 属"前临床心力衰竭阶段",患者从无心力衰竭的症状和(或)体征,到已发展成结构性心脏病。阶段 C 为"临床心力衰竭阶段",患者已有基础的结构性心脏病,以往或目前有心力衰竭的症状和（或）体征，或目前虽无心力衰竭的症状和（或）体征，但以往曾因此治疗过。阶段 D 为"难治性终末期心力衰竭阶段"，患者有进行性结构性心脏病，虽经积极的内科治疗，休息时仍有症状，且需要特殊干预。有典型心力衰竭临床表现见于 C 和 D 阶段。

（一）左心衰竭

左心衰竭以肺淤血及心排出量降低致组织器官低灌注等临床表现为主。

1. 症状

（1）呼吸困难

1）劳力性呼吸困难：是左心衰竭最早出现的症状，因运动使回心血量增加，肺淤血加重。

2）端坐呼吸：肺淤血达到一定程度时，患者卧位时呼吸困难加重，坐位时减轻。由于坐位时的重力作用，部分血液转移到下垂部位，可减轻肺淤血，且横膈下降可增加肺活量。

3）夜间阵发性呼吸困难：熟睡后突然憋醒，可伴呼吸急促，阵咳，咯泡沫样痰或呈哮喘状态，又称为"心源性哮喘"。轻者坐起数分钟即缓解。其发生与睡眠时平卧回心血量增加、膈肌上升、肺活量减少、夜间迷走神经张力增加、支气管易痉挛而影响呼吸等有关。

（2）咳嗽、咯痰、咯血：因肺泡和支气管黏膜淤血和（或）支气管黏膜下扩张的血管破裂所致，痰常呈白色浆液性泡沫样，痰中可带血丝，也可由于肺血管和支气管血液循环之间形成侧支，引起血管破裂出现大咯血。

（3）其他：心排出量减少，器官、组织灌注不足可引起乏力、疲倦、头昏、心慌症状。肾脏血流量明显减少，出现少尿症状；长期慢性的肾血流量减少可出现血尿素氮、肌酐升高，并可有肾功能不全的相应症状。

2. 体征

（1）肺部湿啰音：多见于两肺底部，与体位变化有关。这是因肺毛细血管压增高，液体渗到肺泡所致。心源性哮喘时两肺可闻及哮鸣音，胸腔积液时有相应体征。

（2）心脏体征：除原有心脏病体征外，慢性左心力衰竭一般均有心脏扩大，心率加快，肺动脉瓣区第二心音亢进，心尖区可闻及舒张期奔马律和（或）收缩期杂音，可出现交替脉等。

（二）右心衰竭

右心衰竭以体循环静脉淤血的表现为主。

1. 症状

症状主要由慢性持续淤血引起各脏器功能改变所致，如长期胃肠道淤血引起食欲缺乏、腹胀、恶心、呕吐等；肝淤血引起上腹饱胀，甚至腹痛；肾脏淤血引起肾功能减退，白天少尿，夜尿增多，蛋白尿等。

2. 体征

除原有心脏病体征外，右心衰竭时若右心室显著扩大形成功能性三尖瓣关闭不全，可有收缩期杂音；体循环静脉淤血体征如颈静脉怒张和（或）肝颈静脉反流征阳性，下垂部位凹陷性水肿；胸腔积液和（或）腹腔积液；肝大，有压痛，晚期可有黄疸、腹腔积液等。

（三）全心衰竭

左、右心衰竭均存在，有肺淤血、心排出量降低致器官低灌注和体循环淤血的相关症状和体征。右心衰竭继发于左心衰竭时，因右心排出量减少，呼吸困难等肺淤血表现可有不同程度的减轻。

三、实验室及其他检查

1. X 线检查

可反映心影大小和外形。肺淤血时,肺门及上肺血管影增强;肺间质水肿时可见 KerleyB 线;肺动脉高压时,肺动脉影增宽,部分可见胸腔积液。肺泡性肺水肿时,肺门影呈蝴蝶状。

2. 心电图

可有左、右心室肥厚。V_1 导联 P 波终末电势($PtfV_1$)$\leqslant -0.04$ mm·s。

3. 超声心动图

提供心脏各心腔大小变化、心瓣膜结构,评估心脏的收缩、舒张功能。射血分数(EF)是评估左心室收缩功能最常用的指标,正常 EF 值$>50\%$,运动时至少增加 5%。心动周期中舒张期心室充盈速度最大值(E 峰)与舒张晚期心室充盈速度最大值(A 峰)之比值可用于评价左心室舒张功能,正常 E/A 值不小于 1.2。

4. 放射性核素检查

放射性核素心血池显影,可判断心室腔大小,评价心脏的收缩、舒张功能。

5. 心力衰竭标志物

BNP/NT-proBNP 的测定有助于心力衰竭诊断和预后判断。BNP<100 ng/L 时不支持心力衰竭的诊断,NT-ProBNP<300 ng/L,可排除心力衰竭,其阴性预测值为 99%。

6. 有创性血流动力学检查

有创性血流动力学检查主要用于严重威胁生命并对治疗无反应的泵衰竭患者,或需对呼吸困难和低血压休克作鉴别诊断的患者。

四、诊断与鉴别诊断

(一)诊断

有明确器质性心脏病的诊断,结合症状、体征、实验室及其他检查可做出诊断。临床诊断应包括心脏病的病因(基本病因和诱因)、病理解剖、病理生理、心律及心功能分级等诊断。

1. 美国纽约心脏病协会(NYHA)心功能分级

Ⅰ级,日常活动无心力衰竭症状;Ⅱ级,日常活动出现心力衰竭症状(呼吸困难、乏力);Ⅲ级,低于日常活动出现心力衰竭症状;Ⅳ级,在休息时出现心力衰竭症状。反映左室收缩功能的 LVEF 与心功能分级症状并非完全一致。

2. 6 min 步行试验

此方法安全、简便、易行,已逐渐在临床应用,不但能评定患者的运动耐力,而且可预测患者预后。6 min 步行距离<150 m 为重度心力衰竭,$150\sim425$ m 为中度心力衰竭,$426\sim550$ m 为轻度心力衰竭。

(二)鉴别诊断

心力衰竭主要应与以下疾病鉴别。

1. 心源性哮喘与支气管哮喘

心源性哮喘有心脏病史,多见于老年人,发作时强迫端坐位,两肺湿啰音为主,可伴有干啰音,甚至咳粉红色泡沫痰;而支气管哮喘多见于青少年,有过敏史,咳白色黏痰,肺部听诊以哮鸣音为主,支气管扩张剂有效。胸片和 BNP/NT-proBNP 测定有助于两者鉴别。

2.右心衰竭

右心衰竭与心包积液、缩窄性心包炎、肝硬化等引起的水肿和腹腔积液、心包积液、缩窄性心包炎可引起颈静脉充盈,静脉压增高,肝大,腹腔积液,但心尖搏动弱,心音低,并有奇脉,超声心动图有助于鉴别。腹腔积液也可由肝硬化引起,但肝硬化无颈静脉充盈和肝颈静脉回流征阳性。

五、治疗

(一)治疗思路

慢性心力衰竭的治疗自 20 世纪 90 年代以来已有了非常值得注意的转变:从短期血流动力学/药理学措施转为长期的、修复性的策略,目的是改变衰竭心脏的生物学性质。心力衰竭的治疗目标不仅仅是改善症状、提高生活质量,更重要的是针对心肌重构的机制,防止和延缓心肌重构的发展,从而降低心力衰竭的病死率和住院率。心力衰竭病为本虚标实之证,本虚为气虚、阳虚、阴虚,标实为血瘀、痰饮、水停。气虚血瘀是病机之本,贯穿于心力衰竭病的全过程,因此益气活血是治疗心力衰竭病的基本治则。阳虚、阴虚、痰浊、水饮是心力衰竭病常见的证候,应谨察病机,灵活运用温阳、养阴、化痰、利水等治法。

(二)西医治疗

1.一般治疗

(1)去除或缓解基本病因:对患者导致心力衰竭的基本病因进行评估,如有原发性瓣膜病并发心力衰竭、NYHA 心功能Ⅱ级以上,主动脉瓣疾病有昏厥、心绞痛的患者均应予手术修补或置换瓣膜;缺血性心肌病心力衰竭患者伴心绞痛,左室功能低下但证实尚有存活心肌的患者,冠状动脉血管重建术可改善心功能;其他如甲状腺功能亢进的治疗、室壁瘤的手术矫正等均应注意。

(2)去除诱发因素:控制感染,治疗心律失常特别是心房颤动并发快速心室率,纠正贫血、电解质紊乱,注意是否并发肺梗死等。

(3)改善生活方式,干预心血管损害的危险因素:控制高血脂、高血压、糖尿病,戒烟、戒酒,肥胖患者减轻体质量。饮食宜低盐、低脂,重度心力衰竭患者应限制每日摄入水量,应每日称体质量以早期发现液体潴留。应鼓励心力衰竭者做适当运动,以避免去适应状态。在呼吸道疾病流行或冬春季节,可给予流感、肺炎球菌疫苗等以预防感染。

(4)密切观察病情演变及定期随访:了解对药物治疗的依从性、药物的不良反应和患者的饮食等情况,及时发现病情恶化并采取措施。

2.药物治疗

(1)利尿剂:利尿剂通过抑制肾小管特定部位钠或氯的重吸收抑制心力衰竭时的钠潴留,减少静脉回心血流而减轻肺淤血,降低前负荷,改善心功能。常用的利尿剂有作用于 Henle 襻的襻利尿剂,如呋塞米;作用于远曲肾小管的噻嗪类,如氢氯噻嗪和氯噻酮;以及保钾利尿剂如螺内酯、氨苯蝶啶、阿米洛利,后二者不受醛固酮调节。

1)适应证:所有心力衰竭患者,有液体潴留的证据或既往有过液体潴留者。NYHA 心功能Ⅰ级患者一般不需应用利尿剂。利尿剂一般应与血管紧张素转换酶抑制剂和β受体阻滞剂联合应用。故不将利尿剂作为单一治疗。

2)应用方法:通常从小剂量开始,如呋塞米每日 20 mg,氢氯噻嗪每日 25 mg,并逐渐增加剂量至尿量增加,以体质量每日减轻0.5～1.0 kg为宜。利尿剂应用的目的是控制心力衰竭的液体潴留,一旦病情控制(表现为肺部啰音消失,水肿消退,体质量稳定),即以最小有效量长期维持,一般需长期使用。在利尿剂治疗的同时,应适当限制钠盐的摄入量。

3)不良作用:利尿剂可引起低钾、低镁血症而诱发心律失常。利尿剂的使用可激活内源性神经内分泌,特别是肾素-血管紧张素系统(RAS),短期增加电解质丢失的发生率和严重程度,长期激活会促进疾病的发展,除非患者同时接受神经内分泌拮抗剂治疗。过量应用利尿剂可降低血压和损害肾功能。

必须充分认识到利尿剂在心力衰竭治疗中起关键作用,利尿剂是唯一能够最充分控制心力衰竭液体潴留的药物。合理使用利尿剂是其他治疗心力衰竭药物取得成功的关键因素之一。

(2)血管紧张素转换酶抑制剂(ACEI):ACEI通过抑制循环和组织的RAS及作用于激肽酶Ⅱ,抑制缓激肽的降解,提高缓激肽水平,有益于慢性心力衰竭的治疗,可以明显改善远期预后,降低病死率。

1)适应证:所有左心室收缩功能不全(LVEF<40%)患者,均可应用ACEI,除非有禁忌证或不能耐受;无症状的左室收缩功能不全(NYHA心功能1级)患者亦需使用,可预防或延缓患者发生心力衰竭。伴有体液潴留者应与利尿剂合用。

2)应用方法:ACEI应用的基本原则是从较小剂量开始,逐渐递增,直至达到目标剂量,一般每隔3～7 d剂量倍增1次。剂量调整的快慢取决于每个患者的临床状况。有低血压史、低钠血症、糖尿病、氮质血症以及服用保钾利尿剂者,递增速度宜慢。应尽量将剂量增加到目标剂量或最大耐受剂量,且需终生使用。ACEI的良好治疗反应通常要到1～2个月或更长时间才显示出来,但即使症状改善并不明显,仍应长期维持治疗,以减少死亡或住院的危险性。ACEI剂的撤除有可能导致临床状况恶化,应予避免。

3)慎用或禁忌证:双侧肾动脉狭窄,血肌酐升高>225.21 μmol/L(3 mg/dL),高血钾症(>5.5 mmol/L),低血压(收缩压<90 mmHg),应禁用ACEI;低血压患者经其他处理,待血流动力学稳定后再决定是否应用ACEI;对ACEI曾有致命性不良反应的患者,如曾有血管神经性水肿、无尿性肾衰竭或妊娠妇女绝对禁用ACEI。

4)不良反应:主要有低血压、肾功能恶化、钾潴留、咳嗽和血管神经性水肿。

(3)血管紧张素Ⅱ受体拮抗剂(ARB):ARB在理论上可阻断所有经ACE途径或非ACE途径(如糜酶)生成的AngⅡ与血管紧张素Ⅱ型受体(AT₁)结合,从而阻断或改善因AT₁过度兴奋导致的诸多不良作用,如血管收缩、水钠潴留、组织增生、胶原沉积、促进细胞坏死和凋亡等,而这些都是在心力衰竭发生发展中起作用的因素,ARB可用于A阶段患者,以预防心力衰竭的发生;亦可用于不能耐受ACEI的B、C和D阶段患者,替代ACE抑制剂作为一线治疗,以降低病死率和心血管不良事件发生率;对于常规治疗(包括ACEI)后心力衰竭症状持续存在且LVEF低下者,可考虑加用ARB。ARB的不良反应与ACEI相同,能引起低血压、高血钾及肾功能不全等。

(4)β受体阻滞剂:β受体阻滞剂通过抑制肾上腺素能系统的过度激活而抑制心肌重构,降低心力衰竭患者的病死率、住院率。

1)适应证:所有NYHA心功能Ⅱ级、Ⅲ级患者病情稳定,LVEF<40%者,均必须应用β受体阻滞剂,除非有禁忌证或不能耐受者。NYHA心功能Ⅳ级患者,如病情已稳定,无液体潴

留,体质量恒定,且不需要静脉用药者,可考虑在严密监护下,由专科医师指导应用。

2)应用方法:起始治疗前患者需无明显液体潴留,体质量恒定(干体质量),利尿剂已维持在最合适剂量。需从低剂量开始,如美托洛尔控释片 12.5 mg,每日 1 次;比索洛尔 1.25 mg,每日 1 次;卡维地洛 3.125 mg,每日 2 次。患者如能耐受前一剂量,可每隔 2～4 周将剂量加倍。以用药后的清晨静息心率 55～60 次/分钟为达到目标剂量或最大耐受量,但不宜低于 55 次/分钟,也不按照患者的治疗反应来确定剂量。

3)禁忌证:支气管痉挛性疾病、心动过缓(心率<60 次/分钟)、Ⅱ度及以上房室传导阻滞(除非已安装起搏器)均不能应用。

4)不良反应的监测:β 受体阻滞剂应用时应监测低血压、液体潴留、心力衰竭恶化、心动过缓、房室传导阻滞等不良反应。如有发生,则需停药或减量。

β 受体阻滞剂对心力衰竭的症状改善常在治疗 2～3 个月后才出现,即使症状未能改善,仍能减少疾病进展的危险。β 受体阻滞剂是一负性肌力药,治疗初期对心功能有抑制作用,但长期治疗(>3 个月)则改善心功能,使 LVEF 增加。因此,β 受体阻滞剂只适用于慢性心力衰竭的长期治疗,不能作为"抢救"治疗应用于急性失代偿性心力衰竭。

(5)洋地黄类:洋地黄的正性肌力作用通过抑制心力衰竭心肌细胞膜 Na^+-K^+-ATP 酶,使细胞内 Na^+ 水平升高,促进 Na^+-Ca^{2+} 交换,使细胞内 Ca^{2+} 水平提高。此外,洋地黄通过抑制副交感传入神经的 Na^+-K^+-ATP 酶和肾脏的 Na^+-K^+-ATP 酶,使肾脏分泌肾素减少,降低神经内分泌系统的活性起到治疗作用。目前地高辛是治疗慢性心力衰竭常用的洋地黄制剂。

1)适应证:心力衰竭是其主要适应证,尤其适宜于心力衰竭伴有快速心室率的心房颤动患者;对甲亢、贫血性心脏病、B 族维生素缺乏性心脏病及心肌病、心肌炎所致心力衰竭疗效欠佳。

2)应用方法:多采用自开始即用固定的维持量给药方法,地高辛 0.125～0.25 mg/d;对于 70 岁以上或肾功能受损者,地高辛宜用小剂量(0.125 mg),每日 1 次或隔日 1 次。

3)禁忌证:窦房阻滞、Ⅱ度或高度房室传导阻滞无永久起搏器保护的患者均不能应用地高辛。与能抑制窦房结或房室结功能的药物(如胺碘酮、β 受体阻滞剂)合用时,尽管患者常可耐受地高辛治疗,但须谨慎。肺心病导致心力衰竭常有低氧血症,应慎用。

4)不良反应:洋地黄制剂的主要不良反应包括:①心律失常:期前收缩、折返性心律失常和传导阻滞,以室性期前收缩最常见;②胃肠道症状:厌食、恶心和呕吐;③神经精神症状:视觉异常、定向力障碍、昏睡及精神错乱。洋地黄制剂的治疗量范围与中毒量范围有明显重叠,如地高辛的治疗量血药浓度范围在 2.0 ng/mL 内,这些不良反应常出现在血清地高辛浓度>2.0 ng/mL 时,特别在低血糖、低血镁、甲状腺功能低下时更易发生。地高辛与奎尼丁、维拉帕米、普鲁卡因酰胺、胺碘酮、双异丙吡胺、普罗帕酮等合用时,可使血清地高辛浓度增加,从而增加洋地黄中毒的发生率,此时地高辛宜减量。

5)洋地黄中毒的处理:发生洋地黄中毒后应立即停药。轻者停药中毒症状可以消失,快速性心律失常者如血钾低则可静脉补钾,钾不低者可用苯妥英钠,禁用电复律;缓慢性心律失常可用阿托品 0.5～1 mg,皮下注射。

(6)醛固酮受体拮抗剂:醛固酮有独立于 AngⅡ 和相加于 AngⅡ 对心肌重构的不良作用,特别是对心肌细胞外基质。人体衰竭心脏中,心室醛固酮生成及活化增加,且与心力衰竭严重程度成正比。如能在 ACEI 基础上加用醛固酮受体拮抗剂,进一步抑制醛固酮的有害作用,可望有更大的益处。醛固酮受体拮抗剂适用于 NYHAⅢ～Ⅳ级的中、重度心力衰竭患者,急性心肌梗死后合并心力衰竭且 LVEF<40% 的患者亦可应用。螺内酯是常用的醛固酮受体拮抗剂,应用方法为 20～40 mg/d,本药主要的不良反应是高钾血症和肾功能异常。

3. 非药物治疗

非药物治疗包括心脏再同步化治疗(CRT)、植入型心律转复除颤器(ICD)、心脏移植等。

(三)中医治疗

1. 辨证论治

(1)气虚血瘀

1)症状:心悸怔忡,胸闷气短,甚则喘咳,动则尤甚,神疲乏力,面白或暗红,自汗,口唇青紫,甚者胁痛积块,颈静脉怒张。舌质紫黯或有瘀斑,脉虚涩或结代。

2)治法:养心补肺,益气活血。

3)方药:保元汤合桃红饮加减。若饮停喘咳者,合用葶苈大枣泻肺汤。

(2)气阴两虚

1)症状:心悸气短,身重乏力,心烦不寐,口咽干燥,小便短赤,甚则五心烦热,潮热盗汗,眩晕耳鸣,肢肿形瘦,唇甲稍暗。舌质暗红,少苔或无苔,脉细数或促或结。

2)治法:益气养阴,活血化瘀。

3)方药:生脉饮合血府逐瘀汤。若兼肝肾阴虚,五心烦热,潮热盗汗,眩晕耳鸣者,合用六味地黄丸;若心动悸,脉结代者,合用炙甘草汤。

(3)阳虚水泛

1)症状:心悸怔忡,气短喘促,动则尤甚,或端坐而不得卧,精神萎靡,乏力懒动,腰膝酸软,形寒肢冷,面色苍白或晦暗,肢体水肿,下肢尤甚,甚则腹胀脐突,尿少或夜尿频多。舌淡苔白,脉沉弱或迟。

2)治法:温阳利水。

3)方药:参附汤、五苓散合葶苈大枣泻肺汤、丹参饮加减。若心肾阳虚突出,而水肿轻微者,合用金匮肾气丸。

(4)痰饮阻肺

1)症状:喘咳气急,张口抬肩,不能平卧,痰多色白或黄稠,心悸烦躁,胸闷脘痞,面青汗出,口唇紫绀。舌质紫暗,舌苔厚腻或白或黄,脉弦滑而数。

2)治法:温化痰饮,泻肺逐水。

3)方药:苓桂术甘汤、葶苈大枣泻肺汤合保元汤、丹参饮加减。若痰郁化热,喘急痰黄难咯,舌红苔黄者,可用苇茎汤合温胆汤。

2. 常用中药制剂

(1)芪苈强心胶囊。功效:益气温阳,活血通络,利水消肿。适用于阳气虚乏,络瘀水停证,口服,每次 4 粒,每日 3 次。

(2)补益强心片。功效:益气养阴,活血利水。适用于气阴两虚兼血瘀水停证。口服,每次 4 片,每日 3 次。

(3)心宝丸。功效:温补心肾,益气助阳,活血通脉。适用于心肾阳虚,心脉瘀阻证。口服,慢性心功能不全按心功能Ⅰ、Ⅱ、Ⅲ级一次分别用 120、240、360 mg,每日 3 次,在心功能正常

后改为日维持量 $60\sim120$ mg。

六、预后

慢性心力衰竭的预后取决于原发性心脏病的性质和诱发因素的可治性,其主要死因为进行性血流动力学障碍、恶性心律失常。心力衰竭患者要尽早治疗心力衰竭,去除各种诱发因素并积极控制原发疾病,以期延缓生存时间,改善生存质量。

七、预防与调护

预防心力衰竭的根本措施是积极治疗原发疾病,消除导致心力衰竭的各种诱发因素,如感受外邪、情绪激动、暴饮暴食、过度劳倦、妊娠、药物使用不当等。患者应合理休息,适当减少活动,增加休息时间。对重度心力衰竭,应限制下床活动,体位以半卧位为宜。其他轻中度患者可进行适当的康复运动训练,增强体质,提高心脏代偿能力,改善生活质量。心力衰竭患者应避免情绪激动,重视精神调摄,避免不良刺激,饮食要清淡,以低盐、低脂肪、低热量、多纤维素为宜。

第十三节　病毒性心肌炎

一、概述

病毒性心肌炎系心肌中有局限或弥散性的急性、亚急性或慢性炎性病变。致病因子为多种病毒,其中以柯萨奇 B(简称 CB)病毒感染最多见。近年发现除病毒直接作用于心肌外,并存在细胞(主要为 T 细胞)介导免疫的致病作用,加重了对心肌的损害。主要病理变化为心肌纤维间有炎性细胞浸润,心肌纤维变性,细胞发生溶解或坏死,病变常涉及心肌起搏及传导系统。临床表现取决于病变之广泛程度,轻者可几无症状,重者可突发猝死或演变成扩张性心肌病。近一二十年来,本病的发病有逐年上升的趋势,以青年及少儿发病率为高。

本病在中医属"心痹、心悸、怔忡"范畴,危重者可归之于"心力衰竭、厥脱"范畴。

二、病因病理

本病因于外感诱发的内伤疾病,其发病涉及内外二因。外因为心邪病毒(简称"邪毒"),此为六淫时邪,均具有从外感受、四季皆可发病、有表证等相同处,但邪毒还有侵心性、易耗气伤阴(血)、深伏不易骤除、反复缠绵等特点。内因为正气虚弱、心气不足,其形成固与体质有关,然多数起于劳累诱因,所谓"劳则气耗"。本病的病理机制为心气虚弱,肺卫功能失调,时邪病毒乘袭,心脏御敌之力削弱,邪毒得以入血循脉、客留舍心,心脏之气不得其正而发病,其中心气虚弱为关键因素。心气虚弱,日久伤阴,可致气阴两虚;心气虚弱,运血无力,可致瘀血阻滞;心病及脾,一则气血生化乏源,而致心脾气血两虚;一则脾病失健,水湿不化,痰湿内生;若心虚及肺,卫外失固,可反复感受外邪,致使病情反复发作,迁延难愈;若心虚及肾,命门火衰,不能制水,水邪泛滥肌肤则水肿,凌心射肺则见喘逆危证;若心阳暴脱则可致猝死。综上可知,心气虚是影响本病发生、发展、转归、预后的基本病理。

三、诊断

我国目前尚不能普遍开展病原学检查,因此主要依靠流行病史、临床资料以及排除其他心脏病而做出诊断。

(一)上呼吸道感染、腹泻等病毒感染后3周内出现心脏症状体征

上呼吸道感染、腹泻等病毒感染后3周内出现心脏病症状体征如心悸、胸闷、心前区疼痛,活动后呼吸困难,以及重度乏力等,严重者有充血性心力衰竭表现,甚或出现阿-斯综合征;心脏听诊发现舒张期奔马律,具有一定诊断价值;其他尚可出现第一心音明显减弱,心脏扩大,心脏收缩期杂音,心包摩擦音。

(二)半数以上有心律失常

以各类早搏和传导阻滞最多见,如多源、成对室早,窦房、房室、束支传导阻滞;尚有自主性房性或交界性心动过速,房扑、房颤,阵发性或非阵发性室速、室扑、室颤。

(三)有心肌损害的参考指征

两个以上导联 ST 段呈水平型或下斜型下移>0.01 mV 或 ST 段抬高或出现异常 Q 波;病程中血清 cTnI 或 cTnT、CK-MB 明显增高;超声心动图示心腔扩大或室壁活动异常和(或)核素心功能检查证实左心室收缩或舒张功能减弱。

(四)病原学检查

(1)急性期从心内膜、心肌、心包或心包穿刺液中检测出病毒、病毒基因片段或病毒蛋白抗原。

(2)取患者间隔2周以上的2份血清,当第二份血清中同型病毒抗体滴度较第一份血清升高4倍,或一次抗体效价>1:640 为阳性,>1:320 为可疑阳性(具体值不同实验室可有差异)。

(3)病毒特异性 IgM>1:320 者为阳性,如同时有血中肠道病毒核酸阳性者更支持有近期病毒感染;但若仅有血中肠道病毒核酸阳性,则可能为其他肠道病毒感染。

四、鉴别诊断

(一)风湿性心肌炎

风湿性心肌炎具有心脏以外的表现,如游走性关节炎、皮下小结、环形红斑等,心脏瓣膜可闻及特异性杂音,红细胞沉降率、抗链球菌"O"增高。

(二)冠心病

冠心病发病年龄多在50岁以上,有动脉粥样硬化的易患因素,如高血压、糖尿病、高脂血症,发病缓慢,冠状动脉造影可资鉴别。

(三)甲状腺功能亢进症

有甲亢病史,甲状腺功能检查可助鉴别。

(四)二尖瓣脱垂综合征

心脏听诊及心脏超声检查可助鉴别。

(五)中毒性心肌炎

中毒性心肌炎发生在细菌感染过程中,有细菌感染的病史和典型的临床表现,随着感染的

控制,心肌炎的表现也得以缓解。

五、并发症

(一)心律失常

超过 50％患者可并发心律失常,一部分相当顽固,极少数严重者为高度房室传导阻滞,室性心动过速可危及生命。

(二)心力衰竭

部分患者进入慢性期后,心脏进行性扩大,心功能减退,形成慢性充血性心力衰竭。少数重症患者在急性期内可突发急性左心力衰竭,出现急性肺水肿,救治不及时可致死亡。

(三)心源性休克

重症患者心脏泵功能衰竭,使心排出量急骤降低而导致全身脏器组织血流灌注不良,周围循环衰竭,救治不及时可迅速致死。

六、中医证治概要

本病多虚实夹杂,病初以邪实为主要矛盾,实中夹虚,治疗重在祛邪,兼以补虚,时时顾护心之气阴。在辨证正确的情况下大胆使用补气药,且量要大,不能因急性病而不能补,即使夹有外感,一般阴虚、火旺、痰热等证在用解表、滋阴、清热化痰的同时,仍可用补气药,只是用量要适当控制;病变中后期以正虚为主要矛盾,基本病理特征为气阴两虚,兼余邪留恋,治疗重在扶正,调补心之气血阴阳,兼清余邪。

本病后期,病变累及多个脏腑,包括心、肺、肾、肝、脾等,同时病变中产生的痰浊瘀血等病理产物反过来对包括心脏在内诸脏腑产生有害影响,因此,对本病重在治心而不专于心,调理受累之脏腑,清除病理产物,有助于促进心脏功能恢复。

由于心主血脉之功能失常,病程中常夹有显性或隐性的阴(血)虚血瘀证,故治疗本病时常佐以滋阴养血,活血通脉之品。

本病源于本之正虚,卫外功能低下,极易因反复外感而复发,并且每复发一次,病变加重一次,正气愈伤。故在病愈后,当继续扶正为要,如常服玉屏风散、生脉散,有助于提高正气,俾正气旺盛,卫外充实,以绝复发之由。

七、辨证施治

(一)分型施治

1. 邪毒扰心

主症:发热,或微恶风寒,咽痒喉痛,肌肉酸痛常较明显,或咳嗽咳痰,心悸胸闷,心前区隐痛,气短乏力,汗出心烦。舌尖红,苔薄白或薄黄,脉浮数或数。

治法:疏风清热解毒,益气滋阴宁心。

处方:银翘散合生脉饮加减。银花 10 g,连翘 12 g,板蓝根 15 g,荆芥 10 g,丹参 15 g,生甘草 6 g,太子参 15 g,麦冬 12 g。

阐述:银花、连翘、板蓝根清热解毒;荆芥疏风发汗逐邪;太子参、麦冬益气滋阴,扶正达邪;丹参养血活血,因心主血,心被邪侵,血行必受其碍,活血则有利正气恢复,又可助驱邪之力;生甘草清热解毒,助正达邪。若表邪重,恶寒、畏风明显,苔薄白者,加防风 10 g、紫苏 10 g;咽喉痛甚,加桔梗 6 g、山豆根 10 g;湿热蕴脾,症见泄泻腹痛,苔黄腻者,加黄连 5 g、木香 10 g、黄芩 12 g;心络不和,症见胸痛者,加炒延胡索 12 g、矾郁金 12 g。气虚甚,症见心悸怔忡者,加炙黄芪 12 g,炙甘草 9 g。

2.心气虚弱

主症:心慌,胸闷隐痛,气短乏力,不耐活动,自汗,易外感。舌质淡,苔薄白,脉细弱或结代。

治法:补益心气。

处方:举元煎加减。党参 12 g,炙黄芪 15 g,炒白术 12 g,炙甘草 6 g,当归 10 g,炙桂枝 6 g,炒白芍 10 g,苦参 15 g。

阐述:党参、黄芪、白术、甘草补益心气;桂枝、白芍调和营卫,固表止汗,甚符《难经》:"损其心者,调其营卫"之旨;桂枝温通心阳,又可增强益气功能;当归养血活血,行血中瘀滞;苦参辨病用药,抗病毒、抗早搏,尚能制约以上药物的温热燥性之弊。若气虚甚,见气短乏力明显者,加太子参 12 g,增加黄芪用量至 30 g;气虚及阳,症见肢冷不温、怕冷者,加仙灵脾 12 g、熟附片 6 g;气阳欲脱,症见气喘,倚息不得卧,大汗淋漓,四肢厥冷,脉微欲绝者,加熟附片 10 g,人参 10 g(另炖),煅龙骨 30 g,煅牡蛎 30 g;瘀血较显,见胸痛、舌紫者,加三七 9 g,丹参 15 g;兼脾胃不和,症见脘痞、便溏者,加木香 9 g、砂仁 3 g(后下)。

3.气阴两虚

主症:心悸怔忡,胸闷气短,神疲乏力,失眠多梦,口舌干燥,咽部不适。舌淡尖红少津,苔薄白或淡黄,脉细数或结代。

治法:益气滋阴,养心安神。

处方:人参芍药散加减。太子参 15 g,炙黄芪 15 g,麦冬 10 g,玉竹 10 g,白芍 10 g,炙甘草 5 g,山萸肉 10 g,石菖蒲 10 g,板蓝根 30 g。

阐述:太子参、黄芪、炙甘草补心气;麦冬、玉竹、白芍滋心阴;山萸肉益气滋阴,收敛正气;石菖蒲宁心安神;板蓝根清利咽喉,清热解毒。若阴虚明显,症见烦扰不宁,手足心热者,加生地 15 g,莲子心 3 g。夹有痰火,症见口苦、苔黄腻者,加黄连 3 g,竹沥半夏 10 g;本证进一步发展至气血阴阳俱亏时,症见面黄无华、畏寒者,加炙桂枝 9 g、阿胶 10 g(烊化)、当归 10 g,去玉竹、板蓝根,增甘草量为 10 g;夹有瘀滞,症见胸痛,舌质黯红或瘀斑瘀点者,加丹参 15 g、炒延胡索 12 g;兼胃气郁滞,症见脘痞闷胀,纳少不馨者,加陈皮 9 g、炒枳壳 10 g。

4.心阳虚损

主症:心悸气短,怔忡,动则气促,胸憋闷疼痛,形寒肢肿,面色虚浮,面白无华。舌淡胖,苔白,脉细沉迟,或结或代。

治法:温阳益气,活血利水。

处方:参附汤合右归饮加减。人参 10 g(另煎),制附片 10 g,熟地 12 g,山萸肉 12 g,枸杞子 10 g,杜仲 10 g,肉桂 6 g,益母草 15 g,炙甘草 6 g。

阐述:以参、附、桂温阳散寒,益气强心;熟地、山萸肉、枸杞子、杜仲补益心阳;阳虚血滞,血不利则为水,取桂枝、益母草活血以利水。水肿严重加车前子 30 g(布包)、玉米须 10～20 g;心胸疼痛,加降香 10 g、失笑散 10 g,三七 10 g;喘甚不得卧加葶苈子 30 g;汗多不止加炙黄芪 30～60 g、浮小麦 30 g;若阳损及阴,阴阳两虚者,可加麦冬 10 g、五味子 5 g;如出现面色苍白,喘促不宁,冷汗淋漓,四肢厥逆,脉微欲绝,为正气不支,心阳暴脱,宜中西医结合抢救,中医亟宜回阳救逆,改用参附龙牡四逆汤:吉林红参 30 g,制附片 30 g(先煎 20 min),干姜 10 g,炙甘草 15 g,生龙牡各 30 g。

(二)中成药

1.生脉注射液

适应证:适用于本病气阴两虚证。

用法:生脉注射液 20～60 mL 加入 5％或 10％葡萄糖注射液 250～500 mL 内静脉滴注,每日 1 次,10～15 d 为一疗程。

2.丹参注射液

适应证:适用于本病表现血行失畅者。

用法:丹参注射液 20～40 mL 加入 5％或 10％葡萄糖注射液 250～500 mL 内静脉滴注,每日 1 次,10～15 d 为一疗程。

3.黄芪注射液

适应证:适用于本病表现气虚证为主者。

用法:本品 20～30 mL 加入 5％或 10％葡萄糖注射液 250～500 mL 内,静脉滴注,每日 1 次,10～15 d 为一疗程。

4.参附注射液

适应证:适用于本病心阳虚损证。

用法:本品 40～80 mL 加入 5％或 10％葡萄糖注射液 250～500 mL 中,静脉滴注,每日 1 次,10～15 d为一疗程。

5.补心气口服液

适应证:适用于本病气虚为主证者。

用法:本品每次 10 mL,口服,每日 2 次。

6.滋心阴口服液

适应证:适用于本病心阴不足证。

用法:本品每次 10 mL,口服,每日 2 次。

7.心可舒

适应证:适用于本病兼有瘀血证及胃气不和者。

用法:本品 4 片,口服,每日 3 次。

8.心宝

适应证:适用于本病心阳虚证,尤适宜心跳缓慢者。

用法:本品每次 2 粒,口服,每日 2 次。

9.双黄连口服液

适应证:适用于本病急性期及本病兼外感风热证者。

用法:本品每次 10 mL,口服,每日 2 次。

八、特色经验探要

(一)专家经验

1.急性期治疗

(1)以清热解毒、凉血活血为主:热毒侵心是本期的关键,故治疗以清热解毒、凉血活血为主。本期治疗以祛邪为主,解毒祛邪一定要彻底,不应因肺卫表证的消除而过早弃用解毒之剂,务求彻底清除隐患,以免温热毒邪留恋心肺,使病情反复。药用金银花、黄芩、板蓝根、紫花地丁、生地黄、牡丹皮、赤芍、丹参、葛根、枳壳、郁金、炒麦芽等。

(2)注重祛邪,益气养阴贯穿始终:以"清热利湿化痰,活血化瘀解毒"为本病早期的基本治疗思路,紧紧围绕"毒、湿、瘀、痰"等病理关键辨证施治,消除病邪,保护心肌。临证常用的清热解毒之品为金银花、连翘、板蓝根、牛蒡子、贯众、虎杖等;常用化痰除湿之品为茯苓、泽泻、滑石、车前子、薏苡仁、半夏等;常用活血化瘀之品为红花、丹参、川芎、赤芍等。针对发病之本,益气养阴贯穿本病治疗的始终,即使在本病早期,邪气较盛,用药亦不忘顾护心脏,临证常用的益气养阴药有麦冬、沙参、天冬、石斛、五味子、太子参、黄芪等。

2.恢复期

(1)以益气养阴、活血化瘀为主:病毒性心肌炎恢复期温热毒邪犯心,损伤心气,烧灼心阴而多表现为气阴两伤、瘀血阻滞。治宜益气养阴,活血化瘀。药用黄芪、麦门冬、丹参、赤芍、川芎、红花、当归、葛根、枳壳、郁金、炒麦芽等。

(2)重视调理肺、脾:在早期常出现肺脏功能失调,肺心同病。故邪实为主时,以宣肺、降气、清热、化痰为"调理肺脏"之法。若肺气不足,卫外不固时,以益气固表为"补肺"之法,同时在本次疾病痊愈后,再坚持服用1周的中药以固表护肺,常以玉屏风散加减治疗。脾为心之子,子病及母,影响心的功能,调理脾胃是提高本病疗效的一个途径。临证中调理脾胃亦要分清阴阳而施治,如脾阳虚弱,治宜补中燥湿,胃阳不足则宜温胃振阳,脾阴虚则着重养营和血,胃阴不足则偏重养阴清热,才能使脾胃生机蓬勃,化源充足,心有所养。

3.慢性期

以益气养阴或温阳益气为主,佐以活血化瘀、养心安神。

(1)气虚血瘀:治宜益气活血通络。予生脉饮合血府逐瘀汤加减,人参、麦门冬、丹参、赤芍药、桃仁、红花、当归、桂枝、郁金、炒麦芽等。

(2)阴虚内热:治宜养阴清热。予补心汤加减,生地黄、玄参、丹参、天门冬、麦门冬、酸枣仁、柏子仁、当归、茯苓等。气虚加太子参、黄芪;火旺可加黄连、竹叶。

(3)心阳不振:治宜温阳益气。予参附汤加味,人参、制附子、桂枝、甘草、白术、干姜、补骨脂、仙茅、淫羊藿等。

4.活血化瘀贯穿始终

温热毒邪既伤心体又伤心用,致心气不足,血行鼓动无力,血流不畅而形成瘀血。瘀血不仅是病毒性心肌炎病程中的病理产物,又是致病、加重病情的重要因素。瘀血存在于病毒性心肌炎发生发展的全过程,活血化瘀应贯穿于本病的治疗始终。其通过多年大量的临床观察,活血化瘀药对病毒性心肌炎所致心脏扩大有回缩功效,并具有显著改善左心功能的作用。

5.知常达变,妙用祛风药物

病毒性心肌炎患者多感风、寒、湿邪而发,在重视调护正气的同时,兼用祛风药,用防风、独活、羌活、苍术等祛除体内余邪。意在借风药辛散走窜之性,使邪除有路可循。

6.结合现代药理学研究用药

在辨证论治的基础上,结合现代中药药理研究选择药物,在临床中常重用黄芪,对缩短本病病程,改善心肌损伤有着积极作用,常用量为30～60 g,恢复期、后遗症期还可以用黄芪单味煎水长期服用。中药治疗心律失常虽不如西药作用迅速,但对心律失常的影响及症状改善有作用,且不良反应小,因此在心律失常患者中,可选用苦参、黄芩等具有抗心律失常作用的中药以"对症治疗"。心跳次数减少时常慎用可以减缓心率的中药,如桑寄生、丹参、苦参等,而选用玉竹、甘松、炙甘草等可以提高心率的中药或心宝等中成药,生山楂既防滋腻之品碍胃,又可调节心律失常。

(二)关于心律失常的治疗

心律失常每为相当部分患者前来就诊之主诉。在发病初期,经及时治疗,心律失常常随一般情况的好转而渐次消失。而在慢性期遗留下的心律失常则往往较为顽固而不易根治,心电图显示各类期前收缩、心动过速、房颤及房室传导阻滞等,其原因多由于心之气血阴阳失调,并累及心、肾等脏腑,或夹痰饮瘀血等,多属虚实杂夹而以虚证为主。应把握好寒热虚实和标本缓急,对证属气虚血少,阴阳失和,心动悸,脉结代明显者,宜选仲景炙甘草汤益气养血,滋阴复脉,该方寒热并调,临证时视气血阴阳之偏衰略作增损,方中炙甘草、生地、大枣皆宜大量,少则效果不显。对于属痰浊痹阻胸阳者,宜涤痰宽胸,选用瓜蒌薤白白酒汤合温胆汤,适当配人苦参、胆星、龙齿等加强化痰、镇惊宁神。对痰瘀交阻,宜化瘀祛痰,旋覆花、郁金、丹参、桂枝等为常用药物。在方药中适当配伍经现代药理证实具有降低心肌异位节律点的自律性、调整房室间传导和不应期以对抗心律失常作用的中药,也属必要。如对快速性心律失常,适当选择苦参、万年青、功劳叶、蚤休、琥珀和生脉饮口服;对缓慢性心律失常适当选择红参、甘松、附片、桂枝、北五加皮、细辛、远志等。有学者主张参考现代药理研究成果,选择某些可以增加心肌血流量和抑制心肌异位兴奋灶的兴奋性以及折返运动的药物,并对这些药物给予辨证指导下加以选择。如对热毒偏盛者选择苦寒之大青叶、蚤休、苦参、万年青,心阳不振选温阳之附子、淫羊藿、北五加皮等。有学者根据心律失常的机制为心肌异位兴奋灶的兴奋性增加,认为与"风胜则动"有一定联系,重视标本兼顾,心肝同治,在补养心脏方药中加入息风镇肝药全蝎、蜈蚣、白蒺藜、石决明、青龙齿等,经临床验证取得了一定的疗效。总之,病、证结合,多法多方多药齐下,通过对机体脏腑气血阴阳之整体调节,扶正祛邪、通滞化瘀,可消除导致产生心律失常的病理基础,提高心肌之应激阈值,皆有利于心律失常的治疗。

九、饮食调护

患者以正虚为主,饮食宜清淡易消化而富于营养,宜富含维生素与蛋白质,少吃多餐。忌过于饱食而加重心脏负担,忌烈酒、浓茶、咖啡与辛辣等刺激物。可适当选择以下食疗方。

(1)莲子粉粥:莲子肉去皮带心 50 g,桂圆肉 30 g,冰糖适量,先将干莲子磨粉,水调成糊入沸水中,并入桂圆煮成粥,加糖,于临寐前服用,本方补益心脾以安神。

(2)赤小豆、莲子、桂圆肉、小米适量煮粥食,适用于心悸、胸闷、乏力者。

(3)猪心 1 个,红枣 20 g,党参 30 g,炖服,2～3 d 1 次,可益气养心。

(4)生地黄粥:生地汁 30 g,与白米同煮粥。可养心阴、退虚烦、定心悸。

(5)龙眼枣仁芡实汤:龙眼肉、炒枣仁各 10 g,芡实 12 g,煮汤睡前饮服,可养心脾,安心神。

第四章 消化内科疾病

第一节 胃食管反流病

胃食管反流病(gastroesophageal reflux disease,GERD)是指胃、十二指肠内容物反流入食管引起的以烧心、反酸为主要特征的临床综合征,可导致食管炎和咽、喉、气道等食管以外的组织损害。临床分反流性食管炎和内镜阴性的胃食管反流病。我国发病率低于西方国家。

一、概述

一般来说,胃内储存着胃酸,十二指肠腔内有胆汁液,这些都是消化液,可消化进食的肉类或其他食物。胃内天生有层像瓷器层样的黏膜屏障保护,因此胃酸待在胃内很安全。当进食时,大量胃酸分泌消化胃腔内的食物,将胃酸中和后排入十二指肠,再进一步被该处胆汁的作用继续消化,直到经小肠吸收后残渣变成粪便排出。若胃液反流入食管腔,食管无瓷器样的黏膜保护层,胃酸就会腐蚀破坏食管黏膜,引起糜烂、溃疡。胃食管反流病(GERD)是常见疾病,全球不同地区患病率亦不相同,西欧和北美 GERD 的患病率为 10%～20%。国内外资料显示 GERD 发病的危险因素包括年龄、性别、吸烟、体质量指数(BMI)增加、过度饮酒、阿司匹林、非类固醇消炎药、抗胆碱能药物、体力劳动、社会因素、心身疾病、家族史等。

(一)病因

胃食管反流病是多种因素造成的消化道动力障碍性疾病,发病主要是抗反流防御机制下降和反流物对食管黏膜攻击作用的结果。病因主要有以下几点。

1.食管抗反流屏障问题

①食管下端括约肌(LES)和 LES 压:LES 是食管末端 3～4 cm 长的环形括约肌,正常人静息时此括约肌压力(LES 压)为 10～30 mmHg,为一高压带,防止胃内容物进入食管。药物如钙通道阻滞药、地西泮等,腹内压增高,胃内压增高均可引起 LES 压相应降低而导致胃食管反流;②一过性 LES 松弛:是引起胃食管反流的主要原因;③裂孔疝:可因加重反流并降低食管对酸的清除致病。

2.食管酸清除

正常的情况下,容量清除是廓清的主要方式,如反流物反流则刺激食管引起继发蠕动,减少食管内酸性物质容量。

3.食管黏膜防御

食管黏膜对反流物有防御作用,称为食管黏膜组织抵抗力。

4.胃排空延迟

胃排空延迟可促进胃内容物食管反流。

(二)分类

胃食管反流病根据内镜检查食管是否有明显破坏可分两种类型。

(1)食管黏膜无明显病变者称非糜烂性胃食管反流病(NERD),即所谓的"病症性反流"。

(2)有明显糜烂、溃疡等炎症病变者,则称反流性食管炎,即所谓的"病理性反流"。临床上统称的"胃食管反流病"多指 NERD。也可根据反流物的类型区分为酸反流或碱反流。前者是胃酸反流所致,治疗上抑酸效果较好;后者主要为十二指肠胆汁液反流,抑酸治疗疗效不佳。

二、临床表现

(一)临床表现

GERD 临床表现多样,轻重不一,主要表现有以下四点。

(1)烧心和反酸:烧心是指胸骨后剑突下烧灼感,常由胸骨下段向上伸延。常在餐后 1 h 出现,卧位、弯腰或腹压增高时加重。反酸常伴有烧心。

(2)吞咽困难和吞咽痛:食管功能紊乱引起吞咽困难和吞咽痛呈间歇性;食管狭窄引起吞咽困难和吞咽痛呈持续加重。严重食管炎或食管溃疡也可伴吞咽疼痛。

(3)胸骨后疼痛:发生在胸骨后或剑突下,严重时可为剧烈刺痛,可放射到后背、胸部、肩部、颈部、耳后,此时酷似心绞痛。

(4)反流物可刺激或损伤食管以外的组织或器官,引起如慢性咳嗽、慢性咽炎或哮喘等疾病。严重者可发生吸入性肺炎,甚至出现肺间质纤维化。

(二)并发症

临床常见胃食管反流病的并发症有以下三方面。

1.上消化道出血

GERD 患者因食管黏膜糜烂及溃疡,可导致上消化道出血,临床表现为呕血和(或)黑便及不同程度的缺铁性贫血。

2.食管狭窄

食管炎反复发作可致纤维组织增生,最终导致瘢痕狭窄。

3. Barrett 食管

Barrett 食管可伴或不伴反流性食管炎,是食管腺癌的癌前病变,其腺癌的发生率较正常人高 30~50 倍。

内镜下正常食管黏膜为均匀粉红带灰白,而 Barrett 食管出现胃黏膜的橘红色,分布可为舌形、环形或岛状。

三、辅助检查

(一)内镜检查

内镜是诊断 GERD 最准确的方法,可以判断 GERD 的严重程度和有无并发症,结合活检可以与其他食管病变做鉴别。

(二)24 h 食管 pH 监测

24 h 食管 pH 监测的意义在于证实反流存在与否。24 h 食管 pH 监测能详细显示酸反流、反流与症状的关系、昼夜反流规律及患者对治疗的反应。对 NERD 的阳性率为 50%~75%。检查前 3 d 应停用制酸剂和促胃肠动力药。

(三)X 线钡餐

X 线钡餐可以发现是否合并食管裂孔疝、贲门失弛缓症及食管肿瘤。

(四)诊断性治疗

对于上消化道内镜检查阴性且无法行 24 h 食管 pH 监测的患者，可采用诊断性治疗。目前已证实行之有效的方法是质子泵抑制剂（PPIs）诊断性治疗。建议服用标准剂量 PPIs，每日 2 次，疗程 1～2 周。服药后如症状明显改善，则支持酸相关 GERD 的诊断。

四、诊断与鉴别诊断

(一)诊断

胃食管反流病的诊断应基于有明显的反流症状；内镜下可能有反流性食管炎的表现。内镜是诊断反流性食管炎（RE）的最准确方法，内镜下食管黏膜 0 级为正常，Ⅰ 级为轻度 RE，Ⅱ级为中度 RE，Ⅲ 级为重度 RE，其中 0～Ⅰ 级为轻度 GERD。RE 的内镜诊断与分级如下。

0 级：正常（可有组织学改变）。

Ⅰ级：呈点状或条状发红、糜烂，无融合现象。

Ⅱ级：有条状发红、糜烂，并有融合，但非全周性。

Ⅲ级：病变广泛，发红、糜烂融合呈全周性或溃疡。

(二)鉴别诊断

胃食管反流病需要与其他病因的食管炎、心源性胸痛、消化性溃疡、消化不良、胆管疾病、食管动力疾病等相鉴别。尤其是在一些难治性烧心伴有下咽困难的患者，必须与以下疾病相鉴别。

1.感染性食管炎

感染性食管炎常好发于免疫功能低下的患者。白念珠菌、单纯疱疹病毒（HSV）-1 型、巨细胞病毒（CMV）是最常见的原因。溃疡面多点活检的病理学检查为诊断提供明确依据。

2.嗜酸性粒细胞性食管炎

嗜酸性粒细胞性食管炎为免疫介导的罕见疾病。好发于儿童和 20～40 岁成人，男女发病率为 3∶1。半数患者有哮喘，皮肤反应，外周嗜酸性粒细胞增多。

3.腐蚀性食管炎

腐蚀性食管炎常有吞服化学腐蚀剂的诱因，导致口咽、食管接触性液化坏死、急性溃疡、穿孔、狭窄。

4.放射性食管炎

放射性食管炎是胸部放疗剂量＞30 Gy（3 000 rad）时发生的。放疗剂量＞60 Gy 可引起严重食管炎和溃疡，导致出血、穿孔或形成瘘。

5.食管源性吞咽困难

GERD 继发的食管狭窄及吞咽困难要与食管性吞咽困难相鉴别。后者是由于食管平滑肌疾病所致的动力障碍，该吞咽困难对固体和流体均有吞咽困难的特征，与食团的大小无关。

五、治疗

GERD 的治疗包括改变生活方式，抑制胃酸分泌或者减少、中和胃酸，促进胃肠动力等几方面。

(一)改变生活方式

改变生活方式是 GERD 的基础治疗，但仅对部分患者有效。

抬高床头、睡前 3 h 不再进食、避免高脂肪食物、戒烟酒、减少摄入可以降低食管下段括约肌(LES)压力的食物(如巧克力、薄荷、咖啡、洋葱、大蒜等),但这些改变对多数患者并不足以缓解症状。目前尚无关于改变生活方式对 GERD 治疗的对照研究。生活方式改变对患者生活质量的潜在负面影响尚无研究资料。体质量超重是 GERD 的危险因素,减轻体质量可减少 GERD 患者的反流症状。

(二)抑制胃酸分泌

抑制胃酸分泌是目前治疗 GERD 的主要措施,包括初始与维持治疗两个阶段。

多种因素参与 GERD 的发病,反流至食管的胃酸是 GERD 的主要致病因素。GERD 的食管黏膜损伤程度与食管酸暴露时间呈正相关,糜烂性食管炎的 8 周愈合率与 24 h 胃酸抑制程度亦呈正相关。抑制胃酸的药物包括 H_2 受体拮抗剂(H_2RA)和质子泵抑制剂(PPIs)等。

1. 初始治疗

初始治疗的目的是尽快缓解症状,治愈食管炎。

(1)H_2RA 仅适用于轻至中度 GERD 治疗。H_2RA 如西咪替丁、雷尼替丁、法莫替丁等治疗 GERD 愈合率为 $50\% \sim 60\%$,烧心症状缓解率为 50%。临床试验提示,H_2RA 缓解轻至中度 GERD 症状疗效优于安慰剂,但症状缓解时间短,且 $4 \sim 6$ 周后大部分患者出现药物耐受,长期疗效不佳。

(2)PPIs 抑酸能力强,是 GERD 治疗中最常用的药物。目前,国内临床常用的 PPIs 有奥美拉唑、兰索拉唑、泮托拉唑、雷贝拉唑和埃索美拉唑等可供选用。在标准剂量下,新一代PPIs,如雷贝拉唑、埃索美拉唑等具有更强的抑酸作用。

(3)伴有食管炎的 GERD 治疗首选 PPIs。多项研究结果表明,PPIs 治疗糜烂性食管炎的内镜下 4 周和 8 周愈合率分别为 80% 和 90% 左右,PPIs 推荐采用标准剂量,疗程 8 周。部分患者症状控制不满意时可加大剂量或换一种 PPIs。

(4)非糜烂性反流病(NERD)治疗的主要药物是 PPIs。由于 NERD 发病机制复杂,PPIs对其症状疗效不如糜烂性食管炎,但 PPIs 是治疗 NERD 的主要药物,治疗的疗程尚未明确,已有研究资料显示应不少于 8 周,对疗效不满意者应进一步寻找影响疗效的原因。

(5)凡具有烧心、反流等典型症状者,如无报警症状即可以使用 PPIs 进行经验性治疗;根据 GERD 的新定义,对有典型反流症状的患者,如无报警症状,临床上便可拟诊为 GERD,给予 PPIs 治疗,采用标准剂量,每天 2 次,用药 $1 \sim 2$ 周,GERD 患者服药后 $3 \sim 7$ d,症状可迅速缓解。经验性治疗并不排除内镜检查。对年龄>40 岁,发病后体质量显著减轻,出现出血、吞咽困难等症状时,应首先行胃镜检查,明确诊断后再进行治疗。

2. 维持治疗

维持治疗是巩固疗效、预防复发的重要措施,用最小的剂量达到长期治愈的目的,治疗应个体化。

GERD 是一种慢性疾病,停药后半年的食管炎与症状复发率分别为 80% 和 90%,故经初始治疗后,为控制症状、预防并发症,通常需采取维持治疗。目前维持治疗的方法有 3 种:维持原剂量或减量、间歇用药、按需治疗。采取哪一种维持治疗方法,主要由医师根据患者症状及食管炎分级来选择药物与剂量,通常严重的糜烂性食管炎需足量维持治疗,NERD 可采用按需治疗。H_2RA 长期使用会产生耐受性,一般不适合作为长期维持治疗的药物。

维持治疗一般有以下 3 种方法。①原剂量或减量维持:维持原剂量或减量使用 PPIs,每日 1 次,长期使用以维持症状持久缓解,预防食管炎复发;②间歇治疗:PPIs 剂量不变,但延长用药周期,最常用的是隔日疗法。3 天 1 次或周末疗法因间隔太长,不符合 PPIs 的药动学,抑酸效果较差,不提倡使用。在维持治疗过程中,若症状出现反复,应增至足量 PPIs 维持;③按需治疗:按需治疗宜在出现症状时用药,症状缓解后即停药。按需治疗建议在医师指导下,由患者自己控制用药,没有固定的治疗时间,治疗费用低于维持治疗。

3.控制夜间酸突破(NAB)

控制夜间酸突破是 GERD 治疗的措施之一。NAB 指在每天早、晚餐前服用 PPIs 治疗的情况下,夜间胃内 pH<4 持续时间>1 h。控制 NAB 是治疗 GERD 的措施之一。治疗方法包括调整 PPIs 用量、睡前加用 H_2RA、应用血浆半衰期更长的 PPIs 等。

4.对 PPIs 治疗失败的患者,应寻找原因,积极处理

有部分患者经标准剂量 PPIs 治疗后,症状不能缓解可能的原因有:①患者依从性差,服药不正规;②与个体差异有关;③存在 NAB;④内脏高敏感;⑤存在非酸反流。

(三)对 GERD 可选择性使用促动力药物

在 GERD 的治疗中,抑酸药物治疗效果不佳时,考虑联合应用促动力药物,特别是对于伴有胃排空延迟的患者。GERD 的治疗原则及措施如下。

1.一般治疗

为了减少卧位及夜间反流,可将床头端的床脚抬高 15~20 cm,以患者感觉舒适为度。睡前不宜进食,白天进餐后亦不宜立即卧床,减少增高腹压的因素。少食使 LES 压降低的食物。

2.药物治疗

(1)H_2 受体拮抗剂:如西咪替丁、雷尼替丁等,能减少 24 h 胃酸分泌,不能有效抑制进食刺激的胃酸分泌,适用于轻、中症患者。

(2)促胃肠动力药:增加 LES 压力,改善食管蠕动,促胃排空。

(3)质子泵抑制剂:如奥美拉唑等,抑酸作用强,适用于症状重,有严重食管炎的患者。

(4)抗酸药:仅用于症状轻、间歇发作的患者,作为临时缓解症状用并发症的治疗。

3.并发症的治疗

(1)食管狭窄:多数可内镜下食管扩张,少数需手术。

(2)Barrett 食管:积极药物治疗基础病变是预防 Barrett 食管发生和进展的重要措施。

第二节 食管贲门失弛缓症

贲门失弛缓症又称贲门痉挛,系一种原因不明的食管运动功能障碍性疾病,其主要特征为食管下括约肌(lower esophageal sphincter,LES)高压,呈失迟缓状态,食管缺乏蠕动和对吞咽动作的松弛反应障碍。临床表现为咽下困难、食物反流以及下端胸骨后不适或疼痛,可伴有体质量减轻等表现。本病可发生于任何年龄,但最常见于 20~40 岁,儿童很少发病。男女发病率相似,为 1∶1.15,较多见于欧洲和北美。本病占食管疾病的 4%~7%,并非罕见。

一、病因和发病机制

本病病因及发病机制迄今尚未完全明确。可能的因素包括：①神经毒性病毒感染：如带状疱疹病毒、麻疹病毒；②遗传因素：该病有家族倾向，与 HLA Ⅱ -DQW1 相关；③免疫因素：有人发现本病存在抗肌间神经丛的自身抗体。一般认为，在上述因素影响下，食管壁内肌间神经丛抑制性神经节细胞变性、减少，甚至完全阙如，血管活性肠肽、脑啡肽、神经降压素和一氧化氮能抑制性神经纤维密度减低或缺乏。部分患者无肌间神经节细胞和神经纤维异常，但却有迷走神经纤维髓鞘变性、轴突膜剥脱及沃勒变性，迷走神经干或脑干背侧迷走神经运动核的神经节细胞也可出现变性、坏死。此外，精神、心理因素可使症状加重，部分病例在发病前有明确的精神刺激史；是否由于精神刺激引起大脑皮层功能障碍，导致皮层下中枢及自主神经功能紊乱而发病尚不清楚，有待进一步探讨。

二、临床表现

咽下困难是失弛缓症的突出症状。一般开始缓慢，经数月甚至数年逐渐加重，亦可突然发生，常因情绪受到严重打击或进食有刺激性食物而诱发。在疾病早期，咽下困难可间歇出现时轻时重，后期则变为持续性。开始时，患者往往感到吞咽液体和固体有困难，随后体会到餐后饮水可使症状缓解，由于餐后饮水使食管内液静压升高，迫使 LES 开放的缘故。长期咽下困难导致体质量减轻和消瘦。

失弛缓症往往是无痛性过程，但有些患者在病程的早期和晚期出现胸骨后疼痛。早期疼痛常发生在餐后，持续数分钟；晚期则因停滞性食管炎所致。

随着疾病的进展，食管显著扩张和迂曲。患者取卧位时，食管内滞留大量食物和唾液可逆流入口腔或反流物入肺，导致并发吸入性肺炎、肺脓肿、肺不张等。

三、实验室和其他检查

(一)X 线检查

晚期失弛缓症患者的食管在胸部 X 线片上可呈现纵隔旁阴影，食管内有时可见液平面；吞钡剂检查可见食管高度扩张、延长、迂曲，其下端呈锥形缩窄，边缘光滑而对称，与延长狭窄的括约肌相连，钡剂至此通过困难。潴留的固体食物可在钡柱形成大小不等的充盈缺损。由于胸部 X 线片可显示纵隔旁阴影，误为纵隔肿瘤或脓肿。早期食管未见扩张，但发现食管第一级收缩仅达主动脉弓水平，以下完全被一种非推进收缩所取代。舌下含硝酸甘油或吸入亚硝酸异戊酯后可见 LES 弛缓。

(二)内镜检查

内镜检查可排除其他疾病，特别是癌瘤。本病镜下见食管腔口径增大，内有大量食物和液体残留。食管黏膜可大致正常或因食物潴留，呈现糜烂、溃疡或充血水肿。可见贲门口紧闭，虽食物不易经食管进入胃内，然而内镜却往往能够比较容易地通过胃食管交界处进入胃内而没有明显阻力，从而可排除器质性狭窄。

(三)测压检查和乙酰甲胆碱试验

测压时显示食管中下段蠕动消失，LES 压力升高为 2.94～4.9 kPa(22～37 mmHg)以上。正常压力低于 2 kPa(15 mmHg)。LES 不能完全松弛。乙酰甲胆碱试验呈阳性反应，当皮下注射 5～10 mg 后，正常反应为食管收缩波略微增加，而本病食管内静止压急剧上升，出现多个强大收缩波,与此同时患者感到胸痛。

四、诊断

本病的主要诊断依据如下。

(1)具有咽下困难、食物反流、胸骨后疼痛等典型的临床症状。

(2)X线吞钡检查示食管下端光滑、逐渐变细呈鸟嘴状,狭窄上端食管扩张,原发性蠕动减弱或消失。

(3)食管测压示LES静息压上升,60%的患者可达4.7 kPa(35 mmHg),吞咽时LES不能松弛或松弛间隙缩短,食管蠕动减弱或消失。

(4)食管吞钡后对乙酰甲胆碱的反应强烈,可见食管显著收缩,胸骨后出现疼痛,注射阿托品后可缓解。

(5)内镜检查示食管贲门处有一处狭窄环,内镜可通过此狭窄到达胃腔,镜下可见黏膜充血、增厚、脆性增加及糜烂。

(5)排除食管及胃贲门肿瘤。

五、鉴别诊断

失弛缓症需与食管癌、食管硬皮病和反流性食管炎鉴别。前者在内镜直视下可分辨,并可取活体组织病理检查以明确诊断。食管硬皮病也有类似蠕动缺陷,但LES可完全松弛,乙酰甲胆碱试验无异常敏感反应。反流性食管炎可见LES压力降低,各种检查显示有反流现象及食管内pH下降,并有食管炎症、管腔狭窄和食管裂孔疝等证据。

失弛缓症尚需与弥散性食管痉挛和钳型食管鉴别。前者常有胸痛,X线检查显示食管排空迅速,LES可弛缓。测压时食管体部压力曲线呈强而有力的重复波。对乙酰甲胆碱无过强反应。钳型食管者有非心源性剧烈胸痛伴有食管远段高幅度收缩波,谓之胡桃夹食管症,它可能是一种进行缓慢的失神经控制的综合征,并可转变为弥散性食管痉挛和失弛缓症。

六、治疗

目前本病尚无根治方法,故治疗目的是使食管蠕动恢复、降低LES压力及缓解症状。治疗方法主要有药物治疗、扩张治疗、外科手术治疗及内镜下注射疗法等。

(一)一般治疗

少食多餐,以质软及热量丰富的食物为宜,避免进食过快及过冷、过热或刺激性食物。对精神紧张者可予以心理治疗,必要时可应用镇静剂。食管极度扩张者应每晚睡前行食管插管引流灌洗,并及时纠正水、电解质和酸碱平衡紊乱。

(二)药物治疗

目前用于贲门失弛缓症治疗的药物有硝酸酯类、钙通道阻滞剂、抗胆碱能药物及β肾上腺素能促效剂等,能使LES松弛,降低LES压力,从而达到改善症状,缓解病情的作用。其中以硝苯地平的治疗效果最好。

1.硝酸酯类

硝酸甘油0.3～0.6 mg舌下含服,可使症状缓解,但维持时间甚短,仅6 min左右。硝酸异山梨醇酯为长效制剂,常用剂量为5～10 mg,餐前舌下含服,每日3～4次,可使LES压力下降约66%,持续90 min,可缓解患者咽下困难等症状,长期服用19个月可获得满意效果。

不良反应主要为头痛,如改为口服,可减轻不良反应。

2.钙通道阻滞剂

此类药物可阻滞消化道平滑肌细胞的钙离子内流,从而使食管平滑肌松弛,降低 LES 压力。硝苯地平为治疗本病较好的药物,10～20 mg 舌下含服,每日 3～4 次,用药后可使 LES 压力下降 50%～70%,患者临床症状明显改善。不良反应主要为低血压、头痛。

3.其他

β 肾上腺素能促效剂卡布特罗 4 mg 口服,每日 3～4 次,可使 LES 压力下降 50%～60%。口服抗胆碱能药物阿托品 0.6 mg,每天 3 次,可使部分患者症状改善。

(三)扩张治疗

扩张治疗是通过强行扩张失去弛缓功能的 LES,使其部分肌纤维断裂,降低 LES 压力,改善食管排空,缓解咽下困难等症状。最早使用的是水银探条扩张器,其效果仅能暂时缓解吞咽困难症状,后采用水囊、气囊扩张器进行扩张,约 80% 患者于扩张 1～2 次后,吞咽困难症状消失,并维持较长时间。目前临床上广泛采用的是非膨胀性的聚乙烯囊扩张器,气囊的近侧和远侧有不透 X 线的标记,以便在 X 线下判断其位置。

1.操作方法

(1)术前准备:术前 3 d 检查心功能,并行食管吞钡了解贲门狭窄程度;扩张前给予流质饮食 24 h,然后禁食、禁水 12 h,并向患者交代注意事项及可能出现的问题,以便取得患者的配合;术前 15～30 min 肌内注射少量镇静剂,如地西泮 5～10 mg 及 0.5 mg 阿托品,以减少消化液分泌和防止食管痉挛,并给予 1% 利多卡因做咽部麻醉。为确保食管完全排空,常需插入大口径胃管,吸尽食管内残留物,最大限度减少误吸的危险性。

(2)方法和步骤:患者取左侧卧位,常规上消化道内镜检查后通过活检孔插入导丝,沿导丝将涂有润滑油的球囊送入。在 X 线透视下或内镜直视下确定球囊正好位于 LES 处,并固定于这一位置。然后向球囊充气加压,使囊内压力达 69～103.5 kPa,此时可见球囊的贲门压迹逐渐缩小以至消失。保持该压力 30～60 s,时隔 2 min 左右后再扩张,共 2～3 次。退出球囊,插入内镜观察扩张处出血情况,吞服水溶性造影剂做 X 线检查以排除食管穿孔。

(3)注意事项:①选择的球囊内径至少 30～35 mm,有学者认为需达 40 mm,否则由于球囊直径太小不能将贲门肌部分撕裂或撕裂不足,造成治疗失败或疗效欠佳;②球囊内压力的选择,多数学者主张 69～103.5 kPa 为宜,维持时间为 30～60 s,一般不宜超过 2 min,否则由于贲门受压时间过长,可能造成黏膜缺血坏死,以致形成瘢痕;③术后禁食、禁水 24 h,并给予抑酸剂等;④并发症防治:扩张治疗的并发症有食管穿孔、出血和胸痛等。多数患者扩张后可有少量出血或轻度胸痛,应密切观察,一般无需特殊处理。

如有持续胸痛,应警惕穿孔的可能,立即进行胸部 X 线片和口服泛影葡胺造影剂检查,一旦证实穿孔,应及时治疗,包括禁食、输液,给予抗生素及手术修补等。对出血者可采取内镜下止血等措施。

第三节　功能性消化不良

一、概述

功能性消化不良(functional dyspepsia,FD)为一组持续或反复发作的上腹部疼痛或不适的消化不良症状,包括上腹胀痛、餐后饱胀、嗳气、早饱、腹痛、食欲缺乏、恶心呕吐等,经生化、内镜和影像检查排除了器质性疾病的临床综合征,是临床上最常见的一种功能性胃肠病,几乎每个人一生中都有过消化不良症状,只是持续时间长短和对生活质量影响的程度不同而已。国内最新资料表明,采用《罗马Ⅲ诊断标准》对消化专科门诊连续就诊消化不良的患者进行问卷调查,发现符合《罗马Ⅲ诊断标准》者占就诊患者的28.52%,占接受胃镜检查患者的7.2%。FD的病因及发病机制尚未完全阐明,可能是多种因素综合作用的结果。目前认为其发病机制与胃肠运动功能障碍、内脏高敏感性、胃酸分泌、幽门螺杆菌感染、精神心理因素等有关,而内脏运动及感觉异常可能起主导作用,是FD的主要病理生理学基础。

二、诊断

(一)临床表现

FD的临床表现无特异性,主要有上消化道症状,包括上腹痛、腹胀、早饱、嗳气、恶心、呕吐、反酸、烧心、厌食等,以上症状多因人而异,常以其中某一种或一组症状为主,在病程中这些症状及其严重程度多发生改变。起病缓慢,病程长短不一,症状常呈持续或反复发作,也可相当一段时间无任何症状,可因饮食精神因素和应激等诱发,多数无明显诱因。腹胀为FD最常见的症状,多数患者发生于餐后或进餐加重腹胀程度,早饱、嗳气也较常见。上腹痛也是FD的常见症状,上腹痛无规律性,可表现为弥散或烧灼样疼痛。

少数可伴烧心反酸症状,但经内镜及24 h食管pH检测,不能诊断为胃食管反流病。恶心呕吐不常见,一般见于胃排空明显延迟的患者,呕吐多为干呕或呕出当餐胃内食物。有的还可伴有腹泻等下消化道症状。

还有不少患者同时合并精神症状如焦虑、抑郁、失眠、注意力不集中等。

(二)诊断标准

依据《FD罗马Ⅲ诊断标准》,FD患者临床表现个体差异大,《罗马Ⅲ标准》根据患者的主要症状特点及其与症状相关的病理生理学机制以及症状的模式将FD分为两个亚型,即餐后不适综合征(PDS)和上腹痛综合征(EPS),临床上两个亚型常有重叠,有时难以区分,但通过分型对不同亚型的病理生理机制的理解对选择治疗将有一定的帮助,在FD诊断中,还要注意FD与胃食管反流病和肠易激综合征等其他功能性胃肠病的重叠。

《FD的罗马Ⅲ诊断标准》必须包括:①以下1项或多项:餐后饱胀;早饱感;上腹痛;上腹烧灼感;②无可以解释上述症状的结构性疾病的证据(包括胃镜检查),诊断前症状出现至少6个月,且近3个月符合以上诊断标准。

《PDS诊断标准》必须符合以下1项或2项:①正常进食后出现餐后饱胀不适,每周至少发生数次;②早饱阻碍正常进食,每周至少发生数次。诊断前症状出现至少6个月,近3个月症状符合以上标准。支持诊断标准是可能存在上腹胀气或餐后恶心或过度嗳气。可能同时存在 EPS。

《EPS 诊断标准》必须符合以下所有条件：①至少中等程度的上腹部疼痛或烧灼感，每周至少发生 1 次；②疼痛呈间断性；③疼痛非全腹性，不位于腹部其他部位或胸部；④排便或排气不能缓解症状；⑤不符合胆囊或 Oddi 括约肌功能障碍的诊断标准。诊断前症状出现至少 6 个月，近 3 个月症状符合以上标准。支持诊断标准是疼痛可以烧灼样，但无胸骨后痛。疼痛可由进餐诱发或缓解，但可能发生于禁食期间。可能同时存在 PDS。

三、鉴别诊断

诊断 FD 患者时，必须除外器质性消化不良，后者经有关检查能显示相关病因如消化性溃疡、糜烂性胃炎、食管炎及恶性疾病等。FD 需与下列疾病鉴别。

1.慢性胃炎

慢性胃炎的症状与体征均很难与 FD 鉴别。胃镜检查发现胃黏膜明显充血、糜烂或出血，甚至萎缩性改变，则常提示慢性胃炎。

2.消化性溃疡

消化性溃疡的周期性和节律性疼痛也可见于 FD 患者，X 线钡餐发现龛影和胃镜检查观察到溃疡病灶可明确消化性溃疡的诊断。

3.慢性胆囊炎

慢性胆囊炎多与胆结石并存，也可出现上腹饱胀、恶心、嗳气等消化不良症状，腹部 B 超、口服胆囊造影、CT 等影像学检查多能发现胆囊结石和胆囊炎征象可与 FD 鉴别。

4.其他

FD 还需与其他一些继发胃运动障碍疾病，如糖尿病胃轻瘫、胃肠神经肌肉病变相鉴别，通过这些疾病特征性的临床表现与体征一般可做出鉴别。

四、治疗

FD 的治疗措施以对症治疗为主，目的是在于缓解或消除症状，改善患者的生活质量。

2007 年指南对 FD 治疗提出规范化治疗意见，指出 FD 的治疗策略应是依据其可能存在的病理生理学异常进行整体调节，选择个体化的治疗方案。

经验治疗适于 40 岁以下，无报警征象，无明显精神心理障碍的患者。与进餐相关的消化不良（即 PDS）者可首先用促动力药或合用抑酸药；与进餐无关的消化不良/酸相关性消化不良（即 EPS）者可选用抑酸药或合用促动力药。经验治疗时间一般为 2～4 周。无效者应行进一步检查，明确诊断后有针对性进行治疗。

（一）药物治疗

1.抗酸药

抗酸剂如氢氧化铝、铝碳酸镁等可减轻症状，但疗效不及抑酸药，铝碳酸镁除抗酸外，还能吸附胆汁，伴有胆汁反流患者可选用。

2.抑酸药

抑酸药目前广泛应用于 FD 的治疗，适用于非进餐相关的消化不良中以上腹痛、烧灼感为主要症状者。常用抑酸药包括 H_2 受体拮抗药（H_2RA）和质子泵抑制药（PPI）两大类。H_2RA 常用药物有西咪替丁 400 mg，每日 2～3 次；或雷尼替丁 150 mg，每日 2 次；或法莫替丁

20 mg,每日 2 次,早、晚餐后服,或 40 mg 每晚睡前服;或罗沙替丁 75 mg,每日 2 次;或尼扎替丁 300 mg 睡前服。不同的 H_2 受体拮抗药抑制胃酸的强度各不相同,西咪替丁最弱,雷尼替丁和罗沙替丁比西咪替丁强 5～10 倍,法莫替丁较雷尼替丁强 7.5 倍。这类药主要经肝脏代谢,肾脏排出,因此肝肾功能损害者应减量,75 岁以上老人服用药物剂量应减少。PPI 常用药物有奥美拉唑 20 mg,每日 2 次;或兰索拉唑 30 mg,每日 1 次;或雷贝拉唑 10 mg,每日 1 次;或泮托拉唑 40 mg,每日 1 次;或埃索美拉唑 20 mg,每日 1 次。

3. 促动力药

促动力药可明显改善与进餐相关的上腹症状,如上腹饱胀、早饱等。常用的促动力剂包括多巴胺受体拮抗药、5-HT$_4$ 受体激动药及多离子通道调节剂等。多巴胺受体拮抗药常用药物有甲氧氯普胺 5～10 mg,每日 3 次,饭前半小时服;多潘立酮 10 mg,每日 3 次,饭前半小时服;伊托必利 50 mg,每日 3 次口服。甲氧氯普胺可阻断延髓催吐化学敏感区的多巴胺受体而具有强大的中枢镇吐作用,还可以增加胃肠道平滑肌对乙酰胆碱的敏感性,从而促进胃运动功能,提高静止状态时胃肠道括约肌的张力,增加食管下端括约肌张力,防止胃内容物反流,增强胃和食管的蠕动,促进胃排空以及幽门和十二指肠的扩张,加速食物通过。主要的不良反应见于中枢神经系统,如头晕、嗜睡、倦怠、泌乳等,用量过大时,会出现锥体外系反应,表现为肌肉震颤、斜颈、发音困难、共济失调等。多潘立酮为选择性外周多巴胺 D_2 受体拮抗药,可增加食管下端括约肌的张力,增加胃运动,促进胃排空、止吐。不良反应轻,不引起锥体外系症状,偶有流涎、惊厥、平衡失调、泌乳现象。伊托必利通过拮抗多巴胺 D_2 受体和抑制乙酰胆碱酯酶活性起作用,增加胃的内源性乙酰胆碱,促进胃排空。5-HT$_4$ 受体激动药常用药物为莫沙必利 5 mg,每日 3 次口服。莫沙必利选择性作用于上消化道,促进胃排空,目前未见心脏严重不良反应的报道,但对 5-HT$_4$ 受体激动药的心血管不良反应仍应引起重视。多离子通道调节剂药物为马来酸曲美布汀,常用量 100～200 mg,每日 3 次口服。该药对消化道运动的兴奋和抑制具有双向调节作用,不良反应轻微。红霉素具有胃动素作用,静脉给药可促进胃排空,主要用于胃轻瘫的治疗,不推荐作为 FD 治疗的首选药物。

4. 助消化药

消化酶和微生态制剂可作为治疗消化不良的辅助用药。复方消化酶、益生菌制剂可改善与进餐相关的腹胀、食欲缺乏等症状。

5. 根除幽门螺杆菌治疗

根除 Hp 可使部分 FD 患者症状得以长期改善,对合并 Hp 感染的 FD 患者,应用抑酸、促动力剂治疗无效时,建议向患者充分解释根除治疗的利弊,征得患者同意后给予根除 Hp 治疗。根除 Hp 治疗可使部分 FD 患者的症状得到长期改善,使胃黏膜炎症得到消退,而长期胃黏膜炎症则是消化性溃疡、胃黏膜萎缩/肠化生和胃癌发生的基础病变,根除 Hp 可预防胃癌前病变进一步发展。

根据 2005 年欧洲幽门螺杆菌小组召开的第 3 次 Maastricht Ⅲ 共识会议意见,推荐在初级医疗中实施"检测和治疗"策略,即对年龄＜45 岁,有持续消化不良症状的成人患者应用非侵入性试验(尿素呼气试验、粪便抗原试验)检测 Hp,对 Hp 阳性者进行根除治疗。包含 PPI、阿莫西林、克拉霉素或甲硝唑每日 2 次给药的三联疗法仍推荐作为首选疗法。包含铋剂的四联疗法,如可获得铋剂,也被推荐作为首选治疗。补救治疗应结合药敏试验结果。

对 PPI(标准剂量,每日 2 次),克拉霉素(500 mg,每日 2 次),阿莫西林(1 000 mg,每日

2 次)或甲硝唑(400 mg 或 500 mg 每日 2 次),组成的方案,疗程 14 d 比 7 d 更有效,在克拉霉素耐药率<20%的地区,仍推荐 PPI 联合应用克拉霉素、阿莫西林/甲硝唑的三联短程疗法作为一线治疗方案。其中 PPI 联合克拉霉素和甲硝唑方案应当在人群甲硝唑耐药率<40%时才可应用,含铋剂四联治疗除了作为二线方案使用外,还可作为可供选择的一线方案。除了药敏感试验外,对于三线治疗不作特别推荐。喹诺酮类(左氧氟沙星、利福霉素、利福布汀)抗生素与 PPI 和阿莫西林合用作为一线疗法,而不是作为补救的治疗,被评估认为有较高的根除率,但利福布汀是一种选择性分支杆菌耐药的抗生素,必须谨慎使用。

6.黏膜保护药

FD 发病原因中可能涉及胃黏膜防御功能减弱,作为辅助治疗,常用的胃黏膜保护药有硫糖铝、胶体铋、前列腺素 E、复方谷氨酰胺等,联合抑酸药可提高疗效。硫糖铝餐前 1 h 和睡前各服 1.0 g,肾功不全者不宜久服。胶体次枸橼酸铋一次剂量 5 mL 加水至 20 mL 或胶囊 120 mg,每日 4 次,于每餐前半小时和睡前一次口服,不宜久服,最长 8 周,老年人及肾功能障碍者慎用。已用于临床的人工合成的前列腺素为米索前列醇(喜克溃),常用剂量 200 mg,每日 4 次,主要不良反应为腹泻和子宫收缩,孕妇忌服。复方谷氨酰胺,常用量 0.67 g,每日 3 次,剂量可随年龄与症状适当增减。

(二)精神心理治疗

抗焦虑、抑郁药对 FD 有一定的疗效,对抑酸和促动力药治疗无效,且伴有明显精神心理障碍的患者,可选用三环类抗抑郁药或 5-HT$_4$ 再摄取抑制药;除药物治疗外,行为治疗、认知疗法及心理干预等可能对这类患者也有益。精神心理治疗不但可以缓解症状还可提高患者的生活质量。

(三)外科手术

经过长期内科治疗无效的严重患者,可考虑外科手术。一般采用胃大部切除术、幽门成形术和胃空肠吻合术。

第四节　肠易激综合征

肠易激综合征(irritable bowel syndrom,IBS)是一种常见的、病因未明的功能性疾病。好发于中青年,女性多见。其突出的病理生理变化为肠运动功能异常和感觉过敏。临床上以腹痛或腹部不适伴排便习惯改变为特征。

本征患者的生活质量明显低于健康人,耗费大量的医疗资源。近年来,本征病理生理、诊断与治疗均取得了长足进展。

一、流行病学

因本征目前仍然是根据症状及排除器质性病症来进行诊断,流行病学调查又多使用问卷的方式进行,故存在标准不统一、文化背景差异等方法学上的问题。有可能目前的流行病学数据存在一定的偏差,但学者们仍认为还是能反映其基本的流行病学趋势。IBS 的流行病学特征有以下几方面。

(1)欧美等经济、文化发达地区发病率较高,达8%～23%,而亚非等经济发展中地区较低为5%～10%。

(2)中青年人好发,女性较男性更易罹患,唯有印度有报告男性多见。

(3)就社会经济情况而论,受教育程度高者、经济收入较高者为发病危险因素。在我国,城市人口的发病率高于农村。

(4)本征仅有少部分患者就医,就医率为10%～50%。但在消化病专科门诊中20%～40%为IBS患者。

二、病因与发病机制

(一)病因

本征的病因不明。可能的高危因素有精神因素、应激事件、内分泌功能紊乱、肠道感染性病后、食物过敏、不良生活习惯等。

(二)发病机制

迄今,仍未发现IBS者有明显的形态学、组织学、血清学、病原生物学等方面的异常,但近来功能性磁共振及正电子体层扫描(PET)的研究发现,IBS患者在脑功能代谢方面不同于对照组。

目前认为IBS的主要病理生理改变可归纳为胃肠动力异常和感觉功能障碍两大类。

1.胃肠动力异常

迄今为止,已发现的IBS胃肠动力异常有多种类型,但没有一种见于所有的IBS患者,也没有一种能解释患者所有的症状。另一方面,部分患者在不同的时期可能出现不同的动力学异常。胃肠动力紊乱与IBS的临床类型有关。在便秘型IBS慢波频率明显增加;高幅收缩波减少;回-盲肠通过时间延长。而在腹泻型IBS则正好相反。

2.感觉异常

IBS感觉异常的研究是最近的热点之一。研究涉及末梢、脊神经直至中枢神经系统。IBS直肠容量感觉检查的结果表明,患者对容量的感知、不适感觉的阈值均明显低于正常对照组。脊髓对末梢传入的刺激可能存在泛化、扩大化、易化的作用。功能性磁共振和正电子体层扫描(PET)的研究表明,IBS患者脑前扣带回、前额叶及边缘系统的代谢活性明显高于对照组,而这些区域与感觉功能密切相关。

三、临床表现

本征起病隐匿,部分患者发病前曾有细菌性痢疾病史,少数患者幼年时可能有负性心理事件史。症状反复发作或慢性迁延,病程可长达数十年之久。本征虽可严重影响患者的生活质量、耗费大量的卫生资源,但对患者的全身健康状况却影响不大。精神因素、饮食不当、劳累等是症状发作或加重的常见原因。

常见的临床表现为腹痛及排便习惯和粪便性状的异常。

(一)腹痛

腹痛多位于左下腹、下腹或脐周,不固定且定位不精确。其性质多为隐痛,程度较轻。也有程度较重者呈绞痛、刺痛。腹痛几乎不发生在夜间入眠后腹痛,多发生在餐后或便前,排便或排气后腹痛可缓解或减轻。

(二)排便习惯及粪便性状改变

本征之排便习惯改变分便秘、腹泻、腹泻便秘交替 3 种类型。便秘者,多伴排便困难,其粪便干结成团块状,表面可附有黏液。腹泻者,一般每日排便 3～5 次,呈稀糊至稀水样。便秘腹泻交替者,可交替出现上述便秘、腹泻之特征。

还有部分患者,在一次排便中,初起为干结硬便,随后为稀糊,甚至稀水样便。也有患者述伴有排便不尽感和排便窘迫感。

(三)其他症状

部分患者可有失眠、焦虑、抑郁、疑病妄想等精神症状或头昏、头痛等。但不会有贫血、消瘦、营养不良等全身症状。其他腹部症状还有腹胀、腹鸣、嗳气等。

(四)体征

本征无明显体征,多仅有腹痛相应部位之压痛,但绝无肌紧张和反跳痛。肠鸣音多正常或稍增强。

四、诊断与分型

目前,在临床实践中,IBS 的诊断仍然是建立在医生对症状评价的基础之上。但对伴有发热、体质量下降、便血、贫血、腹部包块、红细胞沉降率增快等报警征象者,应行相应检查,以排除器质性疾病。必须强调,对临床诊断或拟诊 IBS 的患者,无论有无报警征象,无论其对治疗的反应如何,都应随访,以排除潜在的器质性疾病。目前,国际上流行的诊断标准为 1999 年提出的《罗马Ⅱ标准》,但学者们仍然认为《Manning 标准》有一定价值。

(一)《罗马Ⅱ标准》

(1)在过去的 12 个月中,至少累计有 12 周(不是必须连续的)腹痛或腹部不适,并伴有以下 3 项症状中的 2 项:①腹痛或腹部不适在排便后缓解;②腹痛或腹部不适发生伴有粪便次数的改变;③腹痛或腹部不适发生伴有粪便性状的改变。

(2)以下症状不是诊断所必备,但属 IBS 的常见症状,这些症状越多则越支持 IBS 的诊断:①排便频率异常,每日排便超过 3 次或每周排便少于 3 次;②粪便性状异常(块状/硬便或稀水样便);③排便过程异常(费力、急迫感、排便不尽感);④黏液便;⑤胃肠胀气或腹部膨胀感。

(3)缺乏可解释症状的形态学改变或生化异常。

(4)分型:根据临床症状,分为腹泻型(IBS-D)、便秘型(IBS-C)和腹泻便秘交替型(IBS-A)。分型诊断的症状依据为:①每周排便少于 3 次;②每日排便超过 3 次;③块状或硬便;④稀便或水样便;⑤排便费力;⑥排便急迫感。

腹泻型:符合②④⑥项中之 1 项或以上,而无①③⑤项;或有②④⑥项中之 2 项或以上,可伴有①⑤项中 1 项,但无③项。

便秘型:符合①③⑤项中之 1 项或以上,而无②④⑥项;或有①③⑤项中之 2 项或以上,可伴有②④⑥项中之 1 项。

腹泻便秘交替型:上述症状交替出现。

(二)《Manning 标准》

其标准包括以下 6 项内容。

(1)腹痛便后缓解。

（2）腹痛初起时排便频率增加。

（3）腹痛初起时排稀便。

（4）腹胀。

（5）黏液便。

（6）排便不尽感。

五、治疗

IBS 治疗应强调综合治疗和个体化治疗的原则。治疗药物的选择主要在于能去除或阻止诱因；阻断发病机制的某个环节；纠正病理生理变化；缓解症状。

（一）一般治疗

建立相互信任的医患关系，教育患者了解本病的本质、特点以及治疗等相关知识，是 IBS 治疗的基础。建立良好的生活习惯，是 IBS 治疗的第一步。一般而言，IBS 者的食谱应是清淡、易消化、含有足够的营养物质。应避免可能引起过敏的食物。便秘者，应摄入高纤维素食物。腹胀者应少摄取豆类等易产气的食品。

（二）按临床类型治疗

1. IBS-D 的治疗

IBS-D 的治疗可选用吸附剂蒙脱石（商品名思密达）、药用炭等。5-羟色胺 3（5-HT$_3$）受体抑制剂阿洛司琼对 IBS-D 有较好疗效，但伴发缺血性肠病的发生率较高，目前美国 FDA 仅限于在医师的严密观察下使用，此药尚未在我国上市。小檗碱和微生态制剂也可用于此型的治疗，但需更多的研究来评价其有效性。

应该强调，如无明显继发感染的证据，不应使用抗菌药物。洛哌丁胺等止泻剂仅用于腹泻频繁、严重影响生活者，切忌大剂量、长期应用。匹维溴铵、曲美布汀对腹泻型或便秘型都有一定疗效。

2. IBS-C 的治疗

并非所有的泻剂都适合于便秘性 IBS 的治疗。大量的研究结果推荐用 5-HT$_4$ 受体部分激动剂替加色罗（商品名泽马可）、渗透性或容积性泻剂来治疗 IBS-C。刺激性泻剂，特别是含蒽醌类化合物的中药，如大黄、番泻叶等，长期应用能破坏肠神经，不能长期使用。

临床研究表明替加色罗片 6 mg，每日 2 次，不仅对女性 IBS-C 有较好的疗效，而且对男性患者也是安全有效的。常用的渗透性泻剂有聚乙二醇 4 000（商品名福松）和乳果糖，但部分患者可引起腹泻。容积性泻剂可用甲基纤维素等。

（三）对症治疗

1. 腹痛

腹痛是 IBS 最常见的症状，也是就诊的主要原因。匹维溴铵、曲美布汀这些作用于胃肠道平滑肌细胞膜上离子通道的药物对腹痛有较好疗效。替加色罗对 IBS-C 伴腹痛者效果较好，对以腹痛为主者也有一定疗效。抗胆碱能药阿托品、山莨菪碱（654-2）也可用于腹痛者，但不良反应较多。对顽固性腹痛，上述药物治疗效果不佳者，可试用抗抑郁药或行为疗法。

2. 腹胀

饮食疗法至关重要，应尽可能少摄入豆类、乳类等易产气的食品，摄入易消化的食物。有夜间经口呼吸者，应予以纠正。匹维溴铵、曲美布汀、替加色罗对这一症状也有一定疗效。微生态制剂也选用,常用者有金双歧、双歧三联活菌(培菲康)、丽珠肠乐等。

3.抗抑郁治疗

对有明显抑郁、焦虑、疑病等精神因素者,或是对其他治疗无明显疗效者,可行抗抑郁治疗。

临床较为常用者为三环类药物,如丙米嗪、阿米替林、多塞平(多虑平)、阿莫沙平等以及5-羟色胺再摄取抑制剂,如氟西汀(百忧解)、帕罗西汀(赛乐特)等。此类药物缓解 IBS 症状起效较慢,多在 1～2 周以后,故在施行此疗法前,应与患者沟通,说明用药的必要性,取得患者的信赖,增加其依从性,对于长期失眠的患者,可给予催眠、镇静治疗。

第五节　慢性假性肠梗阻

慢性假性肠梗阻(chronic intestinal pseudo obstruction,CIPO)是一种以肠道不能推动肠内容物通过未阻塞的肠腔为特征的胃肠动力疾患,常发生于小肠、结肠,可累及整个消化道和所有受自主神经调节的脏器和平滑肌,是一组具有肠梗阻症状和体征,但无肠道机械性梗阻证据的临床综合征。本病常反复发作,虽不是常见病,但如被忽视,患者可能遭受不必要的手术,甚至使病情的诊治更加复杂化,其发病机制是因肠道肌电活动功能紊乱造成的肠道动力障碍。

一、病因

慢性假性肠梗阻(CIPO)的病因可分为原发性和继发性两类。

原发性是由肠平滑肌异常或肠神经系统异常造成,Howard 报道 30% CIPO 具有家族聚集性,遗传方式主要是常染色体显性遗传,少数为常染色体隐性遗传。

继发性 CIPO 有 5 种病因:①结缔组织病,如系统性红斑狼疮、硬皮病、肌萎缩、淀粉样变性等;②神经系统疾病,如帕金森病、南美锥虫病、内脏神经病、肠道神经节瘤病等;③内分泌疾病,如糖尿病、甲状腺功能亢进或甲状旁腺功能低下等;④药物,如酚噻嗪类、三环类抗抑郁药、抗帕金森病药、神经节阻断药、可乐定、吗啡、哌替啶、白细胞介素-2、长春新碱等;⑤其他,如低钾、低钠、高钙、手术后、副癌综合征、巨细胞病毒或 EB 病毒感染等。

二、临床表现

CIPO 的主要症状有腹胀、腹痛、恶心、呕吐、腹泻、便秘;主要的体征有营养不良、体质量下降、腹部膨隆、有压痛而无肌紧张、肠鸣音通常不活跃或很少出现,有胃扩张者可发现振水音。临床表现与梗阻的部位和范围有关,如梗阻主要在小肠,则以呕吐和脂肪泻为主要表现,同时易继发营养不良、叶酸和维生素 B_{12} 缺乏以及低蛋白血症;如梗阻主要在结肠,则以腹胀和便秘为主要表现,常伴有严重的粪便嵌塞。

三、辅助检查

(一)影像学检查

影像学检查用于鉴别机械性肠梗阻,普通腹部 X 线片对诊断价值不大,很多 CIPO 的 X

线片表现与机械性肠梗阻非常类似。此外，X线片灵敏度低，高达20%的患者钡剂造影异常，但之前的普通X线片表现正常。X线片显示出小肠扩张已多在疾病晚期，之前可能就会存在测压和临床方面诊断CIPO的证据。消化道钡餐造影检查可排除机械性肠梗阻，还可对功能紊乱的主要部位提供线索。肌病型CIPO有显著的十二指肠扩张、结肠袋消失、收缩减少及结肠直径增加。神经源性CIPO表现则多样化，少有特异性表现。

(二)内镜检查

内镜检查用于排除食管、胃、十二指肠和结肠机械性梗阻。常规的黏膜组织活检对CIPO的诊断没有帮助，除非取样深达肌层和肌间神经丛。

(三)胃肠动力检查

1.胃肠道转运试验

在排除机械性肠梗阻之后，胃肠道转运试验是有效的非侵入性检查。放射性核素(闪烁扫描)可以特异地评价消化道各器官的转运功能。用 ^{99m}Tc标记的固体餐测试胃排空是诊断胃排空延迟的金标准。用 ^{99m}Tc和 ^{131}I标记的固体闪烁扫描可评价小肠和结肠功能。这些检查应有健康人对照，且在禁食状态下进行，以避免由运转新鲜食物所引起的运转时间误差。近来报道胃排空异常和小肠固态食物转运异常可作为诊断IPO的依据。小肠转运试验往往被胃排空延迟干扰，Gryback等使用从胆汁排泄的静脉示踪剂 ^{99m}Tc-HIDA，这项新技术可直接显示小肠转运，并证实IPO小肠运动减慢，与压力检查异常一致。

2.动力检查

测压有助于IPO的诊断。如果排除了机械性肠梗阻，胃或小肠转运减慢，胃和上段小肠测压评价可确诊IPO。测压评价要有禁食和餐后2种状况与健康人对照组比较。测压还能区分神经源性和肌病型。

在神经源性中，压力波幅正常，但移行性复合运动(MMC)结构和相位传播异常，持续不协调的运动活跃，相位波暴发，转化为餐后模式异常。而肌病型受累段波幅减低或压力波消失。小肠丛集性收缩提示远端机械性梗阻，这种情况需要做其他检查。食管测压可提示硬皮病、贲门失弛缓症或HSD。一些IPO的患者与HSD类似，肛门直肠测压显示肛门内括约肌不能对直肠膨胀做出反应性的松弛。IPO胃电图显示餐前胃动过速或餐后每分钟3次的电活动明显异常，也有助于诊断。

(四)肠壁全层组织活检

剖腹手术或腹腔镜取的结肠全层组织活检可确诊CIPO。用Smith银染色分析纵向的全层组织活检的标本可显示肌间神经丛淋巴细胞和浆细胞浸润、嗜银神经元数目和比例变化、神经元纤维化、核内出现包涵体。免疫组化染色则显示表达ckit基因的Cajal细胞消失或分布异常。组织学检查还可发现比正常更大的肠神经节或无神经节细胞缺失时，外源性神经分布增加(如HSD时)，也有人认为是假性梗阻的继发改变。

有报道CIPO时特异的神经肽和神经递质缺乏，但对单一神经肽和神经递质特殊染色尚未用于临床。过去认为全层活检是诊断成立的要素，但现在有了特异性的非侵入性动力检查(如转运试验和测压)，全层活检不再是诊断CIPO必不可少的手段了。

(五)实验室检查

实验室检查主要用于鉴别继发性CIPO。如提示风湿性或内分泌性疾病，则适当选择抗核抗体、类风湿因子、Scl-70（硬皮病）、甲状腺功能或血糖检查；如 CIPO 继发于小细胞肺癌的副癌综合征，血清中可查到抗 Hu（抗神经元核抗体）。抗 Hu 并不是恶性肿瘤的特异性抗体，但在未发现原发肿瘤灶却有肠神经节细胞缺失的患者中可以滴度很高。

四、诊断和鉴别诊断

诊断应结合病史、体征（如营养不良表现、腹部振水音与膀胱增大）、实验室检查、X 线表现与食管及小肠测压等。约 1/3 患者有家族史。部分患者剖腹手术，见不到梗阻征象。继发性患者可查出系统性疾病的症状与体征，以及神经系统与自主神经系统功能异常。如患者有神经系统表现，应进一步做检查（包括 MRI），以排除脑干肿瘤。肌电图与神经系统检查可检出系统性肌肉病或周围神经病。

总结的 CIPO 诊断标准为：临床上有肠梗阻的症状和体征；腹 X 线片证实有肠梗阻的存在；有关检查明确排除了机械性肠梗阻；消化道造影检查发现有肠管的扩张或肠蠕动减慢、消失；消化道压力测定异常，胃肠通过时间明显延长。

五、治疗

目前有关假性肠梗阻的病因尚无法根除，故治疗 CIPO 的目标是缓解临床症状，保持营养与维持电解质平衡，减少并发症，改善和恢复肠动力。

（一）一般治疗

CIPO 的急性发作期，应禁食、禁水，行胃肠减压肛门排气，静脉输液及营养支持，保持水、电解质平衡和消除诱发因素。因为禁食或吸收障碍 CIPO 常导致营养不良。适当的饮食包括低纤维、低乳糖、要素膳或以多肽为主的食物。流质和浓汤对胃排空延迟的患者有益。由于摄入少且吸收不良，患者需要肌内注射维生素 B_{12} 或口服叶酸、维生素 A、维生素 D、维生素 E、维生素 K、钙和铁。完全肠道外营养（TPN）可提供足够的营养，一般适用于家族性 CIPO 和严重肌病型的儿童。长期 TPN 费用昂贵，并引起包括感染、血栓、胰腺炎和淤胆性肝损害甚至肝功能衰竭，故应在 TPN 前尝试胃造口或空肠造口营养。

（二）药物治疗

CIPO 缺乏有效的药物治疗。

1. 促动力药

甲氧氯普胺和红霉素可能对一些患者临时有效，但有不良反应。由于快速耐药反应，红霉素在 CIPO 的治疗中作用有限。

新斯的明是胆碱酯酶抑制药，由于其胆碱能不良反应和潜在致心律失常的危险，用于 CIPO 的治疗是不恰当的。

多潘立酮、西沙必利也在 CIPO 中使用，西沙必利能改善 MMC 正常且无迷走神经功能紊乱的患者的症状。

5-HT$_4$ 受体部分激动药替加色罗可能对 CIPO 有效，替加色罗是与西沙必利类似的促动力药，且没有心脏毒性。替加色罗能加速胃肠蠕动和增加消化道动力，并能加速正常男性的胃排空和促进肠易激综合征（IBS）患者小肠和盲肠的转运。

2. 奥曲肽

奥曲肽为长效生长抑素的类似物，国外学者用奥曲肽治疗继发于硬皮病的 CIPO 取得了良好效果,对治疗 CIPO 和继发的小肠细菌过度生长也有效。主要通过抑制肠内源性神经肽如 VIP、胰岛素、胰高血糖素、肠源胰高血糖素释放起作用。因为奥曲肽能减低胃动力,在治疗 CIPO 时有时与红霉素联合使用。

3. 抗生素

抗生素的适应证为继发于细菌过度生长的腹泻。由于 CIPO 肠道转运的延迟标准氢呼吸试验对诊断 CIPO 患者细菌过度生长缺乏敏感性,应采用小肠吸出物行微生物分析(培养)。可适当应用广谱抗生素治疗,如环丙沙星、甲硝唑、多西环素、四环素等。

(三)电起搏

胃和肠电起搏理论上是可行的,并可能成为难控制的 CIPO 患者的治疗手段之一。目前,CIPO 电起搏研究的焦点是改善胃轻瘫,已获得初步成功。小肠和结肠电起搏仍不能用于临床且难以发展。

(四)手术治疗

本病手术治疗效果不确切,故原则上不行手术治疗。但对于腹部 X 线检查提示病变肠管直径超过 9 cm 者,若不积极处理,将导致肠穿孔、肠破裂。对病变范围局限的假性肠梗阻,如巨十二指肠和巨结肠,采用节段性切除术,可收到较好效果。但病变较为广泛者,手术治疗效果并不理想,手术包括肠切除术、松解术、肠移植术等。

第六节　慢性胃炎

慢性胃炎(chronic gastrilis)是由各种病因引起的胃黏膜慢性炎症。按新悉尼系统分类方法,将慢性胃炎分为浅表性(又称非萎缩性)、萎缩性和特殊类型。慢性浅表性胃炎是指不伴胃黏膜萎缩性改变、胃黏膜层以淋巴细胞和浆细胞浸润为主的慢性胃炎,Hp 感染是主要病因。慢性萎缩性胃炎是指胃黏膜已发生萎缩性改变,常伴肠上皮化生。慢性萎缩性胃炎又可再分为多灶萎缩性胃炎和自身免疫性胃炎两大类。

慢性胃炎是消化系统常见病,发病率高,且随年龄增长而增高。

一、病因与发病机制

慢性胃炎的发生主要与 Hp 感染有关,与自身免疫、胆汁反流等因素也有一定关系。

1. Hp

现在认为 Hp 感染是慢性胃炎主要病因。Hp 革兰染色阴性,在胃黏膜上皮细胞表面呈典型的螺旋状或弧形,主要定植在胃黏膜、上皮与黏液层之间,引起局部炎症。Hp 感染引起慢性胃炎的机制包括:①Hp 产生的尿素酶分解尿素为氨以及 Hp 产生的毒素(如空泡毒素)直接损伤胃黏膜上皮细胞;②Hp 诱导上皮细胞释放 IL-8,诱发炎症反应,损伤胃黏膜;③Hp 通过抗原模拟或交叉抗原机制损伤胃上皮细胞;④Hp 激发的免疫反应可损伤胃黏膜细胞,但不能有效清除 Hp,从而使感染慢性化。Hp 感染后胃黏膜萎缩/肠上皮化生的发生是 Hp、宿主(遗传)和环境因素三者协同作用的结果。胃黏膜萎缩改变在胃内呈多灶性分布,以胃窦为主,多由 Hp 感染引起的慢性浅表性胃炎发展而来,称多灶萎缩性胃炎,既往称 B 型胃炎。

2.自身免疫因素

胃黏膜萎缩改变主要位于胃体部,由自身免疫引起者称自身免疫性胃炎,既往称 A 型萎缩性胃炎。

患者血液中存在自身抗体,如壁细胞抗体(PCA)和内因子抗体(IFA)。PCA 使壁细胞总数减少,导致胃酸分泌减少或丧失。IFA 致维生素 B_{12} 吸收不良,导致恶性贫血。

3.其他因素

(1)十二指肠液反流:幽门括约肌功能不全,胆汁、胰液和肠液大量反流入胃,使胃黏膜遭到消化液的损伤,削弱了胃黏膜屏障功能,引起炎症、糜烂、出血和黏膜上皮化生等。

(2)胃黏膜损伤因子:一些外源性因素,如长期摄食粗糙或刺激性食物、酗酒、高盐饮食、长期服用 NSAIDs 等,可长期反复损伤胃黏膜,造成炎症持续不愈。

二、病理

慢性胃炎病理变化是胃黏膜损伤和修复过程的表现。组织学特点是炎症、萎缩和化生。无论炎症、萎缩或化生,开始时呈灶性分布,随病情发展,灶性病变逐渐联合成片。一般来说,胃炎的病理变化,胃窦重于胃体,小弯侧重于大弯侧;当萎缩和化生严重时,炎性细胞浸润反而减少。在疾病初期,慢性胃炎表现为浅表性黏膜炎症,胃小凹和胃黏膜固有层的表层甚至全黏膜层中有浆细胞、淋巴细胞浸润,但腺体结构不受破坏,基本保持完整;在胃炎活动期,则出现中性粒细胞浸润;当炎症进一步加重,向深部扩散,就会造成黏膜腺体的破坏、萎缩、消失,腺体数目减少,黏膜变薄,胃黏膜表现为萎缩,黏液分泌功能减退;如炎症蔓延广泛,大量腺体被破坏,使整个胃体黏膜萎缩、变薄,称为胃萎缩。

由于慢性炎症持续存在,胃黏膜不完全再生,胃腺逐渐转变成肠腺样或幽门腺样,则为肠腺化生或假幽门腺化生。胃小凹增生的上皮和化生的上皮可发生异常,出现细胞形态或功能异常,形成不典型增生。中、重度不典型增生被认为是癌前病变。

三、临床表现

有 70%～80%慢性胃炎患者可无任何症状。有症状者主要表现为非特异性消化不良症状,如上腹不适、饱胀、隐痛、烧灼痛,这些症状一般无明显节律性,进食后较重,也可有食欲缺乏、嗳气、反酸、恶心等症状。

这些症状的有无、严重程度与慢性胃炎的内镜所见、组织病理学分级无明显相关性。胃黏膜有糜烂者可有上消化道出血,长期少量出血可引起缺铁性贫血。自身免疫性胃炎患者可伴贫血,一般消化道症状较少;在典型恶性贫血时,除贫血外,还可伴维生素 B_{12} 缺乏的其他临床表现。由 Hp 引起的慢性胃炎患者多数无症状。体征多不明显,有时可有上腹轻压痛。

四、实验室与其他检查

1.胃镜及活组织检查

胃镜检查同时取活组织做病理学检查是最可靠的诊断方法。按悉尼标准,慢性胃炎的胃镜表现可分类为充血渗出性胃炎、平坦糜烂性胃炎、隆起糜烂性胃炎、萎缩性胃炎、出血性胃炎、反流性胃炎、皱襞增生性胃炎七种。国内仍将其分为浅表性胃炎(非萎缩性胃炎)、萎缩性胃炎;如同时存在平坦糜烂、隆起糜烂或胆汁反流,则诊断为浅表性或萎缩性胃炎伴糜烂或伴胆汁反流。浅表性胃炎表现为黏膜充血与水肿混杂出现；镜下呈红白相间以红为主,表面附着灰白色分泌物,可见局限性出血点和糜烂。萎缩性胃炎黏膜多苍白或灰白色,黏膜变薄,皱襞细平,可透见黏膜下血管,常见糜烂出血灶,局部可见颗粒状或结节状上皮增生。活检有助于慢性胃炎的诊断、鉴别诊断和病理分型。

2. Hp 检测

Hp 检测有助于慢性胃炎的病因诊断和选择治疗措施。检测方法有侵入性和非侵入性两大类,前者包括快速尿素酶法、组织学检查、Hp 培养,后者主要有尿素呼气试验、血清学检查及聚合酶链反应(PCR)等。其中快速尿素酶法是临床上最常用的检查方法,细菌培养是诊断 Hp 感染最可靠的方法。

3. 自身免疫性胃炎的相关检查

疑为自身免疫性胃炎者应检测血 PCA 和 IFA。如为该病患者,PCA 多呈阳性,伴恶性贫血时 IFA 多呈阳性。血清维生素 B_{12} 浓度测定及维生素 B_{12} 吸收试验有助于恶性贫血的诊断。

五、诊断与鉴别诊断

(一)诊断

慢性胃炎无特异性临床表现,确诊依赖于胃镜和胃黏膜活检,Hp 检测有助于病因诊断。怀疑自身免疫性胃炎者应检测相关的自身抗体。

(二)鉴别诊断

消化性溃疡、胃癌、神经症、慢性胆囊炎都可以表现为上腹不适,胃镜和上腹部 B 超检查可以鉴别。

六、治疗

1. 一般治疗

尽量避免食用刺激性物质,如烟酒、浓茶、咖啡等,多食水果、蔬菜,饮食规律,保持心情舒畅。

2. 根除 Hp

由于人群中 Hp 感染率很高,多数 Hp 相关性胃炎患者并无症状或仅有轻度的慢性胃炎,根除 Hp 后不少患者消化不良症状改善并不明显等原因,权衡利弊后,根除 Hp 适用于下列 Hp 相关性慢性胃炎患者:①有明显异常(指胃黏膜糜烂、中至重度萎缩、中至重度肠上皮化生、不典型增生)的慢性胃炎;②有胃癌家族史者;③伴糜烂性十二指肠炎者;④常规治疗疗效差者。根除方案有三联或四联疗法。

3. 抗酸或抑酸治疗

抗酸或抑酸治疗适用于有胃黏膜糜烂或以烧心、反酸、上腹饥饿痛等症状为主者。根据病情或症状严重程度选用抗酸剂如铝碳酸镁、氢氧化铝凝胶等,或抑酸剂如西咪替丁、奥美拉唑等。

4. 保护胃黏膜

保护胃黏膜适用于有胃黏膜糜烂、出血或症状明显者。药物包括兼有杀 Hp 作用的果胶铋,兼有抗酸和胆盐吸附作用的铝碳酸制剂,以及单纯黏膜保护作用的硫糖铝。米索前列醇可减轻 NSAIDs 对胃黏膜的损害。

5.动力促进剂

动力促进剂适用于以上腹饱胀、早饱等症状为主者,如多潘立酮、西沙必利等。

第七节　克罗恩病

克罗恩病(Crohn disease,CD)是一种贯穿肠壁各层的慢性增生性、炎症性疾病,可累及从口腔至肛门的各段消化道,呈节段性或跳跃式分布,但好发于末端回肠、结肠及肛周。临床以腹痛、腹泻、腹部包块、瘘管形成和肠梗阻为主要特征,常伴有发热、营养障碍以及关节、皮肤、眼、口腔黏膜、肝脏等的肠外表现。

本病病程迁延,有终身复发倾向,不易治愈。任何年龄均可发病,20～30 岁和60～70 岁是 2 个高峰发病年龄段,无性别差异。本病在欧美国家多见。近年来,日本、韩国、南美发现本病发病率在逐渐升高。我国虽无以人群为基础的流行病学资料,但病例报道却在不断增加。

一、病因及发病机制

克罗恩病病因尚未明了,发病机制亦不甚清楚,推测是由肠道细菌和环境因素作用于遗传易感人群,导致肠黏膜免疫反应过高。

(一)遗传因素

传统流行病学研究显示:①不同种族 CD 的发病率有很大的差异;②CD 有家族聚集现象,但不符合简单的孟德尔遗传方式;③单卵双生子中 CD 的同患率高于双卵双生子;④CD 患者亲属的发病率高于普通人群,而患者配偶的发病率几乎为零;⑤CD 与特纳综合征、海-普二氏综合征以及糖原贮积病 I_b 型等罕见的遗传综合征有密切的联系。

上述资料提示该病的发生可能与遗传因素有关。进一步的全基因组扫描结果显示易感区域分布在第 1、3、4、5、6、7、10、12、14、16、19 及 X 号染色体上,其中 16、12、6、14、5、19 及 1 号染色体被分别命名为 IBD1-7,候选基因包括 CARD15、DLG5、SLC22A4 和 SLC22A5、IL-23R 等。

目前,多数学者认为 CD 符合多基因病遗传规律,是许多对等位基因共同作用的结果。具有遗传易感性的个体在一定环境因素作用下发病。

(二)环境因素

在过去的半个世纪里,CD 在世界范围内迅速增长,不仅发病率和流行情况发生了变化,患者群也逐渐呈现低龄化趋势,提示环境因素对 CD 易患性的影响越来越大。研究显示众多的环境因素与 CD 密切相关,有的是诱发因素,有的则起保护作用,如吸烟、药物、饮食、地理和社会状况、应激、微生物、肠道通透性和阑尾切除术。目前只有吸烟被肯定与 CD 病情的加重和复发有关。

(三)微生物因素

肠道菌群是生命所必需,大量微生物和局部免疫系统间的平衡导致黏膜中存在大量的炎症细胞,形成"生理性炎症"现象,有助于机体免受到达肠腔的有害因素的损伤。这种免疫平衡有赖于生命早期免疫耐受的建立,遗传易感性等因素可致黏膜中树突状细胞、Toll 样受体(TLRs)、T 效应细胞等的改变而参与疾病的发生与发展。小肠腺隐窝潘氏细胞和其分泌产物(主要为防御素)对维持肠道的内环境的稳定起着重要作用,有研究指出 CD 是一种防御素缺乏综合征。

多项临床研究亦支持肠道菌群在 CD 的发病机制中的关键环节,如一项研究显示小肠病变的 CD 患者切除病变肠段后行近端粪便转流可预防复发,而将肠腔内容物再次灌入远端肠腔可诱发炎症。

(四)免疫因素

肠道免疫系统是 CD 发病机制中的效应因素,介导对病原微生物反应的形式和结果。CD 患者的黏膜 T 细胞对肠道来源和非肠道来源的细菌抗原的反应增强,前炎症细胞因子和趋化因子的产生增多,如 IFN-7、IL-12、IL-18 等,而最重要的是免疫调节性细胞因子的变化。CD 是典型的 Th1 反应,黏膜 T 细胞的增生和扩张程度远超过溃疡性结肠炎,而且对凋亡的抵抗力更强。最近有证据表明 CD 不仅与上述继发免疫反应有关,也可能有天然免疫的严重缺陷。如携带 NOD2 变异的 CD 患者,其单核细胞对胞壁酰二肽(MDP)和 TNF-α 的刺激所产生的 IL-1β 和 IL-8 显著减少。这些新发现表明 CD 患者由于系统性的缺陷导致了天然免疫反应的减弱,提示他们可能同时存在天然免疫和继发性免疫缺陷,但两者是否相互影响或如何影响仍不清楚。

二、诊断步骤

(一)起病情况

大多数病例起病隐袭。在疾病早期症状多为不典型的消化道症状或发热、体质量下降等全身症状,从发病至确诊往往需数月至数年的时间。少数急性起病,可表现为急腹症,酷似急性阑尾炎或急性肠梗阻。

(二)主要临床表现

克罗恩病以透壁性黏膜炎症为特点,常导致肠壁纤维化和肠梗阻,穿透浆膜层的窦道造成微小的穿孔和瘘管。

克罗恩病可累及从口至肛周的消化道的任一部位。近80%的患者小肠受累,通常是回肠远端,且有 1/3 的患者仅表现为回肠炎;近50%的患者为回结肠炎;近20%的患者仅累及结肠,尽管这一表型的临床表现与溃疡性结肠炎相似,但大致一半的患者无直肠受累;小部分患者累及口腔或胃十二指肠;个别患者可累及食管和近端小肠。

克罗恩病因其透壁性炎症及病变累及范围广泛的特点,临床表现较溃疡性结肠炎更加多样化。克罗恩病的临床特征包括疲乏、腹痛、慢性腹泻、体质量下降、发热、伴或不伴血便。约有10%的患者可无腹泻症状。儿童克罗恩病患者常有生长发育障碍,而且可能先于其他各种症状。部分患者可伴有瘘管和腹块,症状取决于病变的部位和严重程度。

许多患者在诊断前多年即表现出各种各样的症状。研究显示,患者在诊断为克罗恩病前平均为 7.7 年即已出现类似于肠易激综合征的各种非特异性消化道症状,而病变局限于结肠者从出现症状到获得诊断的时间最长,一般为 4.9~11.4 年。

1.回肠炎和结肠炎

腹泻、腹痛、体质量下降、发热是大多数回肠炎、回结肠炎和结肠型克罗恩病患者的典型的临床表现。腹泻可由多种原因引致,包括分泌过多、病变黏膜的吸收功能受损、回肠末端炎症或切除所致胆盐吸收障碍、回肠广泛病变或切除所致脂肪泻。小肠狭窄部位的细菌生长过度、小肠结肠瘘、广泛的空肠病变亦可导致脂肪泻。回肠炎患者常伴有小肠梗阻和右下腹包块;局限于左半结肠的克罗恩病患者可出现大量血便,症状类似溃疡性结肠炎。

2.腹痛

不论病变的部位何在,痉挛性腹痛是克罗恩病的常见症状。黏膜透壁性炎症所致纤维性缩窄导致小肠或结肠梗阻。病变局限于回肠远端的患者在肠腔狭窄并出现便秘、腹痛等早期梗阻征象前可无任何临床症状。

3.血便

尽管克罗恩病患者常有大便潜血阳性,但大量血便者少见。

4.穿孔和瘘管

透壁的炎症形成穿透浆膜层的窦道,致肠壁穿孔,常表现为急性、局限性腹膜炎,患者急起发热、腹痛、腹部压痛及腹块。肠壁的穿透亦可表现为无痛性的瘘管形成。瘘管的临床表现取决于病变肠管所在位置和所累及的邻近组织或器官。胃肠瘘常无症状或腹部包块;肠膀胱瘘将导致反复的复杂的泌尿道感染,伴有气尿;通向后腹膜腔的瘘管可导致腰大肌脓肿和(或)输尿管梗阻、肾盂积水;结肠阴道瘘表现为阴道排气和排便;另外,还可出现肠皮肤瘘管。

5.肛周疾病

约1/3的克罗恩病出现肛周病变,包括肛周疼痛、皮赘、肛裂、肛周脓肿及肛门直肠瘘。

6.其他部位的肠道炎症

临床表现随病变部位而异。如口腔的阿弗他溃疡或其他损伤致口腔和牙龈疼痛;极少数患者因食管受累而出现吞咽痛和吞咽困难;约5%的患者胃、十二指肠受累,表现为溃疡样病损、上腹痛和幽门梗阻的症状;少数近端小肠病变的患者可出现类似口炎样腹泻的症状并伴有脂肪吸收障碍。

7.全身症状

疲乏、体质量下降和发热是主要的全身症状。体质量下降往往是由于患者害怕进食后的梗阻性疼痛而减少摄入所致,亦与吸收不良有关。克罗恩病患者常出现原因不明的发热,发热可能是由于炎症本身所致,亦可能是穿孔后并发肠腔周围的感染。

8.并发症

克罗恩病的并发症包括局部并发症、肠外并发症及吸收不良相关的并发症。

(1)局部并发症:与炎症活动性相关的并发症包括肠梗阻、大出血、急性穿孔、瘘管和脓肿的形成、中毒性巨结肠。CT是检出和定位脓肿的主要手段,并可在CT的引导下对脓肿进行穿刺引流及抗生素的治疗。

(2)肠外并发症:包括眼葡萄膜炎和巩膜外层炎;皮肤结节性红斑和脓皮坏疽病;大关节炎和强直性脊柱炎;硬化性胆管炎;继发性淀粉样变,可导致肾衰竭;静脉和动脉血栓形成。

(3)吸收不良综合征:胆酸通过肠肝循环在远端回肠吸收,回肠严重病变或已切除将导致胆酸吸收障碍。胆酸吸收不良影响结肠对脂肪及水、电解质的吸收而产生脂肪泻或水样泻;小肠广泛切除后所致短肠综合征亦可引起腹泻。胆酸吸收不良致胆酸和胆固醇比例失调,胆汁更易形成胆石。脂肪泻可致严重的营养不良、凝血功能障碍、低血钙及抽搐、骨软化症、骨质疏松。

克罗恩病患者易发生骨折,且与疾病的严重程度相关。骨质的丢失主要与激素的使用及体能活动减少、雌激素不足等所致维生素、钙的吸收不良有关。脂肪泻和腹泻可促进草酸钙和尿酸盐结石的形成。维生素 B_{12} 在远端回肠吸收,严重的回肠病变或回肠广泛切除可导致维生素 B_{12} 吸收不良产生恶性贫血。因此,应定期监测回肠型克罗恩病及回肠切除术后患者的血清维生素 B_{12} 水平,根据维生素 B_{12} 吸收试验的结果决定患者是否需要终身给予维生素 B_{12} 的替代治疗。

(4)恶性肿瘤:与溃疡性结肠炎相似,病程较长的结肠型克罗恩病患者罹患结肠癌的风险增加。克罗恩病患者患小肠癌的比率亦高于普通人群。有报道称,克罗恩病患者肛门鳞状细胞癌、十二指肠肿瘤和淋巴瘤的比率增加,但是炎症性肠病(IBD)患者予硫唑嘌呤或 6-MP 治疗后罹患淋巴瘤的风险是否增加则尚无定论。

(三)体格检查

体格检查可能正常或呈现一些非特异性的症状,如面色苍白、体质量下降,亦或提示克罗恩病的特征性改变,如肛周皮赘、窦道、腹部压痛性包块。

(四)辅助检查

1.常规检查

全血细胞计数常提示贫血;活动期白细胞计数增高。血清蛋白常降低。粪便隐血试验常呈阳性。有吸收不良综合征者粪脂含量增加。

2.抗体检测

炎症性肠病患者的血清中可出现多种自身抗体。其中一些可用于克罗恩病的诊断和鉴别诊断。抗大肠杆菌外膜孔道蛋白 C(OmpC)抗体阳性提示可能为穿孔型克罗恩病。抗中性粒细胞胞质浆抗体(P-ANCA)和抗啤酒酵母菌抗体(ASCA)的联合检测用于炎症性肠病的诊断、克罗恩病和溃疡性结肠炎的鉴别诊断。

3.C 反应蛋白(CRP)

克罗恩病患者的 CRP 水平通常升高,且高于溃疡性结肠炎的患者。CRP 的水平与克罗恩病的活动性有关,亦可作为评价炎症程度的指标。

CRP 的血清学水平有助于评价患者的复发风险,高水平的 CRP 提示疾病活动或合并细菌感染,CRP 水平可用于指导治疗和随访。

4.红细胞沉降率(ESR)

ESR 通过血浆蛋白浓度和血细胞比容来反映克罗恩病肠道炎症,精确度较低。ESR 虽然可随疾病活动而升高,但缺乏特异性,不足以与 UC 和肠道感染鉴别。

5.回结肠镜检查

对于疑诊克罗恩病的患者,应进行回肠结肠镜检查和活检,观察回肠末端和每个结肠段,寻找镜下证据,是建立诊断的第 1 步。克罗恩病镜下最特异性表现是节段性改变、肛周病变和卵石征。

6.肠黏膜活检

肠黏膜活检的目的通常是为进一步证实诊断而不是建立诊断。显微镜下特征为局灶的(不连续的)慢性的(淋巴细胞和浆细胞)炎症和斑片状的慢性炎症,局灶隐窝不规则(不连续的隐窝变形)和肉芽肿(与隐窝损伤无关)。回肠部位病变的病理特点除上述各项外还包括绒毛结构不规则。如果回肠炎和结肠炎是连续性的,诊断应慎重。"重度"定义为:溃疡深达肌层,或出现黏膜分离,或溃疡局限于黏膜下层,但溃疡面超过 1/3 结肠肠段(右半结肠、横结肠、左半结肠)。

近 30% 的克罗恩病患者可见特征性肉芽肿样改变,但肉芽肿样改变还可见于耶尔森菌属感染性肠炎、贝赫切特氏病(白塞病)、结核及淋巴瘤。因此,这一表现既不是诊断所必需也不能用于证实诊断是否成立。

7.胃肠道钡餐

胃肠道钡餐有助于全面了解病变在胃、肠道节段性分布的情况、狭窄的部位和长度。气钡双重造影虽然不能发现早期微小的病变,但可显示阿弗他样溃疡、了解病变的分布及范围、肠腔狭窄的程度、发现小的瘘道和穿孔。

典型的小肠克罗恩病的 X 线改变包括:结节样改变、溃疡、肠腔狭窄(肠腔严重狭窄或痉挛时可呈现"线样征")、鹅卵石样改变、脓肿、瘘管、肠襻分离(透壁的炎症和肠壁增厚所致)。胃窦腔的狭窄及十二指肠节段性狭窄提示胃十二指肠克罗恩病。

8.胃十二指肠镜

常规的胃十二指肠镜检查仅在有上消化道症状的患者中推荐使用。累及上消化道的克罗恩病几乎总是伴有小肠和大肠的病变。当患者被诊断为"未定型大肠炎"时,胃黏膜活检可能有助于诊断,局部活动性胃炎可能是克罗恩病特点。

9.胶囊内镜

胶囊内镜为小肠的可视性检查提供了另一手段,可用于有临床症状、疑诊小肠克罗恩病、排除肠道狭窄、回肠末端内镜检查正常或不可行以及胃肠道钡餐或 CT 未发现病变的患者。

禁忌证包括胃肠道梗阻、狭窄或瘘管形成、起搏器或其他植入性电子设备以及吞咽困难者。

10.其他

当怀疑有肠壁外并发症时,包括瘘管或脓肿,可选用腹部超声、CT 和(或)MRI 进行检查。腹部超声是诊断肠壁外并发症的最简单易行的方法,但对于复杂的克罗恩病患者,CT 和 MRI 的精确度更高,特别是对于瘘管、脓肿和蜂窝织炎的诊断。

三、诊断对策

(一)诊断要点

克罗恩病的诊断主要根据临床、内镜、组织学、影像学和(或)生化检查的综合分析来确立诊断。患者具备上述的临床表现,特别是阳性家族史时应注意是否患克罗恩病。

详细的病史应该包括关于症状始发时各项细节问题,包括近期的旅行、食物不耐受、与肠道疾病患者接触史、用药史(包括抗生素和非类固醇消炎药)、吸烟史、家族史以及阑尾切除史;详细询问夜间症状、肠外表现(包括口、皮肤、眼睛、关节、肛周脓肿或肛裂)。

体格检查时应注意各项反映急性和(或)慢性炎症反应、贫血、体液丢失、营养不良的体征,包括一般情况、脉搏、血压、体温、腹部压痛或腹胀、可触及的包块、会阴和口腔的检查以及直肠指检。测量体质量,计算体质量指数。

针对感染性腹泻的微生物学检查应包括艰难梭状芽孢杆菌。对有外出旅行史的患者可能要进行其他的粪便检查,而对于病史符合克罗恩病的患者,则不必再进行额外的临床和实验室检查。

完整的诊断应包括临床类型、病变分布范围及疾病行为、疾病严重程度、活动性及并发症。

(二)鉴别诊断要点

克罗恩病因其病变部位多变以及疾病的慢性过程,需与多种疾病进行鉴别。许多患者病程早期症状轻微且无特异性,常被误诊为乳糖不耐受或肠易激综合征。

1. 结肠型克罗恩病需与溃疡性结肠炎鉴别

克罗恩病通常累及小肠而直肠赦免,无大量血便,常见肛周病变、肉芽肿或瘘管形成。10%～15%炎症性肠病患者仅累及结肠,如果无法诊断是溃疡性结肠炎还是克罗恩病,可诊断为未定型结肠炎。

2. 急性起病的新发病例

应排除志贺氏菌、沙门氏菌、弯曲杆菌、大肠埃希菌及阿米巴等感染性腹泻。近期有使用抗生素的患者应注意排除艰难梭状芽孢杆菌感染,而使用免疫抑制剂的患者则应排除巨细胞病毒感染。应留取患者新鲜大便标本进行致病菌的检查,使用免疫抑制剂的患者需进行内镜下黏膜活检。

3. 其他

因克罗恩病有节段性病变的特点,阑尾炎、憩室炎、缺血性肠炎、合并有穿孔或梗阻的结肠癌均可出现与克罗恩病相似的症状。耶尔森菌属感染引起的急性回肠炎与克罗恩病急性回肠炎常常难以鉴别。

肠结核与回结肠型克罗恩病症状相似,常造成诊断上的困难,但以下特征可有助于鉴别。①肠结核多继发于开放性肺结核;②病变主要累及回盲部,有时累及邻近结肠,但病变分布为非节段性;③瘘管少见;④肛周及直肠病变少见;⑤结核菌素试验阳性等。对鉴别困难者,建议先行抗结核治疗并随访观察疗效。

淋巴瘤、慢性缺血性肠炎、子宫内膜异位症、类癌均可表现为与小肠克罗恩病难以分辨的症状及 X 线特征,小肠淋巴瘤通常进展较快,必要时手术探查可获病理确诊。

四、治疗

(一)治疗原则

克罗恩病治疗方案选择取决于疾病严重程度、部位和并发症。尽管有总体治疗方针可循,但必须建立以患者对治疗的反应和耐受情况为基础的个体化治疗。治疗目标是诱导活动性病变缓解和维持缓解。外科手术在克罗恩病治疗中起着重要的作用,经常为药物治疗失败的患者带来持久和显著的效益。

(二)药物选择

1. 糖皮质激素

糖皮质激素迄今为止仍是控制病情活动最有效的药物,适用于活动期的治疗,使用时主张初始剂量要足、疗程偏长、减量过程个体化。常规初始剂量为泼尼松 40～60 mg/d,病情缓解后一般以每周 5 mg 的速度将剂量减少至停用。临床研究显示长期使用激素不能减少复发,且不良反应大,因此不主张应用皮质激素做长期维持治疗。

回肠控释剂布地奈德口服后主要在肠道起局部作用,吸收后经肝脏首关效应迅速灭活,故全身不良反应较少。布地奈德剂量为每次 3 mg,每日 3 次,视病情严重程度及治疗反应逐渐减量,一般在治疗 8 周后考虑开始减量,全疗程一般不短于 3 个月。

建议布地奈德适用于轻、中度回结肠型克罗恩病,系统作用糖皮质激素适用于中重度克罗恩病或对相应治疗无效的轻、中度患者。对于病情严重者可予氢化可的松或地塞米松静脉给药;病变局限于左半结肠者可糖皮质激素保留灌肠。

2.氨基水杨酸制剂

氨基水杨酸制剂对控制轻、中型活动性克罗恩病患者的病情有一定的疗效。柳氮磺胺吡啶适用于病变局限于结肠者;美沙拉嗪对病变位于回肠和结肠者均有效,可作为缓解期的维持治疗。

3.免疫抑制剂

硫唑嘌呤或巯嘌呤适用于对糖皮质激素治疗效果不佳或对糖皮质激素依赖的慢性活动性病例。加用该类药物后有助于逐渐减少激素的用量乃至停用,并可用于缓解期的维持治疗。剂量为硫唑嘌呤 2 mg/(kg·d)或巯嘌呤 1.5 mg/(kg·d),显效时间需 3~6 个月,维持用药一般 1~4 年。严重的不良反应主要是白细胞计数减少等骨髓抑制的表现,发生率约为 4%。

硫唑嘌呤或巯嘌呤无效时可选用甲氨蝶呤诱导克罗恩病缓解,有研究显示,甲氨蝶呤每周 25 mg 肌内注射治疗可降低复发率及减少激素用量。甲氨蝶呤的不良反应有恶心、肝酶异常、机会感染、骨髓抑制及间质性肺炎。长期使用甲氨蝶呤可引起肝损害,肥胖、糖尿病、饮酒是肝损害的危险因素。使用甲氨蝶呤期间必须戒酒。

研究显示,静脉使用环孢素治疗克罗恩病疗效不肯定,口服环孢素无效。少数研究显示静脉使用环孢素对促进瘘管闭合有一定的作用。他可莫司和麦考酚吗乙酯在克罗恩病治疗中的疗效尚待进一步研究。

4.生物制剂

英夫利昔是一种抗肿瘤坏死因子-α(TNF-α)的单克隆抗体,其用于治疗克罗恩病的适应证包括:①中、重度活动性克罗恩病患者经充分的传统治疗,即糖皮质激素及免疫抑制剂(硫唑嘌呤、6-巯嘌呤或氨甲蝶呤)治疗无效或不能耐受者;②克罗恩病合并肛瘘、皮瘘、直肠阴道瘘,经传统治疗(抗生素、免疫抑制剂及外科引流)无效者。

推荐以 5 mg/kg 剂量(静脉给药,滴注时间不短于 2 h)在第 0 周、2 周、6 周作为诱导缓解,随后每隔 8 周给予相同剂量以维持缓解。原来对治疗有反应随后又失去治疗反应者可将剂量增加至 10 mg/kg。

对初始的 3 个剂量治疗到第 14 周仍无效者不再予英夫利昔治疗。治疗期间原来同时应用糖皮质激素者可在取得临床缓解后将激素减量至停用。已知对英夫利昔过敏、活动性感染、神经脱髓鞘病、中至重度充血性心力衰竭及恶性肿瘤患者禁忌使用。药物的不良反应包括机会感染、输注反应、迟发型超敏反应、药物性红斑狼疮、淋巴瘤等。

其他生物疗法还有骨髓移植、血浆分离置换法等。

5.抗生素

某些抗菌药物如甲硝唑、环丙沙星等对治疗克罗恩病有一定的疗效,甲硝唑对有肛周瘘管者疗效较好。长期大剂量应用甲硝唑会出现诸如恶心、呕吐、食欲缺乏、金属异味、继发多发性神经系统病变等不良反应,因此仅用于不能应用或不能耐受糖皮质激素者、不愿使用激素治疗的结肠型或回结肠型克罗恩病患者。

6.益生菌

部分研究报道益生菌治疗可诱导活动性克罗恩病缓解并可用于维持缓解的治疗,但尚需更多设计严谨的临床试验予以证实。

（三）治疗计划及治疗方案的选择

由于克罗恩病病情个体差异很大，疾病过程中病情变化也很大，因此治疗方案必须视疾病的活动性、病变的部位、疾病行为及对治疗的反应及耐受性来制定。

1. 营养疗法

高营养低渣饮食，适当给予叶酸、维生素 B_{12} 等多种维生素及微量元素。要素饮食在补充营养的同时还可控制病变的活动，特别适用于无局部并发症的小肠克罗恩病。完全胃肠外营养仅用于严重营养不良、肠瘘及短肠综合征的患者，且应用时间不宜过长。

2. 活动性克罗恩病的治疗

（1）局限性回结肠型：轻、中度者首选布地奈德口服每次 3 mg，每日 3 次。轻度者可予美沙拉嗪，每日用量 3～4 g。症状很轻微者可考虑暂不予治疗。中、重度患者首选系统作用糖皮质激素治疗，重症病例可先予静脉用药。有建议对重症初发病例开始即用糖皮质激素加免疫抑制剂（如硫唑嘌呤）的治疗。

（2）结肠型：轻、中度者可选用氨基水杨酸制剂（包括柳氮磺胺吡啶）。中、重度必须予系统作用糖皮质激素治疗。

（3）存在广泛小肠病变：该类患者疾病活动性较强，对中、重度病例首选系统作用糖皮质激素治疗。常需同时加用免疫抑制剂。营养疗法是重要的辅助治疗手段。

（4）根据治疗反应调整治疗方案。轻、中度回结肠型病例对布地奈德无效，或轻、中度结肠型病例对氨基水杨酸制剂无效，应重新评估为中、重度病例，改用系统作用糖皮质激素治疗。激素治疗无效或依赖的病例，宜加用免疫抑制剂。

上述治疗依然无效或激素依赖，或对激素和（或）免疫抑制剂不耐受者考虑予以英夫利昔单抗或手术治疗。

3. 维持治疗

克罗恩病复发率很高，必须予以维持治疗。推荐方案有以下几点。

（1）所有患者必须戒烟。

（2）氨基水杨酸制剂可用于非激素诱导缓解者，剂量为治疗剂量，疗程一般为 2 年。

（3）由系统激素诱导的缓解宜采用免疫抑制剂作为维持治疗，疗程可达 4 年。

（4）由英夫利昔诱导的缓解目前仍建议予英夫利昔规则维持治疗。

4. 外科手术

内科治疗无效或有并发症的病例应考虑手术治疗，但克罗恩病手术后复发率高，故手术的适应证主要针对其并发症，包括完全性纤维狭窄所致机械性肠梗阻、合并脓肿形成或内科治疗无效的瘘管、脓肿形成。

急诊手术指征为暴发性或重度性结肠炎、急性穿孔、大量的危及生命的出血。

5. 术后复发的预防

克罗恩病术后复发率相当高，但目前缺乏有效的预防方法。预测术后复发的危险因素包括吸烟、结肠型克罗恩病、病变范围广泛（>100 cm）、因内科治疗无效而接受手术治疗的活动性病例、因穿孔或瘘而接受手术者、再次接受手术治疗者等。

对于术后易复发的高危病例的处理：术前已服用免疫抑制剂者术后继续治疗；术前未用免疫抑制剂者术后应予免疫抑制剂治疗；甲硝唑对预防术后复发可能有效，可以在应用免疫制剂后与免疫抑制剂合用一段时间。建议术后 3 个月复查内镜,吻合口的病变程度可预测术后复发。对中、重度病变的复发病例,如有活动性症状应予糖皮质激素及免疫抑制剂治疗;对无症状者予免疫抑制剂维持治疗;对无病变或轻度病变者可予美沙拉嗪治疗。

第八节　消化性溃疡

一、概述

消化性溃疡(peptic ulcer,PU)是常见病,可发生在食管、胃、十二指肠,也可发生在胃-空肠吻合口附近、含胃黏膜的梅克尔憩室等处。由于胃和十二指肠溃疡最为多见,因此通常所说的消化性溃疡或溃疡病,即指胃溃疡或十二指肠溃疡。据统计,约 10% 的人在一生中曾发生过 PU,以青壮年发病率较高,男性多于女性。PU 的发病是因胃、十二指肠黏膜自身的防御因子与胃酸、胃蛋白酶、药物和烟酒等攻击因子间失去平衡的结果,这种失衡可能是由于攻击因子增强,也可能是防御因子减弱,或两者兼而有之。

攻击因子以酸最为重要,目前还沿用"无酸无溃疡"的说法。自 1983 年澳大利亚的 Marshall 和 Warren 发现胃幽门螺杆菌(Hp)以来,经十余年的研究观察,认为胃内 Hp 感染与 PU 的发病密切相关。当人体感染 Hp 后,细菌产生的一些酶和毒素经一系列作用,可增加胃酸分泌并破坏胃、十二指肠黏膜的防御机制,促进溃疡形成。Hp 在 PU 患者中有很高的感染率,十二指肠溃疡的感染率为 90%～100%,胃溃疡为 70%～80%,明显高于一般人群的感染率。Hp 阳性的 PU,根除 Hp 后,可使停用抗溃疡药物后的溃疡年复发率由 Hp 未根治的 70%～100% 下降为 10% 以下。因此,目前又有"无 Hp 无溃疡"之说。

二、诊断

(一)症状和体征

症状是诊断 PU 的主要依据。根据 PU 具有慢性病程、周期性发作和节律性中上腹疼痛等特点,可做出初步诊断。其中以患者的节律性中上腹疼痛最具诊断价值。一般十二指肠溃疡的疼痛在两餐之间,持续不减,直至下餐进食或服用止酸药后缓解,部分十二指肠溃疡患者由于夜间胃酸较高,可发生半夜疼痛,常称之为"空腹痛、夜间痛"。胃溃疡患者的疼痛较不规则,常在餐后 1 h 内发生,经 1～2 h 后逐渐缓解,直至下餐进食后再复出现上述节律性疼痛。在溃疡病活动期,中上腹(十二指肠溃疡常偏右,胃溃疡可偏左)有局限性压痛,其压痛点范围约数厘米大小,压痛程度不重,这是 PU 的唯一体征。

(二)辅助检查

对该病的最后确诊需要依靠内镜,内镜检查可确定溃疡的部位、形态、大小和数目,在内镜下,一般按 PU 的生命周期将溃疡分为 3 期。

活动期(A 期)。①A1:溃疡呈圆形或椭圆形,中心覆盖灰白苔或伴有出血征象,周围潮红,有炎症性水肿;②A2:溃疡面覆盖黄或白苔,周围炎症水肿减轻。

愈合期(H 期)。①H$_1$:溃疡周边肿胀消失,黏膜呈红色,伴有新生毛细血管或薄白苔;②H$_2$:溃疡变浅、变小,周围黏膜发生皱褶。

瘢痕期(S 期)。①S1:溃疡白苔消失,新生红色黏膜出现(红色瘢痕期);②S2:红色逐渐变成白色(白色瘢痕期)。

内镜还可结合黏膜活检病理,可鉴别良恶性溃疡,更可检测 Hp,确定 Hp 阳性或阴性,是目前首选的检查方法。X 线钡餐检查也可协助诊断。

(三)有关诊断的其他事项

1.确定是否为特殊溃疡

与治疗有关的特殊溃疡有食管溃疡、幽门管溃疡、球后溃疡、复合性溃疡(同时有胃和十二指肠溃疡)、多发性溃疡(在胃或十二指肠同时有两个以上溃疡)、巨大溃疡(直径>2.5 cm)和穿透性溃疡(一般为胃或十二指肠的后壁溃疡,当溃疡穿透浆膜层,与邻近器官、组织发生粘连)。

2.溃疡是否继发于其他疾病

消化性溃疡可继发于副甲亢、胃泌素瘤、多发性内分泌腺瘤病Ⅰ型(Wermer 综合征)和应激性溃疡(常继发于严重的系统性疾病,如脓毒血症、中枢神经疾病、严重烧伤和肾上腺皮质激素的应用等)。

3.是否有溃疡的并发症

消化性溃疡并发症主要有出血、幽门梗阻(完全性和不完全性)、穿孔(急性和慢性)和癌变(主要是胃溃疡)。

(四)鉴别诊断

消化性溃疡需要鉴别的疾病有胃癌、各种急慢性胃炎以及功能性消化不良等。临床上广泛开展内镜检查后,鉴别已无困难。有时需与胆囊炎、胆石症相鉴别,B 超对胆管疾病的诊断具有可靠方便、非侵入性的优点,对中上腹疼痛的患者应列为常规检查。

三、治疗

(一)一般治疗

1.生活

心理、社会因素对 PU 的发病起着重要作用,因此乐观的情绪,规律的生活,避免过度紧张和劳累,无论在 PU 的发作期或缓解期均很重要。

2.饮食

过去曾强调饮食治疗是 PU 的主要治疗手段,在临床上沿用了数十年,其原理是高脂肪、高蛋白质能够持久地稀释和中和胃酸。1960 年以后,随着内镜技术的发展,抑制胃酸分泌药物的研制成功,现在认为特殊的饮食疗法作用很小,鼓励患者进行正常饮食。但需注意以下几点:①饮食时细嚼慢咽,避免急食;②有规律地定时进食;③餐间避免零食,睡前不宜进食;④应戒烟酒,避免咖啡浓茶;⑤饮食不宜过饱。

3.避免应用致溃疡药物

(1)非类固醇类消炎止痛药:研究表明,规律性服用阿司匹林者比不服用者的胃溃疡发病率高出 3 倍,除阿司匹林外,吲哚美辛(消炎痛)、哌甲酯(扶他林)、布洛芬、萘普生和吡罗昔康(炎痛喜康)等,均有致溃疡作用。

（2）肾上腺皮质激素。

（3）利血平等。

如必须应用上述药物,最好合用防御因子增强剂。研究表明米索前列醇对非类固醇消炎止痛药引起的胃溃疡有预防作用。奥湿克(每片含哌甲酯 50 mg 和米索前列醇 200 μg)有消炎止痛和保护胃黏膜的双重作用。近年来也有以质子泵抑制剂来防治药物所致的溃疡。

(二)药物治疗

1.攻击因子抑制剂

在攻击因子中,胃酸最为重要,因此抑制胃酸仍是治疗 PU 的重要手段。

（1）止酸药:是一种中和胃腔内胃酸的碱性药物,其品种很多,用于治疗 PU 已有数十年的历史。据对照研究,认为该类药的疗效、止痛作用与西咪替丁基本相当仍用于治疗 PU。使用时需注意:①现应用较多的是镁铝合剂,肾功能不良者应慎用,尽管其吸收很少,但排泄困难;②止酸药的剂型以液体凝胶型为好;③用量要充足,增加每日给药次数比增加每次用量为好,在进餐后 1～3 h 各服 1 次,晚间临睡前服 1 次。每次用量以镁铝合剂为例是 10～15 mL。以碱性药物为主的复方制剂,目前常用的有胃舒平、胃舒宁和胃达喜等。由于应用止酸药治疗 PU,每日需多次服用,给患者带来不便,且用量又大,不良反应明显,目前已被更有效抑制胃酸分泌的药物所取代,偶尔用于临时的对症止痛。

（2）抑制胃酸分泌的药物:①毒蕈碱受体阻滞剂,过去沿用的颠茄、阿托品、溴丙胺太林(普鲁本辛)和山莨菪碱等达到抑制胃酸分泌剂量,常使患者有不能耐受的不良反应,有青光眼、前列腺肥大者更是该类药物的禁忌证。哌吡氮平,是一种新合成的具有选择性胃黏膜壁细胞毒蕈碱受体阻滞剂,应用治疗剂量仅抑制胃酸分泌,而无上述抗胆碱能的不良反应,口服吸收良好,早晚各服 1 次,就能维持体内有效的药物浓度,剂量为每次 50 mg,也有 50 mg,一日 3 次者,一般认为后者疗效较前者好。常见的不良反应有口干、眼干燥,偶有轻度一过性血清谷丙氨酸氨基转移酶(ALS)升高,轻度白细胞计数减少,但不影响治疗。经临床应用,该药的疗效及不良反应均逊于 H_2 受体拮抗剂,故目前也较少应用该药治疗 PU;②H_2 受体拮抗剂:选择性竞争结合壁细胞膜上的 H_2 受体,阻断组胺对壁细胞的刺激,从而抑制胃酸分泌。20 世纪 70 年代西咪替丁第一个制剂应用于临床后,不断有新制剂问世,现已较广泛应用于临床。

西咪替丁:每片为 0.2 g,另有制剂商品名为泰胃美,剂量为 0.4 g 和 0.8 g 两种。用法为 0.4 g,每日 2 次,或 0.8 g 每晚口服 1 次,证实与过去的西咪替丁 0.2 g,每日 3 次,再 0.4 g 睡前口服的疗效相似,前者的服法方便。该药的不良反应是干扰肝细胞内 P_{450} 过氧化酶系统,与很多药物发生相互作用,同时有抗雄激素作用。

雷尼替丁:每粒为 150 mg,其抑酸作用较泰胃美强 7～8 倍,作用时间长,用法为 150 mg,每日 2 次,或每晚服用 300 mg,两者疗效相似。该药有时对肝有损伤,出现丙氨酸氨基转移酶和天冬氨酸氨基转移酶升高,但停药后即可恢复正常。

法莫替丁:每粒 20 mg,抑酸作用较雷尼替丁强 3～20 倍,半衰期较长,每晚服用 40 mg,个别报道会出现肝酶升高。

尼扎替丁:每粒为 150 mg,商品名为爱希,其服法和疗效与雷尼替丁相似。

该类制剂具有以下特点:①各种制剂的临床疗效相似。②不论短期服用或长期维持治疗,均无明显不良反应,被认为是较安全的药物。③每日总量分次服用或每晚一次服用,疗效相似,大多主张每晚服用一次,方便患者。对活动性 PU 的疗程为 6～8 周。④停药后有较高的复发率,不能改变 PU 的自然病程。停药后复发与初始治疗的剂量、用药时间均无关。⑤PU 有时对一种药无效,调换另一品种却有效。

(3)质子泵抑制剂:作用机制是通过抑制壁细胞内 H^+-K^+-ATP 酶从而抑制胃酸分泌。是作用胃酸分泌的最后一步,它与仅作用于某一受体的阻断剂不同,对各种刺激引起胃酸分泌均可抑制。目前在国内应用的制剂如下:①奥美拉唑:商品名为洛赛克,是第 1 个应用于临床的质子泵抑制剂,剂量是每粒 20 mg,服法 20 mg 每日 1 次;②兰索拉唑:商品名为达克普隆,剂量为每粒 30 mg,服法 30 mg 每日 1 次;③雷贝拉唑:商品名波利特,剂量为每粒 10 mg,服法 10 mg,每日 1 次;④其他还有潘托拉唑等。

该类药能持久有效地抑制胃酸分泌,经临床验证,临床症状改善和溃疡愈合均比 H_2 受体拮抗剂好,又因每日服用 1 次,十分方便,目前一致认为是治疗 PU 较为理想的药物。疗程:十二指肠溃疡为 4 周,胃溃疡为 6 周,溃疡愈合率为 97%～100%。在用药期间无严重不良反应,偶有口干、头痛、头昏、乏力等,不影响继续治疗,也有个别报道出现皮疹。该类药抑制胃酸明显,口服该药后,胃内细菌总量、亚硝酸盐和 N-亚硝酸盐均明显增加,血中促胃液素(胃泌素)水平也明显升高,另外还可使肠嗜铬细胞增生。该类药目前多以短程应用,是否适用于长期服用,还没有较多的临床经验。

2.防御因子增强剂

在 PU 的发病机制中,胃酸的攻击因素固然重要,但 PU 患者发作间歇期,胃酸也不低,但不发生溃疡,空肠黏膜在胃肠吻合术后,酸度并不高,也可发生溃疡。因此溃疡的发生,还有胃肠黏膜本身防御机制的原因。随着科学研究的不断深入,也发现了能增强胃肠黏膜防御自我消化的药物,目前临床上常用的有以下几种。

(1)硫糖铝:是八硫酸蔗糖的碱性铝盐,作用机制是在酸性环境下变成具有黏性的复合体,与胃内蛋白质结合成一种复合物,黏附于胃及十二指肠黏膜,形成一层保护膜,阻断胃酸和胃蛋白酶的消化作用。这种保护膜作用在 PU 的基底部更为明显。硫糖铝还能结合胃蛋白酶和胆盐,抑制胃蛋白酶的活力,有利于 PU 的愈合。口服后大部分药物不吸收,无全身性不良反应,唯一的不良反应是便秘,最高发生率为 10%。剂量为 1 g,每日 4 次,餐前一小时和睡前各服 1 次,疗程为 8 周。目前供应的舒可捷是硫糖铝混悬液,较硫糖铝片剂、胶囊剂为好,剂量也是每次 1 g。

(2)次枸橼酸铋胶剂:简称 CBS,商品名德诺,国产的得乐、迪乐等为同类产品。治疗 PU 的作用机制与硫糖铝相似,既不是中和胃酸,也不是抑制胃酸分泌,而是在溃疡的基底部形成保护膜。在服药 4～6 周后,血铋浓度在安全范围(50 mg/L),无明显不良反应,只是会使大便变黑。治疗十二指肠溃疡,与西咪替丁相比,治疗 6 周后各有 86% 的溃疡愈合,疼痛明显减轻。对胃溃疡的疗效,较安慰剂为好,与西咪替丁相似,服药后无明显不良反应。用量每次 1 片(110 mg),每日 4 次,餐前半小时和晚上睡前服用,疗程为 6 周。CBS 还有杀灭 Hp 的作用,但单独应用,疗效不满意。

(3)内分泌制剂:目前在临床上应用较多的为前列腺素 E_2 制剂米索前列醇(Misoprostol),商品名喜克溃(Cytotec),具有细胞保护作用,能增强胃肠黏膜的防御能力,还可抑制胃酸分泌。用量每次 1 片(200 μg),每日 4 次。疗程为 4～6 周,临床疗效与西咪替丁相似。最常见的不良反应是腹痛和腹泻,对子宫有收缩作用,可导致孕妇流产,因此孕妇忌用。由于该药治疗 PU 并不比其他制剂优越,且价格昂贵,故不列为治疗 PU 的常规药物。目前大多应用于预防非甾体消炎药对胃黏膜的损伤,两药合用可减少胃溃疡的发生。

(4)其他:曾用于治疗 PU 的防御因子增强剂,有生胃酮、施维舒(Selbex)、麦滋林 S 颗粒和思密达等,或因不良反应较多,或因疗效一般,目前已很少应用。

3.抗 PU 药物的联合应用

加速溃疡愈合的有效药物很多,目前至少有 50 多种。很多学者研究过几种药物的联合应用,均未证实有协同作用。如将 4 种常用的治疗 PU 有效药物西咪替丁、硫糖铝、雷尼替丁和制酸剂联合应用,结果任何两种药物的联合应用并不比单一药物更有效。对大多数 PU 患者而言,应用单一抗溃疡药物已能较满意地控制症状,加速溃疡愈合,无须多种抗溃疡药物联合应用。

4.Hp 感染的治疗

现已证实 Hp 感染是致溃疡病的重要原因,对于 PU 的复发,更是如此。故对 Hp 阳性的PU,不论活动期或愈合期,均应做根治 Hp 治疗。经观察,根治 Hp 不但可加速溃疡愈合,也可使顽固性溃疡愈合,而且可使停药后溃疡病的年复发率下降为 10% 以下,这是近年来预防溃疡病复发的重要进展。经验证实有效根治 Hp 的治疗方案有两大类:一是以铋剂为基础,另加两种抗菌药的老三联方案;二是以质子泵抑制剂为基础,另加 2 种抗菌药物的新三联方案。现均主张用新三联方案治疗 Hp 阳性的活动性 PU。该方案 Hp 根除率高,患者顺应性较佳。具体药物为奥美拉唑(洛赛克)20 mg,每日 2 次,或达克普隆 30 mg 每日 2 次,再任选以下两种抗菌药物:阿莫西林 1 g,每日 2 次(青霉素过敏者忌用),克拉霉素 0.25 g 或 0.5 g,每日 2 次;呋喃唑酮(痢特灵)0.1 g,每日 2 次,甲硝唑 0.4 g 或替硝唑 0.5 g,每日 2 次。疗程短者 7 d,长者不超过 10 d。据报道,Hp 根治率可达 90% 左右。

(三)预防溃疡复发治疗

1.避免诱发因素

规律的生活,避免过度紧张和劳累,戒酒忌烟,定时饮食,避免应用致溃疡药物等。

2.根治 Hp

Hp 阳性 PU,根治 Hp 后,大多不再复发,少数 Hp 阴性的 PU,应寻找引起溃疡的原因,如药物、其他疾病等,祛除病因后,溃疡也就不再复发。

3.药物维持治疗

在临床上也见有高胃酸分泌患者,有些 Hp 已根除,但仍有复发,预防这些病例的复发,除避免诱因外,可给予药物维持治疗。现大多采用 H_2 受体拮抗剂,待溃疡病治愈后,最好以内镜观察证实溃疡已呈 S2 期,然后改为治疗量的半量,如泰胃美 0.4 g,或雷尼替丁 150 mg,或法莫替丁 20 mg,或尼扎替丁 150 mg,每晚睡前服用,据观察,溃疡年复发率可下降为 10% 左右。现证实,长期维持治疗,即使长达 10 年以上,还没出现严重不良反应者。

4.间歇药物治疗

有学者提出,PU 是一种良性疾病,长期服用药物是否值得,因此提出间歇用药,即是在溃疡复发时,短程服用抗溃疡药物,平时无须服用维持量。也有学者认为不妥,因为复发时可发生严重的并发症,故对易有出血等严重并发症的患者,以药物维持治疗为宜。有些患者溃疡发作有季节性规律,选择在好发季节服药,值得一试。

第九节　溃疡性结肠炎

一、病因病理

溃疡性结肠炎(UC)是一种局限于结肠黏膜及黏膜下层的炎症过程。病变多位于乙状结肠和直肠,也可延伸到降结肠,甚至整个结肠。炎症常累及黏膜上皮细胞包括隐窝细胞。急性期和早期浸润的炎细胞主要是中性和嗜酸性粒细胞;慢性期和极期,则浆细胞、淋巴细胞充斥于黏膜固有层。炎细胞侵入形成隐窝脓肿,许多细小脓肿融合、扩大,就形成溃疡。这些溃疡可沿结肠纵轴发展,逐渐融合成大片溃疡。由于病变很少深达肌层,所以合并结肠穿孔、瘘管形成或结肠周围脓肿者少见。少数重型或暴发型患者病变侵及肌层并伴发血管炎和肠壁神经丛损害,使肠壁变薄、肠腔扩张、肠运动失调而形成中毒性巨结肠。炎症反复发作可使大量新生肉芽组织增生,形成炎性息肉;也可使肌层挛缩、变厚,造成结肠变形、缩短、结肠袋消失及肠腔狭窄,少数病例可有结肠癌变。

二、临床表现

溃疡性结肠炎的好发年龄为20~40岁,临床症状差异很大,轻者仅有少量出血,重者可有显著的全身和消化道症状甚至危及生命。常见症状有腹痛、腹泻、便血等,严重病例可有发热及体质量减轻。出血原因可以是溃疡、增生和血管充血所致的炎症以及黏膜假息肉。腹泻多继发于黏膜损害,常伴有水、电解质吸收障碍、血清蛋白渗出。直肠炎时可使直肠的激惹性增加。腹痛常为腹泻的先兆。偶可有肠外表现,甚至掩盖了肠道本身的症状。约10%患者可有坏疽性脓皮病、结节性红斑、虹膜炎、口腔阿弗他性溃疡和多关节炎。

三、诊断与鉴别诊断

(一)实验室检查

IBD患者并无特异性检查的异常。贫血较常见,且为失血量的一种反映,但慢性患者的贫血可由慢性疾病所致。

急性期、活动期或重症病例可有白细胞增多。和低钾血症、低蛋白血症一样,红细胞沉降率亦为疾病严重程度的一种反映。首发病例须做寄生虫学检查及粪便培养,以除外特殊原因所致的腹泻,如阿米巴病、志贺氏菌痢疾和螺旋体感染。

(二)内镜检查

溃疡性结肠炎直肠—乙状结肠镜检查适用于病变局限在直肠与乙状结肠下段者,病变向上扩展时做纤维结肠镜检查有重要价值,可赖以确定病变范围。镜检可见黏膜弥散性充血、水肿,正常所见的黏膜下树枝状血管变成模糊不清或消失,黏膜表面呈颗粒状,脆性增加,轻触易出血。常有糜烂或浅小溃疡,附着黏液或脓性分泌物;重型患者溃疡较大,呈多发性散在分布,可大片融合,边缘不规则。后期可见炎性息肉,黏膜较苍白,有萎缩斑片,肠壁僵直而缺乏膨胀性。亦可见癌瘤。

(三)X线检查

溃疡性结肠炎应用气钡双重对比灌肠检查,有利于观察黏膜形态。本病急性期因黏膜水肿而皱襞粗大紊乱,有溃疡及分泌物覆盖时,肠壁边缘可呈毛刺状或锯齿状。后期纤维组织增生,结肠袋形消失、肠壁变硬、肠管缩短、肠腔变窄,可呈铅管状。有炎性息肉时,可见圆或卵圆形充盈缺损。重型或暴发型患者一般不宜做钡灌肠检查,以免加重病情或诱发中毒性巨结肠。钡餐检查有利于了解整个胃肠道的情况,特别是小肠有无受累。

(四)鉴别诊断

溃疡性结肠炎的主要诊断依据包括慢性腹泻、脓血或黏液便、腹痛、不同程度的全身症状、反复发作趋势而无病原菌发现。内镜或 X 线检查有炎症病变存在,且有溃疡形成等。因本病缺乏特征性病理改变,故需排除有关疾病(包括慢性痢疾、克隆氏病、结肠癌、血吸虫病、肠激惹综合征、肠结核、缺血性肠炎、放射性肠炎、结肠息肉病、结肠憩室炎等)方能确诊。

四、治疗

(一)营养

患者的营养状况与疗效息息相关,良好的营养状况可以增进疗效。但实际上许多患者的体质量低于正常标准 10%～20%或以上,还有不少患者呈现出特殊性营养缺乏的症状。过去对避免粗糙食物代之以易消化、高蛋白饮食强调颇多,目前至少仍适用于急性期患者。对已发展成慢性营养不良者(低于标准体质量 20%以上),更应采取营养治疗。

(二)对症治疗

对症治疗既可改善患者的一般状况和营养,又可减轻症状。临床上常可遇到这样的情况,患者为减轻症状而过度或过久地用药,一旦药物成瘾又对健康构成新的危害。再者,麻醉药品可影响肠道运动甚至诱发中毒性巨结肠。非麻醉性镇痛药可酌情使用,但也应随时警惕毒副作用,少数 UC 患者服用阿司匹林后促发了消化性溃疡。

(1)抗胆碱能药物也有促发中毒性巨结肠之虞,而且对缓解腹部痉挛不一定有效。一般来讲,对 UC 患者最好不用这些药物,除非对非活动期或轻、中型患者做短时间的应用。

(2)对症治疗的关键是抗腹泻制剂,尤其是苯乙哌啶和氯苯哌酰胺(易蒙停)。虽然二者均属"剧限药品",且后者很少毒副作用。但抗腹泻制剂的成瘾性仍不容忽视。有些患者为急于控制腹泻常自行超量服药。从某种程度上讲,这类药物的效力要基于不间断地服用。因此,对于控制腹泻所需的剂量及用药指征都应有一个严格的标准,以保无虞。

(3)在支持治疗中多种维生素和铁剂常被应用,患者亦常诉服用上述药品后症状有所改善,但是维生素、矿物盐和其他补品(除已出现缺乏症外)仍属经验用药,几乎没有证据支持"大剂量维生素"疗法。

(4)急性期或危重患者可能需要输液、输血或静脉滴注抗生素。但对 UC 患者来讲,抗生素并不常用,而且也无证据表明 UC 患者须长期使用抗生素。抗生素应用的主要指征是:存在或疑及有腹腔内感染或腹膜炎,后者可见于中毒性巨结肠病例。已知当有败血症和营养不良存在时,由中毒性巨结肠而致死的病例增加。在这种情况下,适当地使用抗生素可能会挽救生命。Mchenry 指出,大多数腹腔内感染是由需氧和厌氧菌混合性败血症所致,因此所选用的抗生素应能兼顾这两类细菌。一般公认氨基糖苷类抗生素对需氧的革兰阴性杆菌有效,而氯霉素、林可霉素、头孢噻吩、甲硝唑或羧苄西林等则可针对厌氧菌群。

已经证实庆大霉素与林可霉素联用对腹腔内感染的有效率为 68%～93%,可谓安全有效。庆大霉素与甲硝唑联用或妥布霉素与甲硝唑联用也有良好的效果。Harding 等通过前瞻性随机对照研究发现林可霉素、氯霉素分别与庆大霉素联用治疗腹腔内感染同样有效。

静脉高营养或全胃肠外营养(TPN)在以下情况时十分有价值:①严重营养不良者或需切除结肠者的一种术前辅助治疗;②已做过结肠切除术者的术后治疗。一般来讲,TPN 应连续进行 2～3 周,长期应用的价值不大。目前认为,TPN 做为一种主要治疗手段时很少有效,而做为一种辅助治疗则具有一定价值。

(三)机能锻炼

UC 患者每天坚持一定的体力或脑力活动十分重要。因为慢性疲劳、不适、抑郁、忧虑等症状可能都很突出,而坚持机体的功能活动则可减轻这些症状。值得指出的是,当患者一般状况欠佳时,医生和患者家属均有鼓励患者休息的倾向,但实际上那些坚持机能锻炼的患者却更常获得症状改善,甚至治疗效果会更好。

(四)住院治疗

下列原因适于住院治疗。

(1)轻型病例经 1 个月治疗未见显著改善者。住院可实现两个目标:摆脱加重病情的环境、给医生提供进行更有效的强化治疗的条件。

(2)伴厌食、恶心、呕吐、发热和腹泻难以控制的严重病例(急性暴发型)。这类患者立即住院不仅可及时提供必要的治疗措施,还可预防并及时识别并发症(如中毒性巨结肠)。

(3)发生了全身或局部并发症:如严重出血及贫血、严重的低清蛋白血症或疑为癌变等。外科治疗的指征不仅针对结肠的并发症(中毒性巨结肠、即将发生的穿孔),也包括多种内科治疗无效的顽固性病例,这些病例均须住院治疗。

(4)为了排除来自家庭或工作环境中的心理负担。

(五)心理治疗

保持医患之间长期友谊十分重要,但偶尔也需要心理科或精神科医生的会诊。安定药或抗抑郁药的应用只限于那些有显著忧虑或抑郁症的患者,它能帮助年轻患者克服自己过于简单的想法,并使其病情好转。

(六)局部治疗

1. 柳磺吡啶(SASP)

SASP 是治疗 UC 时最常使用的药物。许多临床实验已证实了它的应用价值,但其确切的作用机制还不十分清楚。

SASP 是 5-氨基水杨酸(5-ASA)和磺胺吡啶(SP)以偶氮键相互结合的产物。摄入量大部分自小肠吸收,约 10％经肾脏排泄,其余部分经胆汁无变化地返回肠道。在靠近结肠部位,SASP 被细菌分解为 5-ASA 和磺胺吡啶,以原型存留于粪便中者极少。偶氮键可在结肠菌丛的作用下分离,释放出的磺胺吡啶大部分被吸收并由尿中排泄,而约占半数的 5-ASA 滞留于结肠并经粪便排泄。若将抗生素与 SASP 同服,就会因结肠菌丛的变化而影响到菌丛对 SASP 的分解。IBD 的腹泻加速了肠道排空过程也会影响到细菌对 SASP 的分解。

多年来有关 SASP 作用机制的研究颇多,仁智各见,尚无一个系统完整的理论。据已发表的资料,SASP 的作用机制可归纳为以下几方面:①SASP 可做为其活性代谢产物——5-ASA 的运输工具,使后者以口服难于达到的浓度运抵结肠,从而在结肠局部发挥抗炎作用。②SASP 及其代谢产物的局部和全身免疫作用。体外实验证实 SASP 和 SP 均可抑制有丝分裂所致的淋巴细胞毒;UC 患者服用 SASP 后,可使异常的免疫功能恢复正常,这一免疫学变化并与临床症状的改善相符;进一步研究证实,SASP 和 SP 可抑制自然性 T 细胞介导细胞毒,而5-ASA 则可抑制免疫球蛋白的分泌。③SASP 及 5-ASA 对 IBD 的治疗作用主要是它影响了花生四烯酸代谢的一个或几个环节。研究表明,有两种花生四烯酸的代谢产物可能是肠道炎症的重要调节者,这两种代谢产物是环氧化酶产物(主体是前列腺素)和脂氧化酶产物(主体是白细胞三烯)。在活动性 UC 患者的直肠黏膜、门脉血和粪便中前列腺素含量的增加已得到证实。体外实验也证实了 SASP 与 5-ASA 能抑制前列腺素的合成与释放,并抑制前列腺素合成酶的活性。④有些学者注意到,一些非甾体抗炎药如消炎痛、氟吡咯酚均比 SASP 和 5-ASA 有更强的前列腺素合成抑制作用,服用此类药物后虽血清和直肠黏膜中前列腺素水平下降,但临床情况并未随之改善。这表明前列腺素并非肠道炎症的主要调节者,也表明 SASP 和 5-ASA 的治疗作用并非源于前列腺素含量的下降。进一步研究发现,5-ASA 的确可促进前列环素的合成、SASP 也的确可抑制前列腺素 E_2 的破坏,于是又有人提出一种对立的理论,即前列腺素对结肠黏膜行使着一种细胞保护作用。⑤近期的几项研究又指出了 SASP 和 5-ASA 的另一作用——反应性氧气清除剂作用可对 IBD 的疗效有重要的影响。

(1)初始治疗:轻症病例第 1 周内 SASP 按 4 g/d 的剂量服用,第 2 周、第 3 周按 2 g/d 剂量服用,3 周后 80%患者症状改善,25%患者完全缓解(依临床和乙状结肠镜的标准)。重症病例多联用其他药物,原则上并不单用 SASP 治疗。

(2)维持治疗:在一项 172 例的随机试验中,复发率与维持量的大小有关,每天服 1、2、4g SASP 患者的复发率分别是 33%、14%和 9%(随诊时间 12 个月)。无论在初始治疗或维持治疗阶段,剂量越大疗效越高,但不良反应也越多。权衡起来,2 g/d SASP 当属耐受性最佳的维持剂量,也是复发率较低的维持剂量。如遇严重复发,此剂量可酌增至 3~4 g/d。维持治疗所需的时间还存有争议。多数学者认为,在主要症状缓解后,持续至少一年以上的维持治疗是适宜的。

(3)药物间的相互作用:因为 SASP 的代谢取决于正常肠道菌群,如同时服用抗生素就会延缓此药的代谢。对人类的观察表明:由壅塞症、盲襻综合征或憩室病所致的菌群失衡可导致药物更快地代谢和吸收。如将硫酸亚铁与 SASP 同时服用可导致血中 SASP 含量的下降。这是由于 SASP 与铁离子螯合,从而干扰了铁的吸收。

此外,SASP 还可加强抗凝剂、口服降糖药和保泰松类的作用。SASP 而非 SP 或 5-ASA 还可竞争性地抑制叶酸轭合酶来抑制叶酸的吸收。消胆胺与 SASP 联用会妨碍后者在肠道的吸收。同时服用 SASP 及地高辛,可使后者的生物利用度减少 25%。

(4)SASP 的主要毒副作用及其处置:文献报道在治疗 IBD 过程中,SASP 不良反应的发生率为 20%~45%。其主要毒副作用及其处置于下。

①恶心、呕吐、腹痛需停用 SASP 1~2 周,以 0.125 gr/d 重新开始再服一周,然后,每周增加 0.125 gr,直至 2 gr/d 的维持量;②当网状细胞增多时,必须追踪观察 2 个月;③出现明显的溶血、肉芽肿、肝损害、肺损害、男性不育时停用 SASP;④皮疹:如只限于局部且无全身症状,停药 1~2 周,然后自小剂量开始重新应用。抗组织胺药可有帮助,如伴发热或全身化趋势则停药,查全血细胞计数及肝功能试验。

2.肾上腺皮质激素

肾上腺皮质激素(简称激素)是治疗急性期、重型或暴发型 UC 的首选药物,而泼尼松则是最常应用的激素类型。其作用机制是激素有助于控制炎症、抑制自身免疫、减轻中毒症状。具体剂量、用药途径和疗程依病变部位、范围及严重程度而定。

(1)直肠炎：如炎症只局限于直肠且硬式乙状结肠镜可以界定其上限时，可局部应用激素治疗，亦常与口服SASP联用。栓剂或泡腾剂最为理想，但有的病例无效，其中有些严重病例须静脉点滴激素或做外科手术。

(2)轻型发作：轻型发作是指每天腹泻少于四次，伴有或不伴有血便，无全身症状而炎症范围超出直肠以外的病例。此类病例同时口服激素及激素保留灌肠。疗程至少需3~4周，如病情缓解，再用3~4周后可将泼尼松减量。如在疗程中或减量期中病情恶化，应按中度发作处理甚至住院静脉输液治疗。

(3)中型发作：中型发作的表现介于轻、重型发作之间。每天腹泻超过四次但一般状况好，无全身症状。这类患者也需在口服泼尼松龙(40 mg/d)的同时给予激素灌肠治疗。第2周口服激素剂量减至30 mg/d，第3周减至20 mg/d维持1个月。此疗法可令大多数患者达到缓解。如患者未获缓解，则应住院、按重型发作治疗。

(4)重型发作：此型发作的表现为伴有全身症状的严重发作(伴发热、心动过速、贫血、低蛋白血症或红细胞沉降率增快等)。重型患者均须住院治疗，可予输液的同时加用激素(氢化可的松400 mg或甲泼尼龙64 mg/d)，并加用局部灌肠治疗(氢化可的松100 mg加于100 mL生理盐水中保留灌肠，每日2次)。静脉输液期间除饮水外，禁用其他食物，但营养不良者需给静脉高营养。尽管静脉滴注氢化可的松对严重发作是有效的，但仍有四分之一患者需做紧急结肠切除术。肾上腺皮质激素无须用做维持治疗。

3.免疫抑制剂

由于多数UC病例可用SASP和(或)肾上腺皮质激素治愈，外科手术对UC的疗效也很好，所以临床医生并不经常使用免疫抑制剂来治疗UC。但若遇到下列情况则可考虑使用免疫抑制剂：①疾病转为慢性、且经激素和SASP治疗无效者；②出现激素的毒副作用，如高血压、骨质疏松、糖尿病和精神病时；③激素剂量>15 mg/d，用药超过6个月而仍未获缓解者；④直肠－乙状结肠炎患者对常规口服和局部治疗(SASP、5-ASA和(或)激素)无效者。免疫抑制剂如6-MP、硫唑嘌呤、氨甲蝶呤可使70%的UC获得缓解，一旦达到缓解，这类药物须维持治疗2~3年。

4.其他药物

鉴于复发性UC患者常有主细胞数量的增加，有人提出主细胞稳定剂——色甘酸二钠可有治疗作用，但还未被公认。

第十节　急性出血坏死性肠炎

急性出血坏死性小肠炎(acute hemorrhagic necrotizing enteritis)是小肠的节段性出血坏死性炎症，起病急骤，病情重。四季均可见散发病例，夏秋季高发。我国南方发病率较北方为高，青少年、儿童发病率较成年为高，男性患者较女性为多。

一、病因和发病机理

本病病因不完全清楚,可能与发病有关的因素如下。

(一)感染因素

C型产气荚膜杆菌(产生B毒素的Welchii杆菌)感染被认为与发病有关,国内一项14例患者粪便培养报告7例中有Welchii杆菌。该菌为一种专性厌氧菌,其产生的B毒素可影响人体肠道的微循环,导致斑片状坏疽性肠道病变。另有部分患者的血及粪培养中发现有大肠埃希菌等革兰阴性菌,葡萄球菌或链球菌,也可能与病程中的化脓性病变有关。

(二)胰蛋白酶减少或活性减低

实验证明,胰蛋白酶在防止本病发病中起重要作用,胰蛋白酶能降解Welchii杆菌产生的B毒素。某些影响胰蛋白酶的因素可诱发本病:①长期的低蛋白饮食肠道内的胰蛋白酶处于较低水平;②某些食物,如生甘薯、生大豆粉等含有耐热性胰蛋白酶抑制因子,大量进食此类食物可使胰蛋白酶活性降低;③肠内蛔虫感染可产生一种胰蛋白酶抑制物,据统计约80%的本病患者合并肠蛔虫症。

(三)饮食不当

进食被病原菌污染的肉食及由素食习惯突然改变为肉食为主时,肠道内的生态环境发生改变,易于Welchii杆菌繁殖并产生大量毒素而致病。

(四)变态反应

根据起病迅速,患者粪、血培养中未能确定专一的病原菌,肠道病变为肠末端小动脉壁内纤维素样坏死和嗜酸性粒细胞浸润,有学者认为本病的发病与变态反应有关。

二、病理

病变最易发生在空肠下段和回肠,也可累及十二指肠、结肠和胃。可单发或多发,病变常发生于肠系膜对侧缘,与正常组织界限清楚,呈节段性分布,多发者病变肠段为"跳跃式"。

病理改变主要为肠壁小动脉内类纤维蛋白沉着,血栓形成造成小肠坏死出血。病变始于黏膜层,表现为水肿,散在片状出血,溃疡形成,表面坏死覆盖灰绿色假膜,病灶周围有大量嗜酸性粒细胞、中性粒细胞及单个核细胞浸润,逐渐向肌层发展甚至累及浆膜层以至腹腔内有混浊的血性渗出。

病变肠道增厚变硬,严重者可致肠溃疡穿孔造成腹膜炎。肠壁肌间神经丛营养不良。肠系膜水肿可有淋巴结肿大软化。肠道外器官有时也发生病变,常见肝脂肪变,脾、肺间质炎变,肺水肿,偶有肾上腺灶性坏死。

三、临床表现

本病起病急骤,病前多有不洁饮食史,主要表现为腹疼、腹胀、腹泻、便血及全身毒血症。

(一)腹疼

本病起病时首先表现为脐周及左上腹疼,渐遍及全腹,腹疼为绞痛,初为阵发性,渐至持续疼,阵发加剧。

(二)腹泻

随腹疼出现腹泻,初为糊样便,渐至黄水样便,每日排便数次至10余次,无里急后重。

(三)便血

腹泻中多有便血,为血水样、果酱样便,重者可有暗红色血块,血便中常混有腐烂组织,有恶臭味。出血量不等,重者每日可达数百毫升,便血时间持续不等,可间断发作,长者达1个月。部分患者腹疼不重,以血便为主,病情较轻者仅有少量便血或便潜血阳性。

(四)腹胀呕吐

腹疼后多有腹胀。恶心,呕吐频繁,呕咖啡样或血水样物,常混有胆汁,部分患者可呕出蛔虫。

(五)全身中毒症状

起病时可有寒战、发热,体温一般为38 ℃～39 ℃,少数可达41 ℃～42 ℃,持续4～7 d。全身不适,虚弱,重者有嗜睡、谵妄、抽搐、昏迷,出现中毒性休克。

(六)体格检查

腹胀,腹肌紧张,肠型可见,有时可触及压痛性腹块,腹部压痛明显,可有反跳痛,有腹腔积液时可叩出移动性浊音,早期肠鸣音亢进,有肠麻痹及腹腔积液时肠鸣减弱或消失。中毒性休克时精神淡漠,神志障碍,皮肤呈花斑样,肢端湿冷,血压下降。

(七)并发症

本病并发症可有麻痹性肠梗阻、肠穿孔、腹膜炎等。

四、实验室及影像学检查

外周血白细胞升高,中性粒细胞增多伴核左移。便潜血阳性,细菌培养部分患者可有大肠埃希菌、葡萄球菌、链球菌等生长,厌氧菌培养偶可发现产气荚膜杆菌。

X光以平片检查为主,可见小肠扩张积气或液平面,肠坏死穿孔可有气腹征,急性期钡餐造影易致肠穿孔,应为禁忌。急性期后钡餐可见肠管狭窄、扩张、僵直,肠间隙增宽,蠕动减弱或痉挛,肠壁增厚,黏膜粗糙,可有肠囊肿样充气。

五、诊断

可根据腹疼、便血、发热、休克等症状结合X线片诊断。应与中毒性菌痢、急性Crohn病、急性阑尾炎、Meckel憩室炎、阿米巴病、肠套叠、肠梗阻、过敏性紫癜等鉴别,本病常伴发蛔虫症,亦应注意鉴别。

六、治疗

本病主要采用内科治疗,结合中医治疗多可取得良效,必要时可行外科手术治疗。

(一)内科治疗

1. 症状治疗

(1)支持疗法:患者应卧床休息并禁食(中药不禁),症状明显好转时可逐渐过渡到流质饮食、软食以至普通膳食,进食的时机应根据病情适时选择,过早进食病情可能反复,过迟则会使病情迁延。禁食中为保证机体的需要,应补充足够的热量、水、电解质及维生素。静脉补充葡萄糖和生理盐水,一般每日儿童补液量为80～100 mL/kg,成人2 500～3 000 mL,补液量要根据丢失液体量及失血量加生理需要量来决定。患者消耗较重,补液应以葡萄糖为主,占补液量的2/3～3/4,必要时可加输血浆、水解蛋白、氨基酸制剂、脂肪乳剂等。经补液治疗每日尿量可达 1 000 mL。便血严重及贫血时应输新鲜血,输血前可肌内注射苯海拉明 20 mg 防止输血反应。

(2)抗休克治疗:抢救休克是治疗成功的关键,应采取多种措施积极治疗。

1)补液纠正有效循环血容量不足:可输注生理盐水、林格氏液等晶体液或代血浆、血浆、清蛋白及新鲜全血,原则上晶体和胶体液交替使用。输液速度应适当以防肺水肿。

2)应用升压药:在补足血容量后如血压仍不升可考虑使用升压药。常用的升压胺药类能增加心排出量,收缩外周小血管纠正休克。药物有间羟胺、多巴胺、去甲肾上腺素等,用药剂量、输液浓度及速度可依据病情和用药后血压情况来定。如同时存在酸中毒应及时纠正以提高血管对升压药的敏感性。

3)应用胆碱能受体阻滞剂:胆碱能受体阻滞剂可扩张小动脉改善微循环灌注,升高血压纠正休克;同时还能解除平滑肌痉挛,减少肠黏膜缺血;缓解腹痛;稳定溶酶体膜减轻组织坏死程度。近年来有人主张大剂量使用。常用山莨菪碱(654-2)成人 20 mg,小儿 0.5 mg/kg 稀释后静脉滴注,根据病情于 5～20 min 后可重复给药至皮肤花斑消失,肢端转温,血压回升时逐渐减量并延长给药间隔,疗效较好,不良反应为心率增快,青光眼患者忌用。前列腺增生者慎用。

4)动脉输血:对中毒明显的顽固性休克或经输血补液及应用血管活性药物后血压仍不升高者可使用动脉输血。

5)人工冬眠:可调整血管舒缩反应,减少氧的消耗,减少毒素吸收,稳定病情。可试用于烦躁、谵妄、高热患者,应注意呼吸抑制的不良反应。

6)应用肾上腺皮质激素:激素能拮抗内毒素减轻毒血症;增强心肌收缩力,扩血管降低外周循环阻力,抗休克;稳定溶酶体膜减少渗出,抑制炎症介质,抗变态反应。一般主张早期、大剂量经静脉短时间应用。常用氢化可的松(儿童 4～8 mg/kg,成人 200～300 mg/kg)或地塞米松(儿童 1～2.5 mg,成人 5～10 mg)每日 1 次,静脉滴注,连用 3～5 d 休克控制后及时停药,肾上腺皮质激素有加重肠道出血和促发肠穿孔的危险,应予注意。抗休克治疗中宜依血流动力学监测结果,如中心静脉压及动脉压来选择药物。在血压上升并稳定后可给速尿 40 mg 静脉注射或 20%甘露醇 250 mL 快速静脉滴注(20 min 内滴入)利尿,以防发生急性肾衰竭。

(3)纠正电解质、酸碱平衡失调:由于呕吐、腹泻及禁食可出现低血钾和代谢性酸中毒,针对此二项治疗也很重要。

1)补钾:肠液一般含 K$^+$ 30 mmol/L,严重腹泻是缺钾的重要原因。血 K$^+$ 由 4 mmol/L 降至 3 mmol/L 时机体失 K$^+$ 200～400 mmol,每日应补钾 3～5 g,血 K$^+$ 降至 2 mmol/L 时机体失 K$^+$ 量 400～800 mmol,每日应补钾 8～12 g。补钾时最好保证尿量在 1 000 mL/d 以上,补钾浓度宜在 0.3%以下,速度勿过快。肾功能不全者应慎重。用心电监护间接了解血钾情况。

2)纠正酸中毒:可输注 5%碳酸氢钠,根据酸中毒程度决定用量。在酸中毒伴低血钾时存在细胞内低钾,酸中毒纠正后 K$^+$ 转移至细胞内,加重低血钾,应注意及时补充。

(4)对症治疗:高热烦躁者可予解热镇静剂,物理降温或中药紫雪散;腹胀明显者,可用胃肠减压;便血严重者可试用静脉注射对羧基苄胺、止血敏、立止血及维生素 K 等,亦可试用凝血酶口服。腹疼明显者可注射山莨菪碱或配合针刺治疗。

2.病因治疗

尽管确切的病因尚不清楚,针对可能的病因治疗临床上有效。

(1)抗感染:①抗生素治疗,本病发病与细菌感染有关,选用适当的抗生素可控制肠道内细菌,减轻病损,一般选用对革兰阴性菌敏感的抗生素,如氨苄青霉素每日 4～14 g;氯霉素儿童 30～50 mg/kg,成人 1～1.5 g;庆大霉素儿童 4 000～ 8 000 U/kg,成人 16～24 万单位;卡那霉素儿童 20～ 30 mg/kg,成人 1～1.5g;多黏菌素 1～2.5g;头孢唑啉、头孢噻肟、头孢三嗪等亦可选用。甲硝唑对厌氧菌有较好抗菌作用,一般用 7.5 mg/kg,每日 4 次,静脉滴注或 400 mg,每日 4 次,口服,效果较好。抗生素治疗应早期、足量、联合使用,尽量静脉给药,一般选用二种作用机制不同的药物联用。使用中注意某些药物的过敏反应,耳、肾毒性及骨髓抑制等不良反应;②抗血清治疗,Welchii 杆菌感染与发病关系较密切,使用 Welchii 杆菌抗血清 42 000～85 000 U 静脉注射,有较好疗效;③驱虫治疗,本病合并蛔虫感染的患者很多,呕出蛔虫或粪中查到蛔虫卵者可加用驱虫药。如噻嘧啶每日 10 mg/kg,或驱蛔灵儿童 150 mg/kg、成人3～3.5 g,与左旋咪唑 150 mg 每日 2 次联用,连服 2 d。

(2)胰蛋白酶治疗:胰蛋白酶浓度减低及/或活性减低与发病有关,补充胰蛋白酶可降解 Welchii 杆菌产生的 B 毒素并可清除肠内坏死组织。可用胰蛋白酶 0.6～0.9 g,每日 3 次口服,重者另加 1 000 U 每日 1 次,对减轻病情有利。

(3)抗变态反应治疗:色苷酸钠通过抑制磷酸二酯酶使 cAMP 浓度增加,稳定肥大细胞膜,阻止肥大细胞脱颗粒,从而抑制组胺、5-羟色胺、慢反应物质等过敏反应介质的释放,并选择性抑制 IgE 与过敏原结合,对 Ⅰ 型和 Ⅱ 型过敏反应有良好的预防及治疗作用。用量为 100～600 mg,每日 3 次。

3.中医治疗

近年来采用中西医结合治疗本病取得了很好的疗效。本病中医学属于肠痈热毒壅滞、热毒结腑范畴,在采用西药治疗的同时可根据不同征象,辨证施治。治则以清热解毒,凉血止血,通里攻下,补气摄血为主,方用黄连解毒汤、大承气汤、小承气汤,据证加减。病变后期则以健脾益气为主,方用竹叶石膏汤加减。亦可采用针刺治疗。

(二)外科治疗

一般内科中西医结合治疗即可,危重患者或内科治疗效果不著,病情加剧伴严重并发症时常需外科手术治疗。

第十一节　肝硬化

一、概述

肝硬化(cirrhosisofliver)是由各种原因引起的弥散性肝损害,在病理组织学上有广泛的肝细胞变性坏死、纤维结缔组织增生和纤维隔形成,残存肝细胞结节再生,从而导致正常肝小叶破坏和假小叶形成。临床上以肝功能损害和门脉高压症为主要表现,可有多系统损害,晚期并发消化道出血、肝性脑病继发感染而危及生命。

二、病因和发病机制

(一)病因

肝硬化的病因有多种,世界各地区有不同,西方欧美国家以酒精性肝硬化为主,亚洲、非洲以病毒性肝炎后肝硬化为主,我国以病毒性肝炎后肝硬化多见,其次为血吸虫病性肝硬化,而酒精性肝硬化亦逐年增加。

1.病毒性肝炎

在我国乙型肝炎病毒、丙型肝炎病毒、丁型肝炎病毒感染是引起肝硬化的主因,乙肝病毒感染最多见,其演变过程主要经过慢性肝炎,尤其是 HBeAg 持续阳性的慢性活动性肝炎。肝硬化患者中,HBeAg 阳性率明显高于非肝硬化患者或一般人群。丙型肝炎 80%呈慢性化,20%演变成肝硬化,乙型肝炎病毒与丁型肝炎病毒重叠感染者易发生重症肝炎,其中有70%～80%发展为肝硬化。

2.酒精中毒

世界卫生组织统计各国酒精的消耗量与肝硬化病死率是正相关,每日摄入酒精 160 g,持续 8 年以上便可产生酒精性肝硬化。若并发乙肝感染会加重酒精性肝病变,更容易导致肝硬化。

3.寄生虫病

慢性血吸虫或肝吸虫病经常引起肝纤维化,晚期出现肝硬化。由于虫卵沉积于汇管区及其毒素刺激引起的大量结缔组织增生,导致肝纤维化。

4.胆汁淤积

长期肝外、肝内胆管梗阻引起胆汁淤积,胆酸和胆红素的毒性作用可引起肝细胞的变性坏死、肝纤维化,终致肝硬化。可分为原发性胆汁性肝硬化和继发性肝硬化。

5.药物或毒物

化学物质对肝脏的损害可分两类:一类是对肝脏的直接毒物,如四氯化碳、氨甲蝶呤等;另一类是肝脏的间接毒物,与剂量无关,对特异素质的患者先引起变态反应,然后引起肝损害,少数病患者可引起肝硬化,如异烟肼、异丙肼。

6.循环障碍

导致肝静脉回流受阻,肝窦内压增高,往往引起肝细胞缺氧坏死和结缔组织增生,最终导致肝硬化,见于慢性心功能不全、缩窄性心包炎、肝静脉阻塞(Budd-Chiari 综合征)。

7.遗传代谢性疾病

由于遗传或先天性缺陷引起某些物质代谢障碍,使某些物质在肝内沉积,引起肝细胞变性坏死和结缔组织增生,如血色病引起的铁沉积、肝豆状核变性引起的铜沉积、α_1-抗胰蛋白酶缺乏症、IV 型糖原累积病、半乳糖血症、先天性酪氨酸血症、囊性纤维化、遗传性果糖不耐受症均可引起肝硬化。

8.先天梅毒性肝硬化

先天梅毒性肝硬化由患梅毒的母亲经胎盘传染给胎儿。患者肝脏间质纤维化,肝细胞萎缩,梅毒螺旋体大量存于肝内,炎性细胞浸润。

9.营养障碍

长期蛋白质、B 族维生素、E 族维生素等摄入不足或吸收障碍,可引起肝细胞脂肪变性、坏死。多数人认为营养失调是产生肝硬化的间接原因,只能使肝脏对其他致病因子的抵御力降低,否认与肝硬化的直接关系。

10.其他

隐源性肝硬化病因不明,此类肝硬化随着检查技术的提高,所占比例数将逐渐减少。胰腺囊性纤维化、遗传性出血性毛细血管扩张症也可出现肝硬化。

（二）发病机制

肝硬化的形成因病因不同而不同,包括:①肝炎性途径:各型慢性活动性肝炎、自身免疫性肝炎、药物性肝炎、肝豆状核变性、原发性胆汁性肝硬化和原发性硬化性胆管炎通过此途径而发展为肝硬化。②脂肪肝性途径:其特点是肝细胞呈大囊泡性气球样变,中性粒细胞及淋巴细胞浸润。酒精性肝损害、2型糖尿病肝损害、某些药物(如胺碘酮)性肝损害呈此种表现。③门脉性和小叶中心性纤维化。肝内外胆汁淤积,肝静脉回流障碍致门脉区或小叶中央区纤维化。另外,肝硬化门脉高压的形成与肝硬化形成的病理过程相互关联。

三、病理分类

（一）小结节性肝硬化

小结节性肝硬化包括门脉性肝硬化、酒精性肝硬化、营养缺乏性肝硬化及发展缓慢的病毒性肝炎后肝硬化等。

（二）大结节性肝硬化

大结节性肝硬化相当于坏死后肝硬化,肝表面呈大小不等的结节,结节大小在10~50 mm。

结节由宽的结缔组织束分割而形成。显微镜下特点是有广泛的粗大的结缔组织束将肝小叶不规则分割,形成大小不等的结节。

（三）混合性肝硬化

混合性肝硬化同时具有小结节性和大结节性肝硬化的特征。

（四）不完全分隔性肝硬化

肝表面为颗粒状或结节状,结节大小不一,直径为1~10 mm。显微镜下汇管区增宽,肝小叶的分割不完全。

四、临床表现

肝硬化起病一般较慢,病情隐匿,可潜伏数年到数十年,少数病毒性肝炎可因大片肝坏死,3~6个月后肝硬化。

肝硬化的临床表现与病理和肝脏受损的程度有关,一般分为肝功能代偿期和肝功能失代偿期,临床上两期界线常不清楚。①代偿性肝硬化:症状较轻,可仅表现为乏力、食欲缺乏、腹胀、厌油、恶心等消化不良的症状,可经休息或适当治疗后缓解,体征一般不明显,营养状况一般良好,可有肝脏轻度肿大、质地偏硬,脾脏也可轻度肿大,可有肝掌和蜘蛛痣。肝功能检查正常或轻度异常。②失代偿期肝硬化:失代偿期症状突出,主要表现为肝功能减退和门脉高压症所致的临床表现,并且常伴有全身多系统受累的表现。

（一）肝功能减退的临床表现

1.出现物质代谢的障碍

(1)蛋白质合成分解障碍:血浆清蛋白、β球蛋白、80%的α球蛋白、凝血酶原、依赖维生素K的凝血因子VII和IX、不依赖维生素K的第V和VIII纤维蛋白原等均在肝内合成。蛋白质的分解代谢也在肝细胞内进行,当肝细胞受损时,上述各种蛋白质的合成减少。血浆清蛋白降低,导致血浆胶体渗透压下降,易形成腹腔积液;凝血因子合成减少,容易发生出血倾向;尿素合成障碍,血氨增多,是发生肝性脑病的重要因素。

(2)糖代谢障碍:肝硬化时,肝糖原合成障碍,使肝内糖原储备不足,易发生低血糖;另外肝硬化时可出现高血糖及糖耐量曲线异常,血糖下降延迟,故出现空腹低血糖;进餐后血糖曲线高峰前移。

(3)脂肪代谢障碍:肝脏对血脂的浓度起调节作用,脂肪食物吸收后在肝内转化为体脂,运到储存部位;饥饿时,体脂被转运到肝脏,在肝内转化为磷脂后再分解。肝硬化时,血脂调节发生障碍,可有高血脂现象。胆固醇脂化作用受到抑制,血中胆固醇酯减少。

(4)维生素代谢障碍:维生素 A、维生素 D、维生素 K、维生素 B_1、维生素 B_2、维生素 B_6、烟草酸、叶酸及维生素 B_{12} 皆在肝内储备及代谢,尤其是脂溶性维生素。肝硬化时,临床上可出现各种维生素缺乏症。

(5)激素代谢障碍:肝脏对多种激素有灭活作用,肝硬化时该功能减退,体内激素水平增高。雌激素、抗利尿激素及醛固酮、促黑色素激素增多、胰岛素也因灭活减低而增多。其他如血管活性肠肽(VIP)升高,红细胞生成素增加,预示发生肝癌。雄激素水平则降低,临床出现甲状腺功能减低。

2.临床表现

(1)全身症状:营养状况较差、体质量减轻,重症患者精神不振、衰弱,有不同程度的乏力。有些患者可有不规则低热,可能与肝细胞坏死、感染、内毒素血症有关,并常有双下肢水肿、舌炎、口角炎、夜盲。半数以上患者有黄疸,中重度黄疸表示肝细胞有进行性或广泛坏死。

(2)消化系统症状:食欲缺乏、甚至畏食,进食后上腹饱胀不适、恶心、腹泻,对脂肪类和蛋白质类食物耐受性差。半数患者可有腹痛,可能由于肝周围炎、肝细胞进行性坏死、脾周围炎、门静脉血栓形成、胆囊炎或并发腹膜炎。肝硬化时,消化性溃疡的发生率为 $20\%\sim30\%$,十二指肠溃疡多于胃溃疡。胃黏膜充血、水肿和糜烂,十二指肠炎多见,其原因可能为门脉高压并发胃黏膜损害及胃黏膜血流减少、营养障碍、H^+ 回渗、血清促胃液素增多及胆汁反流。肝硬化患者胆石症的发生率高,主要为胆色素结石,可能与胆色素代谢异常有关。

(3)出血倾向和贫血:患者肝脏合成凝血因子减少、脾功能亢进致血小板减少,以及肝溶酶增加和血管内凝血引起凝血机制障碍,表现为鼻出血、牙龈出血、皮肤紫斑。

(4)内分泌紊乱:雌激素增加反馈抑制垂体性腺轴,雄激素减少,致使雄/雌激素比例失调。男性出现性欲减退、睾丸萎缩、乳房发育,毛发脱落;女性表现为性欲减退、月经量少、停经和乳房萎缩。垂体-肾上腺轴:由于雌激素增加,反馈抑制腺垂体的分泌功能致糖皮质激素减少。高胰岛素血症:是肝脏对胰岛素分解代谢减弱及胰岛素分泌增加所致,表现为高血糖,糖耐量异常。醛固酮、抗利尿激素水平增加,引起水钠潴留。

(5)肝外表现:皮肤改变:蜘蛛痣、肝掌和肝病面容,具有一定特征性。蜘蛛痣主要分布在上腔静脉的引流区域,原因尚不清楚。肝病面容是面部皮肤灰暗、黝黑、无光泽。部分患者出现匙状指、杵状指或扁平指。

(6)心血管系统:肝硬化患者可有高动力循环,特征为心输出量增加、外周阻力降低、平均动脉血压降低,原因被认为是血管对儿茶酚胺敏感性降低及肝功能降低导致扩血管物质(NO、胰高血糖素、前列环素)含量增加。

(7)呼吸系统:约半数患者出现低氧血症,主要由于肺动脉静脉短路、通气/灌注比例失调、肺弥散功能下降所致。

（二）门脉高压症的临床表现

门脉高压症指各种原因引起的门静脉压力超过正常（1.33～1.59 kPa），表现为脾大、腹腔积液及侧支循环开放，并加重肝衰竭。

1.脾大

肝硬化均有不同程度的脾大，一般呈中度肿大。原因有：①门脉高压，脾静脉回流受阻，引起脾脏淤血；②肝坏死所产生的毒性物质、病原体及其毒性产物引起脾单核-巨噬细胞系统增生和淋巴滤泡增大。脾脏重度肿大可储存大量血细胞，阻隔在脾窦内的血细胞可被单核巨噬细胞破坏和吞噬引起周围血中白细胞、红细胞或血小板中的 1 种、2 种或 3 种血细胞减少，称为脾功能亢进。

2.侧支循环形成与开放

由于肝内血管床减少和阻力增加，导致门静脉压力增高，超过 1.96 kPa(200 mmH$_2$O)，此时临床上常有门静脉-腔静脉之间的交通支开放，形成侧支循环。主要有 4 组：①食管-胃底静脉曲张，在临床上此组最重要，可因腹内压增高、食管黏膜炎症、摄入坚硬或粗糙食物引起曲张静脉破裂大出血；②腹壁静脉曲张，血液流向为脐以上向上、脐以下向下，听诊有时可听到一种莹莹静脉杂音，触诊可有震颤，称为克-鲍综合征（Cruveilhier-Baumgarten syndrome）；③痔静脉：门脉系统的直肠上静脉与腔静脉系统的直肠中、下静脉吻合；④腹腔脏器与腹膜后组织间吻合。

3.腹腔积液

腹腔积液是肝硬化失代偿期最突出的临床表现之一。其原因有：①门静脉压增高，超过 2.94kPa(300 mmH$_2$O)，腹腔内脏器毛细血管静水压增高，滤过增多，组织间液的回收减少，而漏入腹腔；②低蛋白血症，血浆清蛋白低到 30 g/L 时，血浆胶体渗透压降低致液体向腹腔内外渗；③淋巴液生成增多，肝静脉回流受阻，血浆自肝窦渗出到窦旁间隙，肝淋巴液生成增多，超过了胸导管的回流能力，淋巴液自肝包膜和肝门淋巴管溢出；④内分泌因素，继发醛固酮分泌增多致肾对钠的重吸收增加，抗利尿激素分泌增多致肾对水的重吸收增加；⑤腹腔积液形成后有效循环血容量不足，致肾交感神经活性增强，前列腺素、心钠素及激肽释放酶-激肽活性降低，继发肾素-血管紧张素-醛固酮系统兴奋，进一步导致肾血流量降低，排钠、水减少。腹腔积液出现后患者可感腹胀，体征可见腹部膨隆，移动性浊音阳性。大量腹腔积液腹部呈蛙腹状，可伴呼吸困难，尤其是伴胸腔积液者更明显。

（三）并发症

1.上消化道大出血

上消化道大出血是消化道最常见的并发症，病死率高。主要是食管胃底静脉破裂所致。其他原因有门脉高压性胃病、消化性溃疡等。临床表现为突然发生呕血、黑便或血便，常引起出血性休克，诱发肝性脑病或肝肾综合征。

2.感染

由于机体免疫功能减退、脾功能减退及门体静脉之间侧支循环的建立，增加了病原微生物进入人体循环，故容易并发各种感染。如呼吸系统（支气管炎、肺炎）、腹膜炎（原发性腹膜炎、结核性腹膜炎）、胆系感染及败血症等。

3.肝性脑病

肝性脑病是由于急、慢性肝病或各种原因的门体分流所引起的，以代谢紊乱为基础的神经精神方面的异常。临床表现可以是仅仅用智力测验或电生理检测方法才能检测到的轻微异常，也可表现为行为异常、意识障碍、甚至昏迷。

4.肝肾综合征

肝肾综合征是肝衰竭时发生的急性肾功能不全，预后极差。其发生与血管活性物质生成或代谢紊乱、内毒素血症及全身血流动力学变化等因素有关。早期肝肾综合征患者肾脏无明显变化，晚期有可能发生缺血性肾小管坏死。肝肾综合征常伴低蛋白血症、张力性腹腔积液、门脉高压肝脾大、钠潴留等。诱因可以是消化系统出血、腹腔积液或其他感染、肝性脑病。一般表现为肌酐清除率下降，血尿素氮、肌酐升高，尿量减少或无尿，常伴有血钠下降、尿钠减少。

5.水、电解质紊乱

低钾是肝硬化常见的症状，醛固酮增多、利尿剂的应用以及呕吐、腹泻均可导致大量失钾，同时肾小管回吸收钾的能力减低，均可引起低血钾。低钠也是肝硬化常见的电解质紊乱的表现，利尿剂的应用可引起缺钠性低钠血症，水肿和腹腔积液可引起稀释性低钠血症。

6.原发性肝癌

约 2/3 的肝癌是在肝硬化的基础上发生的。

五、辅助检查

(一)血常规

在代偿期多正常，失代偿期常有不同程度的贫血，脾功能亢进时血细胞和血小板计数减少。

(二)尿常规

黄疸时可有胆红素、尿胆原增加。

(三)大便常规

出血时可有血便。

(四)肝功能检查

1.生化检查

①胆红素在失代偿期有不同程度增高，肝硬化时高胆红素血症，常表明肝功能严重受损，主要与肝细胞坏死严重和溶血有关。②转氨酶(ALT、AST)增高，肝细胞损害时自肝细胞浆中逸出，其升高程度不一定与肝损害程度一致，也缺乏特异性。一般以 ALT 升高显著，但当肝细胞坏死严重时，线粒体也严重损伤，AST 增高明显，故 AST/ALT 比值增大，反映肝细胞损伤的严重程度。③血清蛋白：肝硬化失代偿期清蛋白降低，球蛋白增多，致白/球比例下降，甚至倒置。蛋白电泳清蛋白降低，γ球蛋白升高。④凝血酶原时间(PT)：失代偿期常延长，活动度降低，原因是肝脏合成的凝血因子减少，经注射维生素 K 后不能纠正。⑤γ谷氨酰转移酶(γ-GT、GGT)：肝硬化患者 90% 以上 γ-GT 升高，尤以酒精中毒引起者明显，慢性肝病 γ-GT 持续增高提示预后不良。⑥碱性磷酸酶(AKP)：70% 的患者可升高。⑦血清腺苷脱氢酶(ADA)测定：ADA 是反映肝损害的一个良好指标，与 ALT 一致。ADA 活性与肝纤维化程度有关。肝纤维化时突出特征是成纤维细胞增加及细胞合成胶原的能力增强，核酸代谢加速而引起 ADA 活性增强。

2.肝储备功能检查

肝储备功能检查如氨基比林呼气试验(ABT)降低，静脉色氨酸耐量试验 F/T 异常，半乳糖耐量试验排出量增加,利多卡因代谢物生成试验明显降低。以上各种功能定量试验能较好地反映肝细胞储备功能,但个体差异和年龄影响判断检测结果,另检测方法繁杂,限制了临床的广泛应用。

(五)肝纤维组织增生和纤维化的指标

1. Ⅱ型前胶原肽(PⅡP)

血中PⅡP可以间接反映肝脏胶原的合成代谢,是目前临床应用最广的诊断肝纤维化最好的指标。PⅡP与肝组织内纤维增生程度密切相关,主要反映活动性肝纤维化。各种慢性肝病之间PⅡP常重叠,肝硬化患者血清PⅡP浓度高于慢性肝炎。

2. Ⅳ型胶原

Ⅳ型胶原反映肝纤维化的程度,肝硬化及肝癌伴肝硬化患者血清Ⅳ型胶原高于慢性活动性肝炎。

3. 层粘连蛋白

细胞外基质糖蛋白是基底膜的主要成分,与肝纤维化有良好的相关性,肝硬化时合成率增加、降解减少。此外,它对肝窦毛细血管化、门脉高压有诊断价值。

4. 纤维连接蛋白受体(FnR)、单胺氧化酶(MAO)

纤维连接蛋白受体(FnR)、单胺氧化酶(MAO)在肝硬化时均可增高,但特异性差。

5. 透明质酸(HA)

透明质酸是细胞外间质的重要成分,主要在肝内降解,故肝纤维增生和肝功能障碍使其血浆浓度升高。

(六)免疫学检查

肝硬化时细胞免疫功能减低,而体液免疫功能增强,血中 IgG、IgA、IgM 增高,以 IgG 增高明显。肝炎病毒标志物的检测有助于病因诊断。

(七)腹腔积液检查

肝硬化腹腔积液一般为漏出液。并发自发性腹膜炎时腹腔积液透明度下降,白细胞计数$>300\times10^6$/L,以中性粒细胞为主,比重往往介于渗漏之间,细菌培养可呈阳性;并发结核性腹膜炎时腹腔积液可呈血性,细胞分类以淋巴细胞为主。血性腹腔积液注意是否并发肝癌。

(八)影像学检查

1. 超声检查

肝硬化时 B 超所见多为非特异性征象,早期肝硬化可见肝大,肝实质呈不规则的点状回声。典型肝硬化表现肝实质回声不均匀增强,肝表面不光滑、有结节感。右叶萎缩,肝左叶、尾叶可增大。同时可见脾大、腹腔积液。门脉高压时门静脉直径往往>14 mm,脾门静脉直径常>10 mm,超声可检测门脉的最大血流速度(MFV)和流量(FV),肝硬化时明显减少。

2. CT 与磁共振检查

两者可观察肝脏外形、肝叶比例及裂隙、脾大,并对于早期发现肝细胞癌、合并囊肿、血管瘤有鉴别价值。

3. 放射性核素检查

核素显像可见肝右叶缩小、左叶增大,肝内放射性分布不均匀。可见斑点放射性减低区。脾大,核素扫描对反映门脉高压时门体侧支分流和肝内分流的定量有较好价值。

4.上消化道造影

上消化道造影可见食管静脉及胃底静脉曲张征象,典型征象食管静脉曲张呈蚯蚓状或串珠状充盈缺损,胃底静脉曲张可见菊花样充盈缺损。

5.内镜检查

胃镜可准确确定静脉曲张的部位、范围和程度,红色征,有无食管糜烂。上消化道出血急诊胃,检查可明确出血原因,并可行镜下出血治疗,腹腔镜是诊断肝硬化的可靠方法之一,典型者可见肝表面结节状、腹壁静脉曲张及脾大。可在直视下行肝穿刺取活组织检查,可发现早期病变,并根据肝硬化病理类型分型。

6.血管造影

血管造影用于判断门脉高压症程度,诊断 Budd-Chiari 综合征,评价降门脉压治疗的效果。对原发性肝癌的鉴别有一定意义。

(九)肝活检

肝活检多采用快速穿刺法,方法有经皮盲目穿刺、B超导引下肝穿刺、腹腔镜直视下穿刺。肝穿刺病理组织学检查是诊断肝病的最好方法,病理检查有假小叶形成即可诊断为肝硬化,但取材过少,结果可呈假阴性。

六、诊断与鉴别诊断

(一)诊断

诊断主要依靠病史、肝功能减退和门脉高压症的表现,结合肝脏实验室检查,对失代偿期肝硬化诊断不难,对代偿期肝硬化和原因不明的肝硬化必要时进行肝穿刺活检,争取早日诊断。肝功能分级对手术时机选择、判断预后及药物疗效有重要参考价值。

(二)鉴别诊断

(1)本病应与慢性肝炎、原发性肝癌、华支睾吸虫病、肝包虫病、血液病及遗传代谢障碍性疾病鉴别。

(2)腹部膨隆的鉴别:包括与其他原因引起的腹腔积液鉴别,如结核性腹膜炎、缩窄性心包炎、慢性肾炎及肿瘤性腹腔积液;还应与腹部巨大肿块鉴别,如巨大卵巢囊肿等。

(3)并发症的鉴别:①上消化道出血,除考虑食管胃底静脉曲张外,要排除消化性溃疡、糜烂出血性胃炎、胃癌等;②肝性脑病需与其他引起意识障碍的疾病鉴别,如糖尿病低血糖昏迷、酮症酸中毒、高渗性昏迷、脑血管病变、中毒等;③功能性肾功能不全,应与原发性肾脏疾病、高血压肾病等鉴别。

七、治疗

肝硬化的治疗是综合性的,无特效治疗,首先是针对病因的治疗,加强一般治疗,延缓病情,以及针对各种并发症的治疗。

(一)一般治疗

1.休息

肝功能代偿期宜劳逸结合,减少体力活动;失代偿期的患者宜卧床休息,以减少肝脏负担。

2.饮食

代偿期以三高为原则,即高热量、高蛋白、高维生素;失代偿期患者以易消化、富含营养的饮食为宜,适当的蛋白 1.0~1.5 g/(kg·d)、高糖、低脂(脂肪量相当于总热量的 1/3 左右)。肝功能严重损害及肝性脑病患者宜限制蛋白或禁止蛋白。腹腔积液或水肿时适当低盐饮食,并限制水的摄入。应禁酒,避免应用损害肝细胞的药物及坚硬粗糙食物。

3.支持治疗

失代偿期患者进食减少或不能进食,宜静脉给予高渗葡萄糖、多种维生素、胰岛素,严重者酌情给予复方氨基酸、鲜血或清蛋白。同时注意维持电解质、酸碱平衡。

4.去除病因

病因是最重要的治疗,如解除机械性胆管梗阻、戒酒、治疗病毒性肝炎、清除血色病和 Wilson 病过多的铁和铜沉积、根治血吸虫病等,通过有效的病因治疗常能控制病变发展,甚至使病变逆转。

(二)药物治疗

补充维生素和对症治疗。适当补充维生素 B_1、维生素 B_2、维生素 C、叶酸、维生素 B_{12}、烟酸、维生素 A、维生素 D、维生素 K 等。

1.保护肝细胞,促进肝细胞再生,阻止使用致肝细胞坏死的药物

这类药物常用的有葡糖糖醛酸内酯,有解除肝脏毒物的作用,用法为每次 0.1~0.2 g,每日 3 次,口服。水飞蓟素片有保护肝细胞膜、抗多种肝脏毒素的作用,用法为每次 2 片,每日 3 次。促肝细胞生长素、前列腺素 E_2、谷胱甘肽、半胱氨酸等均有抗肝细胞坏死、促进细胞再生作用。

2.抗纤维化治疗

目前应用于临床的有效药物仅有秋水仙碱,1~2 mg/d,每周用 5 d,经临床观察肝组织病理学改变有一定程度好转。泼尼松对肝硬化前期有效,可促进蛋白合成和胶原吸收,肝硬化晚期无效。D 青霉胺(D-PA)是含巯基化合物,可抑制单胺氧化酶的活力,使胶原纤维的形成受阻,每日 800 mg。铃兰氨酸通过置换前胶原的羟脯氨酸,影响胶原的合成和分泌,从而减少胶原形成。

(三)肝硬化并发症的治疗

1.肝硬化腹腔积液的治疗

肝硬化腹腔积液可并发感染、水、电解质紊乱、肝肾综合征,治疗不当又可诱发肝性脑病和水、电解质紊乱,因此应积极治疗,一般采用综合治疗。

(1)一般治疗:肝硬化腹腔积液患者对钠、水常不耐受,摄入 1 g 钠可潴水 200 mL,因此应严格限制钠、水摄入量。一般控制钠的摄入量为每日 2 g;水的摄入量 1 000 mL 为宜,一般不超过 1 500 mL,对顽固性腹腔积液限制在 500~700 mL,尤其是有稀释性低钠血症时更应严格控制水的摄入。观察腹围和体质量,因腹腔积液每日最大吸收量为 700~950 mL,故体质量减少应控制在每周减体质量 4~5 kg 为宜。

(2)利尿剂:利尿剂应用时应注意不宜大量快速利尿,而宜从中、小剂量开始。大量快速利尿的结果为可导致有效循环血容量的下降,降低肾血流量,继发肾功能不全。为预防电解质紊乱,宜采用保钾利尿剂和排钾利尿药联合使用,要经常监测电解质的变化。①螺内酯(安体舒通):每日口服 60~240 mg,分 2~4 次口服;②氨苯蝶啶:作用于远曲小管利钠保钾,100~200 mg,每日 3 次;③噻嗪类利尿药:作用于髓襻升支,抑制钠、氯的回吸收,排钾,如氢氯噻嗪(双氢克尿塞)50~100 mg/d,每日 2~3 次;④呋塞米:作用于髓襻升支,抑制钠和氯的

回吸收,排钾,作用强起效快。用法:口服、肌内注射或缓慢静脉注射,40～100 mg/d。

(3)提高血浆胶体渗透压:血浆清蛋白过低应输注清蛋白,或同时给予蛋白合成激素,如生长激素 4 U,每周两次;清蛋白每日可用 10～20 g。也可输血浆或全血,可提高血浆胶体渗透压、增加循环血容量、加强利尿作用。

(4)腹腔穿刺放腹腔积液:主要用于高度腹腔积液影响心、肺功能的患者。一般一次放腹腔积液 2 000～3 000 mL,同时加注清蛋白或血浆,疗效可提高。感染性腹腔积液利尿效果欠佳,也可定期放腹腔积液,同时配合其他治疗。血性腹腔积液不宜放。放腹腔积液易丢失蛋白及电解质,加重低蛋白血症和导致电解质紊乱。严重者可诱发肝性脑病。

(5)腹腔积液浓缩回输:是难治性腹腔积液的较好治疗方法,抽取腹腔积液 5 000～6 000 mL,经超滤器将其浓缩成 500 mL,保留了蛋白质,清除了水和尿素氮,经静脉回输。该方法在消除腹腔积液的同时,提高血浆蛋白及胶体渗透压,增加尿量,对合并心力衰竭亦有缓解。禁忌证:感染性腹腔积液、癌性腹腔积液、有严重凝血障碍或近期有过消化道出血、严重心律失常和心力衰竭。

2.肝硬化并原发性腹膜炎的治疗

除一般支持疗法外及时应用抗生素,细菌培养阳性者根据药敏试验选择药物;培养阴性,按照最常见致病菌即大肠埃希菌或革兰阴性杆菌选用抗生素,兼顾革兰阳性细菌,常选用氨苄西林或头孢菌素类抗生素。

3.肝肾综合征的治疗

肝肾综合征首先应早期预防,避免各种诱因,如感染、上消化道大出血、低血钾、大量放腹腔积液、过度利尿等。

治疗包括:①扩容,对低蛋白血症可输注清蛋白、血浆或 706 代血浆。②利尿,可选用渗透性利尿剂如甘露醇或山梨醇静脉滴注,配用呋塞米 100～300 mg 静脉滴注。③血透或腹腔积液超滤回输。④应用血管活性药物增加肾血流量,如多巴胺。小剂量多巴胺可增加心输出量、增加肾血流量,理论上可增加肾小球滤过率。八肽加压素(Octapressin)可降低肾血管阻力、增加肾皮质血流量,因此可增加肾小球滤过率,开始剂量 0.001 U/min,必要时增加剂量,对血压偏低者疗效较好。⑤外科手术治疗,可行腹腔-颈静脉分流术、门腔静脉吻合术或脾肾静脉吻合术、背交感神经切除术,报告少,疗效不确定。⑥肝移植,是有效治疗手段之一,可迅速恢复患者肾功能。⑦原发性肝癌治疗和肝性脑病治疗。

4.门脉高压症的治疗

门脉高压症绝大多数继发于肝硬化,食管胃底静脉曲张破裂出血是门脉高压症的严重并发症和死亡原因,因而在治疗中占重要地位。

第十二节　慢性胰腺炎

慢性胰腺炎(chronic pancreatitis,CP)是由于各种因素造成的胰腺组织和功能的永久性、持续性损害,胰腺内外分泌功能障碍等为主要特征的慢性进行性炎症。胰腺出现不同程度的腺泡萎缩、胰管变形、纤维化及钙化，并出现不同程度的胰腺外分泌和内分泌功能障碍，临床上主要表现为腹痛、腹泻或脂肪泻，消瘦及营养不良等胰腺功能不全的综合征，后期可出现腹部囊性包块、黄疸和糖尿病等。以40～60岁多见，男性多于女性。

一、概述

慢性胰腺炎无规律地分布于世界各地区，不同地区的发病率相差较大，国外以慢性酒精中毒为主要原因，占病因的60%～80%；国内则以胆管疾病为常见病因，其他可引起慢性胰腺炎的还有营养不良、高钙或高脂血症、胰腺创伤、胰腺分裂、甲状旁腺功能亢进、遗传和免疫因素等，还有10%～30%原因不明，称为慢性特发性胰腺炎。

胆管感染或结石所引起的胆总管开口部或胆胰管交界处狭窄或梗阻，损伤胰腺组织及导管系统，造成炎症或梗阻。酒精刺激胰腺分泌增加，形成胰管内蛋白栓子，造成胰管梗阻。

二、临床表现

慢性胰腺炎多见于40岁以上者，男性多于女性。临床表现为无症状期与症状轻重不等的发作期交替出现，也可无明显症状而发展为胰腺功能不全的表现。

(一)症状

1.腹痛

腹痛是胰腺炎最主要的症状，占90%左右，多呈间歇性发作，少数呈持续性，疼痛多位于上腹部，可向背部、双侧季肋部、前胸、肩胛等处放射，饭后或饱餐后可诱发，仰卧位时加重，前倾、坐位减轻。发作时可伴有发热或黄疸。间歇期可无症状，或仅有消化不良表现。少数患者以隐袭慢性炎症方式进行，临床上可不发生腹痛。

2.腹泻

通常仅在胰腺外分泌功能丧失90%以上时，患者可出现食欲缺乏、腹胀、不耐油腻食物等，大便次数频繁、量多，稀软而酸臭，外观呈泡沫状，表面油腻并有油漂浮。长期腹泻致患者消瘦、营养不良及维生素A、维生素D、维生素E、维生素K缺乏等症状，表现为夜盲症、皮肤粗糙、肌肉无力和出血倾向等。

3.体质量下降

体质量下降一方面是由于吸收不良导致营养障碍，另一方面是恐惧进食后疼痛加重而厌食。大部分患者体质量减轻。

4.糖尿病

糖尿病是胰腺内分泌功能不足的表现，是慢性胰腺炎最常见的并发症。慢性胰腺炎患者中约有1/3为显性糖尿病，表现为多饮、多食、多尿、体质量减轻等；1/2为隐性糖尿病，葡萄糖耐量试验结果异常。

5.其他并发症

慢性胰腺炎还可出现梗阻性黄疸、十二指肠狭窄、胰腺假性囊肿、胰源性胸腹腔积液和脾静脉血栓形成等并发症。

(二)体征

腹部压痛和腹痛不相称，上腹可有轻微压痛。少数患者因胰头显著纤维化或假性囊肿压迫胆总管，可出现持续或缓慢加深的梗阻性黄疸。当并发假性囊肿时，腹部可扪及表面光整的包块。少数患者可出现腹腔积液和胸腔积液、消化性溃疡和上消化道出血、多发性脂肪坏死、血栓性静脉炎或静脉血栓形成及精神症状。

三、辅助检查

(一)实验室检查

(1)粪便弹力蛋白酶:正常值 200 $\mu g/g$,慢性胰腺炎<200 $\mu g/g$。

(2)粪苏丹Ⅱ染色:阳性者为脂肪滴,显微镜下粪中脂肪滴>100 个/高倍视野或肌肉纤维>10 个/低倍视野。

(3)血与尿淀粉酶:慢性胰腺炎可伴有血、尿淀粉酶升高,急性发作时血、尿淀粉酶明显升高。单一的尿淀粉酶升高仅作为辅助指标。

(4)空腹血糖升高或糖耐量异常。

(5)血清胆囊收缩素明显升高,血浆多肽明显下降。

(二)胰腺外分泌功能检查

1.Lundh 试验(试餐试验)

口服标准餐后,十二指肠液中胰蛋白酶浓度<61 U/L 为功能不全,在慢性胰腺炎患者中的阳性率达 80%~90%。

2.BT-PABA 试验(苯甲酰-酪氨酰-对氨基苯甲酸试验)

口服 BT-PABA 500 mg,6 h 尿排除率>60% 为正常,<50% 提示功能不全,或口服 BT-PABA 1 000 mg 后 2 h 血 PABA 浓度<20 $\mu mol/L$ 也有意义。其对中至重度胰腺炎患者的敏感性达 80%~90%,但对轻度或早期患者的敏感性很低。

3.胰月桂酸试验

口服月桂酸荧光素,10 h 时尿荧光素浓度<30% 为异常。本试验的敏感性及特异性稍高于 BT-PABA 试验。

4.呼气试验

^{18}C 标记的混合甘油三酯呼气试验是一种诊断胰腺外分泌功能不全的方法,敏感性和特异性都较高。本病患者呼气中 ^{18}C 含量降低。

(三)影像学检查

1.X 线检查

慢性胰腺炎患者腹部 X 线片可见胰腺钙化或胰管结石。低张十二指肠造影可见胃向前移位、十二指肠圈增大,十二指肠内侧壁黏膜呈针刺状改变及乳头增大。

2.超声

(1)腹部 B 超:胰腺形态不规则,局部或弥散增大,晚期也可见萎缩。实质回声不均,可见局部强回声或点状钙化。胰管不规则扩张或管壁回声增强,结石见强光团伴声影,假性囊肿可见液性暗区。

(2)内镜超声(EUS):对 CP 的诊断优于腹部 B 超,诊断敏感性达 80%。声像图表现主要有胰实质回声增强、主胰管狭窄或不规则扩张和分支胰管扩张、胰管结石、假性囊肿等。10% 患者 ERCP 正常而 EUS 显示实质回声不均或管壁增厚,故 EUS 对轻微病变具有重要价值。

3.CT/MRI 检查

CT 显示胰腺增大或缩小、轮廓不规则、胰腺钙化、胰管不规则扩张或胰周胰腺假性囊肿等改变。MRI 对 CP 的诊断价值和 CT 相似,但对钙化和结石逊于 CT。

4.内镜逆行胰胆管造影(ERCP)

胰管扭曲不规则、多发或弥散性狭窄伴远端囊状扩张或呈串珠样改变,还可显示结石、胰腺分裂、交通性假性囊肿及胆管系统病变。在缺乏组织学证实的情况下,ERCP 目前仍是诊断慢性胰腺炎的形态学"金标准",其敏感性和特异性高达 90% 和 100%。根据胰管改变程度与范围,还可对慢性胰腺炎进行轻重分级。

5.磁共振胰胆管造影(magnetic resonance cholangio pancreatography,MRCP)

MRCP 显示主要异常改变同 ERCP,但对分支胰管病变的显示稍逊于 ERCP,对小的钙化或结石显示不清。

6.血管造影

血管造影主要用于胰腺癌的鉴别诊断。慢性胰腺炎主要表现为胰腺动脉粗细不均呈串珠样,而胰腺癌可见动脉管壁不规则呈锯齿样、肿瘤血管丛状聚集、静脉受侵狭窄闭塞。

(四)组织学检查

B 超、CT 或 EUS 引导下,细针穿刺吸引细胞学检查对假瘤型慢性胰腺炎与胰腺癌的鉴别具有重要价值。

四、诊断与鉴别诊断

(一)诊断

临床症状仍是诊断慢性胰腺炎的重要依据。轻度慢性胰腺炎无特异性临床表现,中、重度慢性胰腺炎临床表现主要有以下几条。

(1)腹痛、腹胀、黄疸等。腹痛是 CP 的主要临床症状,初为间歇性,后转为持续性,多位于上腹部,可放射至背部或两胁。腹痛常因饮酒、饱食、高脂肪餐或劳累而诱发。

(2)消化吸收不良、脂肪泻、体质量减轻等症状。

(3)并发症可有糖尿病、胰腺假性囊肿、腹腔积液、胰瘘、消化道梗阻和胰源性门脉高压症。

体征方面上腹压痛,当并发巨大假性囊肿时可扪及包块。当胰头显著纤维化或假性囊肿压迫胆总管下段,可出现黄疸。由于消化吸收功能障碍导致消瘦,体质量下降,亦可出现并发症有关的体征。

(二)鉴别诊断

CP 主要与胰腺癌鉴别。胰腺癌呈进行性经过,胰腺组织穿刺检查、胰液细胞学检查,可提供重要鉴别资料。另外,和壶腹癌、消化性溃疡、胆管感染也应鉴别。

五、治疗

1.饮食处理

患者应常规禁食;有严重腹胀、麻痹性肠梗阻者应胃肠减压;开放饮食的条件:在患者腹痛减轻/消失、腹胀减轻/消失、肠道动力恢复/部分恢复。开始以碳水化合物为主,过渡至低脂饮食,血清淀粉酶不作为开放饮食的必要条件。

2.临床监护

动态观察腹部体征和肠鸣音改变;心电、血压监测;中心静脉压测定;记录 24 h 尿量和出入量变化。根据病情选择。

3.镇痛

在严密观察病情下,可注射盐酸哌替啶注射液。不推荐吗啡(可致 Oddi 括约肌收缩)或盐酸消旋山莨菪碱注射液(诱发或加重肠麻痹)。

4.胰腺外分泌功能不全的治疗

胰腺外分泌功能不全的治疗主要应用外源性胰酶制剂替代治疗并辅助饮食疗法。胰酶制剂对缓解胰源性疼痛也具有一定作用。首选含高活性脂肪酶的超微微粒胰酶胶囊,并建议餐中服用。疗效不佳时可加服质子泵抑制剂、H_2 受体拮抗剂等抑酸药物。

4.伴有糖尿病的胰腺炎

伴有糖尿病的胰腺炎采用强化的常规胰岛素治疗方案,维持 CP 患者最佳的代谢状态。由于 CP 合并糖尿病患者对胰岛素较敏感,应注意预防低血糖的发生。

第十三节 上消化道异物内镜治疗

一、内镜取异物的适应证与禁忌证

(一)异物处理原则

1.紧急内镜取异物

尽管有学者认为消化道异物自然排出率较高,成人和儿童分别达 90%～95% 和 60%～80%。但近年来,众多学者则认为大多数消化道异物可经内镜安全取出,故主张凡是误吞或故意吞入异物的患者,在确定没有穿孔的情况下,均应做紧急内镜检查,并积极试取。尤其是对较大而锐利的异物、不规则硬性异物及有毒的异物,这些异物一般不易自行排出,而且久留易引起消化道损伤和中毒导致严重后果。

2.择期内镜取异物

对小而光滑的异物,估计能自行排出而不会引起严重后果者,可先让其自行排出,待不能自行排出时,可择期内镜取出。对吻合口残留缝线、吻合钉者,不管有无明显的临床症状,也应择期内镜拆除。

3.口服药物溶解异物

对于小的植物性、动物性及药物性胃内结块,可先给患者口服药物溶解(如 α-糜蛋白酶、胰酶片、食醋等),使结块自行消化溶解,若药物治疗无效,再择期行内镜下取出或碎石。

(二)适应证

上消化道内任何异物,凡自然排出有困难,无外科手术指征和内镜检查绝对禁忌证者均可在内镜下试取,尤其是对锐利异物及有毒性异物更应积极试取。取异物的时间越早越好,尖锐异物如缝针、发夹、骨刺或直径大于 2 cm 以上的非尖锐异物、含毒性异物,在确定没有穿孔的情况下,均要行急诊胃镜检查,将其取出,以免异物损伤消化道黏膜、中毒、出血引起严重后果。对于不能确保安全排出消化道的小的异物和胃内结石、食物团块也应尽早行胃镜取出,以免进入小肠失去胃镜取出机会。对于吻合口残留缝线、吻合钉,不管有无明显症状,发现后应尽早内镜拆除。

(三)禁忌证

对已经引起消化道穿孔,需外科手术者不可内镜试取,合并有心、脑、肺等重要器官疾病不能耐受和配合胃镜检查者,属于胃镜取异物禁忌证。对严重食管静脉曲张,食管病理性狭窄,贲门失弛缓症,根据异物大小、质地、部位、估计取出不可避免损坏食管者也属禁忌。对估计可能已全部或部分穿出消化管外的异物,不宜行内镜试取,对一些胃内巨大异物(如胃石),估计不能通过贲门取出者不宜勉强用器械取,以免在食管和部分狭窄部位发生梗阻、嵌顿及黏膜损伤,对内镜检查有禁忌的患者,亦不能经内镜取异物。

二、内镜取出异物术前准备

(一)器械准备

各种胃镜均可选用,以前视镜为宜,双管胃镜更好,10 岁以下儿童选用直径在 9 mm 以下胃镜或气管镜。钳取器件的选择根据异物的性质和状态酌情选用。对于长形异物可选用圈套器或三钉、五钉型把持钳,对于已刺入消化道黏膜的尖状物如缝针、大头针选用鼠齿状异物钳,对于球状异物或扁平异物如钢球、纽扣用篮式取物器、网兜型取物器。手术吻合口残留缝线、橡胶等采用外科剪刀和缝合线剪切器,细小金属异物用磁性取出钳。

(二)患者准备

(1)患者行 X 线检查,颈、胸、腹拍片或胸、腹透视,确定异物的位置、性质、形态、大小及有无穿孔,禁忌钡餐检查。

(2)患者应禁食、空腹,如已进食,则让患者左侧卧位或臀高平卧位,以免异物继续向下推进。

(3)咽部充分麻醉,根据情况术前可肌内注射解痉灵 20 mg 抑制胃肠蠕动,精神紧张者可肌内注射安定 10 mg,估计异物易取出也可不用,患慢性心、肺疾病者给予吸氧。

(4)婴幼儿或不合作者,可协同小儿科、麻醉科医师予以监护和麻醉。

三、操作方法与步骤

根据病史提供的异物形状、大小及 X 线检查观察的异物位置,首先行内镜常规检查,观察消化道有无损伤,寻找异物,一般在食管中的异物较易发现,胃内异物往往位于胃大弯侧的黏液湖中,较难发现,如胃内还有食物残渣则更难发现。黏液湖中胃液较多者可边抽吸胃液边寻找。发现异物后,根据异物形状与性质采用不同的方法,选用不同的器械取出。

(一)长条形棒状异物

长条形棒状异物如体温表、牙刷、竹筷、硅胶管、药匙、汤勺、钢笔等,对此类异物可用圈套器取出。对外径较细、表面光滑的棒状物,可用三爪钳、鼠齿钳、鳄嘴钳、"V"字钳、扁平钳钳取较为方便,如异物一端直径大而锐利,另一端小而光滑,光滑的一端常先吞入,进入胃内后光滑端常在远侧,而取出时最好要将光滑端先引出,因此,需要将异物在胃内调转方向,这类异物用圈套器套取的位置一端不要超过 1 cm,否则退出贲门常有困难。

(二)球形异物

如果核、胃石、玻璃球等,此类异物表面光滑,钳取时较困难,套取又易脱落,因此选用篮形取物器或网兜型取物器取出较适宜。

(三)长形锐利异物

如张开型安全别针、缝针、刀片等异物。在大多数情况下,吞服的安全别针为关闭状态,很容易通过食管进入胃肠道排出体外。但有时安全别针张开嵌顿在食管,易引起食管穿孔等严重并发症。其内镜取出的原则为变开口向上为开口向下,然后连同内镜一起退回。另一种方法为先将开口向上的别针退入胃腔内,使之转开口向上为开口向下,再取出。缝针、刀片等异物往往在取出过程中易继发损伤贲门及食管黏膜,甚至造成严重撕裂形损伤、穿孔,或使异物进入纵隔等脏器,此时应需在内镜头部固定一个橡皮保护套管,插入胃镜后,张开异物钳夹住异物一端,使异物的长轴与食管平行一致,提起抓取钳,使之进入橡皮保护套管内,慢慢退出胃镜。

对张开型安全别针、带有铁托的义齿也可用这种改良的胃镜试取。对于薄片状圆形金属异物,如各种硬币一般用活检钳或异物钳取出较为方便。对小的金属异物,可用磁棒吸住后随内镜退出。

(四)食物团块及胃内巨大结石

对食道内的食物团块应让患者呕出或设法让食物团块进入胃内,以免引起窒息。对食道完全性阻塞或食管原有病变的患者往往需要内镜取出,可采用内镜下咬钳将食物咬碎,然后用圈套器或三爪钳取出,胃内直径为 40 mm 以上的结石难以用内镜直接取出,可通过内镜用活检钳直接捣碎后成糊状物随胃肠道蠕动自然排出体外。较硬难以击碎的结石,可用圈套器分割成 20 mm 左右的结石,也可用机械碎石器绞碎,让其自然排出体外或再用其他器械取出。

(五)吻合口及胃内缝线和吻合钉残留

胃切除术后,可见有未脱落丝线和吻合钉残留,残留的丝线和吻合钉作为异物刺激组织引起炎症、出血或吻合口溃疡、需在内镜下拆除取出。拆取前先用生理盐水将周围清洗干净。

胃镜拆除缝线残留,用拆线剪刀或拆线器,对于手术时间不长,线结比较牢固,用拆线剪刀经内镜活检孔插入,将残留缝线剪断,剪断后用活检钳夹紧断线一头,上提拉出,拉出时用力要适中,一次不能拔出可反复多次,以免强拉引起组织撕裂。如残留缝线腐烂,残线周围组织炎症糜烂较重,取出后用胃黏膜保护剂和止血药。残留的吻合钉,要用吻合钉取出器取出。胃内止血钳夹用活检钳或圈套器取出。

(六)其他异物

胆道蛔虫症是常见的急腹症之一,蛔虫进入胆道常嵌顿在壶腹部,虫体部分在十二指肠腔,内镜下可用三爪钳靠近壶腹部开口处抓住虫体,收回三爪钳,使虫体靠近镜头,将内镜向十二指肠降部下方缓慢推入,就可以拉出一段虫体,如此反复,直至把虫体全部拖出胆道。也可用圈套器靠近壶腹开口处套住虫体,收紧圈套器随内镜缓慢拉出。如果虫体嵌顿过紧,可静脉注射阿托品再取出,可把虫体轻轻拉回胃内。用钳夹拉出时,用力适中以免夹断或拉断虫体。蛔虫已死,可随肠道排出。胃内蛔虫用圈套器套住与胃镜一同退出。记忆合金食管支架掉入胃内,先喝一些冷水,用塑料套管法,用异物钳夹住支架一端,收入套管内取出。

四、并发症及处理

内镜下取消化道异物是安全有效的,伤残率为 0.08%,主要是较大而锐利的异物取出时可造成消化道黏膜损伤、感染、出血、穿孔等并发症。轻度黏膜损伤、出血,给予抑酸、胃黏膜保护剂治疗,数日内可痊愈。

出血较多者需内镜下喷洒或注射止血,用 1:10 000 肾上腺素局部注射,8 mg 去甲肾上腺素或凝血酶 500 万单位用生理盐水 10 mL 稀释后镜下喷洒,可反复数次,同时需禁食、补液、抑酸治疗,并检测血压、心率,观察再出血发生。有穿孔者紧急外科手术治疗。异物刺伤消化道黏膜、滞留时间超过 24 h 者可引起局部糜烂、溃疡、细菌感染,形成局部化脓性炎症或引起菌血症,出现高热、疼痛,治疗需禁食、抑酸,并选用广谱抗生素及支持对症治疗。治疗后病情不能改善或局部感染有穿孔体征者需外科手术治疗。圆形球状异物取出时在咽喉部偶有脱落误入呼吸道,急需气管镜取出,必要时需外科手术。

第十四节　上消化道息肉内镜下切除术

消化道息肉是临床常见的疾病,早在 1952 年就有人把息肉归入癌前状态,并以此为依据,对息肉患者行胃大部切除术、结肠切除术等。自内镜问世以来,对息肉有了全新的认识,使其得以早期发现、早期诊断、早期治疗,不仅可以对息肉进行全瘤活检,治疗其出血等症状,而且可以阻断癌的发生。消化道息肉摘除已成为内镜下最基本、开展最为普遍的微创治疗。与手术相比,痛苦少,费用低,已越来越多地为消化科医师所掌握,患者所接受。随着内镜技术的发展和新技术的不断开发,内镜下息肉切除适应证和禁忌证也在变化,原来属于禁忌范围现已变为适应证,临床上应根据患者具体情况来分析决定。

一、息肉切除适应证和禁忌证

(一)适应证

(1)各种大小的有蒂息肉和腺瘤。

(2)直径小于 2 cm 的无蒂息肉和腺瘤。

(3)多发性腺瘤和息肉,分布散在,数目较少。

(二)禁忌证

(1)有内镜检查禁忌证者,如严重的心肺疾病。

(2)直径大于 2 cm 无蒂息肉和腺瘤。

(3)多发性腺瘤和息肉,局限于某部位密集分布,数目较多者。

(4)家族性腺瘤病。

(5)内镜下形态已有明显恶变者。

(6)有心脏起搏器者,因高频电可能对起搏器产生干扰,故对于放置有心脏起搏器者,不宜行高频电息肉摘除。

二、息肉切除方法

(一)高频电息肉切除术

1.器械准备

(1)高频电发生器:高频电发生器是利于高频电流通过人体时产生的热效应,使组织凝固、坏死来达到息肉切除、止血等治疗目的。其电流频率是大于 300 kHz,无神经效应,对心肌无影响,对人体绝对安全。各种类型的高频电发生器均可产生电凝、电切和电凝电切混合电流。切开波是连续等高的正弦波,通电单位面积电流密度大,在短时间内局部组织达到很高温度,使组织水分蒸发、坏死而达切开效果,凝固波是间歇减幅正弦波,通电时局部组织温度低,不引起组织气化,仅使蛋白变性凝固,达到止血目的。电切波组织损伤小,但凝血作用弱,易引起出血;电凝波有止血作用,但组织损伤大,易引起穿孔。混合波是根据需要可选择一定比例同时发生电凝、电切波。息肉切除时选择何种波形电流并无严格规定,要根据操作者习惯和息肉具体情况而定。

(2)圈套器:按圈套钢丝张开的形状分为六角形、新月形和椭圆形 3 种。适用于有蒂息肉和直径大于 0.5 cm 的无蒂息肉。

(3)热活检钳:与普通活检钳相似,能咬取组织并通电灼除息肉。钳取中央组织不会灼伤,可做病理学检查。

(4)电凝器:前端呈球形,与热活检钳相似,通电后可灼除息肉,适用于直径小于 0.5 cm 的息肉。与热活检钳不同的是不能取活检。

2.术前准备

术前应了解患者的全身脏器功能,检测凝血机制,如有凝血机制障碍,应纠正后才施行。停用抗凝药物 1 周以上。

内镜下息肉切除一般可门诊施行,但对无蒂较大息肉或多发性者,估计出血、穿孔危险发生可能性较大者,以住院治疗更为稳妥。小儿尤其是学龄前儿童一般需要在麻醉下施行。向患者交待病情,签署知情同意书。

患者需禁食 4~6 h 以上,咽部局部麻醉,解痉剂和镇静、麻醉药可酌情应用。电极板敷以湿纱布,捆绑于患者右侧大腿或小腿部位。取掉患者所有金属物品,以免导电造成损伤。仔细检查高频电发生器与患者、内镜及电源连接情况,确保连接无误。取左侧卧位,并可依息肉生长部位调整体位,以易于观察,易于圈套电切为原则。

3.操作方法

首先在内镜下做完整的检查,一旦发现息肉,观察其部位大小、形态和数目。套持息肉时要利用调节镜端的弯角、旋转镜身、改变患者体位方向等,使息肉置于视野中央,充分暴露,息肉与镜端的距离一般保持 2 cm 为宜,若体积巨大,可适当远些。插入圈套器,令助手打开圈套器,最好套器面与息肉相垂直,套持息肉。依息肉形状不同选择套持点,有蒂息肉套在蒂的息肉侧,无蒂息肉套在基底稍上方,选择好位置后助手缓慢地关闭和收紧圈套器,动作要轻柔,切忌用暴力。套住息肉后即可通电。一般采用先电凝,后电切,反复间断多次通电,也可以用混合电流,每次通电时间为数秒钟,逐渐割断。在通电时要注意有无胃肠蠕动,一旦有蠕动出现即要停止通电,避免灼伤邻近黏膜引起出血。切下后,可采用抓持器或网篮将息肉抓持,随镜身退出,送病理学检查。

各种形态息肉的切除方法如下。

(1)直径小于 0.5 cm 无蒂息肉:该型息肉一般采用电凝灼除或热活检灼除法。热活检灼除法适用于相对体积较大无蒂息肉,用热活检钳咬持息肉头部,然后向上轻轻提拉息肉,使基底形成天幕状假蒂,通凝固电流后基底黏膜发白,即行拔取。电凝器灼除术适用于更小息肉,插入电凝器,轻轻接触息肉即通电,息肉发白,即可灼除。因该法不能取活组织,可先用活检钳咬取部分息肉后再电凝以免漏掉早期癌。

（2）直径小于 2 cm 的无蒂息肉：圈套钢丝打开后，用塑料管头端顶住息肉的基底部，回收圈套器，在收紧圈套器之前，稍上抬圈套器，在息肉基底稍上方将息肉套住，这是圈套最佳部位，不可过深或将邻近正常黏膜套入。轻轻关闭拌套，稍收紧轻轻提拉，将息肉提起，基底呈天幕状时通电切割。先电凝后电切或采用混合电流，逐渐切下。注意电流选择要合适，避免造成出血或穿孔。

（3）有蒂息肉：长蒂息肉圈套位置选择蒂的中央，尽可能保留残蒂 1 cm 左右，并提起悬在腔中，与周围没有接触，再通电。不要怕残蒂留得过长，因为息肉蒂柄是正常的黏膜，由于息肉重力和蠕动将黏膜牵拉而形成，并非是肿瘤性组织。一旦息肉摘除后重力作用消失，残蒂 3～5 个月自然消失，恢复平坦。而残留较长蒂柄可保证电凝安全，避免穿孔，如摘除后发生即刻出血时，可立即于残蒂再圈套凝固止血。短蒂息肉的圈套位置尽可能选择在蒂的息肉侧，当圈拌套入息肉后先不紧收钢丝，提高圈套器放置在蒂与息肉交界颈部再收紧钢丝，将息肉悬在肠腔中，与周围组织无接触再通电。细蒂息肉要注意关闭套器钢丝时一定轻而慢，稍有阻力即停止收勒，如关闭圈套器用力稍过猛可造成机械性切割而出血然后通电，一般可只用凝固电流。

粗蒂息肉供血的血管较粗，位于蒂中央，电切时电凝不充分易造成中央血管出血，因此需要反复交替使用电凝电切电流，逐渐割向中央，特别是快要切断的时候，一定要先凝固再切断。为预防粗蒂息肉出血可采用尼龙绳结扎加电切法，本方法为首先用尼龙绳套在蒂的基底部，收紧尼龙绳，观察息肉的颜色变为暗紫色，说明尼龙绳阻断了息肉的血流，然后用圈套器在结扎上方的蒂部做息肉高频电切除，这样可有效地预防出血的发生。内镜下金属止血夹的应用，也可预防和治疗粗蒂大息肉电凝切除所引起的出血并发症。本方法是在内镜下先用金属夹夹住蒂的基底部，一般夹 3 个左右，以夹住后息肉表面颜色变暗红或紫色为标准。然后在金属夹上方做息肉电凝切除术。操作成功的关键是夹子尽量靠近息肉的基底部，为随后电凝圈套切除术留出足够的蒂长度。金属夹方向应与管腔平行，便于圈套器的操作。圈套器套持的切割点尽量与金属夹保持一定距离，避免接触产生异常电流灼伤肠壁，或造成金属夹当即脱落引起出血。当然金属夹最适用于息肉切除后，在电凝不足以造成即刻出血时，立即插入金属夹在残端夹持止血治疗。

头部大的有蒂息肉圈套后要悬于肠腔中与周围黏膜不接触有一定困难，可采用密接法切除，抽吸管腔内气体，使息肉与周围黏膜接触面积足够大，使单位面积中通电量减少，则接触面的温度降低不至于灼伤接触部管壁造成穿孔。较大的息肉一次不能圈套入，可采用分块切除，先切除部分息肉头部，使头部体积变小，再套入摘除。息肉圈套选择位置太近肠壁，如将邻近正常黏膜一起套入，或息肉未悬在肠腔中，而与周围或对侧肠壁有接触会引起异常电流，或圈套钢丝未收紧，钢丝接触周围黏膜，均属不正确圈套法。

（4）直径大于 2 cm 的无蒂息肉：该形态息肉属相对禁忌范围，因为在内镜下摘除易引起出血和穿孔。故术前准备应按剖腹手术肠道准备方案施行，一旦出现并发症可立即行手术处理。如基底较窄仍可按上述方法圈套摘除。宽基底者需采用黏膜切除法（EMR）。先用注射针，在息肉底部注射高渗盐水或 1∶10 000 肾上腺素盐水 1～2 点，每点 1 mL，然后用上述方法做圈套摘除。胃镜头端可加装透明帽，如果有双活检管道治疗镜，可先伸入抓持钳，咬持并提起息肉头部使基底形成假蒂，再圈套电凝摘除。如为更大的息肉可用分块分期切除法。需注意的是,该方法每次摘除息肉宁少勿多,每次切除后表面残留溃疡,再间隔2~3周待溃疡面愈合后做第二次切除。

4.并发症的防治

并发症的种类以出血多见,穿孔次之。大部分出血者经保守治疗而痊愈。而穿孔相反,穿孔比出血所引起的后果严重。并发症发生后不及时诊断和处理会引起死亡。内镜下息肉电凝摘除术引起的并发症,肯定要较内镜诊断为多,故对息肉摘除的操作要求较高,因此主张必须取得了一定诊断操作经验者,才能开展息肉摘除。为了减少和避免并发症的发生,全面了解息肉切除的基本原理,了解并发症发生的原因,掌握并发症的防治方法,给予开始工作者全面的培训,掌握扎实的基本功,都是必不可少的。

第十五节 上消化道狭窄的内镜治疗

消化管狭窄是消化道病变后期的常见并发症,严重影响患者的生活质量,并可导致营养不良等并发症,加速原有疾病的发展,内镜下的扩张,对解除梗阻、提高生活质量是一简便有效的治疗方法。而临床上以食管、贲门病变引起狭窄为主。

食管、贲门狭窄常见病因包括食管、贲门肿瘤、食管动力障碍、食管胃吻合术后狭窄、食管炎瘢痕狭窄等。临床表现为不同程度的吞咽困难,1977年Stooler按症状轻重将吞咽困难分为5级,0级:无症状,能进各种食物;1级:能吞咽大部分固体食物;2级:能吞咽半固体食;3级:仅能进流质食物;4级:不能吞咽液体食物。食管狭窄的治疗包括药物治疗、内镜下治疗和外科手术治疗等。内镜下治疗对解除梗阻、提高生活质量是一种简便有效的方法,主要方法有扩张术(探条扩张术、气囊或水囊扩张术)、切开术(圈套器切开术、电刀切开术)、支架置放术、凝固疗法(微波凝固疗法、电凝固疗法、激光凝固疗法)、注射疗法、光动力学治疗、冷冻疗法等。

一、探条扩张术

目前国内常用探条控制器是Savary扩张器,一般由聚乙烯或聚乙烯化合物、可曲性硅胶等制成,有多种不同的外径可供选择,分别为5 mm、7 mm、9 mm、11 mm、13 mm、15 mm和16 mm等。该控制器前端呈锥形,可通导丝,有不透X线标志,可以在内镜和(或)X线透视下进行。

(一)适应证与禁忌证

1.适应证

(1)食管炎性狭窄。

(2)食管术后吻合口狭窄。

(3)先天性食管狭窄:如食管环、食管蹼。

(4)功能性食管狭窄:贲门失弛缓症等。

(5)晚期食管癌或贲门癌梗阻。

(6)瘢痕性食管狭窄。

2.禁忌证

(1)上消化道内镜检查禁忌者。

(2)食管化学性灼伤后 2 周内。

(3)食管病变疑为穿孔者。

(二)术前准备

1.患者准备

(1)了解食管狭窄的病因、部位、特点及手术方式。

(2)常规行食管钡餐(或碘油)、内镜检查及病理学检查。

(3)其他术前准备同常规上消化道内镜检查。术前 15 min 肌内注射地西泮(安定)5～10 mg,溴化山莨菪碱 20 mg,必要时肌肉注射哌替啶 50 mg。

2.器械准备

(1)前视式上消化道内镜。

(2)Savary 探条扩张器。

(3)专用或其他导丝。

(三)操作方法

(1)内镜直视及 X 线监视下将导丝通过食管狭窄段。

(2)保留导丝退出胃镜。

(3)根据食管狭窄程度确定选用适宜的探条扩张器。使患者头稍后仰,使咽与食管稍成直线位,助手拉紧导丝,术者左手用涂有润滑剂的纱布擦扩张器,右手按执笔式或在 X 线监视下徐徐推进探条,通过狭窄区,将探条停留 30 s 左右,退出探条时,助手不断推进导丝,以免导丝脱出。

(4)逐级更换探条,尽可能将狭窄段扩至最大程度,然后将探条与导丝一并退出。

(5)再次通过胃镜,观察扩张后情况。

(四)注意事项

(1)操作应在导丝引导下及 X 线监视下进行,以确保安全。

(2)探条扩张原则:探条号码由小到大,动作轻柔,当阻力较大时,不可强行用暴力通过。

(3)术后检查有无颈、前胸皮下气肿,并禁食 2～4 h,无特殊不适可进流食。

(4)扩张术后,常规胸腹部 X 线透视检查或吞碘油造影以除外穿孔并发症。

(5)贲门切除患者扩张后常引起胃反流,平卧及睡眠时抬高床头 15°～30°,给予制酸剂。

(6)部分患者术后常胸骨后疼痛,可对症处理。

(五)并发症及处理

1.穿孔

患者可感剧烈胸痛,出冷汗及发热,继发纵隔及胸腔感染,口服液体造影剂 X 线透视,可见造影剂漏出食管外及纵隔气影。一旦证实应立即禁食、输液、胃肠减压、应用抗生素,保守治疗无效者应行手术治疗。

2.出血

出血可再行内镜检查,明确原因,镜下止血。

3.感染

感染发生机会较少,但不可忽视扩张创面引起局部感染及反流误吸导致的呼吸道感染,一旦发生应积极处理。

4.反流性食管炎

反流性食管炎发生率较高,治疗后常规抗反流治疗。避免暴饮暴食,少进油腻食物,常规服用制酸剂及黏膜保护剂。

5.狭窄复发及再狭窄

食管狭窄探条扩张后部分患者会近期复发,可再次扩张,恶性狭窄可在扩张后置入金属支架,难治性食管良性狭窄可在反复扩张无效后尝试置入可取出全覆膜金属支架。

二、气囊扩张术

(一)适应证与禁忌证

同探条扩张术法。

(二)术前准备

1.患者准备

同探条扩张术法。

2.器械准备

(1)气囊扩张器:对食管狭窄可经内镜活检钳道通过气囊(through the scopy,TTS),或先经内镜通过导丝,退出内镜后再沿导丝通过气囊(over the wire,OTW),气囊直径因使用目的不同而异,食管气囊为 6～20 mm,贲门失弛缓扩张气囊为 30 mm、35 mm 和 40 mm。

(2)前视内镜。

(3)专用或其他导丝。

(三)操作方法

1.经内镜气囊技术(TTS)

(1)按常规插入胃镜,胃镜头端置于食管狭窄处上方。将涂布润滑剂的气囊导管从活检孔道中插入,在内镜监视下气囊通过狭窄部位。

(2)气囊充气,通过外接压力泵控制气囊压力(32.5～97.5 kPa,5～15 psi),根据患者耐受情况持续扩张30～60 s,放气后休息几分钟,再重复操作,直至注气时阻力明显减少为止。

2.经导丝气囊扩张术(OTW)

(1)插入内镜至狭窄部近端,在 X 线监视下,将导丝通过狭窄部,退出内镜,保留导丝。

(2)沿导丝将气囊通过狭窄部。

(3)在 X 线监视下,将气囊正确定位,注气,使压力至(39～52 kPa,6～8 psi),持续 1～3 min。

(4)放气后休息,重新充气,可反复操作 1～2 次,可见狭窄的"凹腰征"逐渐消失。

(5)抽尽气囊中的气体或液体,退出导丝和气囊导管。

(四)并发症及预防

基本上类同探条扩张术,但气囊扩张是助手注气,术者并无手感,因而并发穿孔的概率远较探条扩张者多,尤其是 OTW 气囊扩张法,通常发生的是深度撕裂而不是一种贯穿的裂伤,内科保守治疗多治愈,对膈下有游离气体的穿孔患者必须立即施行外科手术。

三、食管金属支架置留术

(一)适应证与禁忌证

本术主要适用于食管、贲门部肿瘤所致狭窄或癌肿复发所致之狭窄,一般认为良性病变不用此法,但近年来有报道全覆膜可取出支架治疗食管难治性良性狭窄,取得较好效果。

(二)支架类型

金属支架由推送器及支架两部分组成,推送器是金属支架重要组成部分,其主要功能是将套在端部的支架安放到狭窄部位。各公司生产的金属支架推送器其外径、塑料的成分均不完全相同。支架的类型大致可分成以下 3 类。

1. Wallstent 支架

Wallstent 支架由不锈钢合金丝构成,网眼管状结构。完全扩张时直径14～20 mm,可用长度从 53～106 mm。压缩时内径减小、长度增加;扩张时内径增大、长度减小。改进型有哑铃状、体部涂硅胶的带膜支架。这是最早用于食管的金属支架。

2. Ultraflex 或 Strecker 支架

由 0.15 mm 镍钛合金编成管状,最大直径为 18 mm;近端增大至直径为 20 mm。可用长度7～15 cm。镍钛合金具有记忆特性,随温度增加可以使其成形。是较有前途的食管支架。

3. Gianturco 支架

由 0.3～0.5 mm 不锈钢钢丝编成多角 Z 型圆柱状,单个支架完全膨胀时直径为14～20 mm,长度为 2.0 cm。多个支架体相连可使支架长度增至 8～14 cm。中间或次节支架装有"倒钩"以防滑脱。现有多种改进型,其中以涂硅胶的带膜支架较多见。此支架临床应用较多。

(三)术前准备

1. 患者准备

术前患者应做内镜及胃肠钡餐检查,以了解狭窄病变的部位、长度、狭窄程度、有无食管支气管瘘。常规检查出凝血时间、血小板计数、凝血酶原时间,术前肌内注射地西泮(安定)5～10 mg,溴化东莨菪碱 20 mg 及哌替啶 50 mg。

2. 器械准备

(1)前视式内镜、导丝、扩张探条或气囊扩张器等。

(2)支架选择:食管支架品种较多,带膜支架适用于癌性狭窄,或并有食管支气管瘘患者;病变累及贲门者,应尽量选用防反流支架,该型支架末端装有防反流膜瓣,可减轻胃食管反流的发生。选用支架的长度应超过狭窄段上下端各 1～2 cm。

(四)操作方法

(1)内镜下将导丝通过狭窄部。

(2)用 Savary 探条或气囊扩张器(TTS)对狭窄部进行扩张至所需的最大直径。撤出探条或气囊保留导丝。

(3)定位:用内镜观察狭窄部位黏膜情况,结合 X 线,确定狭窄部位,以确定放置支架的位置与长度,一般支架应超过病变两端各 1～2 cm,对于吻合口支架和贲门支架,其远端不应留置过长,一般不超过 1 cm 为宜。

(4)退出内镜,沿导线插入支架推送器,务必使支架两端标记与定位相一致。

(5)拔除支架外套管,使支架扩张。

(6)再次插入内镜观察支架安放情况。

(五)注意事项及术后处理

(1)食管支架安放关键是要定位正确,应提倡在内镜及 X 线下正确定位,在插入推送器及拔除支架外套管时,应保持正确位置。

(2)术后至少观察 4～6 h。48 h 吞咽液体食物,随后逐渐增加半固体、固体食物。

(3)术后常有胸痛及胃食管反流症状,可应用止痛药、抑酸药及抬高床头等处理。

(4)常规应用抗生素,防止食管黏膜破损所致的感染。

(5)对使用镍钛合金支架患者,应避免吞咽过冷食物或饮料,以防支架变形滑入胃内。

(6)术后 24 h、1 周、2 个月、6 个月进行随访钡餐检查或内镜检查;以后一般 6 个月或一年复查一次。

(六)并发症及处理

1.出血

早期出血主要为扩张及支架损伤所致,应做相应处理。

2.穿孔或食管支气管瘘

穿孔或食管支气管瘘较少见,可再置入一带膜支架。

3.呼吸系统感染

呼吸系统感染主要是反流误吸引起。

4.反流性食管炎

反流性食管炎较常见,主要发生于贲门切除患者或贲门部置放支架患者,易引起反流,而致严重的反流性食管炎及并发出血。

置入防反流支架可减轻反流性食管炎的发生。大多数患者使用药物即可控制,有些患者需服用稍长时间抗酸药物。

5.支架移位及脱落

支架移位及脱落原因是狭窄部位扩张过大及狭窄段太短。脱落后应在内镜下取出,移位严重者应取出原支架,重新置入。

6.再狭窄

支架上下端因受刺激,组织过度增生而致狭窄,也可经支架网孔向腔内生长致狭窄。虽带膜支架可以减少食管腔内再狭窄发生率,但对肿瘤组织还不能起到很好的阻碍作用。发生狭窄后可用探条或气囊扩张治疗,也可在内镜下用氩气刀、微波或激光烧灼治疗,无效者,可再行置入一支架。

7.食物嵌顿

食物嵌顿多为患者吞咽大块食物或未咀嚼、咀嚼不全的食物所致。少数为支架入口没有增宽或位置不正所致。金属支架置入后,对固体和半固体食物应充分咀嚼后方可吞咽。嵌顿食物用内镜取出或探条推入即可恢复正常吞咽。

第十六节　内镜下黏膜切除术

1984 年日本多田正弘、竹本忠良等首先报道了所谓黏膜剥脱活检术,它是一种对常规活检难以确诊的病变或对胃癌浸润深度难以估计的病例进行较大块活检的方法,后来又将此法应用于早期黏膜层胃癌的切除,又称内镜下黏膜切除术(endoscopic mucosal resection,EMR)。

一、适应证

胃黏膜切除术的适应证如下。

(1)常规内镜活检不足以做出诊断的某些病变,如早期胃癌到达深度、反应性淋巴组织增生症、黏膜下肿瘤等。

(2)癌前病变的切除,如重度异型增生病灶、扁平隆起型腺瘤等。

(3)治疗早期黏膜层胃癌:对小于 2 cm 的高分化型腺癌或小于 1 cm 的低分化型腺癌,多可一次性完全切除;如果病变范围较大,患者因高龄或全身情况较差不能耐受手术或拒绝手术,亦可行内镜下多次分割局部切除治疗。

(4)内镜下黏膜切除术法不仅适合于隆起型病变,也适合于平坦型及凹陷型病变。

二、禁忌证

如果病变表面有明显溃疡或溃疡瘢痕,提示癌肿已累及黏膜下层,内镜无法安全切除,属禁忌证。

三、操作方法

操作方法可依据病变的形态及在胃内部位的不同而不同,若病变呈有蒂或亚蒂状息肉样隆起,单纯用息肉切除法切除即可,但对于扁平隆起型、平坦型、Ⅱc 样凹陷型者,则需用黏膜切除法进行,它是一种内镜黏膜下注射法与息肉切除法结合起来的方法。

(一)抓提圈套切除法

经超声内镜或染色确定病灶的范围,为了防止遗漏,保证完整切除,切除前可进行病灶周围标记,常用方法为病灶的四周黏膜下注射美蓝或墨汁。治疗时首先将内镜注射针经胃镜活检孔插入病变边缘的黏膜下层,可一点或多点注入 0.05％肾上腺素生理盐水 2～4 mL,使病变组织连同周围黏膜呈黏膜下肿瘤样隆起,然后用夹持钳穿过圈套器将该病变提起,同时用圈套器套住隆起之病变并缩紧,然后放开夹持钳再接通高频电凝波或凝切混合波,先弱后强切下局部病变组织,并取出体外。

操作时可用双腔治疗型胃镜或两根细径胃镜替代双腔内镜。一般 2.8 mm 的通道插入鼠齿钳,3.7 mm 的通道插入圈套器,对不同部位的病变可选用不同型号的胃镜:如病变在胃体、胃角或胃后侧壁,选用侧视型胃镜进行观察、注射和前视型内镜圈套器切除;病变在胃窦,则可用双钳道前视型治疗内镜或两根前视型内镜。

病变黏膜下注入生理盐水后,使局部病变黏膜下层厚度增加,电阻增大,电流的凝固作用仅局限在黏膜下层,对肌层很少损伤,可有效地降低穿孔等并发症的发生。同时,注射液中的肾上腺素可预防切面凝固不全时的出血。

（二）结扎—圈套器切除法

结扎—圈套器切除法原理同曲张静脉结扎术，经超声内镜及黏膜染色确定病灶范围后，使用结扎器对准病灶，负压吸引后结扎，使扁平病灶人为造成"假隆起病灶"，尔后采用隆起息肉切除法切除病灶。在制造"假隆起病灶"时，应适当吸引仅套住黏膜层即可，应绝对避免对病灶强力吸引以致连同肌层一起套起，否则，切除时易造成穿孔，特别是薄壁部位。

采用此法时，普通单发圈套器结扎后视野有限，常需退出内镜，卸去结扎器，不利操作，Wilson-Cook 公司生产的六连发圈套器最后一枚橡皮筋释放后将有宽敞的视野，可同时进行病灶切除。

（三）吸引—圈套器切除法

于内镜前端安装一透明套帽，在圈套器张开置于病灶周围时，对准病灶局部持续负压吸引，制造假隆起。当假隆起在内镜下较明显时，助手收紧圈套器，套住病灶，停止吸引，保持圈套状态稍后退内镜，进行通电切除病灶。

此法类似于"结扎圈套切除法"，收紧圈套器前应绝对避免强力吸引病灶局部，以防同时套住肌层组织。

（四）双圈套器切除术

本法需使用双孔道内镜，将圈套器张开置于病灶上，圈套器张开范围可大些，用活检钳钳住病灶，将其提起呈哑铃状，然后在其根部收紧圈套器，通电切除。亦可将圈套器先套在活检钳上，待活检钳将病灶提起呈哑铃状后，圈套器套紧病灶根部进行电切。

（五）注射高渗盐水—肾上腺素的内镜切除术

内镜直视下找到病灶，在病变部位黏膜下注射高渗盐水—肾上腺素液（50％葡萄糖 40 mL ＋1％肾上腺素 1 mL＋3.7％盐水液 40 mL），一般约为 30 mL，使病变局部隆起，用针状电极沿病变周边划痕标记切开，使病变更为隆起，易于圈套，然后用圈套器切除病变，并可预防出血。此方法特别适合于平坦型、凹陷型及黏膜下肿瘤切除。划痕时针状电极的烧切深度不应超过黏膜下层。

（六）标本处理

术后取出标本要注明部位，如为多次分块套切者，应将不同部位分别标出，注明套切的基底层，因为切下病灶的不同部位可能即有正常组织，介于正常和癌灶之间的增生活跃过渡区，也有癌灶区域，标本送病理科后，应将病灶每 2 mm 切片一张，注明该片的部位，以便确定病灶浸润的深度、广度。

四、黏膜切除术切除早期胃癌的标准

内镜下切除标本一般为 8～30 mm，应常规送病理组织学检查，并每隔 2 mm 连续切片，以确定切除是否完全及病变浸润深度。日本学者提出确定内镜切除的黏膜标本边缘无癌细胞存在应符合下列标准。

（1）每个切片边缘均未见癌细胞。

（2）任一切片的长度应大于相邻切片中癌的长度。

（3）癌灶边缘距切除标本断端，高分化型管状腺癌应为 1.4 mm，中分化型管状腺癌为 2 mm。若癌灶边缘与切除断端的最短距离大于或等于 2 mm（相当于正常腺管 10 个以上）为完全切除，小于 2 mm 为不完全切除，切除断端仍有癌细胞残留为残留切除。第一次完全切除后内镜随访有发现肿瘤组织则为局部复发。对切除标本边缘组织模糊不清者,有人认为是电灼之故,对此类患者做了内镜随访活检,未发现肿瘤残存。对不完全切除的高分化型腺癌,若未累及黏膜下层,可再次做内镜切除治疗,而低分化型腺癌,应行外科手术治疗。当病灶检查提示有黏膜下层浸润或血管侵及、不完全切除尽量行外科手术。

为达到内镜下完全性切除,术前准确估计病变的大小及浸润深度和仔细寻找多发癌灶十分重要,必要时喷洒亚甲蓝溶液染色确定隆起部分,而沉积于胃小窝之间的隆起部分,与沉积于胃小窝的凹陷内,使染色区与不染色区之间对照鲜明,可衬托出病变基底部颗粒及结节,周边轻度堤状隆起和周围黏膜皱襞等。

对胃小区之间的高度破坏或地图状凹陷等病变,帮助判断癌的浸润深度及癌表面的浸润范围。但对黏膜发红、褪色改变的观察,常规内镜优于色素内镜,主张在常规内镜仔细观察的基础上再行色素内镜。

五、术后随访

早期胃癌内镜下黏膜切除术后,应定期随访内镜观察局部愈合情况及有无复发迹象。术后 1 个月、3 个月、6 个月、12 个月及以后 5 年内每年 1 次内镜随访加活检检查,以免遗漏局部复发和残存灶。若早期胃癌黏膜切除术后 2 年内胃镜随访观察未见局部癌复发,则认为治愈。

六、并发症

内镜下早期胃癌黏膜切除术是一项新的内镜技术。只要有娴熟的息肉切除技术,注射止血技术及静脉曲张套扎技术,进行这种手术的安全性是非常高的。总的并发症约为 2.24%,其中 78.9% 为出血,穿孔占 11.3%,病死率为 0.007%。

(一)出血

出血发生率为 1% ~ 5%,多发生于溃疡型或平坦型病变套切的过程或术后。出血原因多为套切过深或过大,由于术前注射了肾上腺素,出血方式一般为渗血,可再局部注射 1:10 000 肾上腺素液或喷洒其他止血药。

(二)穿孔

由于黏膜下注药使之与黏膜下层分离开,套切时很少发生穿孔,一旦发生应及早外科手术切除病灶或穿孔修补手术。

七、注意事项

(1)圈套切除的部位深度是否得当是手术成败的关键,应使套切的针状,既不遗留病灶,又不过大过深造成穿孔。

(2)病灶切除后,应仔细观察创面数分钟,确无活动性出血后退镜,否则立即镜下止血治疗,术后 24 h 应严密观察有无再出血。

(3)患者应卧床休息,手术当天禁食,次日进流质饮食,以后逐渐恢复软食。术后 24 h 观察血压、脉搏,有无黑便、呕血。

第十七节 下消化道狭窄的内镜治疗

一、解剖基础

大肠从解剖结构来讲可分为盲肠、升结肠、横结肠、降结肠、乙状结肠及直肠。盲肠通过回盲瓣延续于回肠,升结肠自盲肠处上升至肝右叶下面,成为横结肠肝曲,继续向左走行,于脾的下方急转直下,构成结肠脾曲,连于降结肠。乙状结肠位于盆腔,并在第三骶椎上缘水平移行于直肠。

直肠长为 12～15 cm,沿骶骨、尾骨向下行,与肛管形成一个近似 90°的弧度,其上、下两端较狭窄,中间膨大形成直肠壶腹部,直肠上 2/3 的前面和上 1/3 的两侧均有腹膜覆盖。直肠内壁有三个横行的半月状皱襞突向肠腔,称为直肠横皱襞,中间的一个,相当于腹膜返折处,在腹膜返折的下方,直肠无浆膜层。

二、扩张术

目前,良性病变引起的大肠狭窄可采用内镜下球囊扩张治疗,而恶性狭窄为解除肠梗阻可以在内镜下球囊扩张后放置金属内支架。

(一)适应证与禁忌证

1. 主要适应证

主要适应证如下:①大肠癌术后吻合口狭窄,经扩张解除梗阻后考虑进一步治疗者;②炎症性狭窄(包括克罗恩病、肠结核、溃疡性结肠炎等)者;③不能切除的晚期大肠肿瘤和盆腔肿瘤经扩张后放置金属支架者;④放射性肠炎引起的肠腔狭窄者;⑤吻合器痔环切术(PPH)术后吻合口狭窄者;⑥大肠肿瘤行内镜黏膜下剥离(ESD)术后狭窄者。

2. 主要禁忌证

主要禁忌证如下:①肠腔狭窄长度过长,超过 5 cm 者;②狭窄弯曲度过大(如脾曲、肝曲等高位弯曲部位)者;③狭窄部位有严重的炎症者,有发热、腹痛等;④有瘘管和深部溃疡、狭窄部有较大憩室者;⑤肠镜不能查到狭窄部位或视野不清者;⑥患者一般情况差,无法耐受此手术者。

(二)术前准备

1. 患者准备

手术前,应告知患者及其家属在检查、治疗过程中及检查、治疗后可能发生的严重并发症和事先难以预料的情况甚至生命危险。患者及其家属应对上述治疗过程中可能出现的并发症或难以预料的危险情况表示完全理解后,内镜医师方可对患者采用该治疗方法。术前禁食、胃肠减压、开通静脉通路、监测生命体征。对不全梗阻者,术前可予低压灌肠 2～3 次;若为完全梗阻者则不需任何肠道准备。术前地西泮 5 mg 肌内注射,山莨菪碱 10 mg 静脉推注,以镇静、解痉。同时备好吸引器,防止梗阻解除后大量粪水涌出,影响进一步治疗和术后清洁。

2. 器械准备

(1)带透视屏幕的 X 线透视机。

(2)电子内镜系统 CF240 或 260 型电子肠镜、吸引器及冲水管等。

（3）斑马导丝、扩张导管（有 6～40 mm 的 9 种不同口径），一般大肠狭窄通常采用 15～20 mm的两种口径即可。

（4）60％的复方泛影葡胺、生理盐水、润滑油、注射器等。

（5）扩张器压力泵，最大扩张时较适当的压力在（810.6 kPa，8 atm）。

（三）操作方法

采用 CF 型电子肠镜（Olympus 公司）和 Ballon-CRE 型球囊导管（Boston 公司），根据压力的大小不同，相应球囊扩张的直径不同。对结直肠狭窄通常采用直径 15～20 mm 的两种规格球囊导管，球囊长度为 5.5 cm。肠镜下找到狭窄的吻合口，经活检孔道插入冲水管，注入水溶性造影剂泛影葡胺，观察狭窄部位的大小、形态、长度。低位狭窄可以在内镜下直视进行扩张，高位狭窄必须在 X 线透视下进行。将斑马导丝经内镜活检孔道插入狭窄部上端，然后将 CRE 球囊涂上润滑油，通过导丝置入狭窄部，使球囊中部位于狭窄最细处。用压力泵慢慢注入造影剂或无菌生理盐水。

根据不同需要，使压力保持在（304.0～810.6 kPa，3～8 atm），球囊扩张直径为 15～20 mm，保持扩张 2～5 min，放球囊，将球囊导管退回肠镜活检孔内。若扩张有效，可立即有大便或气体排出。狭窄部的肠黏膜因扩张后轻微撕裂而有少量渗血，可不处理，若出血明显，局部喷洒止血药物即可。

根据经验，在使用内镜球囊扩张后，内镜能顺利地通过狭窄部位获得成功，症状可消失。

症状再发作时，和首次一样进行内镜下球囊扩张术。一般情况良好的患者，经初次扩张后 2 周内再扩张治疗 1 次，效果将更好。

采用内镜下球囊扩张后效果不明显者，可以加用针状刀行放射状切开，切开 3～4 处，每处深为 0.2～0.3 cm。对于吻合口狭窄的患者，如吻合口处有吻合钉残留，可同时予以取出。

（四）疗效评价

球囊扩张导管是由高弹性橡胶制成，具有高强度扩张和回缩功能，支持力强，有弹性，可根据病情需要采用不同的压力和扩张直径。扩张时球囊可产生放射状扩张力作用于狭窄部位，而不产生纵向撕脱力，不易造成肠管损伤，并能在肠镜直视下进行。内镜下球囊扩张治疗结直肠狭窄是一种操作简单、安全、有效的治疗方法。特别是对结直肠良性狭窄，球囊扩张治疗应是首选的方法，但需长期随访，必要时可重复进行扩张，这样可以使绝大部分良性狭窄患者避免剖腹手术。

三、金属支架置入术

（一）适应证与禁忌证

1.主要适应证

①结直肠癌性梗阻。应用主要分为两类，一是对肿瘤可以根治切除者，暂时解除梗阻症状，恢复肠道通畅，替代结肠造瘘术，改善患者的一般状态，在此基础上进行全面检查以了解肿瘤的分期和转移情况，同时进行充分彻底的肠道准备，限期行肿瘤根治性切除术加肠吻合术，避免二次手术创伤；二是作为姑息性治疗的一种措施，适用于肿瘤晚期患者，局部病灶不能切除的原发性、复发性结直肠恶性肿瘤患者，或无法耐受手术的结直肠晚期恶性肿瘤患者；②子宫癌、前列腺癌及其他盆腔占位无法手术切除，肿块压迫肠腔或经放射治疗后的放射性肠炎引起梗阻者；③结直肠癌合并肠瘘者；④结直肠癌拒绝肠造口，同意或要求支架治疗者。

2.主要禁忌证

①疑有消化道穿孔者；②明确有腹腔广泛转移、多发性狭窄或狭窄部位过长估计 1～2 个支架无法缓解者；③各种良性疾病（如溃疡型结肠炎、肠结核、肠外伤、克罗恩病等）引起的结、直肠梗阻者；肠粘连、扭曲、良性病变压迫等引起的大肠狭窄者；④先天性巨结肠引起的大肠梗阻者；⑤术后吻合口狭窄者（除外吻合口复发伴远处转移无法手术切除者）。

（二)术前准备与器械

术前准备同大肠狭窄内镜扩张术，另需准备国产或进口的结直肠金属支架。

（三)操作方法

常规肠镜检查，在 X 线透视下将导丝经肠镜钳道插入狭窄远端，沿导丝插入造影管，注入造影剂泛影葡胺，观察狭窄部位的大小、形态、长度。对于经内镜钳道释放（through the scope，TTS）支架的病例，扩张并非十分必要，但对于经导丝释放（over the wire，OTW）支架的病例，一般需先进行狭窄部扩张。球囊扩张时，利用导丝将扩张球囊引入狭窄部，使球囊中部位于狭窄最细处。用压力泵慢慢注入造影剂或无菌生理盐水。根据不同需要使压力保持在（304.0～810.6 kPa，3～8 atm），球囊扩张直径为 12～15 mm，保持扩张 2～5 min。扩张后可见狭窄部的肠道黏膜因轻微撕裂而有少许渗血，可不须特殊处理；若出血明显，局部喷洒止血药物即可。

扩张后经内镜钳道将导丝尽可能深插，确认狭窄的部位和长度，并于狭窄部两侧置金属夹做内标记。对内镜无法通过狭窄部的病例，需先根据造影确定狭窄的部位及长度，再将软质导丝在 X 线透视下尽可能地深插，然后使用塑料套管更换硬质导丝，以增加推送系统插入狭窄部的成功率，降低穿孔的发生率。选择合适的国产或进口的直径为 20～30 mm 带膜或不带膜的金属支架，长度为狭窄段长度再加长约 4 cm。在 X 线透视下，通过导丝将支架推送系统插入狭窄部，这时可以再沿支架推送系统插入内镜，以便在内镜监视下释放支架。为防止导丝及支架推送系统在肠腔内盘曲，可以将推送系统与内镜用橡皮圈固定，以内镜带动推送系统前进。通过内镜确认狭窄近端的位置，然后在 X 线透视下借助金属标记物或造影情况确认远端的位置，使支架两端均超出狭窄段后，即可在 X 线透视及内镜直视下释放支架。支架释放时，需在内镜和 X 线结合下及时了解支架的位置及远端开放程度，在支架释放出之前，可推进或拉出支架释放系统，及时校正支架的位置。

由于结直肠特殊的解剖因素，其位置不固定，肠管走向变异度大，且管腔有伸缩性，这给内镜介入治疗造成了一定的困难，因而影响了肠道内支架临床应用的推广。

结合文献报道和经验，以下几点将有助于提高肠道癌性梗阻内镜治疗的成功率。①内镜和 X 线透视相结合可以提高支架释放的准确度。内镜下找到狭窄部位，在 X 线透视辅助下将导丝插入狭窄远端，沿导丝插入造影管，注入水溶性造影剂，观察狭窄病变的部位、形态和长度，释放支架时，内镜确认支架近端的位置，X 线透视确认远端的位置。②在狭窄部位的两侧置金属作内标记或外标记，对支架的释放有重要指导意义。③将导丝尽可能深插，再使用塑料套管更换硬质导丝，以免置入支架推送系统时导丝弯曲弹出。④对位置较深的结肠梗阻要及时更换大钳道治疗型前视镜，以 TTS 方式释放支架，可以减少操作时间，提高成功率，但是以 TTS 方式需采用专用的 Wallstent Enteral 支架，该支架均为非带膜支架，直径相对较小（20～22 mm）。

四、并发症的预防及处理

(一)肠壁穿孔

直肠与乙状结肠交界处和乙状结肠是最难通过且发病率最高的地方,所以下消化道的穿孔多见于此。由于结肠内容物液体成分少而细菌含量多,故腹膜炎出现得较晚,但较严重。一部分结肠位于腹膜后,穿孔后容易漏诊,常导致严重的腹膜后感染。肠壁穿孔可分为腹膜内穿孔和腹膜外穿孔。

1.常见原因

操作手法不得当导致机械性损伤,如盲目暴力操作,注气过多,扩张力量过大等;肠道本身疾病可导致肠壁结构薄弱,如结肠憩室、溃疡性结肠炎等。

2.临床表现

一旦出现肠壁穿孔,患者即感到下腹部持续性疼痛,并逐渐加重。检查结束下床活动后更明显。有时还会有肩背部的放射痛,甚至出现休克。由于检查前患者已经过肠道准备,穿孔后流入腹腔的肠内容物并不一定很多,因此有时早期发现穿孔较为困难。当发生弥散性腹膜炎时,患者才出现全腹压痛、反跳痛与肌紧张,但穿孔部位压痛最明显,肠鸣音消失等,故内镜医师需要提高警惕。腹膜外穿孔的患者早期多无症状和体征,逐渐出现皮下气肿,继而出现发热、腹胀、腹痛等。下端直肠因位于腹膜返折以下,故下端直肠穿孔并不表现为腹膜炎,而是引起严重的直肠周围感染。腹部 X 线片或透视发现膈下有游离气体或腹膜后有积气,若腹部肠管普遍胀气或有液气平面则可进一步明确诊断。必要时可行诊断性腹腔穿刺。

3.预防和处理

对于较小或不完全的腹膜内穿孔,如果患者症状及体征较轻,可采用非手术治疗,这也可作为术前准备和术后支持疗法。禁饮食,进行胃肠减压。维持水、电解质平衡与营养,即输液,补充钾、钠、氯,必要时输全血、血浆或人体白蛋白,如治疗时间较久或全身情况差者,行全胃肠外营养补充氨基酸和高糖溶液。根据细菌培养及药物敏感实验选择合适的抗生素(如氨苄西林、庆大霉素、甲硝唑、先锋霉素等)。严密观察病情变化,一旦病情加重应立即手术治疗。对于较大的穿孔,需立即手术,除少数裂口小、腹腔污染轻、全身情况良好的患者可考虑一期修补或一期切除吻合外,大部分患者均需先行肠造口术或肠外置术,待 3~4 周患者情况好转后,再行关闭瘘口。对于腹膜外穿孔,一般都采取禁食、抗感染、静脉营养支持等保守治疗,如形成脓肿,需切开引流。直肠下端穿孔可引起直肠周围感染,应充分引流直肠周围间隙以防止感染扩散。

良好的视野对于肠镜操作是非常重要的,而对于大肠狭窄的患者,肠道准备往往不充分,内镜治疗时用生理盐水冲洗以获得较好的视野,可减少盲目操作,控制治疗过程中的注气量也是预防肠穿孔的有效措施。另外,需严格掌握内镜治疗的适应证和禁忌证,避免使用过量的镇静剂。

(二)肠道出血

1.常见原因

行内镜治疗时,由于狭窄段过度扩张,置入支架张力过高可导致肠道黏膜撕裂;技术操作不熟练,也可导致肠道黏膜被擦伤,引起出血,尤其是有出血倾向者,术后出血的概率明显增加。另外,后期支架的移位也可导致肠道出血。

2.临床表现

肠镜治疗后一般都会出现暗红色或鲜红色血便,量少,经对症、止血处理后均可缓解。少数患者可出现大量鲜红色血便,并很快出现失血性休克,再次行肠镜检查可明确出血部位。

3.预防和处理

大肠狭窄行扩张治疗和内支架置入后,患者出现少量的便血,可暂不处理,但应密切观察病情变化。若出血量增加,可立即行内镜检查,找到出血部位后,采取局部喷洒止血药物或硬化剂注射及电凝、激光等内镜下止血措施,一般均能使出血停止。出血量较大时,也可给予静脉补液、应用止血药物等。如果上述方法均不能止血,患者处于休克状态,则应做好手术准备。

(三)内支架移位

内支架移位是支架放置最常见的并发症,任何种类的内支架均可发生移位,通常均向远端移位,如果成功放置后,向近端移位比较少见。有膜的较无膜的内支架易发生移位。

1.常见原因

支架外附膜管壁摩擦系数小、稳定性差;选择支架张力偏小,不能得到有力的支撑。同时行放疗或化疗使肿瘤缩小,也可导致内支架的移位。

2.临床表现

内支架移位可以完全没有症状,也可能导致肠道的出血,如果支架向远端移位达下段直肠,患者可出现里急后重感、直肠疼痛、严重时大便失禁,甚至会再次引起肠道梗阻。

3.预防和处理

根据狭窄程度不同选择适当张力支架,一般狭窄重者选用张力中等支架,轻者选用张力较高支架。处理:用内镜取出或在原有支架的基础上再重叠放置内支架。

对肿瘤进行选择性化疗后,肿块缩小后,支架(带膜镍钛合金支架)在医师帮助下自行排出。

(四)内支架阻塞

1.常见原因

①良性阻塞:局部肉芽组织增生或者粪便可能会导致支架的阻塞;②肿瘤再生:肿瘤向腔内生长引起再狭窄,多发生于非附膜支架置入或非放疗患者,主要是由于肿瘤组织未得到控制,经网眼向腔内生长或支架机械性刺激黏膜和纤维组织增生所致,后者具有自限性和可恢复性。对于生存期较长的病例,肿瘤继续生长可越过支架两端造成两端狭窄,所以支架的长度一定要大于病变长度为 4 cm 以上,即支架两端越过狭窄段上、下界各为 2 cm 以上。

2.临床表现

支架堵塞后会再次出现肠道梗阻的症状,表现为腹部疼痛,明显的腹周膨胀,呕吐不显著,直到后期可能会出现粪样呕吐物,排气、排便减少甚至消失。体格检查可见腹部膨隆,听诊肠鸣音亢进,有气过水声,腹部 X 线片提示肠腔内气体主要位于腹部周边,显示结肠袋形。

3.预防和处理

肿瘤患者,特别是估计其生存期较长的患者,多主张使用带膜支架减少再狭窄的发生率。可使用覆膜密集型网状支架,新型覆膜支架不仅有机械性阻隔作用,还有主动抑制作用,因为在支架覆膜上可附着或耦合抗肿瘤药物或放射性核物质,抑制肿瘤的生长。但是,覆膜支架的稳定性要略低于非覆膜支架,故在选用支架方面,内镜医师一定要根据患者的生存期以及病变特点来考虑。有的患者因病变部位的关系,不能使用覆膜支架,则需做好预防再狭窄的准备

（如可通过血管化疗或放疗等方法抑制肿瘤的生长）。治疗上若位置许可，可再套入1个或2个支架，或取出原支架，重新置入长支架。若下口阻塞，最好取出原支架，重新置入新的长支架。若不能再置入支架，可考虑再次行扩张术或激光、电切治疗。

(五)肠绞痛和腹胀综合征

由于肠襻弯曲度大，行肠镜治疗比较困难。纤维结肠镜的刺激，加上患者精神紧张，引起迷走神经兴奋，均可导致肠管痉挛性疼痛。如果镜身没有拉直，肠襻不断扩大，手法旋转镜身也会诱发剧烈的肠绞痛。当患者腹部疼痛较剧烈时，应及时拉直镜身，并给予患者精神上的安慰，告诉患者，这种疼痛短时间内基本上都能自行消失。若症状较重，在排除肠穿孔的情况下，可肌内注射解痉剂。

治疗过程中，如果注气过多，或者术前应用了过多的镇静剂，可引起术后较长时间严重的腹部胀痛，即肠镜术后的腹胀综合征。其主要表现为术后出现严重的腹胀、腹痛，症状类似于肠穿孔，X线片只能看到肠襻充气。此时需密切观察患者的腹部症状和体征，以防穿孔的发生。腹胀综合征的患者一般均能自行缓解，无须特殊的处理；而穿孔的患者症状会不断地加重，大多数需手术治疗。要注意两者的鉴别诊断。在治疗结束后尽可能吸尽肠内残气，吸尽肠内残气可预防上述并发症的发生。

第十八节　急性结直肠梗阻的内镜治疗

急性结直肠梗阻是常见的外科急腹症，包括良性梗阻和恶性梗阻。常见病因包括结直肠原发性和继发性恶性肿瘤、结肠扭转、粪块堵塞、肠套叠、肠粘连及假性结肠梗阻等，其中以原发性结直肠肿瘤最为常见。特别是近年来随着人口老龄化以及结直肠癌发病率的上升，急性结直肠梗阻的发病率也在增加。有7%～28%的结直肠癌是以急性完全或不完全性肠梗阻为首发症状，特别是左半结肠癌。而结直肠梗阻是闭襻性梗阻，是一种需要急诊处理的外科急腹症，若不能及时有效地解除梗阻，可导致水和电解质紊乱、肠壁缺血坏死穿孔、感染性休克等严重并发症。过去手术治疗是唯一的有效处理方法，但由于发生梗阻的患者一般全身情况均较差，又无法进行充分的肠道清洁准备，手术的并发症发生率及病死率较高。对于部分可以根治性切除的患者，外科医师也多倾向于先行Hartmann术，然后择期关闭造瘘，这种处理方式对患者造成了二次手术创伤，使患者恢复期延长、费用增加。而经内镜放置金属支架或肠梗阻导管治疗急性结直肠癌性梗阻却是一种安全、有效的新方法，可以迅速解除患者的梗阻症状，避免仓促进行各种急诊手术。下面对相关的急性结直肠梗阻的内镜治疗分别加以阐述。

一、金属支架置放术

(一)适应证和禁忌证

1.适应证

金属支架在大肠癌性梗阻治疗中的应用主要分为两类：一类是暂时过渡性放置，替代结肠造瘘术，解除梗阻症状，恢复肠道通畅。在此基础上进行全面检查，了解肿瘤的分期和转移情况,同时采取积极支持治疗改善患者的一般情况,进行充分彻底的肠道准备,择期行肿瘤根治性切除加肠吻合术,避免二次手术创伤,提高生存率,改善患者的生存质量。主要适用于一般情况尚可、无严重并发症、肿瘤可以根治性切除者。另一类是作为姑息性治疗的一种措施,适用于肿瘤晚期、已有广泛转移、局部病灶不能切除的原发性或复发性大肠恶性肿瘤者,有严重并发症不能耐受手术和拒绝手术治疗原发性或复发性大肠恶性肿瘤者,不能切除的盆腔恶性肿瘤(如子宫癌、前列腺癌及其他盆腔占位性疾病)浸润压迫肠腔或经放射治疗后的放射性肠炎引起梗阻者。估计患者还有一定的生存期,本方法可作为姑息性治疗的一种措施,替代姑息性结肠造瘘术,解除梗阻,使患者能够摄食,同时可免去患者长期背肛袋之苦,提高患者生活质量。

2.禁忌证

疑有消化道穿孔者;明确有腹腔广泛转移、多发性狭窄或狭窄部位过长、估计1~2个支架无法缓解者;各种良性疾病(如溃疡型结肠炎、肠结核、外伤、克罗恩病等)引起的大肠梗阻者;肠粘连、扭曲、良性病变压迫等引起的大肠狭窄者;先天性巨结肠引起的大肠梗阻者;术后吻合口狭窄者(吻合口复发伴远处转移无法手术切除者除外)。

(二)术前准备及器械

1.患者准备

手术前应对患者及其家属告知在检查和治疗过程中及检查或治疗后可能发生严重的并发症以及事先难以预料的情况甚至生命危险。患者及其家属应对上述治疗过程中可能出现的并发症和危险情况表示完全理解,内镜医师方可对患者采用该治疗方法。术前禁食,胃肠减压,开通静脉通路,监测生命体征。对不全梗阻者,术前可予以低压灌肠2~3次;若为完全梗阻者,则不需任何肠道准备。术前地西泮5 mg肌内注射,山莨菪碱10 mg静脉内推注,以镇静、解痉。同时备好吸引器,防止梗阻解除后大量粪水涌出而影响进一步治疗和术后清洁。

2.器械准备

带透视屏幕的X线透视机;电子内镜系统CF240或260型电子肠镜、吸引器及冲水管等;国产或进口的金属支架,包括导丝、造影导管、扩张器等。

(三)操作方法

进行常规肠镜检查,找到狭窄部位,在X线透视辅助下将导丝经肠镜钳道插入狭窄远端,沿导丝插入造影管,注入水溶性造影剂泛影葡胺,观察狭窄部位的大小、形态、长度。

对于结直肠癌性狭窄,放置支架前一般不需要进行扩张;对于严重缩窄性狭窄,直径小于5 mm,以致支架释放器也无法通过的病例,可进行探条或球囊扩张。内镜无法通过狭窄部位的病例,需要先依靠造影确定狭窄的部位及长度,并于狭窄部位肛侧置金属夹作标记。再将软质导丝在X线透视下尽可能深插,然后使用塑料套管更换硬质导丝,以增加推送系统插入狭窄部的成功率,降低穿孔的发生率。

根据狭窄病变所处部位、形态和长度,选择合适的国产或进口金属支架,直径为25~30 mm,长度为狭窄段长度再加长4 cm左右。在X线透视辅助下,通过导丝将支架推送系统插入狭窄部。对于一些结肠扭曲严重的病例,为防止导丝及支架推送系统在肠腔内盘曲,可以尝试将推送系统与内镜用橡皮圈固定,以内镜带动推送系统前进。内镜确认狭窄肛侧的位置,然后在X线透视下借助造影情况确认近侧的位置,使支架两端均超出狭窄段2 cm后,即可在X线透视及内镜直视下释放支架。支架释放时需在内镜和X线透视结合下及时了解支架的位置及近侧端开放程度,在支架释放 2/3 之前,可推进或拉出支架释放系统,及时校正支架的位置,确保支架两端至少超出狭窄段 2 cm。对于直肠中下段梗阻病例,支架放置位置不能过低,否则会有较严重的直肠刺激症状。

由于结直肠特殊的解剖因素,其位置不固定,肠管走向变异度大,且管腔有伸缩性,这给内镜介入治疗造成了一定的困难,因而影响了肠道内支架临床应用的推广。根据经验,笔者认为以下几点有助于提高肠道癌性梗阻内镜治疗的成功率:①内镜和 X 线透视相结合可以提高支架释放的准确度。内镜下找到狭窄口,在 X 线透视辅助下将导丝插入狭窄近侧,沿导丝插入造影管,注入水溶性造影剂,观察狭窄病变的部位、形态和长度,释放支架时,内镜确认支架肛侧的位置,X 线透视确认近侧的位置;②在狭窄部位两侧置金属夹作内标记或外标记,对支架的释放有重要指导意义;③将导丝尽可能深插,再使用塑料套管更换硬质导丝,以免置入支架推送系统时导丝弯曲弹出;④对位置较深的结肠梗阻要及时更换大钳道治疗型前视镜,以 TTS 方式释放支架,可以减少操作时间,提高成功率。

(四)术后处理

放置支架者,术后适当补液 1~2 d,逐渐进食水、无渣及少渣饮食,可予以适量液状石蜡或缓泻剂口服通便。术后第 3 d,进行常规 X 线复查,了解支架的位置及扩张情况及腹部肠管减压的效果。梗阻缓解后,可以对患者进行全面检查,了解肿瘤的分期和有无转移,同时采取积极支持治疗改善患者的一般情况。对于一般情况尚可、无严重并发症、肿瘤可以根治性切除者,支架放置 7~10 d 后,在进行充分的肠道准备情况下,择期行肿瘤根治性切除加肠吻合术。这样就避免了二次手术创伤,提高生存率,改善患者的生活质量。对于经全面评估后考虑肿瘤不能切除的晚期原发性或复发性大肠恶性肿瘤者,不能切除的盆腔恶性肿瘤浸润结直肠致梗阻者,已有广泛转移、有严重并发症不能耐受手术和拒绝手术治疗者,支架就作为永久性姑息性治疗,这样可以免去患者长期背肛袋之苦,提高生活质量。

(五)并发症

常见并发症有出血、穿孔、支架阻塞(如粪块嵌顿、肉芽或肿瘤组织增生等)及支架的移位。并发症的发生主要与支架的释放系统、类型(覆膜或非覆膜)、直径、导丝的质地和硬度、病变部位的形态和长度及胃肠动力等因素有关。术前根据病变的具体情况选取合适的支架可以减少并发症的发生。覆膜和非覆膜支架各有其优缺点,需根据具体病变情况选择。一般覆膜支架可以防止肿瘤向腔内生长造成再发梗阻,比较适合肠襻弯曲少而小的病例,但稳定性和硬度欠佳,置入后容易发生滑动;不覆膜支架柔软性好,置入后不易滑动,但是随着时间延长,由于肿瘤继续向腔内生长易再发梗阻。

二、经肛肠梗阻导管置入术

内镜下放置经肛肠梗阻导管也是治疗各种原因引起的结直肠梗阻的有效方法,特别适用于良性疾病导致的梗阻者和中低位直肠癌性梗阻者。导管置入只作为暂时性治疗措施,可以随时去除而不影响疾病的后续治疗。

(一)适应证和禁忌证

1.适应证

(1)急性结直肠癌梗阻估计肿瘤能够切除,特别是中低位直肠癌需要考虑能否保肛问题者,先放置肠梗阻导管,待急性梗阻缓解、一般情况改善后再行一期手术切除者。

(2)各种良性病变(包括腔外压迫、吻合口狭窄等)引起的结直肠梗阻者。

(3)各种非机械性的结直肠梗阻者,包括假性结肠梗阻者。

2.禁忌证

(1)结肠镜不能达到梗阻部位、导丝不能通过狭窄段的患者。

(2)有血运障碍的病例是肠梗阻导管的绝对禁忌。

(3)绞窄性肠梗阻、肠梗阻伴腹膜炎者。

(二)术前准备及器械

(1)患者和一般器械准备同金属支架置放术。

(2)肠梗阻导管:根据需要选择使用的肠梗阻导管(直径为 7.3 mm,长度为 120 cm,Create 公司),首先确认导管有无破损,特别是球囊部分。

(3)导丝、钳道对应扩张器、狭窄部扩张用扩张器:拆开肠梗阻导管套件后需逐一检查有无弯曲和破损。

(4)润滑膏或橄榄油:插入肠镜和沿导丝插入钳道对应扩张器、狭窄部扩张用扩张器、导管时作为润滑剂使用。

(5)泛影葡胺和注射器:用于造影,向导管球囊注水,对肠内容物进行吸引。

(6)固定肠梗阻导管用黏度较强的胶布、排液袋、排液袋与肠梗阻导管连接用接续管、延长管。

(7)其他所需要的一般物品:听诊器、血压计、乳胶手套、作为参考用的 CT 片或腹部 X 线片。

(三)操作方法

进行常规肠镜检查,找到狭窄口,在 X 线透视辅助下将导丝经肠镜钳道插入狭窄口侧端,沿导丝插入造影管,注入水溶性造影剂泛影葡胺,观察狭窄部位的大小、形态、长度。然后以造影管将导丝引入狭窄口侧端深处,再在 X 线透视下经钳道沿导丝插入钳道对应扩张器,通过狭窄部位,将导丝及细扩张器保持原位,退出肠镜,沿细扩张器将狭窄部扩张用扩张器插入并通过狭窄部,此时一定要在透视辅助下操作,避免粗暴用力,扩张后沿细扩张器将肠梗阻导管插入,使球囊部分通过狭窄部,向球囊注入 30~45 mL 蒸馏水即完成操作。若狭窄部位较高,可在肠镜下以活检钳辅助导管插入狭窄部。肠梗阻导管置入术,目前在国内尚处于起步阶段,由于病例较少,需要进一步积累病例以总结经验。但就目前的成功病例而言,其疗效是肯定的、安全的,有望成为治疗良性急性结直肠梗阻和中低位直肠癌性梗阻的首选治疗措施。

(四)术后处理

经肛肠梗阻导管置入成功后,应适当固定肛门以外的部分,连接负压吸引器,每天用生理盐水冲洗 2~3 次,每次 500~1 000 mL,若粪便较黏稠,可用 50 mL 注射器,一次向肠腔内注入 200~300 mL 温生理盐水,留置 20~30 min,再抽出,反复冲洗肠腔。每天测量腹围,准确记录 24 h 出入液量。对于可以根治性切除癌性梗阻者,导管放置 7~10 d 后,在进行充分的肠道准备情况下,可择期行肿瘤根治性切除加肠吻合术。

(五)并发症

1.水、电解质紊乱

水、电解质紊乱多是由失去大量的水分及电解质造成的。术后要严密记录 24 h 出入液量,及时补充损失和生理需要的水、电解质,量出为入。

2.导丝造成的消化道损伤

肠梗阻引起的肠管肿胀会使肠壁变得非常脆弱,容易受到损伤。沿导丝插入扩张导管时,导丝弯曲,导管插入狭窄前肠管侧壁易造成消化道穿孔。因此操作时,要在 X 线透视监视下进行,避免暴力操作,一旦穿孔应立即进行手术。

3.无法收缩球囊,造成拔管困难

球囊腔内产生结晶而闭塞,从球囊注入口处无法排液。注意不要向球囊内注入可能产生结晶的液体以防止故障发生。如果发生可用 1 mL 的注射器注入蒸馏水,反复洗净球囊腔后即可排液。不可勉强拔管,勉强拔管可能会引起肠套叠及肠破裂;也不可注入过量液体强制使球囊破裂,否则容易导致肠壁损伤。

并发症的产生有肠管自身的原因,也有拔管过早或经口摄食过早的因素。所以要谨慎考虑肠梗阻导管的拔管时机以及经口摄食的时间。

总之,经内镜放置金属支架和肠梗阻导管能够有效地缓解患者的梗阻症状,避免行结肠造瘘术,它操作简单、经济有效,可以显著降低患者的创伤和痛苦,提高患者的生活质量,为急性结直肠癌性梗阻的治疗开辟了一条新的途径。

第十九节 内镜十二指肠乳头括约肌切开术

内镜十二指肠乳头括约肌切开术(endoscopic sphinc terotomy,EST)是由内镜逆行胰胆管造影(endoscopic retrograde cholangio pancreatography,ERCP)诊断技术发展而来的,因此目前把 ERCP 分为诊断性 ERCP(diagnostic ERCP)和治疗性 ERCP(therapeutic ERCP)两种类型。治疗性 ERCP 又包括很多方面,如经十二指肠镜胆道结石取石术、胆道狭窄扩张术、胆道内支架的放置和鼻胆管引流技术、胰管结石取石术和鼻胰管引流术及经口胆道镜和胰管镜等,而这些技术的开展首先需要行 EST。

EST 是技术要求很高的操作,必须经过严格的培训,操作医师必须是专职的内镜医师,最好是由外科医师来担任,如果是内科医师,也必须非常熟悉局部的应用解剖,并且尽可能得到外科医师的支持,因为胆道疾病患者多数是外科患者,需要外科医师提供患者信息,一旦发生比较严重的并发症可能还需要外科手术。

内镜治疗并不是一个人能完成的,必须由一组人来共同协作完成,包括护士、技术员以及放射科工作人员等。良好的配合是治疗成功的关键,尤其是护士的配合,因此内镜护士也必须经过专门培训。

一、适应证和禁忌证

(一)适应证

(1)胆总管结石(包括原发性胆总管结石、继发性胆总管结石、胆总管探查术后残留或复发结石等)患者。

(2)急性梗阻性化脓性胆管炎患者:可急诊放置鼻胆管引流,引流出感染的胆汁,待病情稳定后再解决原发病。若为胆总管结石引起的胆管炎,患者条件许可时,可急诊行 EST 后用网篮取出结石,解除梗阻。

(3)胆道蛔虫症患者:内科治疗效果较差,外科开腹手术创伤大,而内镜治疗方法简单,效果满意。

(4)乳头或胆总管下端炎性狭窄者。

(5)乳头或壶腹部肿瘤以及胆道肿瘤者:采用 EST 治疗或同时放置内支架引流,解除黄疸,为择期手术提供有利条件,对无法手术切除者放置内支架可提高其生活质量。

(6)乳头括约肌功能异常者。

(7)胆道手术后胆漏者,开腹或腹腔镜胆囊切除术后胆漏者:可通过 EST 治疗或放置鼻胆管接负压充分引流胆道,使胆漏得以治愈。

(8)胆囊结石本身不是 EST 的适应证,但出现下列情况时,可采用 EST 治疗:①年老体弱不能耐受手术的胆囊结石患者同时伴有胆总管结石的;②胆囊结石伴有反复胰腺炎患者,经 EST 治疗后消除胆总管下端狭窄,排出胆总管结石是防止胰腺炎再发的一种措施;③胆囊结石合并胆总管结石患者,EST 治疗胆总管结石,腹腔镜下切除胆囊。

(二)禁忌证

同 ERCP 术。

二、十二指肠乳头切开方法

(一)主要设备

1.十二指肠镜

十二指肠镜分为诊断用十二指肠镜和治疗用十二指肠镜两种,主要的区别是工作通道的内径不同,工作通道为 2.8 mm 和 3.2 mm 的十二指肠镜主要用于诊断,工作通道为 4.2 mm 的十二指肠镜可完成各种治疗,而工作通道为 3.7 mm 或 3.8 mm 的十二指肠镜可以完成一般的治疗。

2.高频电发射器

高频电发射器有凝固电流、切割电流和混合电流等选择,有些医生怕切开时引起出血,过多使用电凝,电凝后组织产生凝固,不易进一步切开,而且凝固会造成胰管开口破坏、堵塞,影响胰液引流,导致急性胰腺炎的发生。单纯使用切割电流容易引起出血,大多数医生习惯于使用混合电流。

3.切开刀

切开刀的种类很多,主要有拉式切开刀(pul-type)、推式切开刀(push-type)和针状切开刀(needle knife)等,还有特殊类型的切开刀(如毕罗氏Ⅱ式切开刀)。

4.导丝

导丝的种类有很多,如 Taflon 材料、亲水导丝等,导丝表面有条纹的称为斑马导丝,便于内镜下观察;也有金属导丝,硬度较大,主要用于通过肿瘤所致的各种狭窄。导丝一般在 X 线下都能显影,有助于了解其位置。

5.取石篮

取石篮一般由 4 根钢丝组成,打开后钢丝自动撑开,便于结石套入。

6.气囊导管

气囊导管在注气后呈球形,直径为 8～20 mm,气囊导管中间可通过导丝,也可注入造影剂,有些气囊导管在头端和后方各有一个造影剂出口,注入造影剂后可分别了解气囊上下的充盈情况。气囊导管的主要作用是用于取石,另一个作用是用于造影,乳头切开后的插管造影,造影剂很快流出,用气囊压迫后使胆道有良好的显影。气囊导管也可用于调整导丝进入肝内胆管的方向。

7.碎石篮

碎石篮的基本结构和取石篮一样,主要是钢丝的强度更大,其外套管是金属的,即使较坚硬的结石也能被绞碎。由于碎石篮较硬,不利于插入胆道及套住结石,因此碎石篮的金属外套管内另有塑料外套,完成插管及套住结石后再送入金属套管进行碎石。

(二)术前准备

术前准备同 ERCP,重点了解其凝血功能,包括出血时间、凝血时间和凝血酶原时间。

(三)切开方法

EST 的方法很多,有退刀切开法、进刀切开法、针状切开刀切开法等,以退刀切开法最为常用。此外,还有些特殊情况下的切开,如乳头旁憩室、胃大部切除毕罗氏Ⅱ式吻合术后的乳头切开等。

1.退刀切开法

退刀切开法是乳头切开的基本方法,也是最常用的方法,一旦选择性插管成功后即可采用此方法做乳头切开。

很多内镜医师习惯先使用普通造影插管完成造影,若有乳头切开指征,则导管插入胆道深部,经造影管插入导丝,然后退出导管,再沿导丝插入切开刀,准备切开。通常为避免更换导丝的麻烦,对于有可能行 EST 的病例可直接使用切开刀进行插管,使用切开刀插管可能较普通插管更容易成功,因为其通过拉紧和放松刀丝可调节插管方向,有利于插管的成功。

使用切开刀插管最好选用双腔切开刀或三腔切开刀,因为插管困难时还可以利用导丝完成插管并同时行造影。

一旦插管成功,明确切开指征,再次检查电切设备。在切开之前,明确乳头和结石的大小,以决定需要切开的长度及安全性。切开时可保留导丝,因为导丝的存在可增强切开刀的稳定性,在切开的过程中切开刀也不容易滑出,可避免反复插管,对于初学者尤其适用。

乳头切开时可适当拉出镜身,并使用抬钳向上慢慢切开。初学者往往因为怕导管滑出而刀丝进入太多,影响电切效果。如果踩电切踏脚后乳头处无反应,则需要检查是否电切刀插入过深。一般使用刀丝的前 1/3 接触组织,目前 Olympus 有一种切开刀(Clever Cut)前 1/3 刀丝裸露,后 2/3 刀丝表面有绝缘膜,可指导内镜医师选择合适的部位做电切,对于初学者尤为适用。

在电切过程中,最好用电切电流或混合电流,如果一开始即使用电凝电流,会造成乳头部组织凝固,从而影响电切,造成该部位不容易切开,这时如果增大电流量或用力拉紧刀丝,有可能造成突然快速切开,引起大出血。过多使用电凝会使胰管开口处的组织凝固,影响胰液引流,也是造成术后胰腺炎的主要因素。

电切刀的方向一般选择在 11 点钟至 12 点钟位置,该范围为安全区,如果不在这个范围内,则容易发生出血、穿孔。钢丝牵拉过紧,切开刀易偏向右侧,可能破坏胰管开口,产生胰腺炎。因此在乳头切开前应仔细检查切开刀钢丝的位置,如位置不对应重新定形,可用手指将切开刀头端向左侧旋转,再拉紧钢丝并检查位置。刀丝较短的切开刀拉紧时易向右侧偏斜,刀丝较长者位置容易固定在 12 点钟位置,但要注意切开时必须使刀丝全部暴露出内镜,避免刀丝接触内镜引起短路。在切开过程中应密切注意刀丝位置,不能离开安全区。切开刀偏向右侧时调整的方法是用手指将切开刀头端向左侧旋转,也可在切开时利用镜身向左侧旋转来纠正。

十二指肠乳头的最大切开长度因人而异,有学者认为可以切开至乳头的第三个皱襞,实际上乳头皱襞是十二指肠的黏膜皱褶,并不完全代表其下方胆管的情况,而且并不是所有的乳头均有皱襞。一般来说,胆总管呈斜形进入十二指肠壁,镜下可见乳头较长者,乳头部有结石嵌顿或曾有结石嵌顿者及胆总管有扩张者,乳头可切开较大;而乳头较小,胆总管不扩张者做切开时要小心。在实际操作时要注意的是乳头切开并不是乳头表面的切开,而是乳头深部括约肌的切开,有些医师往往没有注意到这一点。乳头是否充分切开的判断方法是拉成弓形的切开刀或者充气的取石气囊能否自由通过。此外,乳头切开的大小还要根据具体需要而定,若结石较小或者仅为放置支架则不必做很大的切开。

2.进刀切开法

进刀切开法在临床上较少应用,主要用于切开刀无法直接插入者,如下端有狭窄、肿瘤等,可一边插入一边切开,直到插入胆总管后再采用退刀法做完全切开。

3.针状切开刀切开法

针状切开刀切开法在临床上也较少使用,主要用于如下几种情况:①常规插管不成功者;②乳头部结石嵌顿而切开刀无法插入者;③已放置支架者。乳头部结石嵌顿时乳头明显隆起,用针状刀在乳头上方胆总管的走行方向纵向切开,也称为乳头开窗术,切开后可直接排出结石。如果需要做更大的切开可再插入切开刀,用退刀法使乳头完全切开。

已放置支架者可沿支架切开,方便且较为安全。对于一般插管不成功者采用此方法必须慎重,因为这类患者的乳头很难正确剖开且胆总管不易找到,除非胆总管下端有明显扩张者。因此必须是很有经验的医生才可采用该方法。

4.介入引导法切开乳头

采用上述方法无法完成切开而又必须切开乳头者可采用介入引导法。具体方法是通过经皮肝穿刺的方法插入导丝,经乳头进入十二指肠,若患者有 T 管也可经 T 管插入,内镜插入十二指肠,看到导丝后使用圈套器拉出导丝,再沿导丝插入切开刀完成切开。

5.毕罗氏Ⅱ式胃大部切除术后的乳头切开

毕罗氏Ⅱ式胃大部切除术后患者行 ERCP 时,内镜必须通过输入襻逆行进入十二指肠,这时看到的乳头方向正好和正常方向相反,插管的难度并不大,但刀丝的位置在 6 点钟位置,而不是 12 点钟位置,在这个方向切开是无效且危险的。一般采用的方法有两种:①使用毕罗氏Ⅱ式切开刀,呈乙状形或反弓形,插入后,刀丝的位置正好在 12 点钟位置;②先插入内支架管,再用针状切开刀沿内支架管切开。前一种方法切开刀的位置较难控制,后一种方法则较为安全。

6.结石嵌顿的乳头切开

结石嵌顿后常规插管很难插入,可用切开刀把结石顶入胆总管后再行插管,也可通过先插入导丝的方法,导丝沿结石旁插入后再插入切开刀,还可采用上述针状切开刀切开法。

三、取石方法

(一)自然排石法

一般认为乳头切开后小结石可自行排出,但如果乳头切开不充分,或结石稍大,在排石过程中可能会出现结石嵌顿,继发急性胆管炎、急性胰腺炎,因此主张切开后直接取出结石。

如果确实由于某种原因不直接取出结石,也可以放置鼻胆管引流,一方面可以防止结石嵌顿,另一方面还可以通过引流管造影,了解结石的排出情况。

(二)直接取石术

一般取石的方法有两种,即取石篮取石术和气囊取石术。

1. 取石篮取石术

胆总管结石直径小于 1.5 cm 者可通过切开的乳头取出,直径为 1.5～2 cm 的结石也可在乳头足够切开后取出,取石的方法是经切开的乳头插入取石篮,超过结石位置,然后打开取石篮,向下拉取石篮,并抖动取石篮,使结石进入取石篮内,拉紧取石篮,套住结石,向下牵拉取石篮至胆总管下端,内镜头端靠近乳头并拉紧取石篮,再调节内镜头端向下,使内镜头端远离乳头,并使镜身向右旋转,即可拉出结石。

需要注意的是,如果有多颗结石,应由下而上逐一取出,假如先取上面结石,下方的结石将影响其排出,如果一起带出,有可能引起乳头撕裂。取石时要在结石上方打开取石篮,如果在结石下方打开后再插入取石篮取石就有可能把结石推入胆管深部,甚至进入肝内胆管,影响取石。如果结石较大,套住后无法从乳头拉出,可将结石再送入胆总管内,并解套,然后再采用其他方法碎石后取石。如果结石既不能拉出,也不能送入胆总管,造成结石嵌顿,可采用 Soehendre 碎石器碎石,具体方法见并发症的预防及处理。

取石篮的质地较硬,进入肝内胆管的方向很难调节,因此肝内胆管结石取出较为困难,采用导丝引导取石篮就较方便,即取石篮内可通过导丝,沿导丝插入取石篮即可到达结石部位。

2. 气囊取石术

气囊取石术是乳头切开后插入气囊导管,超过结石部位,然后注气使气囊充盈,往下牵拉气囊带出结石。需要提醒的是,必须根据胆总管的直径不同选择不同型号的气囊,因为气囊太小结石会从气囊与胆管壁之间滑过,无法取出结石。气囊取石主要用于较小的结石和泥沙样结石,这两种结石使用取石篮不易取出。对于较大的结石,气囊取石效果较差。气囊在注气之前一定要明确其位置,如果气囊在较细的肝内胆管、胆管的狭窄处或胰管内并充盈气囊,就有可能造成损伤。插入气囊时有可能将结石推入肝内胆管,可先使导丝通过结石,再沿导丝插入气囊。

气囊导管既可用于取石又可用于造影,取石后气囊导管插至肝总管充盈后一边往下拉一边注入造影剂,既可再次清除胆管内的残余结石,又可通过造影了解是否有结石残留。气囊导管的缺点是容易破裂,而且价格较贵。

3. 碎石术

对于结石直径大于 2 cm 者,虽然采用上述的方法也可取出结石,但会增加出血和穿孔的可能,因此必须先碎石,然后再行取石。碎石的方法很多,最简便而经济的方法是采用机械碎石篮碎石,也可应用体外冲击波碎石和子母镜下激光或液电碎石。

(1)机械碎石术:当结石较大,普通取石篮无法取出结石时,可使用机械碎石篮进行碎石。

同常规取石一样,首先把结石套住,然后进行碎石。碎石后再使用普通取石篮取出结石碎片,较小的碎片可通过切开的乳头自行排出。对于结石较多,一次取净困难者,最好能放置鼻胆管引流或临时塑料支架,以免残留结石造成嵌顿而继发急性胆管炎。如果胆管内充满结石或结石过大无法通过或打开碎石篮时,就不能采用机械碎石的方法,此时可采用体外冲击波碎石术或手术治疗。

(2)体外冲击波碎石术:体外冲击波碎石术治疗胆总管结石疗效较为满意,但一般仍需要通过内镜取出结石碎片。对于肥胖患者及胆总管下端胰头十二指肠后的结石定位较困难,因而碎石效果欠佳。碎石后结石碎片有可能造成胆管下端梗阻而引起急性胆管炎,因此最好事先放置鼻胆管引流。放置鼻胆管引流的优点是可通过引流管注入造影剂,便于碎石时的定位和了解碎石的结果。

(3)子母镜下激光或液电碎石术:子母镜又称经口胆道镜,即在十二指肠镜下行乳头括约肌切开后插入子镜,通过子镜可直接观察胆管内的情况,对于胆管内的结石可在直视下利用激光或液电碎石的方法直接碎石,碎石效果满意。但子镜价格较贵而且容易损坏。

(4)溶石剂的使用:通过鼻胆管引流管注入溶石剂治疗胆道结石理论上是可行的,但效果并不满意,而且非常费时,除非患者有特殊原因不适于内镜取石术方可使用本方法。

四、并发症的预防及处理

随着内镜技术的发展,越来越多的胆胰疾病可以通过治疗性 ERCP 技术得到有效的解决。EST 作为治疗性 ERCP 最基本的技术因而被广泛地应用于临床。然而 EST 并不是一种简单的操作,有一定的并发症发生率,因而也使 EST 技术的发展受到了相应的限制。

EST 的并发症发生率较诊断性 ERCP 要高,一般为 3%~6%,也有报道高达 20%。因此,如何降低 EST 的并发症一直是内镜医师所关注的。EST 并发症的发生常常是不可避免的,其原因非常复杂,有些和操作医师的技术有关,而有些则和局部解剖、原发病等因素有关。如何减少并发症的发生及一旦发生并发症如何及时明确诊断、采取积极有效的处理,对推广 ERCP 技术而言是急需解决的问题。

(一)急性胰腺炎

急性胰腺炎是 ERCP 诊断和治疗后最常见的并发症,发生率约为 3%。其主要原因如下:造影时反复使胰管显影和注入过量造影剂,插管、导丝和取石篮等对胰管的机械性损伤,反复插管后乳头的水肿以及括约肌的痉挛,碎石或取石后残留结石造成梗阻从而继发胆源性胰腺炎也是原因之一。EST 所致的急性胰腺炎发生率并不比诊断性 ERCP 所发生的高,但 EST 时过度电凝使胰管开口处的组织凝固影响胰液的引流肯定是引起术后胰腺炎的原因之一。此外,既往有胰腺炎病史者行 ERCP 术后胰腺炎的发生率较高。

减少 EST 术后的并发症必须提高操作医师的熟练程度,最好掌握选择性插管技术,避免反复使胰管显影,完成插管后只能注入少量造影剂,若发现插管进入胰管内必须立即停止注入,在没有明确插入胆总管之前不能注入大量造影剂。在插管时还要避免用力过猛,造成黏膜下注射。做 EST 时切开刀不要偏向右侧损伤胰管,不要过度使用电凝。在处理 EST 术后出血时常采用局部注射和止血夹等方法,应避免损伤胰管开口。若怀疑胆道有残留结石者最好能放置鼻胆管引流。对于是否能用生长抑素类药物预防胰腺炎的发生尚有分歧,但多数学者认为术前、术后使用生长抑素类药物能减少胰腺炎的发生。

EST 术后胰腺炎一般为轻型,经内科保守治疗数天后痊愈,较少发展为重症胰腺炎而需要外科手术。一旦诊断为胰腺炎,应密切观察腹部体征及全身情况,并按照胰腺炎的常规处理。如果存在胆道残余结石者,应予以取石或引流。

(二)急性胆管炎

EST 术后有可能发生急性胆管炎,其原因常与原发病有关,如存在胆总管结石、胆道有梗阻(包括良性狭窄及恶性肿瘤)等。内镜及附件的消毒不彻底也是原因之一。因此对于存在胆道梗阻的患者,EST 术后最好能放置引流管。对于取石术后怀疑胆道还有残留结石者最好能放置鼻胆管引流。术前预防性使用抗生素及术后抗生素的应用也是防止胆管炎的有效方法。

(三)败血症

EST 术后败血症主要发生于术前就存在胆道感染的患者,ERCP 时注入造影剂会加重胆道内的压力,使感染逆行进入血液。因此,对于胆道感染患者,ERCP 前必须使用抗生素,造影管插入胆总管后最好能先抽取胆汁然后再注入造影剂,并要控制注入的量及压力,造影结束后尽可能抽出造影剂,若明确有胆道梗阻者,造影后必须放置鼻胆管引流。如果造影后无法放置鼻胆管引流应考虑做经皮肝穿刺放置引流或开腹手术引流,可避免败血症的发生。一旦发生败血症,必须及时引流,不能观察等待。

(四)出血

EST 术后发生出血的发生率约为 2%,其主要原因包括患者凝血功能异常、急性胆管炎时乳头部的充血水肿、切开的速度太快、使用针状切刀不当及乳头切开后取出较大的结石时引起乳头撕裂,造成出血等。部分患者可能存在解剖异常的十二指肠后动脉,一旦损伤可能会引起大的出血。因此 EST 术前应详细询问病史,有无血液系统疾病、服用阿司匹林类药物史,梗阻性黄疸的患者术前应使用 $VitK_1$ 治疗。切开时可选择混合电流,速度不要太快,尤其是接近切开顶端时应更慢,因为此处组织较厚。

EST 后少量渗血都会自行停止,如果有活动性出血应予以处理,可再用切开刀对切开的边缘进行电凝,但效果常不理想,一般可使用硬化剂注射针或直接用插管在切开的黏膜下注射1:10 000 的肾上腺素或硬化剂,注意应在切开边缘及顶端的黏膜下注射,避免注射过深,注射至胰管开口及胰腺组织内则可能引起胰腺炎。如果注射后乳头部水肿明显,而同时乳头切开不充分者,会影响胆汁引流,最好能放置鼻胆管引流。若无注射器械或注射后仍有出血,可采用胆总管内插入气囊,注气后向下牵拉压迫镜面数分钟以止血,也可采用止血夹止血。一般出血经上述方法均能得到控制,若为十二指肠后动脉损伤引起出血,量较大,很快影响视野,内镜下止血很困难时,应采取外科手术。

(五)穿孔

EST 穿孔的发生率小于 1%,发生穿孔的原因包括切开过大、切开方向偏离、使用针状切开刀不当、取出大结石时造成乳头撕裂以及乳头旁憩室等。EST 切开的长度不能超过胆总管的十二指肠壁内段,一旦超过即发生穿孔。由于乳头部狭窄插管困难而使用针状切刀切开有时是相当困难的,操作不当容易发生出血和穿孔。因此,对于经验不是非常丰富的医师应尽量避免采用针状切刀切开。

穿孔的诊断并不困难,有时在术中就会发现,若切开过大,插管时发现偏离胆管和胰管方向,注射造影剂后可见造影剂在腹膜后弥散,而胆管、胰管并不显影等。虽然 EST 术后出现腹痛以胰腺炎的可能为大,但仍要考虑穿孔的可能,腹部 X 线片或透视一般不会有膈下游离气体,因为穿孔发生于腹膜后,所以主要看是否有造影剂漏到腹膜后或腹膜后是否有积气,一旦出现上述征象,即可证实有穿孔;也可行 CT 检查,可发现腹膜后十二指肠周围积气和积液。部分患者可出现颈部皮下气肿。

发现穿孔后最好与外科医生联系,讨论治疗方案。较小的穿孔可行保守治疗,如果仍有胆道问题没有解决,可急诊外科手术一并处理。如果术中就发现穿孔较大或术后体征明显,也应及早剖腹手术。保守治疗的内容包括抗生素的应用、禁食及胃肠减压,生长抑素类药物等应用以减少消化液的分泌。若在 EST 过程中就怀疑有穿孔时可放置鼻胆管引流,事后发现穿孔则不必强调再放置引流管。一般较小的穿孔经保守治疗多能治愈。

在保守治疗过程中应密切观察病情,随访 B 超和 CT,了解有无腹膜后脓肿形成。若有腹膜后脓肿形成应予以及时引流,可采用 B 超定位下行腹膜后脓肿穿刺引流或外科手术引流。B 超定位下穿刺引流是一种简单、有效的引流方法,脓液稠厚时可予以生理盐水冲洗,一般穿刺引流管较细,可通过扩张探条扩张后更换较粗的引流管,以便于引流。若仍然引流不畅,应及早手术引流。手术途径可经腰部直接进入腹膜后脓腔。

(六)取石篮嵌顿

取石篮套住结石向下拉出时如果结石较大有可能造成结石嵌顿,这时结石既不能拉出,也不能送入胆总管,因此在取石之前应根据结石大小及乳头切开的情况估计结石是否能拉出,如果结石较大,应碎石后再取石。对于胆总管末端狭窄段长度超过 1.5 cm 者,EST 不能有效切开狭窄,因而取石时容易发生嵌顿。发生取石篮嵌顿后不要使用暴力拉出,以免造成出血和穿孔等并发症。可采用 Soehendre 碎石器进行碎石,方法是剪去取石篮把手,在取石篮外套上金属外套管进行碎石,其原理相当于机械碎石篮。如果没有上述碎石器械,应行外科手术。

(七)迟发性并发症

EST 术后有可能出现迟发性出血,排出的巨大结石可造成结石性肠梗阻,胆囊未切除者可能发生急性胆囊炎,长期随访发现部分患者胆道复发结石,切开乳头发现再狭窄等。乳头切开后可能会发生十二指肠内容物反流进入胆道,但由于引流通畅,故很少发生胆管炎。

要减少 EST 的并发症除应注意上述因素以外,还必须掌握其指征,尽量避免不必要的切开。有统计表明,诊断性 ERCP 和治疗性 ERCP 的并发症发生与操作时间有关,操作时间长者其并发症的发生率高,主要原因是操作困难而增加了风险。因此,不要过分强调 EST 的成功率,应在保证安全的前提下提高成功率,对于操作困难者,除非必要,不然可放弃而采用其他手段。

第二十节　内镜胆管引流术

临床上,由于各种疾病引起的胆管梗阻十分常见,多以梗阻性黄疸为主要临床症状,部分患者还合并严重化脓性胆管炎,病情凶险。长期胆管梗阻会造成肝肾功能的严重损害,并迅速导致肝硬化发生。这些都严重威胁患者的生命和健康。以往,这类患者都需接受手术或经皮经肝穿刺胆管引流术(purcutaneous transhepatic choledocal drainage,PTCD)来解除梗阻。近年来,随着内镜介入治疗技术的迅速发展,此类患者可通过内镜胆管引流术得到有效处理,大大简化了操作,创伤性小,对患者生理功能干扰少,对于手术风险较大或丧失根治机会的患者,无疑是一个极好的治疗手段。另外,内镜胆管引流术可用于胆道梗阻患者的术前准备,以迅速改善肝脏功能和全身情况,为后续治疗创造条件。内镜胆管引流术是在诊断性 ERCP 技术的基础上建立起来的,它始于 20 世纪 70 年代后期,经过发展改进,已形成一套完整的胆道引流技术,在临床上处理各种原因所致的胆道梗阻方面起着越来越重要的作用。该技术不仅开辟了一条全新的胆管引流途径,同时也拓宽了 ERCP 技术本身的适应证,提高了其安全性和治疗价值,使得严重胆道梗阻和急性胆管炎不再成为 ERCP 的禁忌证。内镜胆管引流术分为外引流术和内引流术两大类,外引流术又称内镜鼻胆管引流术,内引流术根据所采用的引流材料不同又分为胆管塑料支架引流术和胆管金属支架引流术。

一、内镜鼻胆管引流术

内镜鼻胆管引流术(endoscopic nosebiliary drainage,ENBD)是一种较为常用的内镜胆道引流方法,它采用一根细长的塑料管在内镜下经十二指肠乳头插入胆管中,另一端经十二指肠、胃、食管、咽等,从鼻孔引出体外,建立胆汁的体外引流途径。1975 年川井等试行 ENBD 并获得成功,1977 年 Wurbs 和 Classen 将其应用于化脓性胆管炎及胆管狭窄的治疗。1983 年于中麟、鲁焕章在国内首先开展了该项技术,目前此法已被广泛应用于临床,已成为梗阻性黄疸、急性化脓性胆管炎等胆道、胰腺疾病十分有效的治疗方法。

(一)操作方法与技巧

常规行 ERCP,了解病变性质及部位。发现胆道梗阻时,应尽可能将造影导管插至梗阻以上胆管,是否进入梗阻部位以上胆管是胆管引流成败的关键,有时需借助导丝才能完成。

在未能通过梗阻段之前,切忌向胆道内注射过多造影剂,以免增加胆道内压力,诱发胆管炎和败血症;即使导管已达到梗阻以上的胆道系统,最好先尽量抽出淤积的胆汁,然后注射造影剂。在胆道系统充分显影后,利用导丝选择引流范围最广泛的胆管,然后将造影导管退出。这时应在透视下操作者与助手协调配合,边退导管边插入导丝,防止导丝滑出,操作者还应利用抬钳器将导丝锁住。挑选合适的鼻胆管顺导丝插入,到达预定部位后将导丝取出,在透视下边插管边退出内镜,将鼻胆管先从口中引出,注意十二指肠圈的位置及胃内长度是否合适,然后借用一根鼻引导管将鼻胆管从鼻腔内引出,最后可在透视下注射适量造影剂以进一步调整鼻胆管在胃内的位置并固定。

(二)术后处理

患者术后一般需禁食,在确信无并发症发生后可逐渐恢复饮食,抗生素应继续使用一段时间。鼻胆管接无菌引流袋或轻度负压装置(如自膨式引流袋),应注意观察引流胆汁的性状及数量,做好记录。定期进行血常规、肝功能及胆汁的细菌学检查,必要时重复行鼻胆管造影检查。胆管引流量每日超过 300 mL 且胆汁性状正常者,一般无须常规冲洗鼻胆管,否则反而增加感染机会。但引流量较少或胆汁黏稠浑浊或胆管炎控制不理想者,可用含抗生素的溶液冲洗,每日 2～4 次。

对合并胆道出血的患者,往往引流效果较差,如已无手术指证,建议用1:10 0000的去甲肾上腺素溶液冲洗,每日数次,不宜用促凝药物直接冲洗胆道;应以冲洗为主,避免暴力抽吸阻塞导管。早期引流效果不理想时,可适当延长引流时间,部分患者在1～2 周后由于血块脱出,引流效果将逐步改善。

(三)并发症及其处理

1.恶心、咽痛

ENBD一般无严重并发症,仅少数患者不能耐受鼻胆管的刺激,可能有咽痛、恶心、上腹部不适等,应耐心向患者解释,消除其恐惧心理,还可用硼酸溶液漱口,保持咽部卫生。

2.胆管炎

术后早期胆管炎仅发生在引流失败的患者中,部分肝门部恶性病变的患者肝内胆管广泛受侵,一处的引流范围十分有限,此类患者术后也容易发生胆管炎。可取胆汁进行细菌培养和药敏试验,加强并及时调整全身用抗生素。引流部位不合适者应尽早重新置管引流。

3.鼻胆管阻塞和脱出

鼻胆管阻塞和脱出是后期可能出现的问题,一旦发现引流量突然减少或骤然增加,而引流液稀薄颜色变淡时,应考虑到这两种可能性。部分阻塞的鼻胆管可用稀释的抗生素液冲洗疏通;鼻胆管脱出可因鼻胆管造型选择不当、体外固定不牢、患者无意中牵拉或剧烈咳嗽、呕吐所致,需透视或造影检查证实,必要时应及时重新置管。

二、内镜胆管塑料支架引流术

内镜胆管塑料支架引流术又称内镜逆行胆管引流术(endoscopic retrograde biliary drainage,ERBD)和内镜胆管内置管引流术,是通过内镜技术将一根胆管塑料支架放置于胆管中,一端置于梗阻之上,一端位于梗阻以下(多数置于十二指肠腔内),以此解除胆管梗阻。

1979年,德国Soehendra教授率先报道了这一技术,以后此技术逐步完善,成为治疗胆道良恶性疾病的主要方法,是治疗ERCP的重要组成部分,在很大程度上取代了PTCD。国内于20世纪90年代初期开展此项技术,目前已在临床上广泛应用,取得了较好的临床疗效。由于ERBD安全可靠,无胆汁丢失,更符合生理状态,术后也无须特殊护理,提高了患者的生活质量,对手术风险很大的高龄胆道系统疾病患者及无法切除的恶性胆道梗阻患者,不失为一种较好的姑息性治疗手段。小口径(7 F左右)塑料支架极易被胆泥阻塞,引起黄疸复发,术后1个月内胆管炎的发生率高达30%～40%。目前普遍采用8.5～14 F的大口径支架,最常用的是10 F和8.5 F的支架,与此相对应,需采用活检孔道为3.7 mm和4.2 mm的治疗型十二指肠镜。随着支架口径的增大,操作的难度也相应加大,目前,小口径支架仅用在胆管狭窄较紧或狭窄段较长且弯曲的情况下。对肝门部恶性梗阻患者,现在有的专家放置两根或多根支架,以尽量扩大引流范围,不过其操作的难度较大。

(一)胆管内引流支架及推送系统

1.胆管塑料支架

通常使用的胆管塑料支架(stent),也称内置管(endoprothesis),其常用的制造材料有聚乙烯(polyethylene)、聚氨酯(polyurethane)、聚四氟乙烯(teflon)等几种,其中聚四氟乙烯的摩擦系数最小,体外试验证实其表面胆泥淤积量最少,明显优于其他两种材料。内支架有多种造型,包括直型、弯曲型、双猪尾型及单猪尾型等。

2.内支架推送器

完整的支架及推送系统有3层结构:①最内层为导丝,直径为0.089～0.097 cm(0.035～0.038英寸),长度至少为350 cm;②中间为内引导管(inner guidecatheter),前端多带有金属标记,故又称定位管(posttioner),直径为5～7 F,长约为280 cm,它还可与一活动接头相连,以便于抽吸和造影;③最外层为支架和与之口径相同的推送管(pusher)。新型的推送装置、内引导管与推送管之间通过活动接头相连,可同时插入,内引导管到位后解开接头,用推送管将支架送入。对于 7～8.5 F 支架,推送器为相同口径的推送管。

(二)操作过程与技巧

首先常规行 ERCP,做胆道造影,了解胆道病变部位、范围等。如需放置内支架时,经造影导管插入导丝,利用导丝的特性和插管技术,插至梗阻以上扩张的胆管中,选择引流部位;去除导管后,顺导丝插入支架及推送器,待内引导管进入胆管并到达梗阻以上后,解开接头,用推送管将支架送入胆管,而将末端倒刺以下部分留在十二指肠腔内;最后依次拔除内引导管和推送管。观察支架引流效果,尽量吸出胆汁和造影剂,确信无误后取出内镜。

为使放置支架过程顺利,大部分患者需行胆管扩张,根据内镜及支架的大小,采用 8.5 F、10 F 或 11.5 F 扩张管进行这一过程,当扩张管的金属标记通过梗阻段后,表明梗阻部位已被扩至最大径。应用扩张管的另一好处是可用扩张管上的金属标记预测支架的长度,可将其先置于梗阻上方,扩张结束后留置导丝,缓缓退出扩张管至标记刚刚露出乳头外,测量扩张管退出的长度即为支架的合适长度。支架长度的选择十分重要,除可采用扩张管测量外,也可测量透视荧屏上从梗阻上端至十二指肠的长度,但往往屏幕有 30% 左右的放大倍数,因而实际长度应减去放大的部分,此外还应考虑到肿瘤的生长,应留有 1 cm 左右的余地。

内置管放置过程中,一定要注意内镜不可离乳头过远,内镜与乳头之间的导管或支架也不宜过长,更不可弯曲。支架在送入过程中往往有较大阻力,此时切忌用力插管,以免支架在十二指肠腔内伸入过长而无法挽回,应借助内镜屈曲与抬钳器的协调运动将支架送入,方法是先插入少许支架,上举抬钳器,同时旋转大旋扭向上,使内镜端部靠近乳头,然后放松抬钳器和内镜先端部,插入支架 1 cm 左右,再上举抬钳器并弯曲内镜头端,借助这一合力将支架缓缓送入胆道。操作中,助手要注意观察屏幕,并与操作者密切配合,拉紧内衬管,保持一定张力,以便推送管在其上相对滑动,但切忌用力过大,将内衬管拔出。

对肝门部恶性梗阻患者,一般将支架置入右肝管内,以引流绝大部分胆汁。也可以在左右肝管内放置两根或多根支架,以尽量扩大引流范围。具体操作:先将一根导丝插至梗阻以上,进入一个肝管内,然后再插入另一根导丝进入另一个肝管内,最后分别沿导丝置入支架。

该操作难度较大,导丝容易移位,两根或多根支架通过狭窄部位时,支架之间可应用润滑剂以减少摩擦。首先放置的支架末端侧翼应远离乳头,留出一定的空间。在通过第二个支架时,向上推进第一个支架,以避免第一个支架被强拉出胆管。

(三)并发症及其处理

1.早期并发症

(1)胆管炎:胆管炎是 ERBD 早期主要的并发症,发生率约为 16%。发生的原因可能是因为内镜钳道难以彻底消毒,由此途径可带细菌入胆管;还可能是由于引流范围小、引流不充分所致,例如,肝门部胆管癌仅引流到半肝,甚至只有部分肝段的胆道系统时,特别是对侧的肝内胆管已有造影剂充填但未予以引流时。因而很多学者建议,在注射造影剂之前应尽量抽出胆管内的胆汁,避免在注射造影剂之后胆管内的压力过高,使胆汁中的细菌进入血窦引起脓血症。另外,在放置胆道支架之前,应尽可能抽出对侧无法引流的胆管内的造影剂;在确定引流部位时应尽量选取胆管增粗最显著、引流范围最广的胆管。一旦发生胆管炎或败血症,要给予足量的敏感抗生素,有时往往需要进行第二次内镜操作,不得已时行 PTCD 甚至手术治疗。

（2）穿孔：操作中损伤胆管可造成胆管穿孔，引起胆汁性腹膜炎，发生率为 1%～5%。预防方法主要是操作时避免粗暴用力。一旦发生，应立即外科手术。在运用导丝时可能造成肿瘤部位的穿孔，但只要引流充分，一般不会造成严重后果。

（3）胰腺炎或高淀粉酶血症：较常见，对症处理后可短期治愈。

（4）支架近期阻塞：阻塞原因常为血块、肿瘤坏死组织、泥沙样结石。发生支架阻塞应及时更换支架，使胆管再通。

2.晚期并发症

（1）支架阻塞：支架阻塞是 ERBD 晚期主要的并发症，置管后 3 个月支架的阻塞率约为 30%，置管 6 个月后的阻塞率约为 70%。阻塞的原因有肿瘤压迫或阻塞支架、泥沙样胆石堵塞支架。塑料支架阻塞后可以更换新的支架，更换时可用圈套器和（或）支架取出器取出支架。Soehendra 设计的支架取出器（retrievor）也是十分有用的，它要求先将导丝从支架中插入胆管中，然后顺着导丝插入金属的支架取出器，到位后顺时针旋转取出器将其拧紧在支架上，最后将支架从内镜孔道中取出，这一操作的优点是导丝保留在位，不丢失胆管通道，新支架可以经导丝十分方便地置入。

（2）支架移位和滑脱：这种并发症较少见，其发生率为 3%。支架发生移位可产生黄疸（31%）、疼痛（6%）和急性胰腺炎（6%），通过内镜检查及 ERCP 可确诊。发生支架移位后，塑料支架可以取出后重新安放一个新支架，也可以用气囊导管或取石篮使支架复位，还可再安放一个支架以解决胆管狭窄问题。

（3）支架所致的胆道或十二指肠黏膜损伤：多因弧形支架在十二指肠内露出太多所致，猪尾型支架很少引起十二指肠损伤。损伤可形成溃疡甚至穿孔，少数发生胆管穿孔，引起胆汁性腹膜炎。小的穿孔因有网膜包绕，可无临床症状，一旦出现临床症状，应及时手术。预防方法主要是避免粗暴操作，另外，在留置弧形支架时，其尾端注意不要留得太长。

三、内镜胆管金属支架放置术

内镜胆管金属支架放置术（endoscopic metal biliary endoprothesis，EMBE）是近年来兴起的内镜胆管内引流技术。1985 年 Carrasco 将用于冠状血管成形的金属支架用作胆道支架进行动物实验获得了成功，自 1989 年起世界各大内镜中心相继开展此项治疗。由于金属支架具有操作简便、扩张性好、直径大、不易阻塞和移位等优点，因而被广泛应用于临床。国内于 1991 年在上海首次应用，经过十余年的不断实践，国内已有不少单位开展此项技术，积累了不少经验。ERBD 的最大缺点是支架的阻塞，造成阻塞的主要原因之一是受内镜孔道的限制，塑料支架口径较小，而可膨式胆管金属支架在扩张后直径可达 7～11 mm，远非塑料支架可比，且金属丝与细菌的接触面积小，并可为胆管黏膜上皮细胞所覆盖，因而在预防细菌滋生、保持支架持久通畅方面有毋庸置疑的优点。

（一）胆管金属支架

金属支架由各种金属材料编织或盘绕而成，按作用机制分为自扩式、热记忆式和球囊扩张式三类。

金属支架本身具有弹性，释放后即在管腔内自行扩张将狭窄部位撑开，扩张后直径可达 8～10 mm。当纵向拉长时直径即缩小并被固定在 7～9 F 的输送导管上，外面套一限制性膜管，当置入胆管中后，向外拉出膜管，支架即可自行扩张，数天后逐渐到达最大口径。

（二）操作过程与技巧

（1）首先行胆道插管造影，了解病变性质、部位、范围，选择金属支架的类型与长度。胆管末端的梗阻可用密纹支架，效果较好且持久；肝门部梗阻应采用有网眼的支架，可不影响侧支胆管的引流；有较大弯曲角度时，可使用 Wallstent 等柔韧性好的支架，以便支架充分扩张。支架长度的选择十分重要，关系到引流疗效的持久性，在选择时需考虑到以下几方面：①支架的种类，有的支架在释放时长度要缩短，因而支架的长度应以扩张后的长度为准，须仔细研究产品的说明书；②支架末端放置的部位，例如，拟放置于乳头外十二指肠腔内，则应选择略长的支架；③留有余地，肿瘤性梗阻会不断生长，因而放置的支架应长于当前的使用段长度，一般支架完全扩张后肿瘤两端支架的长度不宜短于 2 cm，例如，梗阻段长度为 2 cm 时，所选支架的长度（充分扩张后）至少应为 6 cm。

（2）送入导丝通过狭窄段，选择所需引流的胆管。

（3）经导丝插入扩张器进行狭窄段扩张。

（4）将装有支架的输送器顺导丝送入胆道，达到梗阻部位，最后在持续透视和内镜控制下将支架缓缓释放。为使释放顺利，事先可在输送器的管腔内注射少量生理盐水；支架表面有外限制膜管者，也应在其腔内注射一定量的生理盐水，以充分润滑管腔。

（5）进一步调整支架的位置，以达到最佳部位。

（6）退出内镜后，患者平卧，摄腹部 X 线片，观察胆管内金属支架扩张情况。

（三）并发症及其处理

EMBE 的操作成功率一般可为 95％以上，不足 5％的失败率与输送器的机械故障（如外限制膜的断裂、金属支架脱出、支架不全释放等）和操作失误（如支架提前释放、支架定位不准确等）有关。常见并发症如下。

1.早期并发症

（1）胆管炎：主要见于胆管引流不充分的患者，或术中胆道内注入过多造影剂患者。胆道压力过大者，一般保守抗感染治疗有效。

（2）胰腺炎或高淀粉酶血症：一般较轻，除禁食外，可适量给予抑制胰腺分泌的药物。

（3）出血和穿孔：偶见于括约肌切开者，一般均可经保守治疗控制。

2.晚期并发症

晚期并发症主要为支架阻塞失效，其原因主要如下：①肿瘤组织向支架网眼内生长，造成支架阻塞，这是较常见的原因；②肿瘤向支架两端生长，梗阻段超出支架长度，更多见近侧的梗阻；③胆泥或肿瘤坏死组织阻塞支架。对于支架的阻塞，特别是肿瘤组织导致的阻塞，使用带膜支架可以预防或延缓其发生。对于已阻塞的支架，可在其中央重新放置一根金属支架或塑料支架，也可使用鼻胆管引流，往往能有效解除胆道梗阻。

第五章 内分泌疾病

第一节 糖尿病

一、概述

糖尿病(DM)是一组由遗传和环境因素相互作用而引起的临床综合征。因胰岛素分泌绝对或相对不足以及靶组织细胞对胰岛素敏感性降低,引起糖、蛋白质、脂肪、水和电解质等一系列代谢紊乱。临床以高血糖为主要表现,多数情况下会同时合并脂代谢异常和高血压等,久病可引起多个系统损害。病情严重或应激时可发生急性代谢紊乱如酮症酸中毒等。

糖尿病患者的心血管危险性是普通人群的 4 倍,超过 75% 的糖尿病患者最终死于心血管疾病。NCEP ATPⅢ认为,糖尿病是冠心病的等危症;有学者甚至认为糖尿病是"代谢性血管病"。

(一)分类

1.胰岛素依赖型糖尿病

该型多发生于青幼年。临床症状较明显,有发生酮症酸中毒的倾向,胰岛素分泌缺乏,需终身用胰岛素治疗。

2.非胰岛素依赖型糖尿病

非胰岛素依赖型糖尿病多发生于 40 岁以后的中、老年人。临床症状较轻,无酮症酸中毒倾向,胰岛素水平可正常、轻度降低或高于正常,分泌高峰延迟。部分肥胖患者可出现高胰岛素血症,非肥胖者有的胰岛素分泌水平低,需用胰岛素治疗。

3.其他特殊类型的糖尿病

其他特殊类型的糖尿病包括以下三种。

(1)B 细胞遗传性缺陷:①家族有三代或更多代的成员在 25 岁以前发病,呈常染色体显性遗传,临床症状较轻,无酮症酸中毒倾向,称青年人中成年发病型糖尿病(简称 MODY);②线粒体基因突变糖尿病。

(2)内分泌病。

(3)胰腺外分泌疾病等。

4.妊娠期糖尿病(DM)

指在妊娠期发生的糖尿病。

(二)临床表现

1.代谢紊乱综合征

多尿、多饮、多食、体质量减轻("三多一少"),部分患者外阴瘙痒、视物模糊。胰岛素依赖型 DM 起病急,病情较重,症状明显;非胰岛素依赖型 DM 起病缓慢,病情相对较轻或出现餐后反应性低血糖。反应性低血糖是由于糖尿病患者进食后胰岛素分泌高峰延迟,餐后 3～5 h

血浆胰岛素水平不适当地升高,其所引起的反应性低血糖可成为这些患者的首发表现。患者首先出现多尿,继而出现口渴、多饮,食欲亢进,但体质量减轻,形成典型的"三多一少"表现。患者可有皮肤瘙痒,尤其外阴瘙痒。高血糖可使眼房水、晶状体渗透压改变而引起屈光改变致视物模糊。患者可出现诸多并发症和伴发病、反应性低血糖等。

2.糖尿病自然病程

(1)胰岛素依赖型糖尿病:多于 30 岁以前的青少年期起病,起病急,症状明显,有酮症倾向,患者对胰岛素敏感。在患病初期经胰岛素治疗后,部分患者胰岛功能有不同程度的改善,胰岛素用量可减少甚至停用,称蜜月期。蜜月期一般不超过 1 年。10～15 年以上长期高血糖患者可出现慢性并发症。强化治疗可减低或延缓并发症的发生。

(2)非胰岛素依赖型糖尿病:多发生于 40 岁以上中、老年人,患者多肥胖,起病缓慢,病情轻,口服降糖药物有效,对胰岛素不敏感;但在长期的病程中,胰岛 β 细胞功能逐渐减退,以至需要胰岛素治疗。

3.并发症

(1)急性并发症。①糖尿病酮症酸中毒(DKA)是糖尿病的急性并发症。多发生于胰岛素依赖型糖尿病患者,也可发生在非胰岛素依赖型糖尿病血糖长期控制不好者。其病因有:感染,饮食不当,胰岛素治疗中断或不足,应激情况如创伤、手术、脑血管意外、麻醉、妊娠和分娩等。有时可无明显的诱因,多见于胰岛素的作用下降。患者表现为原有的糖尿病症状加重,尤其是口渴和多尿明显,胃肠道症状、乏力、头痛、萎靡、酸中毒深大呼吸、严重脱水、血压下降、心率加快、嗜睡、昏迷。少数患者既往无糖尿病史,还有少数患者有剧烈腹痛、消化道出血等表现。②高渗性非酮症糖尿病昏迷(HNDC):简称高渗性昏迷,是糖尿病急性代谢紊乱的表现之一,多发生在老年人。可因各种原因导致大量失水。发生高渗状态,病情危重。患者易并发脑血管意外、心肌梗死、心律失常等并发症,病死率高达 40%～70%。有些患者发病前无糖尿病史。常见的诱因有感染、急性胃肠炎、胰腺炎、血液或腹膜透析、不合理限制水分、脑血管意外,某些药物如糖皮质激素、利尿、输入大量葡萄糖液或饮用大量含糖饮料等。患者的早期表现为原有糖尿病症状逐渐加重,可有呕吐、腹泻、轻度腹痛,食欲缺乏,恶心,尿量减少,无尿,呼吸加速。表情迟钝、神志淡漠,不同程度的意识障碍;随后可出现嗜睡、木僵、幻觉、定向障碍、昏睡以至昏迷。患者体质量明显下降,皮肤黏膜干燥,皮肤弹性差,眼压低、眼球软,血压正常或下降,脉搏细速,腱反射可减弱。并发脑卒中时,有不同程度的偏瘫,失语,眼球震颤,斜视,癫痫样发作,反射常消失,前庭功能障碍,有时有幻觉。③感染:糖尿病患者常发生疖、痈等皮肤化脓性感染,可反复发生,有时可引起败血症或脓毒血症;尿路感染中以肾盂肾炎和膀胱炎最常见,尤其多见于女性患者,反复发作可转为慢性;皮肤真菌感染,如足癣也常见;真菌性阴道炎和巴氏腺炎是女性糖尿病患者常见并发症,多为白色念珠菌感染所致;糖尿病合并肺结核的发生率较高,易扩展播散形成空洞,下叶病灶较多见。

(2)慢性并发症。①大血管病变:大、中动脉粥样硬化,主要侵犯主动脉、冠状动脉、大脑动脉、肾动脉和肢体外周动脉等,临床上引起冠心病、缺血性或出血性脑血管病、高血压,肢体外周动脉粥样硬化常以下肢动脉病变为主,表现为下肢疼痛、感觉异常和间歇性跛行,严重者可导致肢体坏疽。②糖尿病视网膜病变:是常见的并发症,其发病率随年龄和糖尿病的病程增长而增加,病史超过 10 年者,半数以上有视网膜病变,是成年人失明的主要原因。此外,糖尿病还可引起白内障、屈光不正、虹膜睫状体炎。③糖尿病肾病:又称肾小球硬化症,病史常超过

10 年以上。胰岛素依赖型 DM 患者 30%～40%发生肾病，是主要死因；非胰岛素依赖型糖尿病患者约 20%发生肾病，在死因中列在心脑血管病变之后。④糖尿病神经病变：糖尿病神经病变常见于 40 岁以上血糖未能很好控制和病程较长的糖尿病患者。但有时糖尿病性神经病变也可以是糖尿病的首发症状，也可在糖尿病初期或经治疗后血糖控制比较满意的情况下发生。⑤糖尿病足（肢端坏疽）：在血管、神经病变的基础上，肢端缺血，在外伤、感染后可发生肢端坏疽。糖尿病患者的截肢率是非糖尿病者的 25 倍。

（三）诊断

1.辅助检查

（1）尿糖测定：尿糖阳性是诊断线索，肾糖阈升高时（并发肾小球硬化症）尿糖可阴性。肾糖阈降低时（妊娠），尿糖可阳性。尿糖定性检查和 24h 尿糖定量可判断疗效，指导调整降糖药物。

（2）血葡萄糖（血糖）测定：常用葡萄糖氧化酶法测定。空腹静脉正常血糖 3.3～5.6 mmol/L（全血）或 3.9～6.4 mmol/L（血浆、血清）。血浆、血清血糖比全血血糖高1.1 mmol/L。

（3）葡萄糖耐量试验：有口服和静脉注射 2 种。当血糖高于正常值但未达到诊断糖尿病标准者，须进行口服葡萄糖耐量试验（OGTT）。成人口服葡萄糖 75 g，溶于 250～300 mL 水中，5 min 内饮完，2 h 后再测静脉血血糖含量。儿童按 1.75 g/kg 计算。

（4）糖化血红蛋白 A1（HbA1c）：其量与血糖浓度呈正相关，且为不可逆反应，正常人 HbA1c 为 3%～6%。病情控制不良的 DM 患者 HbA1c 较高。因红细胞在血液循环中的寿命约为 120 d，因此 HbA1c 测定反映取血前 8～12 周的血糖状况，是糖尿病患者病情监测的指标。

（5）血浆胰岛素和 C 肽测定：有助于了解胰岛 B 细胞功能和指导治疗。①血胰岛素水平测定：正常人口服葡萄糖后，血浆胰岛素在 30～60 min 达高峰，为基础值的 5～10 倍，3～4 h 恢复基础水平。②C-肽：正常人基础血浆 C-肽水平约为 0.4 nmol/L。C-肽水平在刺激后则升高 5～6 倍。

（6）尿酮体测定：对新发病者尿酮体阳性胰岛素依赖型糖尿病的可能性大。

（7）其他：血脂、肾功能、电解质及渗透压、尿微量清蛋白测定等应列入常规检查。

2.诊断要点

（1）糖尿病的诊断标准：首先确定是否患糖尿病，然后对被做出糖尿病诊断者在排除继发性等特殊性糖尿病后，做出胰岛素依赖型或非胰岛素依赖型的分型，并对有无合并症及伴发病做出判定。1999 年 10 月我国糖尿病学会采纳的诊断标准如下。①空腹血浆葡萄糖（FBG）：低于 6.0 mmol/L 为正常，FBG 不低于 6.1 mmol/L 且低于 7.0 mmol/L（126 mg/dL）为空腹葡萄糖异常（IFG），FBG 不低于 7.0 mmol/L 暂时诊断为糖尿病；②服糖后 2 h 血浆葡萄糖水平（P2hBG）：低于 7.8 mmol/L 为正常，P2hBG 不低于 7.8 mmol/L 且低于 11.1 mmol/L 为糖耐量减低（IGT），P2hBG 不低于 11.1 mmol/L，暂时诊断为糖尿病。③糖尿病的诊断。标准症状随机血糖不低于 11.1 mmol/L，或 FPG 不低于 7.0 mmol/L，或 OGTT 中 P2hBG 不低于 11.1 mmol/L；症状不典型者，需另一天再次证实。

作为糖尿病和正常血糖之间的中间状态，糖尿病前期（中间高血糖）人群本身即是糖尿病的高危人群。

及早发现和处置糖尿病和糖尿病前期高危人群的心血管危险,对预防糖尿病和心血管疾病具有双重价值。

因此,OGTT 应是具有心血管危险因素和已患心血管病个体的必查项目,以便早期发现糖尿病前期和糖尿病,早期进行干预治疗,以减少心血管事件发生。

(2)糖尿病酮症酸中毒的诊断条件:①尿糖、尿酮体强阳性。②血糖明显升高,多数在 27.8 mmol/L(500 mg/dL)左右,有的高达 33.3~55.6 mmol/L/(600~1 000 mg)。③血酮体升高,多大于 4.8 mmol/L(50 mg/dL),有时高达 28.8 mmol/L(300 mg/dL)。④CO_2 结合力降低,pH 小于7.35,碳酸氢盐降低,阴离子间隙增大,碱剩余负值增大。⑤血钾正常或偏低,血钠、氯偏低,血尿素氮和肌酐常偏高。血浆渗透压正常或偏高。⑥白细胞计数升高,如合并感染时则更高。

(3)鉴别诊断:①其他原因所致的尿糖阳性:肾性糖尿由肾糖阈降低致尿糖阳性,血糖及 OGTT 正常。甲亢、胃空肠吻合术后,因糖类在肠道吸收快,餐后 0.5~1 h 血糖过高,出现糖尿,但 FBG 和 P2hBG 正常;弥散性肝病,肝糖原合成、储存减少,进食后 0.5~1 h 血糖高出现糖尿,但 FBG 偏低,餐后 2~3 h 血糖正常或低于正常;急性应激状态时胰岛素对抗激素分泌增加,糖耐量降低,出现一过性血糖升高,尿糖阳性,应激过后可恢复正常;非葡萄糖的糖尿如果糖、乳糖、半乳糖可与班氏试剂中的硫酸铜呈阳性反应,但葡萄糖氧化酶试剂特异性较高,可加以区别;大量维生素 C、水杨酸盐、青霉素、丙磺舒也可引起尿糖假阳性反应。②药物对糖耐量的影响:噻嗪类利尿药、呋塞米、糖皮质激素、口服避孕药、阿司匹林、吲哚美辛、三环类抗抑郁药等可抑制胰岛素释放或对抗胰岛素的作用,引起糖耐量降低,血糖升高,尿糖阳性。③继发性糖尿病:肢端肥大症或巨人症、皮质醇增多症、嗜铬细胞瘤分别因生长激素、皮质醇、儿茶酚胺分泌过多,对抗胰岛素而引起继发性糖尿病。久用大量糖皮质激素可引起类固醇糖尿病。通过病史、体检、实验室检查,不难鉴别。④除外其他原因所致的酸中毒或昏迷,才能诊断糖尿病酮症酸中毒或高渗性非酮症糖尿病昏迷。

(四)治疗

治疗原则为早期、长期、综合、个体化。基本措施为糖尿病教育,饮食治疗,体育锻炼,降糖药物治疗和病情监测。

1.饮食治疗

饮食治疗是糖尿病治疗的基础疗法,也是糖尿病治疗成功与否的关键。目前主张平衡膳食,掌握好每天进食的总热量、食物成分、规律的餐次安排等,应严格控制和长期执行。饮食治疗的目标是维持标准体质量,纠正已发生的代谢紊乱,减轻胰腺负担。饮食控制的方法如下。

(1)制订总热量:理想体质量(kg)=身高(cm)-105。计算每日所需总热量(成年人),根据休息、轻度、中度、重度体力活动分别给予 104.6~125.52 kJ/kg,125.52~146.44 kJ/kg,146.44~167.36 kJ/kg,不低于 167.36 kJ/kg(40 kcal/kg)的热量。儿童、孕妇、乳母、营养不良和消瘦及伴消耗性疾病者应酌情增加,肥胖者酌减,使患者体质量恢复至理想体质量的 ±5%。

(2)按食品成分转为食谱三餐分配:根据生活习惯、病情和药物治疗的需要安排。可按每日分配为 1/5、2/5、2/5 或 1/3、1/3、1/3;也可按 4 餐分为 1/7、2/7、2/7、2/7。在使用降糖药过程中,按血糖变化再作调整,但不能因降糖药物剂量过大,为防止发生低血糖而增加饮食的总热量。

（3）注意事项：①糖尿病患者食物选择原则：少食甜食、油腻食品，多食含纤维多的蔬菜、粗粮，在血糖控制好的前提下可适当进食一些新鲜水果，以补充维生素，但应将热量计算在内。②糖尿病与饮酒：非糖尿病患者长期饮酒易发生神经病变，糖尿病患者长期饮酒可加重神经病变，并可引起肝硬化、胰腺炎及多脏器损坏。对戒酒困难者在血糖控制好和无肝肾病变的前提下可少量饮酒，一般白酒低于 100 g（2 两），啤酒低于 200 mL。

2.体育锻炼

运动能促进血液循环，降低非胰岛素依赖型糖尿病患者的体质量，提高胰岛素敏感性，改善胰岛素抵抗，改善糖代谢，降低血脂，减少血栓形成，改善心肺功能，促进全身代谢。运动形式有行走、慢跑、爬楼梯、游泳、骑自行车、跳舞、打太极拳等有氧运动，每周至少 3～5 次，每次 30 min 以上。胰岛素依赖型糖尿病患者接受胰岛素治疗时，常波动于相对胰岛素不足和胰岛素过多之间。在胰岛素相对不足时进行运动可使肝葡萄糖输出增多，血糖升高，游离脂肪酸（FFA）和酮体生成增加；在胰岛素相对过多时，运动使肌肉摄取和利用葡萄糖增加，肝葡萄糖生成降低，甚至诱发低血糖。因此对胰岛素依赖型糖尿病患者运动宜在餐后进行，运动量不宜过大。总之，体育锻炼应个体化。

3.药物治疗

目前临床应用的药物有六大类，即磺酰脲类（SU）、双胍类、α-葡萄糖苷酶抑制药、噻唑烷二酮类（TZD）、苯甲酸衍生物类、胰岛素。

（1）治疗原则：胰岛素依赖型糖尿病一经诊断，则需用胰岛素治疗。非胰岛素依赖型糖尿病患者经饮食控制后如血糖仍高，则需用药物治疗。出现急性并发症者则需急症处理；出现慢性并发症者在控制血糖的情况下对症处理。

（2）磺酰脲类：目前因第一代药物不良反应较大，低血糖发生率高，已较少使用，主要选用第二代药物。

用药方法：一般先从小剂量开始，1～2 片/天，根据病情可逐渐增量，最大剂量为 6～8 片/天。宜在餐前半小时服用。优降糖作用较强，发生低血糖反应较重，老年人、肾功不全者慎用。格列齐特和格列吡嗪有增强血纤维蛋白溶解活性、降低血液黏稠度等作用，有利于延缓糖尿病血管并发症的发生。格列喹酮的代谢产物由胆汁排入肠道，很少经过肾排泄，适用于糖尿病肾病患者。格列美脲是新一代磺酰脲类药物，作用可持续 1 d，服用方便，1 次/天；它不产生低血糖，对心血管系统的影响较小。格列吡嗪控释片（瑞易宁）1 次/天口服，该药可促进胰岛素按需分泌，提高外周组织对胰岛素的敏感性，显著抑制肝糖的生成，有效降低全天血糖，不增加低血糖的发生率，不增加体质量，不干扰脂代谢，不影响脂肪分布；与二甲双胍合用疗效增强。

药物剂量：格列本脲，每片 2.5 mg，2.5～15 mg/d，分 2～3 次服；格列吡嗪，每片 5 mg，5～30 mg/d，分 2～3 次服；格列吡嗪控释片（瑞易宁），每片 5 mg，5～20 mg/d，1 次/天；格列齐特，每片 80 mg，80～240 mg/d，分 2～3 次服；格列喹酮，每片 30 mg，30～180 mg/d，分 2～3 次服；格列美脲，每片 1 mg，1～4 mg/d，1 次/天。

（3）双胍类：常用的药物剂量：肠溶二甲双胍，每片 0.25 g，0.5～1.5 g/d，分 2～3 次口服；二甲双胍，每片 0.5 g，0.85～2.55 g/d，分 1～2 次口服，剂量超过 2.55 g/d 时，最好随三餐分次口服。

用药方法：二甲双胍开始时用小剂量，餐中服，告知患者有可能出现消化道反应，经一段时间有可能减轻、消失;按需逐渐调整剂量,以不超过 2 g/d 肠溶二甲双胍或 2.55 g/d 二甲双胍(格华止)为度;老年人减量。

(4)α-葡萄糖苷酶抑制药:常用药物如阿卡波糖(拜糖平),开始剂量 50 mg,3 次/天,75～300 mg/d;倍欣 0.2 mg,3 次/天,与餐同服。合用助消化药、制酸药、胆盐等可削弱效果。

(5)胰岛素增敏(效)药:包括罗格列酮、吡格列酮等,属于噻唑烷二酮类口服降糖药。

吡格列酮:①用药方法:口服 1 次/天,初始剂量为 15 mg,可根据病情加量直至 45 mg/d。肾功能不全者不必调整剂量。②本品不适于胰岛素依赖型糖尿病、糖尿病酮症酸中毒的患者,禁用于对本品过敏者。活动性肝病者不应使用本品。水肿和心功能分级 NYHA Ⅲ～Ⅳ患者不宜使用本品。本品不宜用于儿童。用药过程中若 ALT 水平持续超过 3 倍正常上限或出现黄疸,应停药。联合使用其他降糖药有发生低血糖的危险。③常见不良反应有头痛、背痛、头晕、乏力、恶心、腹泻等,偶有增加体质量和肌酸激酶升高的报道。

罗格列酮:①用药方法:起始剂量为 4 mg/d,单次服用;经 12 周治疗后,如需要可加量至 8 mg/d,1 次/天或 2 次/天服用。②临床适应证及注意事项同吡格列酮,但本品的肝不良反应少。

(6)胰岛素:①适应证包括以下几方面:胰岛素依赖型糖尿病;糖尿病酮症酸中毒、高渗性昏迷和乳酸性酸中毒伴高血糖时;合并重症感染、消耗性疾病、视网膜病变、肾病变、神经病变、急性心肌梗死、脑血管意外;因伴发病需外科治疗的围手术期;妊娠和分娩;非胰岛素依赖型糖尿病患者经饮食及口服降糖药治疗未获得良好控制;全胰腺切除引起的继发性糖尿病。②临床常用胰岛素制剂包括超短效胰岛素、人胰岛素类似物,无免疫原性,低血糖发生率低;短效胰岛素(R);中效胰岛素(中性鱼精蛋白锌胰岛素 NPH);预混胰岛素(30R、50R);长效胰岛素(鱼精蛋白锌胰岛素 PZI)。

二、糖尿病酮症酸中毒

(一)概述

糖尿病酮症酸中毒(DKA)为最常见的糖尿病急症。酮体包括 β-羟丁酸、乙酰乙酸和丙酮。糖尿病加重时,胰岛素绝对缺乏,三大代谢紊乱,不但血糖明显升高,而且脂肪分解增加,脂肪酸在肝脏经 β 氧化产生大量乙酰辅酶 A,由于糖代谢紊乱,草酰乙酸不足,乙酰辅酶 A 不能进入三羧酸循环氧化供能而缩合成酮体;同时由于蛋白合成减少,分解增加,血中生糖、生酮氨基酸均增加,使血糖、血酮进一步升高。DKA 分为几个阶段:①早期血酮升高称酮血症,尿酮排出增多称酮尿症,统称为酮症;②酮体中 β-羟丁酸和乙酰乙酸为酸性代谢产物,消耗体内储备碱,初期血 pH 正常,属代偿性酮症酸中毒,晚期血 pH 下降,为失代偿性酮症酸中毒;③病情进一步发展,出现神志障碍,称糖尿病酮症酸中毒昏迷。目前本症延误诊断和缺乏合理治疗而造成死亡的情况仍较常见。

1.诱因

T1DM 患者有自发 DKA 倾向,T2DM 患者在一定诱因作用下也可发生 DKA。常见诱因有感染、胰岛素治疗中断或不适当减量、饮食不当、各种应激如创伤、手术、妊娠和分娩等,有时无明显诱因。其中 20%～30%无糖尿病病史。

2.病理生理

(1)酸中毒:β-羟丁酸,乙酰乙酸以及蛋白质分解产生的有机酸增加,循环衰竭、肾脏排出酸性代谢产物减少导致酸中毒。酸中毒可使胰岛素敏感性降低;组织分解增加,K^+从细胞内逸出;抑制组织氧利用和能量代谢。严重酸中毒使微循环功能恶化,降低心肌收缩力,导致低体温和低血压。当血 pH 降至 7.2 以下时,刺激呼吸中枢引起呼吸加深加快;低至 7.1~7.0 时,可抑制呼吸中枢和中枢神经功能,诱发心律失常。

(2)严重失水:严重高血糖、高血酮和各种酸性代谢产物引起渗透压性利尿,大量酮体从肺排出又带走大量水分,厌食、恶心、呕吐使水分大量减少,从而引起细胞外失水;血浆渗透压增加,水从细胞内向细胞外转移引起细胞内失水。

(3)电解质平衡紊乱:渗透性利尿同时使钠、钾、氯、磷酸根等大量丢失,厌食、恶心、呕吐使电解质摄入减少,引起电解质代谢紊乱。胰岛素作用不足,物质分解增加、合成减少,钾离子(K^+)从细胞内逸出导致细胞内失钾。由于血液浓缩、肾功能减退时 K^+ 滞留以及 K^+ 从细胞内转移到细胞外,因此血钾浓度可正常甚或增高,掩盖体内严重缺钾。随着治疗过程中补充血容量(稀释作用),尿量增加、K^+ 排出增加,以及纠正酸中毒及应用胰岛素使 K^+ 转入细胞内,可发生严重低血钾,诱发心律失常,甚至心搏骤停。

(4)携带氧系统失常:红细胞向组织供氧的能力与血红蛋白和氧的亲和力有关,可由血氧离解曲线来反映。DKA 时红细胞糖化血红蛋白(GHb)增加以及 2,3-二磷酸甘油酸(2,3-DPG)减少,使血红蛋白与氧亲和力增高,血氧离解曲线左移。酸中毒时,血氧离解曲线右移,释放氧增加(Bohr 效应),起代偿作用。

若纠正酸中毒过快,失去这一代偿作用,而血 GHb 仍高,2,3-DPG 仍低,可使组织缺氧加重,引起脏器功能紊乱,尤以脑缺氧加重、导致脑水肿最为重要。

(5)周围循环衰竭和肾功能障碍:严重失水,血容量减少和微循环障碍未能及时纠正,可导致低血容量性休克。肾灌注量减少引起少尿或无尿,严重者发生急性肾衰竭。

(6)中枢神经功能障碍:严重酸中毒、失水、缺氧、体循环及微循环障碍可导致脑细胞失水或水肿、中枢神经功能障碍。此外,治疗不当如纠正酸中毒时给予碳酸氢钠不当导致反常性脑脊液酸中毒加重,血糖下降过快或输液过多过快、渗透压不平衡可引起继发性脑水肿并加重中枢神经功能障碍。

(二)临床表现

早期"三多一少"症状加重;酸中毒失代偿后,病情迅速恶化,疲乏、食欲减退、恶心呕吐,多尿、口干、头痛、嗜睡,呼吸深快,呼气中有烂苹果味(丙酮);后期严重失水,尿量减少、眼眶下陷、皮肤黏膜干燥,血压下降、心率加快、四肢厥冷;晚期不同程度意识障碍,反射迟钝、消失,昏迷,感染等诱因引起的临床表现可被 DKA 的表现所掩盖。少数患者表现为腹痛,酷似急腹症。

(三)诊断

1.辅助检查

(1)尿:尿糖强阳性、尿酮阳性,当肾功能严重损害时尿糖和尿酮可减少或消失。可有蛋白尿和管型尿。

(2)血:血糖增高,一般为 16.7~33.3 mmol/L(300~600 mg/dL),有时可达 55.6 mmol/L(1 000 mg/dL)以上。血酮体升高,正常低于 0.6 mmol/L,高于 1.0 mmol/L 为高血酮,高于 3.0 mmol/L 提示酸中毒。血 β-羟丁酸升高。血实际 HCO_3^- 和标准 HCO_3^- 降低,CO_2 结合力降低,酸中毒失代偿后血,pH 下降;剩余碱负值增大,阴离子间隙增大,与

HCO_3^- 降低大致相等。血钾初期正常或偏低,尿量减少后可偏高,治疗后若补钾不足可严重降低。血钠、血氯降低,血尿素氮和肌酐常偏高。血浆渗透压轻度上升。部分患者即使无胰腺炎存在,也可出现血清淀粉酶和脂肪酶升高,治疗后数天内降至正常。即使无合并感染,也可出现血白细胞数及中性粒细胞比例升高。

2.诊断要点

早期诊断是决定治疗成败的关键,临床上对于原因不明的恶心呕吐、酸中毒、失水、休克、昏迷的患者,尤其是呼吸有酮味(烂苹果味)、血压低而尿量多者,不论有无糖尿病病史,均应想到本病的可能性。立即查末梢血糖、血酮、尿糖、尿酮,同时抽血查血糖、血酮、β-羟丁酸、尿素氮、肌酐、电解质、血气分析等以肯定或排除本病。

3.鉴别诊断

(1)其他类型糖尿病昏迷:低血糖昏迷、高血糖高渗状态、乳酸性酸中毒。

(2)其他疾病所致昏迷:脑膜炎、尿毒症、脑血管意外等。部分患者以 DKA 作为糖尿病的首发表现,某些病例因其他疾病或诱发因素为主诉,有些患者 DKA 与尿毒症或脑卒中共存等使病情更为复杂,应注意辨别。

(四)防治

治疗糖尿病,使病情得到良好控制,及时防治感染等并发症和其他诱因,是主要的预防措施。

对早期酮症患者,仅需给予足量短效胰岛素及口服补充液体,严密观察病情,定期查血糖、血酮,调整胰岛素剂量;对酮症酸中毒甚至昏迷患者应立即抢救,根据临床情况和末梢血糖、血酮、尿糖、尿酮测定做出初步诊断后即开始治疗,治疗前必须同时抽血送生化检验。

治疗原则:尽快补液以恢复血容量,纠正失水状态,降低血糖,纠正电解质及酸碱平衡失调,同时积极寻找和消除诱因,防治并发症,降低病死率。

1.补液

补液是治疗的关键环节。只有在有效组织灌注改善、恢复后,胰岛素的生物效应才能充分发挥。通常使用生理盐水。输液量和速度的掌握非常重要,DKA 失水量可达体质量 10% 以上,一般根据患者体质量和失水程度估计已失水量,开始时输液速度较快,在 1～2 h 内输入 0.9% 氯化钠 1 000～2 000 mL,前 4 h 输入所计算失水量 1/3 的液体,以便尽快补充血容量,改善周围循环和肾功能。如治疗前已有低血压或休克,快速输液不能有效升高血压,应输入胶体溶液并采用其他抗休克措施。以后根据血压、心率、每小时尿量、末梢循环情况及有无发热、吐泻等决定输液量和速度,老年患者及有心肾疾病患者必要时监测中心静脉压,一般每4～6 h 输液1 000 mL。24 h 输液量应包括已失水量和部分继续失水量,一般为 4 000～6 000 mL,严重失水者可达 6 000～8 000 mL。开始治疗时不能给予葡萄糖液,当血糖下降至 13.9 mmol/L(250 mg/dL)时改用 5% 葡萄糖液,并按每 2～4 g 葡萄糖加入 1 U 短效胰岛素。有建议配合使用胃管灌注温 0.9% 氯化钠或温开水,但不宜用于有呕吐、胃肠胀气或上消化道出血者。

2.胰岛素治疗

目前均采用小剂量(短效)胰岛素治疗方案,即每小时给予每千克体质量 0.1 U 胰岛素,使血清胰岛素浓度恒定达到 100～200 $\mu U/mL$,这已有抑制脂肪分解和酮体生成的最大效应以及相当强的降低血糖效应,而促进钾离子运转的作用较弱。通常将短效胰岛素加入生理盐水中持续静脉滴注(应另建输液途径),亦可间歇静脉注射,剂量均为每小时每千克体质量

0.1 U。重症患者应酌情静脉注射首次负荷剂量 10～20 U 胰岛素。血糖下降速度一般以每小时降低 3.9～6.1 mmol/L(70～110 mg/dL)为宜，每 1～2 h 复查血糖，若在补足液量的情况下 2 h 后血糖下降不理想或反而升高，提示患者对胰岛素敏感性较低，胰岛素剂量应加倍。当血糖降至 13.9 mmol/L 时开始输入 5％葡萄糖溶液，并按比例加入胰岛素，此时仍需每 4～6 h 复查血糖，调节输液中胰岛素的比例及每 4～6 h 皮下注射一次胰岛素 4～6 U，使血糖水平稳定在较安全的范围内。病情稳定后过渡到胰岛素常规皮下注射。

3.纠正电解质及酸碱平衡失调

本症酸中毒主要由酮体中酸性代谢产物引起，经输液和胰岛素治疗后，酮体水平下降，酸中毒可自行纠正，一般不必补碱。严重酸中毒影响心血管、呼吸和神经系统功能，应给予相应治疗，但补碱不宜过多、过快，补碱指征为血 pH 小于 7.1，HCO_3^- < 5 mmol/L。应采用等渗碳酸氢钠(1.25％～1.4％)溶液。给予碳酸氢钠 50 mmol/L，即将 5％碳酸氢钠 84 mL 加注射用水至 300 mL 配成 1.4％等渗溶液，一般仅给 1～2 次。若不能通过输液和应用胰岛素纠正酸中毒，而补碱过多过快，可产生不利影响，包括脑脊液反常性酸中毒加重、组织缺氧加重、血钾下降和反跳性碱中毒等。

DKA 患者有不同程度的失钾，失钾总量达 300～1 000 mmol。如上所述，治疗前的血钾水平不能真实反映体内缺钾程度，补钾应根据血钾和尿量：治疗前血钾低于正常，立即开始补钾，头 2～4 h 通过静脉输液每小时补钾 13～20 mmol/L(相当于氯化钾 1.0～1.5 g)；血钾正常、尿量大于 40 mL/h，也立即开始补钾；血钾正常、尿量低于 30 mL/h，暂缓补钾，待尿量增加后再开始补钾；血钾高于正常，暂缓补钾。头 24 h 内可补氯化钾达 6～8 g 或以上，部分稀释后静脉输入、部分口服。治疗过程中定时监测血钾和尿量，调整补钾量和速度。病情恢复后仍应继续口服钾盐数天。

4.处理诱发病和防治并发症

在抢救过程中要注意治疗措施之间的协调及从一开始就重视防治重要并发症，特别是脑水肿和肾衰竭，维持重要脏器功能。

(1)休克：如休克严重且经快速输液后仍不能纠正，应详细检查并分析原因，例如确定有无合并感染或急性心肌梗死给予相应措施。

(2)严重感染：是本症常见诱因，亦可继发于本症之后。因 DKA 可引起低体温和血白细胞数升高，故不能以有无发热或血常规改变来判断，应积极处理。

(3)心力衰竭、心律失常：年老或合并冠状动脉病变(尤其是急性心肌梗死)，补液过多可导致心力衰竭和肺水肿，应注意预防。可根据血压、心率、中心静脉压、尿量等调整输液量和速度，酌情应用利尿药和正性肌力药。血钾过低、过高均可引起严重心律失常，宜用心电图监护，及时治疗。

(4)肾衰竭：是本症主要死亡原因之一，与原来有无肾病变、失水和休克程度、有无延误治疗等密切相关。强调注意预防，治疗过程中密切观察尿量变化，及时处理。

(5)脑水肿：病死率甚高，应着重预防、早期发现和治疗。脑水肿常与脑缺氧、补碱不当、血糖下降过快等有关。如经治疗后，血糖有所下降，酸中毒改善，但昏迷反而加重，或虽然一度清醒，但烦躁、心率快、血压偏高、肌张力增高，应警惕脑水肿的可能。可给予地塞米松(同时观察血糖，必要时加大胰岛素剂量)、呋塞米。在血浆渗透压下降过程中出现的可给予清蛋白。慎用甘露醇。

(6)胃肠道表现:因酸中毒引起呕吐或伴有急性胃扩张者,可用 1.25%碳酸氢钠溶液洗胃,清除残留食物,预防吸入性肺炎。

三、高血糖高渗状态

(一)概述

高血糖高渗状态(HHS)是糖尿病急性代谢紊乱的另一临床类型,以严重高血糖、高血浆渗透压、脱水为特点,无明显酮症酸中毒,患者常有不同程度的意识障碍或昏迷。"高血糖高渗状态"与以前所称"高渗性非酮症性糖尿病昏迷"略有不同,因为部分患者并无昏迷,部分患者可伴有酮症。多见于老年糖尿病患者,原来无糖尿病病史,或仅有轻度症状,用饮食控制或口服降糖药治疗。

诱因为引起血糖增高和脱水的因素:急性感染、外伤、手术、脑血管意外等应激状态,使用糖皮质激素、免疫抑制剂、利尿剂、甘露醇等药物,水摄入不足或失水,透析治疗,静脉高营养疗法等。有时在病程早期因误诊而输入大量葡萄糖液或因口渴而摄入大量含糖饮料可诱发本病或使病情恶化。

(二)临床表现

本病起病缓慢,最初表现为多尿、多饮,但多食不明显或反而食欲减退,以致常被忽视。渐出现严重脱水和神经精神症状,患者反应迟钝、烦躁或淡漠嗜睡,逐渐陷入昏迷、抽搐,晚期尿少甚至无尿。就诊时呈严重脱水、休克状态,可有神经系统损害的定位体征,但无酸中毒样大呼吸。与 DKA 相比,失水更为严重、神经精神症状更为突出。

(三)诊断

1.辅助检查

实验室检查:血糖达到或超过 33.3 mmol/L(一般为 33.3~66.8 mmol/L),有效血浆渗透压达到或超过 320 mOsm/L(一般为 320~ 430 mOsm/L)可诊断本病。血钠正常或增高。尿酮体阴性或弱阳性,一般无明显酸中毒(CO_2 结合力高于 15 mmol/L),借此与 DKA 鉴别,但有时两者可同时存在。

2.诊断要点

本症病情危重并发症多,病死率高于 DKA,强调早期诊断和治疗。临床上凡遇原因不明的脱水、休克、意识障碍及昏迷均应想到本病可能性,尤其是血压低而尿量多者,不论有无糖尿病病史,均应进行有关检查以肯定或排除本病。

(四)治疗

治疗原则同 DKA。本症失水比 DKA 更为严重,可达体质量的 10%~15%,输液要更为积极小心,24 h 补液量可达 6 000~10 000 mL。关于补液的种类和浓度,目前多主张治疗开始时用等渗溶液如 0.9%氯化钠,因大量输入等渗液不会引起溶血,有利于恢复血容量,纠正休克,改善肾血流量,恢复肾脏调节功能。

休克患者应另予血浆或全血。如无休克或休克已纠正,在输入生理盐水后血浆渗透压高于 350 mOsm/L,血钠高于 155 mmol/L,可考虑输入适量低渗溶液如 0.45%或 0.6%氯化钠。视病情可考虑同时给予胃肠道补液。当血糖下降至 16.7 mmol/L 时开始输入 5%葡萄糖液并按每 2~4 g 葡萄糖加入 1 U 胰岛素。

应注意高血糖是维护患者血容量的重要因素,如血糖迅速降低补液不足,将导致血容量和血压进一步下降。胰岛素治疗方法与 DKA 相似,静脉注射胰岛素首次负荷量后,继续以每小时每千克体质量 0.05～0.1 U 的速率静脉滴注胰岛素,一般来说本症患者对胰岛素较敏感,因而胰岛素用量较小。补钾要更及时,一般不补碱。应密切观察从脑细胞脱水转为脑水肿的可能,患者可一直处于昏迷状态,或稍有好转后又陷入昏迷,应密切注意病情变化,及早发现和处理。

第二节　成人腺垂体功能减退症

垂体是十分重要的内分泌器官,由腺垂体(垂体前叶)和神经垂体(垂体后叶)组成,其中腺垂体占 80%。腺垂体有 5 种功能细胞类型,主要合成和分泌 6 种激素:促肾上腺皮质激素(ACTH)、促甲状腺素(TSH)、生长激素(GH)、卵泡刺激素(FSH)和黄体生成素(LH)(两者合称为促性腺激素,GnH)以及泌乳素(PRL),对机体生长发育、生殖、能量代谢和应激等多种生命现象起着重要的调节作用。

腺垂体功能减退症是指各种病因损伤下丘脑、下丘脑—垂体通路、垂体而导致一种或多种腺垂体激素分泌不足所致的临床综合征,1914 年由 Simmonds 首先报道,故成人腺垂体功能减退症又称为西蒙病(Simmonds-disease)。生育期妇女因围生期腺垂体缺血坏死所致的腺垂体功能减退症称为希恩综合征(Sheehan-syndrome)。腺垂体功能减退症的流行病学研究甚少,西方国家患病率为(29～45.5)/100 000,无性别差异,其中约 50% 的患者有 3 种或以上腺垂体激素缺乏。我国的患病率不详。

腺垂体功能减退症可以原发于垂体疾病,亦可继发于下丘脑垂体柄病变。由垂体本身病变引起的称为原发性腺垂体功能减退症,由下丘脑或其他中枢神经系统病变或垂体门脉系统障碍引起者称继发性腺垂体功能减退症。腺垂体功能减退症依据其腺垂体激素分泌缺陷的种类可分为全腺垂体功能减退症(全部腺垂体激素缺乏)、部分腺垂体功能减退症(多种腺垂体激素缺乏)和单一(孤立)腺垂体激素缺乏症(指单一腺垂体激素缺乏)。腺垂体功能减退症临床表现复杂多变,容易误诊,但补充所缺乏的激素后症状可迅速缓解。

一、病因和发病机制

腺垂体功能减退症的病因有先天性垂体结构和功能异常及获得性垂体或下丘脑病变,包括垂体瘤和鞍旁肿瘤、垂体缺血坏死、浸润性病变、感染、颅脑损伤、鞍区手术和放射治疗、垂体卒中、垂体自身免疫性损害及各种原因引起的下丘脑病变等。

1.先天性腺垂体发育不全

垂体的胚胎发育受多种转录因子的调控,包括 HESXi、LHXi、LHX3、PROP1 和 POU1F1(既往称 PIT1)等,这些因子的突变可导致垂体发育不全而引起腺垂体功能低下,并可伴有垂体形态异常和特殊的临床表现。如 HESXi 基因突变除了有多种垂体激素分泌缺陷外,尚有鞍隔和视神经束发育不全,PIT1 和 PROP 基因突变可使 GH、PRL 和 TSH 分泌细胞发育障碍导致相应激素分泌障碍。国外报道新生婴儿中多种腺垂体激素缺乏的发生率为 1/8 000,其中

50%以上是由于 PIT1 或 PROP1 基因突变。

2.垂体肿瘤和垂体、下丘脑附近肿瘤

垂体肿瘤是获得性腺垂体功能减退症最常见的原因。垂体瘤引起腺垂体功能减退有几种方式:垂体肿瘤直接破坏正常垂体组织或压迫垂体组织;肿瘤压迫垂体柄导致垂体血供障碍或影响下丘脑释放激素传输至腺垂体;垂体瘤出血导致垂体卒中等。大部分垂体大腺瘤的患者都有一种或多种垂体激素缺乏,其中最常见的是 GH、FSH 和 LH 缺乏。一些鞍区附近的肿瘤,如颅咽管瘤、脑膜瘤、胶质瘤、错构瘤等也可压迫垂体,导致腺垂体功能减退。垂体也可成为其他恶性肿瘤的转移部位。

3.垂体缺血性坏死

妊娠期腺垂体增生肥大,血供丰富,易遭受缺血性损害。若围生期由于前置胎盘、胎盘早剥、胎盘滞留、子宫收缩无力等引起大出血、休克、血栓形成,可使垂体大部分缺血坏死和纤维化而致腺垂体功能减退(Sheehan 综合征)。但围生期出血一般不伴神经垂体坏死。糖尿病血管病变也可使垂体血供障碍导致垂体缺血性坏死而发生腺垂体功能减退症。也有报道在冠状动脉搭桥手术过程中,因肝素化和体外循环等血流动力学改变使垂体缺血性或出血性坏死而导致腺垂体功能减退症。

4.感染、浸润性病变

结核、梅毒、真菌等可引起垂体炎而破坏腺垂体功能。结节病、朗罕组织细胞增生症、血色病等也可因继发性垂体炎而导致腺垂体功能减退,结节病和朗罕组织细胞增生症常伴有尿崩症。

5.放射损伤

鞍区放射治疗、因各种肿瘤或疾病而行全身放射性治疗均可导致腺垂体功能减退症。放射治疗导致腺垂体功能减退症的机制尚未明确,可能与放射治疗损伤下丘脑功能有关,但大剂量的放射治疗(如质子治疗)也可以直接损伤垂体。值得注意的是,放射损伤导致的腺垂体功能减退症可以发生在治疗后数年。据报道,垂体腺瘤放射治疗 5 年内,GH 缺乏发生率为100%,GnH 缺乏发生率为 90%,TSH 缺乏发生率为 75%,ACTH 缺乏发生率为 40%。因此,鞍区放射治疗后的患者需要每年评估腺垂体功能。放射损伤大多不累及神经垂体。

6.颅脑创伤或垂体手术

垂体瘤摘除术常导致腺垂体功能减退;严重颅脑创伤可引起下丘脑和垂体的出血、坏死和纤维化;垂体柄挫伤可阻断下丘脑与门脉系统的联系或损伤垂体门脉系统致腺垂体缺血梗死,导致部分性或完全性腺垂体功能减退,常伴有神经垂体功能减退。颅脑创伤所致腺垂体功能减退症多见于年轻男性,可无颅骨骨折和意识障碍。因临床症状可以在颅脑创伤后几年甚至几十年才出现,故容易误诊。

7.空泡蝶鞍综合征

原发性空泡蝶鞍是由于先天性鞍隔薄弱导致蛛网膜疝入蝶鞍中,高达 50%的原发性空泡蝶鞍者存在良性的颅内压力增高。继发性空泡蝶鞍常常继发于垂体腺瘤梗死、手术或放射治疗对鞍隔的损伤等。空泡蝶鞍使垂体组织受压、垂体柄移位,如 90%以上的垂体组织被压缩或萎缩,则导致垂体功能减退。

8.自身免疫性

自身免疫性如淋巴细胞性垂体炎患者体内可能存在抗垂体细胞的抗体,由 Goudie 和

Pinkerton 在 1962 年首次报道。该病女性多见,女:男为 8.5:1,多见于妊娠后期及产后,可有家族史或合并其他自身免疫性疾病。淋巴细胞性垂体炎可表现为单一腺垂体激素缺乏或部分或全部腺垂体激素缺乏,激素缺乏种类按易发生的顺序为 ACTH>TSH>FSH 和 LH,常伴有类似垂体瘤对垂体周围组织的压迫症状,易误诊为垂体瘤。国外在病因分类时常把它归入浸润性疾病。

9.垂体卒中(pituitary apoplexy)

垂体卒中通常是由于垂体瘤内突然出血、瘤体突然增大,压迫正常垂体组织和邻近神经组织,表现为突发性鞍旁压迫综合征和(或)脑膜刺激征及腺垂体功能减退症。

二、病理

因病因而异。产后大出血、休克等引起者,腺垂体呈大片缺血性坏死,有时几乎可累及全垂体,垂体动脉有血栓形成;久病者垂体明显缩小,大部分为纤维组织,仅剩少许较大的嗜酸性粒细胞和少量嗜碱性粒细胞。

淋巴细胞性垂体炎的病理学特征是大量炎性细胞弥散性浸润腺垂体组织,主要是淋巴细胞(以 $CD4^+T$ 细胞为主,B 细胞少见)和浆细胞以及散在的嗜酸性粒细胞等,有时可见淋巴滤泡形成,无肉芽肿、巨细胞或血管炎性改变。腺垂体细胞变性、局灶性坏死、不同程度纤维组织增生。晚期改变为间质纤维化、垂体萎缩以及残留的淋巴细胞聚集。肿瘤压迫、感染和其他浸润性病变有其相应的病理改变。腺垂体功能减退症患者的外周内分泌腺如性腺、甲状腺和肾上腺呈不同程度萎缩,生殖器官显著萎缩,其他内脏器官亦小于正常。

三、临床表现

腺垂体功能减退症起病隐匿,症状呈现多变现象,主要表现为靶腺(性腺、甲状腺、肾上腺)功能减退,可以呈亚临床型(无临床症状,仅能通过测定激素水平或功能试验而诊断),也可以急性起病,且病情危重,需要入院积极治疗。腺垂体功能减退症的临床表现取决于垂体激素缺乏的程度、种类和速度及相应靶腺的萎缩程度。一般 GH 和 FSH、LH 受累最早且较严重,其次为 TSH,ACTH 分泌细胞对下丘脑和垂体损伤的抵抗能力最强,通常是最后丧失功能的细胞。单纯 PRL 缺乏极其罕见,提示垂体完全破坏或为遗传综合征。据估计,约 50%以上腺垂体组织破坏后开始出现临床症状,75%破坏时才有明显临床症状,破坏达 95%左右时,可有严重腺垂体功能减退的症状。

1.性腺功能减退综合征

性腺功能减退综合征为腺垂体功能减退症最常见的表现,女性患者表现为闭经、乳房萎缩、性欲减退或消失、阴道分泌物减少、性交疼痛,不孕、阴毛和腋毛脱落、子宫和阴道萎缩。Shee-han 综合征患者有围生期大出血、休克、昏迷病史,除上述症状外,产后无乳汁分泌。成年男性患者表现为性欲减退、阳萎、胡须、阴毛和腋毛稀少、睾丸萎缩、肌肉减少、脂肪增加。男女均易发生骨质疏松。

2.甲状腺功能减退综合征

临床表现取决于甲状腺功能减退的程度和病程,一般较原发性甲状腺功能减退症轻。主要有疲劳、怕冷、食欲缺乏、便秘、毛发脱落、皮肤干燥而粗糙、表情淡漠、懒言少语、记忆力减退、体质量增加、心动过缓和反应迟缓,严重者可有黏液性水肿表现。心电图示心动过缓、低电压、心肌损害、T 波低平、倒置等表现。由于 T4 的半衰期是 6.8 d,因此在急性起病几周内的腺垂体功能减退症患者,其甲减症状不明显。

3.肾上腺皮质功能减退综合征

ACTH缺乏导致皮质醇和肾上腺雄激素产生减少。患者常表现为疲乏无力、虚弱、食欲缺乏、恶心、体质量减轻、血压偏低、血钠偏低。与原发性肾上腺皮质功能不全患者不同,继发性肾上腺皮质功能不全患者ACTH分泌减少(黑色素细胞刺激素减少),故患者皮肤色素减退、面色苍白、乳晕色素减退。急骤起病者(如垂体卒中),可有低血压、休克、低血糖、恶心和呕吐、极度疲乏无力、稀释性低钠血症等。

4.生长激素不足综合征

GH分泌减少在腺垂体功能减退症中最易出现,儿童期表现为生长停滞,成人期表现为肌肉质量减少和力量减弱、耐力下降、中心性肥胖、注意力和记忆力受损、血脂异常、早发动脉粥样硬化和骨质疏松。因症状无特异性,常常被忽视。

5.垂体瘤或邻近肿瘤的压迫症群

常有头痛、视力下降、视野缺损(颞侧偏盲),但视野缺损往往不被患者察觉,直到就诊时医生检查才发现。

四、实验室检查

疑有腺垂体功能减退症的患者需要进行垂体靶腺激素的测定和下丘脑－垂体靶腺轴功能的评估。腺垂体功能可通过其调控的靶腺功能来反映。靶腺激素水平降低伴有垂体促激素不适当的降低(低于正常值或在正常值下限)可以确诊为腺垂体功能减退。基础激素水平测定可以明确鉴别出因垂体功能减退而导致的继发性甲状腺功能减退、性腺功能减退和严重的肾上腺皮质功能减退症。但仅测定基础激素水平有时难以排除轻度ACTH缺乏而导致的轻度肾上腺皮质功能减退症,因为ACTH的分泌呈脉冲性、昼夜节律性和应激性分泌,因而需要通过某些功能试验来明确诊断。

1.ACTH缺乏

ACTH和皮质醇分泌呈现昼夜节律,清晨最高,午夜最低。ACTH和皮质醇是应激性激素,因此即使测定值在正常范围内,仍不能完全排除其在应激时的分泌不足。一般认为,清晨皮质醇测定值>550 nmol/L(20 g/dL)可以排除继发性(下丘脑－垂体性)肾上腺皮质功能减退症,低于100 nmol/L(3.6 g/dL)表明肾上腺皮质功能减退,在100~550 nmol/L时需要进行激发试验(兴奋试验)来确定是否存在ACTH-皮质醇分泌功能减退。

(1)胰岛素耐受性试验(Insulin tolerance test,ITT:又称胰岛素低血糖激发试验,即胰岛素以0.05~0.15 U/kg体质量静脉注射,血糖<2.2 mmol/L)是评价下丘脑垂体肾上腺轴功能是否完整的金标准,在试验中皮质醇水平>550 nmol/L(20 g/dL)可以排除肾上腺皮质功能减退症。但该试验系人为诱发低血糖,有出汗、颤抖、疲乏、饥饿感等不适症状,需要在密切观察下进行,有心脏疾病和癫痫患者禁忌此试验。

(2)1-24-ACTH(250 μg)刺激试验:亦可用于诊断继发性(下丘脑－垂体性)肾上腺皮质功能减退症(需要在ACTH缺乏至少4周以上进行),30min时皮质醇<500 nmol/L(18 g/dL)强烈提示ACTH缺乏,>600 nmol/L(22 g/dL)可以排除ACTH缺乏。与胰岛素耐受性试验比较,该试验诊断继发性肾上腺皮质功能减退症的敏感性和特异性均为83.5%。

需要注意的是,所有的试验,包括胰岛素耐受性试验都不能对所有的患者进行分类,因此对结果为界限上下的患者,需要根据临床表现来诊断,而且需要进行密切随访。

2.TSH 缺乏

中枢性甲状腺功能减退症表现为甲状腺素降低且 TSH 水平低下或在正常范围。在少数患者,由于分泌无生物活性的 TSH 可表现为 TSH 轻度升高。

3.LH 和 FSH 缺乏

女性主要测定血 LH、FSH 和雌二醇,男性测定血 LH、FSH 和睾酮。绝经前妇女可见雌激素降低、FSH 和 LH 降低或正常下限,绝经后妇女雌激素降低而无 LH 和 FSH 显著升高。

在男性,表现为睾酮降低伴 FSH 和 LH 降低或正常低限。

4.生长激素缺乏

GH 的分泌有明显的日节律性,而且 GH 缺乏者和正常人之间 GH 水平有重叠,故随机测定 GH 水平对于确诊生长激素缺乏意义不大,需要行激发试验来明确诊断。胰岛素样生长因子-1(IGF-1)水平可以反映生长激素分泌的状态,对于有垂体病变的生长激素缺乏者,IGF-1 基础水平测定是敏感的特异性指标。IGF-1 水平降低提示有生长激素缺乏,但 IGF-1 水平正常不能完全排除 GH 缺乏的诊断。

生长激素激发试验有多种,如胰岛素耐受性试验、精氨酸试验、左旋多巴试验等都可用于生长激素缺乏的诊断,但胰岛素耐受性试验是确诊的金标准。

因为目前不能测定下丘脑分泌的促激素释放激素,因此当怀疑病变在下丘脑时,可行黄体生成激素释放激素(LHRH)兴奋试验、促甲状腺激素释放激素(TRH)兴奋试验,促肾上腺素释放激素(CRH)兴奋试验等来协助判断腺垂体功能减退症患者的病变是否位于下丘脑或垂体。

五、影像学检查

已确诊腺垂体功能减退症的患者均需要进行高分辨率的影像学检查以协助明确病因。

1.磁共振成像(MRI)薄层增强扫描

确诊腺垂体功能减退症的患者都需要进行鞍区 MRI 增强扫描以排除鞍区或鞍旁肿瘤及其他鞍区结构异常,垂体 MRI 还可以观察肿瘤与邻近血管和视交叉的关系。垂体 MRI 薄层增强扫描对鞍区结构异常的阳性检出率较高,根据病因不同,可以表现为下丘脑及垂体的占位病变、弥散性病变、囊性变或空泡蝶鞍等。

2.CT 增强扫描

无条件或不能够行 MRI 检查(如动脉支架或安装起搏器的患者)可以选择鞍区 CT 增强扫描。与 MRI 相比,其阳性检出率较低,但是对于有鞍底骨质破坏的患者及垂体卒中急性期的患者,CT 比 MRI 有更大的价值。

六、诊断与鉴别诊断

腺垂体功能减退起病缓慢,亚临床状态常常被患者和医生所忽视,因此凡有引起腺垂体功能减退症原发疾病者,如下丘脑/垂体肿瘤、颅面部发育异常、颅脑炎症性病变、脑部肉芽肿病、颅脑创伤和手术、空泡蝶鞍综合征和既往有妊娠相关的出血或血压改变等患者都应进行腺垂体功能减退症的筛查。

腺垂体功能减退症的诊断主要依据临床表现、血中激素水平测定和腺垂体功能试验。如靶腺激素水平降低而垂体促激素水平正常或降低可以确诊为腺垂体功能减退症,对轻症患者可行腺垂体功能试验协助诊断。由下丘脑、垂体柄病变引起的垂体功能减退症常有血清 PRL 水平轻、中度升高,常伴有尿崩症。

腺垂体功能减退症需要与原发性性腺功能减退症、原发性甲状腺功能减退症等鉴别。原发性的靶腺功能低下常表现为靶腺激素降低而垂体促激素显著升高。此外,尚需与多发性内分泌腺功能减退症(如 Schimidt 综合征)鉴别。与垂体性肾上腺皮质功能不全患者皮肤、黏膜色素减退不同,原发性肾上腺皮质功能减退症患者由于 ACTH 升高,患者有明显皮肤、黏膜色素沉着。

七、治疗

腺垂体功能减退症患者可由多种原因引起,处理应包括原发病治疗和激素替代治疗。

1. 原发病治疗

由垂体或邻近部位肿瘤所致者,经成功的手术、放疗等方式使垂体压迫解除,激素分泌功能可能部分或全部恢复。

2. 激素替代治疗

根据患者腺垂体/靶腺激素缺乏的种类和程度予以替代治疗,一般予靶腺激素替代治疗,以生理性分泌量为度,并尽量模拟生理节律给药。

(1)肾上腺皮质激素:患者确诊存在继发性肾上腺皮质功能减退症后,必须尽快补充肾上腺皮质激素。肾上腺皮质激素的替代剂量需要依据临床情况而定,一般为氢化可的松 10~20 mg/d(或醋酸可的松 15~25 mg/d),最大剂量不超过氢化可的松 30 mg/d,根据激素的昼夜节律宜在早上 8 时给需要量的 2/3,午后 2~4 时给需要量的 1/3。垂体瘤手术后垂体压迫解除,激素分泌功能可能部分或全部恢复,因此需要在术后随访评估激素分泌功能,决定是否需要继续激素替代治疗及选择合适的替代剂量。

当临床怀疑有急性肾上腺皮质功能不全时,可以不等检查结果而立即使用肾上腺皮质激素治疗,但用药前需要留血查 ACTH 和皮质醇。当有大的应激时(如垂体手术及其他较大手术等),可的松的最大需要量为 200~300 mg/d。由于腺垂体功能减退患者 ACTH 缺乏,肾上腺皮质不能相应地增加应激时皮质醇的分泌量,因此在急性肾上腺皮质功能不全时可以首剂静脉注射 100 mg 氢化可的松,或在垂体手术时静脉滴注 100 mg 氢化可的松,以后每 6 h 静脉注射 50 mg(第 1 天)。需要依据患者的临床情况来决定患者应用超生理剂量的肾上腺皮质激素的时间。当临床情况许可时,应尽快将肾上腺皮质激素的剂量降至维持量。

(2)甲状腺激素:如甲状腺功能测定提示甲减,即使没有临床症状,也需要甲状腺素替代治疗。由于甲状腺素可以加快肾上腺皮质激素的代谢,甲减患者补充甲状腺素后肾上腺皮质激素的需要量增加,对肾上腺皮质功能不全的患者可能引发肾上腺危象,因此需要先补充肾上腺皮质激素后再补充甲状腺素。甲状腺激素的替代应从小剂量开始(如左旋甲状腺素 25~50 μg/d 开始,有心血管疾病者需要从更小的剂量开始),根据甲状腺素(T4)水平调整剂量。垂体性甲状腺功能减退的患者 TSH 水平不高,因此 TSH 不能作为甲状腺激素替代是否合适的指标。

(3)性激素:性激素替代治疗除了恢复正常的性功能外,对机体的组织构成也有重要的影响。女性生育年龄可以用人工周期疗法,雌激素应用 25 d,从月经第 5 天开始(如无月经可从任何一天开始),在第 15~25 天加用孕激素。女性激素替代治疗可以使患者恢复性欲,保持正常体力,改善骨质疏松,提高生活质量。

男性患者可用睾酮替代治疗。睾酮的替代治疗对新近发生的男性性功能障碍疗效较好,但对性功能丧失时间较长、性欲消失的患者疗效欠佳。补充睾酮可以减少男性腹部和内脏脂肪,增加肌肉重量和力量,改善骨质疏松和生活质量。因此即便是替代后不能恢复正常性功能,仍建议继续性激素替代治疗。

(4)生长激素:补充生长激素可以改善患者肌肉无力、血脂异常、抵抗力减弱、低血糖等症状,提高患者的生活质量。生长激素缺乏被认为与腺垂体功能减退症患者心血管死亡的风险增加有关。但因生长激素长期替代治疗可能增加肿瘤发生和肿瘤复发风险的疑虑尚未完全消除,且价格昂贵,因此其在成人腺垂体功能减退症患者中的应用价值有待进一步评价。

腺垂体功能减退症激素替代治疗的患者需要定期随访监测以了解替代剂量是否合适。在逐渐调整剂量至合适剂量后,应每 6～12 个月复诊。肿瘤所致的腺垂体功能减退症患者,应定期进行眼科检查和 MRI 随访。创伤引起的垂体功能减退症患者应在创伤后 3～6 个月复查。

此外,由于创伤所致的垂体功能减退在创伤后 3～6 个月可能恢复,或可以出现新的腺垂体激素的缺乏,因此应在创伤 1 年后重新评估腺垂体功能。

第三节 单纯性甲状腺肿

单纯性甲状腺肿(simple goiter),也称为非毒性甲状腺肿(nontoxic goiter),是指非炎症和非肿瘤原因,不伴有临床甲状腺功能异常的甲状腺肿。单纯性甲状腺肿患者约占人群的 5%。

本病散发,女性发病率是男性的 3～5 倍。如果一个地区儿童中单纯性甲状腺肿的患病率超过 10%,则称为地方性甲状腺肿(endemic goter)。

一、病因和发病机制

(一)病因

1.缺碘

缺碘是地方性甲状腺肿的主要病因,世界卫生组织(WHO)推荐的成年人每日碘摄入量为 150 μg。补充碘剂后,甲状腺肿的患病率显著下降。碘需要增加的情况下可出现甲状腺肿,如妊娠期、哺乳期、青春期等。

2.高碘

碘与甲状腺肿的患病率呈现一条 U 形曲线:碘缺乏时,甲状腺肿的患病率增加,称为"低碘性甲状腺肿",随着摄碘量的增加,甲状腺肿的患病率逐渐下降,达到 5% 以下(即 U 的底端);如果碘摄入量再继续增加,甲状腺肿的患病率则回升,部分学者称这类甲状腺肿为"高碘性甲状腺肿"。

3.致甲状腺肿物质

某些物质可阻碍甲状腺激素合成,从而导致甲状腺代偿性肿大,包括硫脲类药物、硫氰酸盐和保泰松等。卷心菜、核桃和木薯中的氰基苷在肠道内分解出硫氰酸盐,从而抑制甲状腺摄碘。

4.先天性甲状腺激素合成障碍

儿童期少见的一种病因。先天性甲状腺激素合成障碍包括碘化酪氨酸耦联障碍、异常甲状腺球蛋白形成、甲状腺球蛋白水解障碍等。

（二）发病机制

目前单纯性甲状腺肿机制不明，可能为各种病因损害甲状腺合成和分泌功能，使垂体 TSH 分泌增加，导致甲状腺组织增生、腺体肿大所致。但是，单纯性甲状腺肿 TSH 浓度大多正常，故可能还有其他机制参与该过程。

二、病理

甲状腺呈弥散性或结节性肿大，切面可见结节、纤维化、出血和钙化。病变初期，整个腺体滤泡增生，血管丰富；随着病变进展，滤泡的面积发生变化，一部分滤泡退化，另外一部分滤泡增大并且富含胶质，这些滤泡之间被纤维组织间隔。

三、临床表现

临床上患者一般无明显症状。

甲状腺常呈现轻、中度肿大，表面平滑，质地较软。重度肿大的甲状腺可引起压迫症状，出现咳嗽、气促、吞咽困难或声音嘶哑等。胸骨后甲状腺肿可使头部、颈部和上肢静脉回流受阻。

四、辅助检查

1.甲状腺功能检查

一般正常，血清 TT4、FT4 正常，TT4/TT3 常增高。血清 TSH 水平一般正常。

2.甲状腺摄碘率

大多增高，高峰不提前，多在 24 h 达峰值，多数可被 T3 抑制。

3.甲状腺扫描

弥散性甲状腺肿呈均匀性分布，结节性甲状腺肿可为温结节或凉结节。

五、诊断与鉴别诊断

诊断的主要依据是甲状腺肿大而功能基本正常。地方性甲状腺肿的地区流行病史，有助于本病的诊断。散发性肿大多见于青春期、妊娠、哺乳期或某些食物、药物等。

本病如同时合并神经官能症者，需排除甲状腺功能亢进症。甲状腺肿大、质地较韧者需与桥本甲状腺炎相鉴别。单纯性甲状腺肿出现结节，特别是内出血时，迅速增大，扫描显示冷结节时，需与甲状腺瘤和甲状腺癌相鉴别，必要时做甲状腺细针穿刺活检。

六、治疗

1.病因治疗

地方性甲状腺肿可使用碘盐治疗，多食海带、海产品；高碘引起的甲状腺肿可低碘饮食，由于致甲状腺肿的食物或药物引起的停用食物或者药物。

2.甲状腺肿的治疗

一般不需要治疗。对甲状腺肿大明显者可以试用左甲状腺素(L-T4)，但是治疗效果不显著。L-T4 治疗中必须监测血清 TSH 水平,血清 TSH 降低或者处于正常下限时不能应用;甲状腺核素扫描证实有自主功能区域存在者,也不能应用 L-T4 治疗;给予 L-T4 时应当从小剂量开始,以避免诱发和加重冠心病。对甲状腺肿明显、有压迫症状者应采取手术治疗。

第四节 甲状旁腺功能减退症

甲状旁腺功能减退症是指甲状旁腺素分泌过少和(或)效应不足引起的一组临床综合征。其特点是手足抽搐、癫痫样发作、低钙血症和高磷血症。临床常见类型有特发性甲状旁腺功能减退症、继发性甲状旁腺功能减退症、低血镁性甲状旁腺功能减退症,少见类型包括假性甲状旁腺功能减退症等。

一、病因

1.继发性

继发性较为常见。最多见者为甲状腺手术时误将甲状旁腺切除或损伤所致。如腺体大部或全部被切除,常发生永久性甲状旁腺功能减退症,占甲状腺手术中的 $1\%\sim1.7\%$。甲状旁腺增生切除腺体过多也可引起本病。至于因甲状腺炎症,甲状腺功能亢进症接受放射性碘治疗后或因恶性肿瘤侵及甲状旁腺所致者较少见。

2.特发性

特发性较少见,系自身免疫性疾病。可同时合并甲状腺和肾上腺皮质功能减退、糖尿病,如多发性内分泌腺功能减退症;有的患者血中尚可检出抗胃壁细胞、甲状旁腺、肾上腺皮质和甲状腺的自身抗体。

3.假性甲状旁腺功能减退症

如假性甲状旁腺功能减退症 I a、I b 型和 II 型以及假假性甲状旁腺功能减退症。

二、病理生理

PTH 生成和分泌不足造成低血钙、高血磷、尿钙和磷排量降低。PTH 不足,破骨作用减弱,骨钙动员和释放减少。PTH 不足致 $1,25\text{-}(OH)_2D_3$ 生成减少;同时肾排磷减少,血磷增高,也使 $1,25\text{-}(OH)_2D_3$ 生成减少,肠钙吸收下降。肾小管对钙的重吸收减少。通过以上多途径导致低钙血症。由于低血钙故尿钙排量减少。PTH 不足,肾小管对磷的重吸收增加,故血磷升高,尿磷减少。低钙血症和碱中毒达到一定程度时,神经肌肉兴奋性增加,出现手足搐搦。

病程较长者常伴有视盘水肿、颅内压增高、皮肤粗糙、指甲干裂、毛发稀少和心电图异常。

三、临床表现

甲状旁腺功能减退症主要由于长期血钙过低伴阵发性加剧引起症状。低钙血症症状和体征是由血清钙的水平、发病年龄、发病缓急、血清磷的水平及并发的酸碱平衡紊乱程度等所决定的。主要的临床表现是由神经肌肉的兴奋性增加(手足搐搦,感觉异常,癫痫发作,器质性脑综合征)和钙在软组织的沉积(白内障,基底节钙化)所致。

1.神经肌肉系统表现

临床上,严重低钙血症的标志是搐搦。搐搦是自发性强直性肌肉收缩的一种状态。明显的搐搦常以手指及口周麻木为先兆,但搐搦的最经典肌肉组成是手足痉挛。手足搐搦是低钙血症的典型表现之一。通常首先是拇指内收,接着是掌指关节的屈曲,指间关节的伸展和腕关节的屈曲,形成"助产士"手。这些非随意肌的收缩是伴有疼痛的。搐搦还可发生在其他肌群,包括威胁生命的喉肌痉挛。在肌电图上,搐搦表现为典型的反复性的运动神经元放电。搐搦也可发生在低镁血症和代谢性碱中毒,如通气过度所致的呼吸性碱中毒。

轻度的神经肌肉兴奋产生的隐匿性搐搦,可由面神经叩击征(Chvostek 征)和束臂征试验(Trousseau 征)引出。面神经叩击征通过轻叩耳前 2~3 cm 处,即颧弓下的面神经分支处引出,阳性反应轻度仅表现为口角抽搐,重度可有半侧面肌痉挛。该试验的特异性低,大约有 25%的正常人面神经叩击征弱阳性,小儿更为多见。束臂征通过血压计气囊在收缩压上 10 mmHg 处加压在上臂,持续 2~3 min 引出,阳性反应为引发腕部痉挛。束臂征比面神经叩击征特异性高,但仍有 1%~4%的正常人束臂征阳性。

低钙血症易导致癫痫局灶性或全身发作。其他对中枢神经系统的影响包括视盘水肿、意识障碍、疲倦和器质性脑综合征等。大约 20%慢性低血钙儿童发展为智力低下。长期甲状旁腺功能减退症或假性甲状旁腺功能减退症的患者基底节常发生钙化,通常是无症状的,但也可导致一系列的运动失调。

2.低钙血症的其他表现

(1)对心脏的影响:心室复极化延迟,Q-T 间期延长。兴奋收缩耦联可能受损,尤其在有潜在心脏疾病的患者中,有时可见顽固性的充血性心力衰竭。

(2)对眼部的影响:白内障在慢性低钙血症患者中常见,其严重程度和低钙血症的持续时间和血钙水平相关。

(3)对皮肤的影响:皮肤干燥剥脱,指甲脆而易碎。一种被称为疱疹样脓疱病或脓疱性牛皮癣的皮炎为低钙血症所特有。

(4)对牙齿的影响:可引起牙釉质发育不全和恒牙不出。

(5)对血液系统的影响:低钙血症使维生素 B_{12} 与内因子结合欠佳,可发生大细胞性贫血。

四、辅助检查

多次测定血清钙,若＜2.2 mmol/L 者,存在低血钙。有症状者,血清总钙一般＜1.88 mmol/L。主要是钙离子浓度的降低。血钙过低者宜同时测定血浆蛋白,以除外因蛋白浓度低下而引起的钙总量减低。多数成年患者血清无机磷上升,幼年患者中,浓度更高。血清碱性磷酸酶常正常或稍低。血清甲状旁腺素水平在不同类型中可降低或增高。尿钙、尿磷排出量减少。

五、诊断

本病常有手足搐搦反复发作史。Chvostek 征和 Trousseau 征阳性。辅助检查,如有血钙降低、血磷升高,且能排除肾功能不全者,诊断基本可确定。如血清 PTH 测定结果明显降低或不能测得,诊断可以肯定。特发性甲状旁腺功能减退症的患者,临床上常无明显病因可发现,可有家族史。手术后甲状旁腺功能减退症常见于甲状腺或甲状旁腺手术后。

六、鉴别诊断

特发性甲状旁腺功能减退症尚需与假性甲状旁腺功能减退症、严重的低镁血症等相鉴别。

七、治疗

治疗的目的是：①控制症状，包括终止手足搐搦发作，使血清钙正常或接近正常；②减少甲状旁腺功能减退症并发症的发生；③避免维生素 D 中毒。

1.急性低钙血症

发生手足抽搐、喉痉挛、癫痫发作的患者需要静脉补钙，常用制剂有氯化钙（5％，每 10 mL 含元素钙 90 mg），葡萄糖酸钙（10％，每 10 mL 含元素钙 90 mg）。可先缓慢静脉注射葡萄糖酸钙或氯化钙 10～20 mL，必要时 1～2h 后重复给药。同时给予口服钙和维生素 D 制剂。若抽搐严重难以缓解，可持续静脉滴注补钙，但速度不宜超过每小时 4 mg 元素钙每千克体质量。24 h 可静脉输注元素钙 400～1 000 mg，直至口服治疗起效。治疗同时需注意患者有无喘鸣及保持气道通畅，并定期严密监测血清钙水平。静脉补钙对静脉有刺激。使用洋地黄的患者由于钙的输注易导致洋地黄中毒，故补充钙时需谨慎。

2.慢性低钙血症

在慢性低钙血症所致疾病中，要根本解决低钙血症需治疗原发病。治疗目标是使患者无症状，血钙水平维持在 2.075～2.3 mmol/L（8.5～9.2 mg/dL）。更低的血钙水平使患者不仅会产生低血钙的症状，长期还易导致白内障。但当血钙浓度在正常上限时，可有明显的高尿钙，这是由于 PTH 降低尿钙的作用丧失所致。这易导致肾结石、肾钙质沉着和慢性肾功能不全。

治疗上以钙和维生素 D 及衍生物为主。静脉使用钙剂已在急性低钙血症中叙述。口服可予剂量为每天 1～1.5 g 元素钙，分为 3～4 次口服效果较好。维生素 D 及其衍生物的疗效受很多因素的影响。维生素 D_2 或 D_3 首先在肝脏经 25 羟化酶的作用转化为 $25-OH-D_3$ 然后在肾脏经 1a 羟化酶的作用再转变为 $1,25-OH-D_3$。因此，如患者有肝肾疾病，维生素 D 的作用减弱。如患者 PTH 完全缺乏，由于 1a 羟化酶作用有赖于 PTH，维生素 D_2 或 D_3 将无法最终转化成 $1,25-OH-D_3$ 各种维生素 D 衍生物对钙磷代谢的效果强弱，取决于肠的吸收功能、肾的排泄功能和骨的再吸收功能的总和，且每个患者的生理功能各不相同，因此，维生素 D 的治疗剂量须在治疗中逐渐调整以达到最终的治疗目的。常用的制剂有：①长效制剂如维生素 D_2（麦角骨化醇）或维生素 D_3（胆骨化醇）使用后储存于脂肪组织和肝脏，缓慢释放发生作用。优点是价廉且容易保持血钙稳定，缺点是会缓慢蓄积产生迟发的维生素 D 中毒。②双氢速固醇（AT10）治疗较为方便有效，一般每日 0.5～1 mg 口服，2～3 d 可见疗效，10 d 之内血钙应上升至正常水平，以后一般以每日 0.2～1 mg 维持，定期复查血尿钙水平。③维生素 D 短效制剂 $1a,25-OH-D_3$（骨化三醇）、$25-OH-D_3$ 和 $1a-OH-D_3$（阿法骨化醇）均可使用。在治疗低钙血症的同时其他影响钙代谢的药物需慎用。例如，噻嗪类利尿药有降低尿钙的作用，通过减少尿钙排出会导致严重的高钙血症。用大剂量维生素 D 维持治疗的患者，可导致严重的高钙血症。短效制剂比长效制剂产生高钙血症的倾向小，但需更频繁地监测血钙水平，且治疗费用昂贵很多。

第六章 风湿免疫疾病

第一节 类风湿关节炎

一、概述

类风湿关节炎(rheumatoid arthritis,RA)是一种以侵蚀性关节炎为主要表现的全身性自身免疫病。

本病表现为以双手、腕、膝、距小腿和足关节等小关节受累为主的对称性、持续性多关节炎。此外,患者尚可有发热、贫血、皮下结节及淋巴结肿大等关节外表现。血清中可出现类风湿因子(rheumatoid factor,RF)及抗环瓜氨酸多肽(anti-cyclic citrullinated peptides,CCP)抗体等多种自身抗体。病理表现为关节滑膜的慢性炎症、血管翳形成。未经正确治疗的 RA 可迁延不愈,出现关节的软骨和骨破坏,最终可导致关节畸形和功能丧失。

RA 可发生于任何年龄,以 30~50 岁为发病的高峰。本病以女性多发,男女患病比例约为1:3。我国大陆地区的 RA 发病率为(22~60)/10 万,患病率为 0.2%~0.4%。

二、病因与发病机制

(一)病因

一般认为,类风湿关节炎的发病,是具有遗传倾向的个体通过接触到特定的环境危险因素后产生。这些遗传因素和环境危险因素相互作用导致内在的免疫系统的紊乱,从而在大部分病例中产生了自身抗体,例如类风湿因子和抗瓜氨酸抗体,进而产生了前炎症因子,最终导致一系列的炎症性关节炎改变。

在过去的几十年中,流行病学研究鉴定了大量的类风湿关节炎的潜在环境危险因子,如 EB 病毒(EBV)、细小病毒 B19 及结核分支杆菌、人乳头瘤病毒(HPV)等。而近年来在欧洲白种人后裔的遗传学研究的突破,使得我们对该病发病的遗传学结构有了更深入的理解。

这些不断对类风湿关节炎的认识,使得我们意识到该病并非一种单纯的疾病,而是一系列不同表型混合的综合征。对于不同的亚型,最好的区分方式是将对瓜氨酸肽反应的不同分为抗体阳性和抗体阴性两组。这两组疾病不仅在临床上表现、治疗反应、而且在易患危险因素和遗传背景上均有不同。

(二)发病机制

类风湿关节炎的发病机制尚不完全清楚,多数人认为类风湿关节炎实际上是由多个不同的疾病亚型组成。这些疾病的亚型可能是激发不同的炎症因子反应的结果,炎症反应导致了持续的滑膜炎症和关节软骨以及邻近骨骼的破坏。

1. 炎症

炎症反应的一个核心内容就是肿瘤坏死因子的过表达,该细胞因子参与的炎症反应通路可以造成滑膜的炎症和关节的损毁。肿瘤坏死因子的过表达通常是由 T 淋巴细胞、B 淋巴细胞、滑膜成纤维样细胞和巨噬细胞的共同作用引起。这一炎症过程会导致许多相关细胞因子的过度表达,如白介素-6 等,而后者又可以促成持续的炎症和关节破坏。

2. 滑膜细胞和软骨细胞

在类风湿关节炎受累的关节中,主要受累的细胞类型为滑膜和软骨细胞。滑膜细胞可以分为成纤维细胞样滑膜细胞和巨噬细胞样滑膜细胞。而前炎症性细胞因子的过表达被认为是巨噬细胞样滑膜细胞作用的结果。在类风湿关节炎中,成纤维细胞样滑膜细胞的表现与健康人的有所不同。在实验动物模型中,将成纤维样滑膜细胞与软骨培养,可以导致该细胞侵蚀软骨,这被认为是与关节破坏相关的行为。对关节破坏的诸多研究表明,破骨细胞的激活是骨骼侵蚀的一个重要原因。

这个研究发现也可以一个研究来证明,即通过特异的阻断破骨细胞活性可以减轻关节的损毁然后并不能影响关节的验证情况。仍不清楚的是关节炎症的起因,究竟是骨骼为首要原因,然后累及关节,或者是相反的情形。一种观点认为,类风湿关节炎是在关节中起病,原因就是病理条件下成纤维样滑膜细胞具有异常表现,并且可以扩散至整个关节,提示可能为多关节炎的原因。免疫炎症反应的调节取决于不同类型细胞的数量和活性。研究者对于特定抗原诱导的关节炎小鼠模型进行了一些关节炎免疫炎症反应的研究,发现在小鼠模型中,通过注射特定低剂量的 T 细胞可以缓解关节炎症,证明 T 细胞可以起到保护作用。后继实验继续将这些实验发现应用于临床研究。

3. 自身抗体

类风湿因子是一个经典的自身抗体,类风湿因子的 IgM 和 IgA 型都是重要的病原学标记,可以直接作用用于 IgG 的 Fc 段。另一类自身抗体,或者说更加重要的是一些针对瓜氨酸肽(ACPA)的抗体。就绝大部分患者而言,抗瓜氨酸肽抗体阳性的患者同样会类风湿因子检测阳性。抗瓜氨酸抗体似乎对于诊断更加特异和敏感,而且对于一些难于判断预后的特征如进展性关节破坏等,更加有效。进一步研究发现,这些抗体与不同的患者亚群和疾病的不同阶段相关。类风湿关节炎患者中有 50%～80% 是类风湿因子或者抗瓜氨酸肽阳性,或者都阳性。抗体反应的成分随着时间不同而变化,在早期类风湿关节炎中缺乏特异性,而在疾病的后期,更加完整的抗体反应会逐渐形成,会出现更多的表位和异构体。从动物模型和体外研究的数据证明,抗瓜氨酸特异性抗体是导致动物模型关节炎的基础。

临床研究也证明,类风湿因子和抗瓜氨酸抗体阳性的患者与所谓自身抗体阴性患者有所不同。例如,从组织学上看,抗瓜氨酸阳性的病患在滑膜组织的淋巴细胞数目更多,而抗瓜氨酸抗体阴性的类风湿关节炎拥有更多的纤维化组织和更加增厚的关节内膜。抗瓜氨酸抗体阳性的患者相对来说关节损害更加严重,而且治疗的缓解率更低。

4. 遗传学

类风湿关节炎的危险因素 50% 归咎于遗传因素。在这方面的研究进展主要在于鉴定疾病相关的遗传结构变异(单核核苷酸多态性);现已鉴定了超过 30 多个遗传区域与该病相关。然而,目前除了 PTPN22 和 HLA 区域,近年来许多鉴定的易患基因在人群整体中都是相当普遍。因此,对于个体来说,它们导致发病的风险是相当低的。同时,研究表明,很多易患位点实际上还和其他一些自身免疫性疾病密切相关,并且一些基因分别属于相互不同的导致炎症反应的生物学通路中。在遗传研究中发现抗瓜氨酸肽抗体阳性患者的遗传易患基因具有一定特点,并且具有特定的 HLA-DRB1 等位基因。

这些 HLA 等位基因具有一个共同的序列,被称之为"共享表位"。目前认为,一些抗原被一种瓜氨酸化的过程修饰,在这种过程中,翻译后的蛋白质被进一步修饰,精氨酸变为瓜氨酸。据研究在这种变化后,抗原可以被具有共享表位序列的 HLA 复合体所结合。同时,一系列具有类似结构的 RA 抗原也可以与特定的 HLA 分子结合,通过"分子模拟"机制在免疫反应上游触发免疫反应。这种过程的结果就是自身耐受被破坏,从而产生了针对这些抗原的自身抗体。一般认为,类风湿关节炎的遗传学风险因子或者与抗瓜氨酸抗体阳性疾病相关或者与抗瓜氨酸抗体阴性相关。而对于类风湿关节炎的环境危险因素来说,研究最为充分的是吸烟,这种危险因素是与抗瓜氨酸抗体阳性疾病,特别是 HLA-DRB1 共享表位阳性的相关。遗传学研究认为,类风湿关节炎是一种多种病因混合叠加的综合征。

三、病理

类风湿关节为病变的组织变化虽可因部位而略有变异,但基本变化相同。其特点有:①弥散或局限性组织中的淋巴或浆细胞浸润,甚至淋巴滤泡形成;②血管炎,伴随内膜增生管腔狭小、阻塞,或管壁的纤维蛋白样坏死;③类风湿肉芽肿形成。

1. 关节腔早期变化

滑膜炎,滑膜充血、水肿及大量单核细胞、浆细胞、淋巴细胞浸润,有时有淋巴滤泡形成,常有小区浅表性滑膜细胞坏死而形成的糜烂,并覆有纤维素样沉积物。后者由含有少量 γ 球蛋白的补体复合物组成,关节腔内有包含中性粒细胞的渗出物积聚。

滑膜炎的进一步变化是血管翳形成,其中除增生的成纤维细胞和毛细血管使滑膜绒毛变粗大外,并有淋巴滤泡形成,浆细胞和粒细胞浸润及不同程度的血管炎,滑膜细胞也随之增生。在这种增生滑膜的细胞或淋巴、浆细胞中含有可用荧光素结合的抗原来检测出类风湿因子、γ 球蛋白或抗原抗体原合物。

血管翳可以自关节软骨边缘处的滑膜逐渐向软骨面伸延,被覆于关节软骨面上,一方面阻断软骨和滑液的接触,影响其营养;另外,也由于血管翳中释放某些水解酶对关节软骨、软骨下骨、韧带和肌腱中的胶原基质的侵蚀作用,使关节腔破坏,上下面融合,发生纤维化性强硬、错位,甚至骨化,功能完全丧失,相近的骨组织也产生失用性的稀疏。

2. 关节外病变

有类风湿小结,见于 10%~20% 病例。在受压或摩擦部位的皮下或骨膜上出现类风湿肉芽肿结节,中央是一团由坏死组织、纤维素和含有 IgG 的免疫复合物沉积形成的无结构物质,边缘为栅状排列的成纤维细胞。再外则为浸润着单核细胞的纤维肉芽组织。少数患者肉芽肿结节出现在内脏器官中。

3. 动脉病变

类风湿关节炎时脉管常受侵犯,动脉各层有较广泛炎性细胞浸润。急性期用免疫荧光法可见免疫球蛋白及补体沉积于病变的血管壁。其表现形式有 3 种:①严重而广泛的大血管坏死性动脉炎,类似于结节性多动脉炎。②亚急性小动脉炎,常见于心肌、骨骼肌和神经鞘内小动脉,并引起相应症状。③末端动脉内膜增生和纤维化,常引起指(趾)动脉充盈不足,可致缺血性和血栓性病变;前者表现为雷诺现象、肺动脉高压和内脏缺血,后者可致指(趾)坏疽,如发生于内脏器官则可致死。

4.肺部损害

可以有：①慢性胸膜渗出，胸腔积液中所见"RA"，细胞是含有 IgG 和 IgM 免疫复合物的上皮细胞。②Caplan 综合征是一种尘肺病，与类风湿关节炎肺内肉芽肿相互共存的疾病。已发现该肉芽肿有免疫球蛋白和补体的沉积，并在其邻近的浆细胞中可检出 RF。③间质性肺纤维化，其病变周围可见淋巴样细胞集聚，个别有抗体形成。

淋巴结肿大可见于 30%的病例，有淋巴滤泡增生，脾大尤其是在 Felty 综合征。

四、临床表现

关节病变是 RA 最常见和最主要的临床表现。亦可表现为血管炎，侵犯周身各脏器组织，形成系统性疾病。

RA 的起病方式有不同的分类方法。按起病的急缓分为隐匿型(约占 50%)、亚急型(占35%～40%)、突发型(占 10%～25%)三类。按发病部位分为：多关节型、少关节型、单关节型及关节外型。最常以缓慢而隐匿方式起病，在出现明显关节症状前有数周的低热、乏力、全身不适、体质量下降等症状，以后逐渐出现典型关节症状。少数则有较急剧的起病，在数天内出现多个关节症状。RA 的病程一般分为以下 3 种类型：①进展型：占患者总数的 65%～70%，急性或慢性起病，没有明显的自发缓解期，适当治疗后病情可暂时好转，但停药后或遇有外界诱发因素时可导致复发。②间歇性病程：占患者总数的 15%～20%。起病较缓和，通常少数关节受累，可自行缓解，整个病程中病情缓解期往往长于活动期。③长期临床缓解：占患者总数 10%左右，较少见，多呈急性起病，并伴有显著关节痛及炎症。

(一)关节表现

1.疼痛与压痛

关节疼痛和压痛往往是最早的关节症状。最常出现的部位为双手近端指间关节、掌指关节、腕关节，其次是足趾、膝、距小腿、肘、肩等关节，胸锁关节、颈椎、颞颌关节等也可受累。多呈对称性、持续性。

2.关节肿胀

关节肿胀多因关节腔积液、滑膜增生及关节周围组织水肿所致。以双手近端指间关节、掌指关节、腕关节最常受累，尤其手指近端指间关节多呈梭形肿胀膨大。膝关节肿胀，有浮髌现象。其他关节也可发生。

3.晨僵

晨僵是指病变关节在静止不动后出现关节发紧、僵硬、活动不灵或受限，尤以清晨起来时最明显。其持续时间长短可作为衡量本病活动程度的指标之一。95%以上的 RA 患者有晨僵。其他病因的关节炎也可出现晨僵，但不如本病明显。

4.关节畸形

关节畸形多见于较晚期患者。因滑膜炎的血管翳破坏了软骨和软骨下的骨质，造成关节纤维强直或骨性强直。又因关节周围的肌腱、韧带受损使关节不能保持在正常位置，出现关节的半脱位，如手指可出现尺侧偏斜、天鹅颈样畸形等。关节周围肌肉的萎缩、痉挛则使畸形更为严重。

5.关节功能障碍

关节肿痛和畸形造成了关节的活动障碍。美国风湿病学会将因本病而影响生活能力的程度分为 4 级,即关节功能分级。

Ⅰ级:能照常进行日常生活和各项工作。

Ⅱ级:可进行一般的日常生活和某些职业工作,但其他项目的活动受限。

Ⅲ级:可进行一般的日常生活,但对参与某种职业工作或其他项目活动受限。

Ⅳ级:日常生活的自理和参加工作的能力均受限。

(二)关节外表现

关节外表现是类风湿关节炎临床表现的重要组成部分,反映出 RA 是一个系统性疾病,而不仅局限于关节。

1.类风湿结节

类风湿结节是本病较特异的皮肤表现。确诊 RA 的患者 15%～25%有类风湿结节,这些患者的 RF 常为阳性。多位于关节伸面、关节隆突及受压部位的皮下,如前臂伸面、肘鹰嘴突附近、枕部、跟腱等处,可单发或多发,质地较硬,通常无压痛。类风湿皮下结节的出现多见于 RA 高度活动期,并常提示有全身表现。

2.类风湿血管炎

类风湿血管炎发生率约为 25%,可累及大、中、小血管,导致多种临床表现。皮肤是小血管炎最常累及的部位,查体能观察到的有指甲下或指端出现的小血管炎,少数引起局部组织的缺血性坏死,严重者可见单发或多发的指端坏疽。在眼部造成巩膜炎,严重者因巩膜软化而影响视力。

3.胸膜和肺

常见的胸膜和肺损害包括胸膜炎、间质性肺炎、肺间质纤维化、肺类风湿结节、肺血管炎和肺动脉高压,10%～30%的类风湿关节炎患者可出现这些损害。

4.心脏

心包炎是最常见心脏受累的表现。通过超声心动图检查约 30%出现少量心包积液,多见于关节炎活动和 RF 阳性的患者,一般不引起临床症状。其他可见心瓣膜受累、心肌损害等。20%的患者有不同程度的冠状动脉受累。

5.胃肠道

胃肠道患者可有上腹不适、胃痛、恶心、食欲缺乏、甚至黑便,但均与服用抗风湿药物,尤其是非甾体抗炎药有关。很少由 RA 本身引起。

6.肾

本病的血管炎很少累及肾。若出现尿的异常则要考虑因抗风湿药物引起的肾损害。也可因长期的类风湿关节炎而并发淀粉样变。

7.神经系统

患者可伴发感觉型周围神经病、混合型周围神经病、多发性单神经炎、颈脊髓神经病、嵌压性周围神经病及硬膜外结节引起的脊髓受压等。脊髓受压多由 RA 累及颈椎导致,表现为渐起的双手感觉异常和力量减弱,腱反射多亢进,病理反射阳性。周围神经多因滑膜炎受压导致,如正中神经在腕关节处受压而出现腕管综合征。多发性单神经炎则因小血管炎的缺血性病变造成。

8.血液系统

本病可出现小细胞低色素性贫血,贫血因病变本身所致或因服用非甾体抗炎药而造成胃肠道长期少量出血所致。

血小板增多常见，程度与关节炎和关节外表现相关。淋巴结肿大常见于活动性 RA，在腋窝、滑车上均可触及肿大淋巴结。Felty 综合征是指类风湿关节炎者伴有脾大、中性粒细胞减少，有的甚至有贫血和血小板减少。

9.干燥综合征

有 30%～40%本病患者出现此综合征。口干、眼干的症状多不明显，必须通过各项检验方证实有干燥性角结膜炎和口干燥征。

五、辅助检查

(一)血常规

血常规显示有轻至中度贫血。活动期患者血小板增高。白细胞及分类多正常。

(二)红细胞沉降率

红细胞沉降率是 RA 中最常用于监测炎症或病情活动的指标。本身无特异性，且受多种因素的影响，在临床上应综合分析。

(三)C 反应蛋白

C 反应蛋白是炎症过程中在细胞因子刺激下由肝产生的急性期蛋白，它的增高说明本病的活动性，是目前评价 RA 活动性最有效的实验室指标之一。

(四)自身抗体

1.类风湿因子(rheumatoid factor,RF)

类风湿因子是抗人或动物 IgG Fe 片段上抗原决定簇的特异性抗体，可分为 IgM、IgG、IgA 等型。在常规临床工作中测得的为 IgM 型 RF，它见于约 70%的患者血清。通常，RF 阳性的患者病情较重，高滴度 RF 是预后不良指标之一。但 RF 也出现在系统性红斑狼疮、原发性干燥综合征、系统性硬化、亚急性细菌性心内膜炎、慢性肺结核、高球蛋白血症等其他疾病，甚至在 5%的正常人也可以出现低滴度 RF。因此，RF 阳性者必须结合临床表现，才能诊断本病。

2.抗环瓜氨酸多肽抗体(anti-CCP antibody)

瓜氨酸是 RA 血清抗聚角蛋白微丝蛋白相关抗体识别的主要抗原决定簇成分，抗 CCP 抗体为人工合成抗体。

最初研究显示，RA 中 CCP 抗体的特异性高达 90%以上，至少 60%～70%的 RA 患者存在该抗体。与 RF 联合检测可提高 RA 诊断的特异性。抗 CCP 抗体阳性患者放射学破坏的程度较抗体阴性者严重，是预后不良因素之一。其他 ACPA 抗体还包括：抗角蛋白抗体(AKA)、抗核周因子(APF)，近几年的研究发现，抗突变型瓜氨酸在波形蛋白(MCV)、PAD4 抗体等也与 RA 相关。

(五)免疫复合物和补体

70%患者血清中出现各种类型的免疫复合物，尤其是活动期和 RF 阳性患者。在急性期和活动期，患者血清补体均有升高，只有在少数有血管炎患者出现低补体血症。

(六)关节滑液

正常人的关节腔内的滑液不超过 3.5 mL。在关节有炎症时滑液就增多，滑液中的白细胞计数明显增多，达 2 000～75 000 个/L，且中性粒细胞占优势。其黏度差，含糖量低于血糖。

（七）影像学检查

目前常用的方法包括 X 线片、CT、MRI、B 超和核素扫描。

X 线片是最普及的方法，对本病的诊断、关节病变的分期、监测病变的演变均很重要，其中以手指及腕关节的 X 线片最有价值，但对早期病变不能明确显示。X 线片中可以见到关节周围软组织的肿胀阴影，关节端的骨质疏松（Ⅰ期）；关节间隙因软骨破坏而变得狭窄（Ⅱ期）；关节面出现虫蚀样破坏性改变（Ⅲ期）；晚期则出现关节半脱位和关节破坏后的纤维性和骨性强直（Ⅳ期）。

CT 检查目前也比较普及，优点是相对廉价、图像清晰，主要用于发现骨质病变，对软组织及滑膜效果不佳。MRI 是目前最有效的影像学方法，对早期病变敏感，尤其是观察关节腔内的变化非常有效，但其费用较高、耗时较长、扫描关节数目有限等因素阻碍了其广泛应用。B 超检查相对廉价，经适当培训后的风湿病医师进行操作，可用于常规临床工作，在确定和量化滑膜炎方面价值明确，但超声检测的滑膜炎程度对将来出现骨侵袭的预测价值有待进一步研究。

六、诊断与鉴别诊断

（一）诊断

1. 诊断标准

RA 的诊断主要依靠病史及临床表现，结合实验室检查及影像学检查。

诊断并不困难，但对于不典型及早期 RA 易出现误诊或漏诊。对这些患者，除 RF 和抗 CCP 抗体等检查外，还可考虑 MRI 及超声检查，以利于早期诊断。对可疑 RA 的患者要定期复查和随访。

2. 病情的判断

判断 RA 活动性的指标包括疲劳的程度、晨僵持续的时间、关节疼痛和肿胀的数目和程度以及炎性指标（如 ESR，CRP）等。临床上可采用 DAS28 等标准判断病情活动程度。此外，RA 患者就诊时应对影响其预后的因素进行分析，这些因素包括病程、躯体功能障碍（如 HAQ 评分）、关节外表现、血清中自身抗体和 HLA-DRI/DR4 是否阳性，以及早期出现 X 线提示的骨破坏等。

3. 缓解标准

RA 临床缓解标准：①晨僵时间低于 15 min；②无疲劳感；③无关节痛；④活动时无关节痛或关节无压痛；⑤无关节或腱鞘肿胀；⑥红细胞沉降率（魏氏法）：女性＜30 mm/h，男性＜20 mm/h。符合 5 条或 5 条以上并至少连续 2 个月者考虑为临床缓解；有活动性血管炎、心包炎、胸膜炎、肌炎和近期无原因的体质量下降或发热，则不能认为缓解。

（二）鉴别诊断

在 RA 的诊断中，应注意与骨关节炎、痛风性关节炎、血清阴性脊柱关节病（USPA）、系统性红斑狼疮（SLE）、干燥综合征（SS）及硬皮病等其他结缔组织病所致的关节炎鉴别。

1. 骨关节炎

该病在中老年人多发，主要累及膝、髋等负重关节。活动时关节痛加重，可有关节肿胀和积液。部分患者的远端指间关节出现特征性赫伯登结节，而在近端指关节可出现布夏得结节。骨关节炎患者很少出现对称性近端指间关节、腕关节受累，无类风湿结节，晨僵时间短或无晨僵。此外,骨关节炎患者的 ESR 多为轻度增快,而 RF 阴性。X 线显示关节边缘增生或骨赘形成,晚期可由于软骨破坏出现关节间隙狭窄。

2.痛风性关节炎

该病多见于中年男性,常表现为关节炎反复急性发作。好发部位为第二跖趾关节或跗关节,也可侵犯膝、距小腿、肘、腕及手关节。本病患者血清自身抗体阴性,而血尿酸水平大多增高。慢性重症者可在关节周围和耳郭等部位出现痛风石。

3.银屑病关节炎

该病以手指或足趾远端关节受累更为常见,发病前或病程中出现银屑病的皮肤或指甲病变,可有关节畸形,但对称性指间关节炎较少,RF 阴性。

4.强直性脊柱炎

本病以青年男性多发,主要侵犯骶髂关节及脊柱,部分患者可出现以膝、距小腿、髋关节为主的非对称性下肢大关节肿痛。该病常伴有肌腱端炎,HLA-B27 阳性而 RF 阴性。骶髂关节炎及脊柱的 X 线改变对诊断有重要意义。

5.其他疾病所致的关节炎

SS 及 SLE 等其他风湿病均可有关节受累。但是这些疾病多有相应的临床表现和特征性自身抗体,一般无骨侵蚀。不典型的 RA 还需要与感染性关节炎、反应性关节炎和风湿热等鉴别。

七、治疗

(一)治疗原则

RA 的治疗目的包括:①缓解疼痛;②减轻炎症;③保护关节结构;④维持功能;⑤控制系统受累。

(二)一般治疗

强调患者教育及整体和规范治疗的理念。适当的休息、理疗、体疗、外用药、正确的关节活动和肌肉锻炼等对于缓解症状、改善关节功能具有重要的作用。

(三)药物治疗

治疗 RA 的常用药物包括非甾类抗炎药(non-steroidal anti-inflammatory drugs,NSAIDs)、改善病情的抗风湿药(disease modifying anti-rheumatic drugs,DMARDs)、生物制剂、糖皮质激素和植物药。

1.非甾体抗炎药

非甾体抗炎药(NSAIDs)是在类风湿关节炎中最常使用并且可能最为有效的辅助治疗,可以起到止痛和抗炎的双重作用。这类药物主要通过抑制环氧化酶活性,减少前列腺素、前列环素、血栓素的产生而具有抗炎、止痛、退热及减轻关节肿胀的作用,是临床最常用的 RA 治疗药物。近年来的研究发现,环氧化酶有两种同功异构体,即环氧化酶-1(COX-1)和环氧化酶-2(COX-2)。选择性 COX-2 抑制药(如昔布类)与非选择性的传统 NSAIDs 相比,能明显减少严重胃肠道不良反应。

目前常用的非甾体类抗炎药很多,大致可分为以下几种。

(1)水杨酸类:最常用的是乙酰水杨酸,即阿司匹林,它的疗效肯定,但不良反应也十分明显。阿司匹林的制剂目前多为肠溶片,用于治疗时要密切注意其不良反应。

（2）芳基烷酸类：是一大类药物，通常分为芳基乙酸和芳基丙酸两类，已上市的常见品种有：布洛芬、芬必得、萘普生等。芬必得是布洛芬的缓释剂，该类药物不良反应较少，患者易于接受。

（3）吲哚乙酸类：有吲哚美辛、舒林酸等。此类药物抗炎效果突出，解热镇痛作用与阿司匹林相类似。本类药中，以吲哚美辛抗炎作用最强，舒林酸的肾毒性最小，老年人及肾功能不良者应列为首选。

（4）灭酸类：有甲灭酸、氯灭酸、双氯灭酸和氟灭酸等。临床上多用氟灭酸。

（5）苯乙酸类：主要是双氯芬酸钠，抗炎、镇痛和解热作用都很强。它不仅有口服制剂，还有可以在局部应用的乳胶剂以及缓释剂，可以减轻胃肠道不良反应。

（6）昔康类：有炎痛昔康等，因其不良反应很大，近来已很少使用。

（7）吡唑酮类：有保泰松、羟布宗等。本药因毒性大已不用。

（8）昔布类：有塞来昔布、帕瑞昔布等。此类药物为选择性 COX-2 抑制药，可以明显降低胃肠道的不良反应。

NSAIDs 对缓解患者的关节肿痛，改善全身症状有重要作用。2008 年 ACR 发表了关于 NSAIDs 使用的白皮书，明确指出选择性和非选择性 NSAIDs 在风湿病领域仍然是最有用的药物，但是临床医生须重视其存在的胃肠道、心血管、肾等不良反应。实际上，英国国立临床规范研究所（NICE）、欧盟药品评审委员会（EMEA）以及《中国骨关节炎诊治指南》都强调 NSAIDs 用药的风险评估的重要性。其主要不良反应包括胃肠道症状、肝肾功能损害以及可能增加的心血管不良事件。

2. 改善病情的抗风湿药物

改善病情的抗风湿药（DMARDs）。该类药物较 NSAIDs 发挥作用慢，临床症状的明显改善需 1～6 个月，故又称慢作用抗风湿药（slow acting anti-rheumatic drugs，SAARDs）。这些药物不具备明显的止痛和抗炎作用，但可延缓或控制病情的进展。对于 RA 患者应强调早期应用 DMARDs。病情较重、有多关节受累、伴有关节外表现或早期出现关节破坏等预后不良因素者应考虑 DIARDs 的联合应用。

尽管针对 RA 的最佳治疗方案仍在探讨和争论中，但经典的治疗 RA 的方案很多，如下台阶治疗、上台阶治疗。对于早期 RA 患者，临床医生更倾向于上台阶治疗方案，因为使用下台阶治疗容易产生过度医疗的现象。但也有研究显示，对于早期 RA 患者应用下台阶方案可以更快更好的控制病情。所以在临床应用中必须在仔细评估患者病情活动度以及坚持个体化用药方案的原则才能选择最适合的治疗方案。

常用的 DMARDs 药物有以下几种。

（1）氨甲蝶呤（Methotrexate，MTX）：氨甲蝶呤是目前最常使用的 DIARD 药物，多数风湿科医生建议将其作为起始 DMARD 治疗，尤其是对有侵蚀性证据的 RA 患者。口服、肌内注射、关节腔内注射或静脉注射均有效，每周 1 次给药。必要时可与其他 DMARDs 联用。常用剂量为每周 7.5～20 mg。常见的不良反应有恶心、口炎、腹泻、脱发、皮疹及肝损害，少数出现骨髓抑制，偶见肺间质病变。是否引起流产、畸胎和影响生育能力尚无定论。服药期间应适当补充叶酸，定期查血常规和肝功能。

（2）柳氮磺吡啶（Sulfasalazine，SSZ）：可单用于病程较短及轻症 RA，或与其他 DMARDs 合用治疗病程较长和中度及重症患者。一般服用 4～8 周后起效。从小剂量逐渐加量有助于减少不良反应。可每次口服 250～500 mg、2 次/天开始,之后渐增至每次 750 mg、2 次/天及每次 1 g、2 次/天。如疗效不明显可增至 3 g/d。主要不良反应有恶心、呕吐、腹痛、腹泻、皮疹、转氨酶增高和精子减少,偶有白细胞、血小板减少,对磺胺过敏者慎用。服药期间应定期查血常规和肝肾功能。

(3)来氟米特(Leflunomide,LEF):来氟米特在 RA 治疗中的地位日渐提高。它作为单药治疗或是 MTX 的替代药物治疗均非常有效,与 MTX 联合应用时也安全有效。该药通过抑制二氢乳清酸脱氢酶从而抑制了嘧啶核苷酸的从头合成。T 细胞和 B 细胞都有少量的二氢乳清酸脱氢酶,没有合成嘧啶核苷酸的补救途径。因此,LEF 对淋巴细胞的作用是有相对特异性的。其剂量为 10～20 mg/d,口服。主要用于病程较长、病情重及有预后不良因素的患者。主要不良反应有腹泻、瘙痒、高血压、肝酶增高、皮疹、脱发和白细胞下降等。因有致畸作用,故孕妇禁服。服药期间应定期查血常规和肝功能。

(4)抗疟药(antimalarials):包括羟氯喹和氯喹两种。可单用于病程较短、病情较轻的患者。对于重症或有预后不良因素者应与其他 DMARDs 合用。该类药起效缓慢,服用后 2～3 个月见效。用法为羟氯喹每次 200 mg、2 次/天;氯喹每次 250 mg、1 次/天。前者的不良反应较少,但用药前和治疗期间应每年检查一次眼底,以监测该药可能导致的视网膜损害。氯喹的价格便宜,但眼损害和心脏相关的不良反应(如传导阻滞)较前者常见,应予注意。

3.糖皮质激素

全身使用糖皮质激素(简称激素)的治疗可有效控制 RA 患者的症状,提倡小剂量(<7.5 m/d)泼尼松作为控制症状的辅助治疗。而且,近期证据提示小剂量激素治疗可延缓骨质侵蚀的进展。某些患者可能需要每月予大剂量激素冲击治疗,当与一种 DMARD 联合应用时将增加其疗效。

激素可用于以下几种情况:伴有血管炎等关节外表现的重症 RA;不能耐受 NSAIDs 的 RA 患者作为"桥梁"治疗;其他治疗方法效果不佳的 RA 患者;伴局部激素治疗指征(如关节腔内注射)。糖皮质激素激素治疗 RA 的原则是小剂量、短疗程。使用激素必须同时应用 DMARDs。在激素治疗过程中,应补充钙剂和维生素 D 以防止骨质疏松。关节腔注射激素有利于减轻关节炎症状,但过频的关节腔穿刺可能增加感染风险,并可发生类固醇晶体性关节炎。

4.生物制剂

可治疗 RA 的生物制剂主要包括肿瘤坏死因子(TNF)-α 拮抗药、白介素 1(IL-1)和白介素 6(IL-6)拮抗药、抗 CD20 单抗以及 T 细胞共刺激信号抑制药等。

5.血浆置换或免疫吸附及其他治疗

除前述的治疗方法外,对于少数经规范用药疗效欠佳,血清中有高滴度自身抗体、免疫球蛋白明显增高者可考虑血浆置换或免疫吸附治疗。但临床上应强调严格掌握适应证以及联用 DMARDs 等治疗原则。当 RA 患者病情严重,但又传统 DMARDs 和新型抗细胞因子药物治疗无效时,可以使用此方法。

此外,自体干细胞移植、T 细胞疫苗以及间充质干细胞治疗对 RA 的缓解可能有效,但仅适用于少数难治性患者,须严格掌握适应证,仍需进一步的临床研究。

6.外科治疗

RA 患者经过积极内科正规治疗,病情仍不能控制,为缓解疼痛、纠正畸形,改善生活质量可考虑手术治疗。手术在处理关节严重破坏的患者中有一定的作用。尽管很多关节可以采用关节成形和全关节置换,但手术最成功的关节是髋、膝和肩。这些手术的目的就是缓解疼痛和减少残疾,但手术并不能根治 RA,故术后仍需药物治疗。常用的手术主要有滑膜切除术、人工关节置换术、关节融合术以及软组织修复术等。

第二节　系统性红斑狼疮

一、概述

系统性红斑狼疮(systemic lupus erythematosus,SLE)是一种自身免疫介导的慢性炎症性疾病,其病因尚不清楚。它的主要特点包括多系统器官损害及多种自身抗体的产生。正如其他的自身免疫性疾病,免疫系统会攻击机体自身的细胞和组织,导致持续的炎症反应和组织损伤。SLE 累及几乎所有的系统器官,包括皮肤、关节、肾、肺、神经系统、浆膜、消化、血液和(或)其他组织器官,临床表现复杂多变。既往文献报道西方 SLE 的患病率为(14.6~122)/10万,中国人群中 SLE 的患病率大约是 70/10 万,女性则高达 113/10 万。SLE 通常好发于育龄妇女,女性的患病率明显高于男性,起病的高峰年龄在 15~45 岁。幼儿及老年人亦可患病,但性别差异不明显。回顾性研究结果显示,在亚太地区,SLE 患者中的女性比例为 83%~97%,一般发病年龄为 25.7~34.5 岁。SLE 的病程常常多变且难以预料,稳定期和复发期常常交替出现。SLE 的发病有一定的家族聚集倾向,10%~12% 的 SLE 患者中有患 SLE 的一级亲属,SLE 患者的所有一级亲属中约有 3% 发病,单卵双生子同时患病的机会为 25%~70%,明显高于双卵双生子(1%~3%)。

二、病因与发病机制

(一)病因

目前研究认为,SLE 的发病是多种遗传因素、性激素等内源性因素与外源性因素如感染、紫外线、化学、药物等复杂的多层次的相互作用的结果。通常认为具有遗传背景的个体在环境、性激素及感染等因素的共同作用或参与下引起机体免疫功能异常、诱导 T 细胞及 B 细胞异常分化、自身抗体产生、免疫复合物形成及其在各组织的沉积,导致系统性红斑狼疮的发生和进展。

1.内源性因素

(1)遗传易患性:目前研究表明,多种基因与 SLE 的易患性有关,如 HLA-DR2 和HLA-DR3分子及其各亚型与 SLE 的发病显著相关;纯合补体C4a 遗传缺陷与 SLE 发病的风险相关;此外,SLE 还与补体 C1q、C1r、C1s 和 C2 缺陷具有一定的相关性。

(2)性激素:SLE 好发于育龄妇女,女性发病率显著高于男性,提示雌激素与 SLE 发病有关。同时育龄妇女发病高于儿童和老年妇女,妊娠期和哺乳期常出现病情加重。SLE 患者体内雌性激素水平升高,雄性激素降低。这些现象提示性激素参与 SLE 的发病。然而,在 SLE

患者中女性激素浓度与疾病活动度之间并未发现明确的相关性,提示这其中遗传和环境因素的作用非常复杂。

2.外源性因素

遗传因素提供了SLE易患背景,但是SLE的发生或病情活动可能与环境或其他外源性刺激有关。其中,感染是重要影响因素之一。感染可通过分子模拟和影响免疫调节功能而诱导特异性免疫应答。EBV病毒感染可以诱发SLE活动。紫外线照射是另一个重要的环境因素,SLE患者暴露于紫外线后可能出现疾病活动,可能的机制是DNA暴露于紫外线后胸腺嘧啶二聚体增多,使DNA具有更强的免疫原性,同时紫外线照射可以诱导凋亡。其他可能的环境因素如饮食因素、化学物质和药物都有可能促发了疾病的发生。

(二)发病机制

SLE的发病机制极为复杂,远未阐明,包括免疫耐受缺损、淋巴细胞凋亡障碍、T细胞和B细胞以及NK细胞等功能调节障碍、补体缺陷、免疫复合物清除障碍、细胞因子分泌调节障碍等。几乎免疫系统的所有成分都参与了自身免疫和组织病理,因此,SLE又被称为自身免疫病的原型。

由于遗传、性别和环境因素等影响抗原递呈和免疫应答,造成SLE易患性不同,具有足量易患因素的个体因其免疫系统的异常可以发展为持续存在的抗原表达,随后活化T淋巴细胞及B淋巴细胞,并分泌自身抗体,大量致病性自身抗体和免疫复合物的形成最终导致组织损伤,出现SLE的各种临床症状。致病性自身抗体包括核小体、双链DNA,Ro,NR2,红细胞带3蛋白及磷脂等在内的不同抗原的抗体亚群,通常为IgG型且能结合补体,致病性自身抗体的产生可以在SLE临床症状出现前数年发生。

B细胞的激活在其免疫发病机制中起重要作用。在SLE患者体内发现浆细胞、成熟B细胞及记忆性B细胞增多,初始B细胞减少,同时B细胞凋亡的诱导和调节存在缺陷。CR2通路异常可能是B细胞过度活化的一个重要原因,CR2是包括CD21,CD19和CD81在内的细胞表面多聚体,细胞表面分子交联造成信号应答增强以及抑制信号通路的活性降低,促进了B细胞活化。此外,B细胞的异常还包括其细胞因子的产生增多,并对细胞因子反应增强。

T细胞在SLE发病中作用也越来越受到重视,SLE患者体内存在多种T细胞异常现象,如T辅助细胞增多,外周血中表达激活标志(如IL-2R,DR,DP1,Fas)的T淋巴细胞增多,血清IL-2,SIL-2R及IFN-α水平增高,CD4$^+$,CD25$^+$,Foxp3$^+$,调节性T细胞和CD8$^+$抑制性T细胞数量及功能缺陷等。T细胞功能异常的主要特征是辅助性细胞活性过强和调节性抑制性T细胞活性减弱。SLE患者体内还存在细胞因子网络的失衡,如IFN-α,IFN-γ,IL-6和IL-10水平增高,IL-2和TGF-β降低等。

当具有产生致病性自身抗体和免疫复合物的能力并伴随调节机制的异常时,疾病持续进展。在健康个体,自身高反应性B淋巴细胞和T淋巴细胞可以经由免疫耐受被清除或抑制。而SLE患者存在免疫耐受缺陷、免疫复合物清除缺陷、调节性T细胞功能降低、凋亡缺陷等。凋亡细胞和免疫复合物清除的缺陷可以活化免疫细胞表面和内部的Fc受体或TLR受体,激活以I型干扰素为代表的先天免疫系统,导致免疫调节的异常,参与SLE的发病。免疫耐受的打破,抗原负荷的增加,T细胞的过度活化,B细胞抑制的缺失、长效自身免疫性记忆细胞和浆细胞的持续存在则导致B细胞的过度活化及病理性自身抗体的持续产生。最终的结果是致病性自身抗体的合成与调控失衡,免疫复合物沉积并激活补体等途径造成组织损伤。多种机制参与了靶器官的损伤。自身抗体沉积触发补体活化或激活相关受体，导致局部组织的炎症。由于不同器官的细胞免疫反应不尽相同，不同个体的易患性也相差甚远，所以不同 SLE 患者的靶器官受累范围和严重程度差异很大。

三、临床表现

SLE 临床表现复杂多样，几乎累及所有的器官系统，自然病程多表现为病情的加重和缓解相互交替，病程迁延反复。多数患者早期表现为非特异的全身症状，开始仅累及 1～2 个系统，部分患者可以长期稳定在亚临床状态或轻型狼疮，少数患者可以突然出现病情短期内加重，甚至危及生命。更多数患者是逐渐出现多系统损害。也有少数患者起病即累及多个系统，表现为重症狼疮。感染、日晒、药物、精神创伤、手术等多种因素均可诱发或加重 SLE 病情，并造成诊断困难。

（一）全身症状

发热是 SLE 常见的全身表现，发热程度不一，可以从低热到高热，发热是 SLE 活动的表现，通常对糖皮质激素治疗反应良好，但应除外感染因素，尤其是在激素及免疫抑制治疗中出现的发热，更需警惕，由于激素治疗可以抑制免疫，加重感染，在感染不能完全排除情况下，激素治疗应当慎重。其他全身症状包括疲乏、消瘦等，疲乏是常见但容易被忽视的症状，常是狼疮活动的先兆。

（二）皮肤和黏膜病变

在鼻梁和双颧颊部呈蝶形分布的红斑是 SLE 特征性的改变，称为蝶形红斑，常急性起病，光照可使红斑加重或诱发红斑。治疗后可以完全消退而不留痕迹，也可出现色素沉着或不同程度的毛细血管扩张。SLE 特征性皮肤损害还包括深部狼疮，又称狼疮性脂膜炎，为伴或不伴表面皮肤损害的硬结样病变，结节由血管周围单核细胞浸润和脂膜炎引起，常伴疼痛，表现为伴单核细胞浸润的透明脂肪坏死及淋巴细胞性血管炎。

（三）骨骼肌肉关节系统病变

肌肉和关节骨骼系统是 SLE 最常见累及的系统，53%～95% 的患者有骨骼肌肉关节的症状，也往往是 SLE 就诊的首发症状，关节痛及关节肿胀是主要临床特征，常伴晨僵。

几乎全身的关节均可累及，最易受累的是手近端指间关节，而膝、足、距小腿、腕关节均可累及。关节肿痛多呈对称性，有时与类风湿关节炎（rheumatoid arthritis，RA）难以鉴别。部分患者出现 Jaccoud 关节病，表现为可逆性关节半脱位。典型的 SLE 关节病变是非侵蚀性的。仅少数 SLE 患者可出现骨侵蚀，发展为类风湿关节炎样的侵蚀性关节炎。外周血清中类风湿因子可呈阳性，但一般滴度较低，X 线表现主要为软组织肿胀，皮质下囊性骨损等，但典型的类似于类风湿关节炎的侵蚀性改变罕见。SLE 的滑膜炎为轻到中等度炎症。SLE 患者滑膜病理检查发现，滑膜的病理变化是非特异性的，包括滑膜增生、滑膜表面纤维蛋白沉积、血管周围炎症细胞浸润等，病变特征难以与 RA 相鉴别，但一般无骨和软骨的明显破坏。自发性肌腱断裂是 SLE 少见的并发症，通常与男性、创伤、激素治疗和长病程有关。长期激素治疗的 SLE 患者出现单个关节症状时，应排除化脓性关节炎，关节腔穿刺及滑液培养有助于鉴别。

（四）肾病变

SLE 肾损害又称狼疮性肾炎（lupus nephritis，LN），临床表现轻重不一，从单纯的尿液检查异常到典型的肾炎或肾病综合征，直到终末期肾衰竭。狼疮性肾炎主要临床表现为蛋白尿、血尿、管型尿、白细胞尿、低比重尿、水肿、血压增高、血尿素氮和肌酐增高等,最主要的表现是不同程度的蛋白尿。镜下血尿也常见,肉眼血尿则少见。肾小管也常受损,表现为小管功能异常或间质性肾炎。小管间质改变包括间质炎症细胞浸润,小管萎缩和间质纤维化。小管间质累及的严重程度与肾预后相关。

个别患者小管间质病变可以是狼疮性肾炎的唯一表现。

(五)血液系统病变

血液系统异常在 SLE 中很常见,包括贫血、白细胞减少、血小板减少以及凝血系统异常。白细胞减少可能由疾病本身造成,也可能是治疗药物的不良反应。部分患者有淋巴结肿大和(或)脾大,有时需要进行淋巴结活检排除其他疾病。

(六)心血管系统病变

SLE 心脏病变包括心包炎、心肌炎、心内膜及瓣膜病变等,可由于疾病本身,也可能由于长期服用糖皮质激素治疗所导致。临床表现有胸闷、胸痛、心悸、心脏扩大、充血性心力衰竭、心律失常、心脏杂音等。多数情况下 SLE 的心肌损害不太严重,但是在重症的 SLE,可伴有心功能不全,为预后不良指征。

(七)呼吸系统病变

肺和胸膜受累约占 50%,胸膜炎和胸腔积液是 SLE 常见的表现,是最常见的呼吸系统症状,有时可以是 SLE 首发症状。胸腔积液常为渗出液,临床表现为胸痛、呼吸困难和咳嗽,积液通常为双侧均匀分布,但有时也可出现在单侧。

(八)消化系统病变

有 25%～40% 的 SLE 患者出现消化系统症状,临床表现包括厌食、恶心、呕吐、腹痛、腹泻或便秘,其中以腹泻较常见,慢性腹泻可以是 SLE 患者主诉,可伴有蛋白丢失性肠病,并引起低蛋白血症。但这些症状也常与药物有关,水杨酸盐、非甾体抗炎药、抗疟药、皮质激素和细胞毒药物均可诱发,应注意鉴别。

(九)眼部

SLE 患者出现眼部受累比较普遍,常见于急性活动期,常同时伴有其他系统的活动性损害。眼部受累以视网膜为主,少数视力障碍。视网膜病变主要是棉絮状白斑及视网膜内层出血,常伴有视盘水肿及其周围附近的视网膜水肿,视网膜静脉充盈迂曲扩张。当患者存在高血压时,尚可伴有高血压视网膜病变。

四、实验室检查

(一)常规检查

活动期 SLE 可出现血细胞异常,包括血小板减少、白细胞减少及血红蛋白下降。尿蛋白阳性、红细胞尿、脓尿、管型尿等提示肾受累。血细胞沉降率(erythrocyte sedimentation rate,ESR)的增快多出现在狼疮活动期,稳定期狼疮患者的红细胞沉降率大多正常或仅轻度升高。由于 ESR 监测方便,敏感性较高,通常将其作为临床上评估 SLE 活动性的指标之一。但应注意,ESR 受影响因素众多,特异性差,其他多种情况如感染、女性经期及妊娠、组织损伤、恶性肿瘤等均可有 ESR 升高。故 SLE 患者的 ESR 升高应考虑有无其他因素干扰。有时 SLE 活动时,ESR 也可正常。血清 C 反应蛋白(CRP)水平通常正常,并发关节炎患者可升高,当 CRP 水平明显升高时,应注意 SLE 并发感染的可能性。

SLE 患者常有免疫球蛋白升高,通常为多克隆性,γ 球蛋白的升高较为显著。补体 C3 及 C4 水平与 SLE 活动性呈负相关,有助于 SLE 的诊断,同时可作为判断疾病活动性的监测指标之一。

(二)自身抗体

系统性红斑狼疮的特征是 B 细胞高度活化并产生大量的自身抗体,最终导致组织损害。在临床诊断 SLE 多年前就可出现自身抗体的异常,因此,自身抗体的检测对 SLE 的诊断十分重要,也是评估 SLE 活动性的重要指标。

免疫荧光抗核抗体(IFANA)检查通常是诊断 SLE 和其他系统性自身免疫病的第一步,其检测方便,且灵敏度高,诊断敏感性约 95%。因此,ANA 检测是 SLE 的筛选指标,ANA 阴性的患者仅有不到 3% 的概率患有 SLE,ANA 阴性有助于排除 SLE 诊断。但当存在典型的 SLE 临床表现时,不能单因抗核抗体阴性排除 SLE 诊断。另一方面,ANA 特异性较差,仅为 10%~40%,在其他多种疾病,如系统性硬化症、类风湿关节炎、多发性肌炎、皮肌炎、自身免疫性肝炎和甲状腺炎、感染及肿瘤等均可出现 ANA 阳性,ANA 还与年龄相关,65 岁以上也可出现低滴度的 ANA 阳性。

抗 DNA 抗体分为抗单链 DNA 抗体和抗双链 DNA 抗体。除 SLE 外,抗单链 DNA 抗体还可在药物性狼疮、其他多种免疫性疾病及正常老年人中检出,无特异性,临床价值不大。抗双链 DNA 抗体的敏感性约 70%,同时对 SLE 特异性较高,可达 95%,是 SLE 的特异性抗体之一。抗双链 DNA 抗体滴度通常与 SLE 疾病活动性密切相关,是 SLE 活动性的监测指标之一。有研究认为,抗双链 DNA 抗体的一个亚群与狼疮性肾炎的发病相关,且与肾炎活动性呈正相关。

抗 nRNP 抗体是抗核内的核糖蛋白(nRNP)的抗体。除 SLE 外,还可出现在其他多种自身免疫病,常与雷诺现象、肌炎、指端硬化有关。抗 Sm 抗体主要在 SLE 中出现,是 SLE 的标记性抗体,特异性高达 99%,但敏感性较差,见于 10%~30% 的 SLE 患者,对早期、不典型 SLE 诊断有很大帮助。分子生物学研究表明,Sm 和 nRNP 是同一分子复合物(RNA-蛋白颗粒)的不同抗原位点,因包含位点不同,抗 Sm 抗体与抗 RNP 抗体通常一起出现,几乎没有出现仅抗 Sm 抗体阳性而抗 RNP 抗体阴性的现象,而抗 nRNP 抗体阳性,抗 Sm 抗体可以阴性。

抗核糖体 P 蛋白抗体在 SLE 诊断中特异性较高,但敏感性低于抗双链 DNA 抗体和抗 Sm 抗体,回顾性研究提示,抗核糖体 P 蛋白抗体与 SLE 的神经精神系统异常有关。抗 SSA 和抗 SSB 在 SLE 及其他结缔组织病中都可增高,与新生儿狼疮和先天性传导阻滞有关。

其他 SLE 常见的自身抗体还包括:对 SLE 诊断较好敏感性和特异性的抗核小体抗体和抗膜 DNA(mDNA)抗体;与抗磷脂抗体综合征有关的抗磷脂抗体(包括抗心磷脂抗体、抗 β_2 糖蛋白 I(GPI)抗体和狼疮抗凝物);与溶血有关的抗红细胞抗体;与血小板减少有关的抗血小板抗体等。类风湿因子升高在 SLE 中也很常见。

五、诊断与鉴别诊断

(一)诊断

SLE 的临床表现复杂多样,对存在多系统损害的临床表现伴有自身免疫异常的患者,应考虑 SLE 的可能。SLE 的诊断需要结合患者临床症状,体格检查异常及实验室检查结果进行综合判断。目前常用的是 1997 年美国风湿病学会(ACR)修订的的系统性红斑狼疮分类标准。符合该分类标准 11 项中的 4 项或 4 项以上,可以诊断 SLE,其敏感性和特异性均>90%。2009 年美国 ACR 公布了关于 SLE 的新的分类修订标准,分别包括临床标准和免疫学标准。确诊条件为:①肾病理证实为狼疮肾炎并伴 ANA 或抗 ds-DNA 阳性;②临床及免疫指标中有 4 条以上符合(至少包含 1 项临床指标和 1 项免疫学指标)。此标准与 1997 年 ACR 修订的标准比较,更加明确了一些临床表现的定义,并细化了免疫学指标,同时强调了肾病理的重要性。该标准敏感性 94%,特异性 92%。

对存在典型临床表现和自身抗体异常的患者,SLE 诊断不难做出。但 SLE 的早期诊断并不容易。一方面部分患者早期起病隐匿,首发症状不典型容易与其他疾病相混淆;另一方面,部分患者临床表现较轻或缺乏多系统损害,临床医生重视不足。SLE 的首发症状变化不一,约 50%患者表现为关节炎,约 20%表现为皮肤损害。此外,发热、乏力、消瘦、浆膜炎、雷诺现象、血液系统损害等均可作为 SLE 的首发症状。临床医生面对一些反复持续难以用其他疾病解释的病情或虽经积极治疗但疗效仍然不佳的情况以及多系统损害应当提高对 SLE 的警惕,尽早进行自身抗体的检测。SLE 的诊断目前仍然主要是临床诊断,ACR 关于 SLE 的分类标准是一种人为的标准。轻度的 SLE 在疾病早期阶段,由于其临床表现不典型,诊断困难较大,严格遵守 ACR 分类标准容易漏诊许多患者。

而早期诊断和早期治疗是改善 SLE 预后的重要因素。所以,对不足 ACR 分类 4 项标准的患者不应轻易排除 SLE 诊断。对有典型临床症状或实验室异常但不符合本病分类标准诊断的患者,应密切随访观察。另一方面,SLE 的很多临床表现及实验室检查异常常是并非 SLE 所特有,同时符合 4 项分类标准的患者并非一定是 SLE。因此,在诊断 SLE 前,应当排除其他可能的疾病如感染、代谢性疾病、恶性疾病、其他自身免疫性疾病等。

(二)鉴别诊断

SLE 的临床表现多种多样,鉴别诊断主要取决于患者的具体表现。

1.类风湿关节炎

人类风湿关节炎关节症状与 SLE 关节症状相似,均为对称性,好发于双手小关节。但 SLE 患者的关节症状如疼痛、肿胀、晨僵通常较类风湿关节炎患者为轻、持续时间较短。类风湿关节炎患者关节改变为侵蚀性,存在骨侵蚀骨破坏,而 SLE 患者的关节改变通常为非侵蚀性的,症状缓解后关节畸形少见。影像学可以鉴别。此外,SLE 患者除关节症状外,可有特征性皮疹,肾累及多见,ANA 及抗 ds-DNA 抗体阳性,类风湿关节炎患者这些表现较少。

2.多发性肌炎和皮肌炎

SLE 患者可出现肌无力、肌痛、肌酸激酶升高等表现,临床类似多发性肌炎和皮肌炎。但 SLE 肌痛症状通常较轻,肌酸激酶通常仅轻度升高,面部皮疹以蝶形皮疹为特征;而多发性肌炎和皮肌炎肌电图可有正锐波、纤颤电位等较特异性表现,通常缺乏肾系统、神经系统等其他多系统损害证据,皮肌炎可有 Cottron 皮疹、眶周皮疹等特征性皮疹,自身抗体阳性率也远较 SLE 为少。少数患者可同时具有 SLE 和多发性肌炎或皮肌炎的特征性表现,通常诊断为重叠综合征。

3.混合型结缔组织病(MCTD)

MCTD 临床表现有雷诺现象、关节痛、肌炎及肾、心、肺、神经系统等受累表现,ANA 高滴度阳性,有时与 SLE 较难鉴别。但 MCTD 双手肿胀、肌炎、食管受累更多见,抗 UIRNP 抗体高滴度阳性,而缺乏抗 Sm 抗体和抗 ds-DNA 抗体。严重的肾受累和神经系统受累少见。

4.血液系统恶性疾病

血液系统恶性疾病临床可表现为发热、肝脾大、淋巴结肿大、血液系统的异常改变,根据肿瘤细胞所在部位不同而有不同的系统受累表现,临床表现有时与 SLE 相似,也可出现 ANA 等自身抗体和免疫球蛋白升高,给鉴别诊断带来困难。但 SLE 患者淋巴结肿大通常很少超过 2 cm,免疫球蛋白为多克隆性升高。鉴别最主要的证据是组织病理检测。对临床不能排除血液系统恶性疾病的患者应及早进行骨髓检测和淋巴结以及受累组织的活检,有时需反复进行。

5.药物相关性狼疮(drug-related lupus,DRL)

药物性狼疮指服用某些药物后临床上出现关节痛、皮疹、发热、浆膜炎,血中出现抗核抗体、抗组蛋白抗体的一种临床综合征。近几十年来陆续发现多种可诱发狼疮样症状的药物,常见的有肼屈嗪、普鲁卡因、异烟肼、硫安布新(二苯硫脲)与细胞因子、氯丙嗪、卡马西平、保泰松、呋喃妥因、米诺环素、青霉胺、左旋多巴、谷氨酸、IFN-α 及碳酸锂、可乐定、维拉帕米等。诊断时需确认用药和出现临床症状的时间(如几周或几个月)。药物性狼疮的发病机制不明。它的出现与所用药物、遗传素质和免疫异常等多种因素有关。

常见症状有发热、不适、消瘦、多关节痛、肌肉痛、皮疹、胸膜炎、心包炎、肝脾大。但通常较系统性红斑狼疮患者的病情为轻,中枢神经与肾损害罕见,但可存在药物的神经毒性,伴发脑卒中、老年痴呆等。面部红斑、光过敏、口腔溃疡、脱发均少见。药物性狼疮可出现自身抗体,但抗核抗体谱相比 SLE 更局限,抗组蛋白抗体是药物性狼疮常见的特异性抗体,单链 DNA 抗体也常出现,有时有抗磷脂抗体阳性,而抗 ds-DNA 抗体、Sm 抗体、抗 SSA 及抗 SSB 和补体减少罕见。对于药物性红斑狼疮应及早诊断,及时停药。一般无需特殊治疗,停药数天或数周后狼疮症状即可消失,但血清学异常可持续较长时间甚至数年。对极少数停药后临床症状不消退者,可以采用阿司匹林、吲哚美辛、布洛芬等非甾体类抗炎药治疗,对有胸膜炎及心包炎等病情严重者,可采用适量肾上腺皮质激素治疗。

六、治疗

(一)治疗原则

SLE 目前没有根治的办法,但恰当的治疗可以使大多数患者达到病情的完全缓解。

治疗原则强调早期治疗、个体化方案及联合用药。早期诊断和早期治疗十分重要,可以避免或延缓不可逆的组织脏器病理损害,并改善 SLE 的预后。对明确 SLE 诊断的患者应当进行疾病活动性的评估,准确判断疾病轻重程度。对中重度 SLE 治疗通常治疗分为两个阶段,诱导缓解和维持治疗。诱导缓解阶段目标是使用强化免疫治疗以控制急性发作,诱导疾病缓解;维持治疗阶段目标是将症状控制在可接受水平,预防复发,同时避免进一步的脏器损伤和治疗药物相关的并发症。必须对患者进行宣传教育,使其正确认识疾病,消除恐惧心理,明白规律用药的意义,懂得长期随访的必要性。避免过多的紫外光暴露。

(二)轻型 SLE 的药物治疗

部分 SLE 患者主要内脏器官(肾、血液、心脏、肺、消化、神经系统等)功能正常或稳定,仅表现为光过敏、皮疹、关节炎等症状。这些患者病情临床稳定或仅有轻微疾病活动,呈非致命性。通常其治疗药物选择包括非甾体抗炎药、抗疟药和小剂量糖皮质激素(如泼尼松<0.2 mg/(kg·d))。非甾体抗炎药可用于控制关节炎症状,应注意其消化道溃疡、出血、肾、心、肝功能等方面的不良反应,通常应用于胃肠道、肾及心血管系统低风险的患

者。抗疟药包括氯喹和羟氯喹,对皮疹和光敏感有效,且具有控制 SLE 病情活动的作用。不良反应主要为眼底病变,其中羟氯喹对眼部影响更小。对应用抗疟药超过 6 个月的患者,应当定期检查眼底。通常应用小剂量糖皮质激素即可减轻症状。对病情控制不理想的患者在评估风险后可联合应用硫唑嘌呤和氨甲蝶呤等免疫抑制药。但应注意,部分轻度 SLE 如治疗不规范,随时间发展,有可能进展为中到重型 SLE,故仍应定期随访,调整治疗方案。

(三)中重型 SLE 的治疗

中重型 SLE 指存在主要脏器受累并影响其功能,或广泛的非主要脏器(如皮肤)受累且常规治疗无效的 SLE 患者。糖皮质激素治疗疗效不佳或不能减到可以长期维持的合适剂量。这些患者通常需要较积极的治疗策略,糖皮质激素联合应用免疫抑制药以控制病情。治疗主要分为两个阶段,即诱导缓解和维持治疗。诱导缓解目的在于迅速控制病情,阻止或逆转内脏损害,力求疾病完全缓解(包括血清学指标、症状和受损器官的功能恢复),但应注意过度免疫抑制诱发的并发症,尤其是感染。因病情以及患者对激素敏感性的不同,糖皮质激素剂量差异很大,通常为 1 mg/(kg·d),有时需要达到 2～3 mg/(kg·d),部分 SLE 患者出现一些短期内即可威胁生命的狼疮表现,包括急进性肾炎、严重自身免疫性溶血性贫血、重度血小板减少、神经精神狼疮、狼疮并发肺泡出血、严重的狼疮心肌累及、严重的狼疮性肺炎、严重狼疮性肝炎、严重血管炎等,又称狼疮危象,需要大剂量激素冲击治疗。维持治疗阶段目标是用最少的药物防止疾病复发,在维持患者完全缓解的基础上尽量减少治疗药物相关并发症。多数患者需终身用药,因此长期随访是治疗成功的关键。

(四)狼疮性肾炎的标准化治疗

肾是 SLE 最常累及的脏器之一,肾损害是影响 SLE 预后的极为重要的因素,也是 SLE 患者死亡的主要原因之一。虽然近年来 SLE 的治疗有了很大进展,SLE 患者的预后有所改善,但 SLE 相关的终末期肾病的发生率并无明显下降。其主要原则介绍如下:首先,除非有明确的禁忌证,具有活动性狼疮性肾炎临床证据的患者应当在治疗前进行肾活检,进行肾病理分型以指导治疗。肾活检不仅可以评估肾小球病变的情况,还可以评估肾活动性和慢性损害程度以及肾间质和血管损害情况。此外,肾活检有助于鉴别一些其他疾病引起的肾损害。

作为狼疮性肾炎的基础治疗,ACR 推荐联合应用羟氯喹,在一项前瞻性的研究中,羟氯喹可使 SLE 的疾病复发率更低,且可减少器官损害包括肾损害。对所有尿蛋白＞0.5 g/d 的患者,应当使用拮抗肾素—血管紧张素系统的药物,如血管紧张素转化酶抑制药和血管紧张素 I 受体阻断药等药物。狼疮性肾炎患者的血压控制也十分重要,控制目标推荐为 130/80 mmHg,严格控制血压有助于延缓肾损害的病程。

在进行肾病理分型后,针对 I 型和 II 型狼疮性肾炎通常无需免疫抑药治疗。III 型和 IV 型狼疮肾炎的患者发展为终末期肾病的风险较高,因此需要积极治疗。诱导缓解期的治疗方案为激素联合免疫抑制药,免疫抑制药推荐首先选择霉酚酸酯(Mycophenolate Mofetil,MMF)或环磷酰胺(Eyclophosphamide,CTX)静脉应用。对有生育要求的患者,MMF 更为适用。对 V 型狼疮性肾炎患者推荐激素联合 MMF 治疗。对 V 型叠加 I 型或 V 型叠加 IV 型的患者,治疗方案参照 V 型与 IV 型狼疮性肾炎治疗方案。除非在 3 个月有明显恶化的临床证据,如明显增加的尿蛋白和(或)显著升高的肌酐,通常诱导期治疗疗程为 6 个月,6 个月如疗效不佳,可更换治疗方案。

ACR 提供的是治疗指导意见,结合我国治疗的实际经验,对活动性明显的 IV 型狼疮性肾炎以及大量尿蛋白的 V 型狼疮性肾炎，笔者仍推荐首先选择 CTX 治疗。此外，ACR 推荐在治疗开始阶段给予甲泼尼龙 500～1 000 mg/d 的激素冲击治疗，随后减到 0.5～1 mg/(kg·d)，但在国内，除非有急进性肾炎表现，考虑到激素冲击的风险，一般不建议应用，而建议给予 1 mg/(kg·d) 的激素剂量治疗。

（五）治疗药物

1. 糖皮质激素

糖皮质激素可以同时下调固有免疫和获得性免疫应答，减少细胞因子产生，抑制细胞增生和促进 T 细胞及 B 细胞的凋亡，对免疫细胞的许多功能及免疫反应的多个环节均有抑制作用，能够减少抗体的生成，超大剂量则可有直接的淋巴细胞溶解作用。糖皮质激素具有强大的抗炎作用和免疫抑制作用，是 SLE 短期治疗中最重要和最有效的药物，也是治疗 SLE 的基础药。

通常对有明显内脏功能损害的标准剂量为 0.5～1 mg/(kg·d)，但不同病情、不同个体对激素的敏感性有差异，临床用药剂量应个体化，并根据治疗效果调整激素用量，有时激素用量可达 2～3 mg/(kg·d)。在病情稳定后逐渐缓慢减少激素用量，病情允许时，激素维持剂量尽量 <10 mg/d 以减少激素相关不良反应。激素减量过程中应当注意监测疾病活动情况，保证疾病得到稳定的控制，避免因激素减量过快引起的病情反复，同时根据病情及时加用免疫抑制药以更快地诱导病情缓解及巩固疗效，避免长期使用较大激素剂量导致的不良反应。对有重要脏器受累，病情进展迅速，乃至出现狼疮危象的患者，可以使用大剂量冲击治疗，甲泼尼龙 500～1 000 mg/d，连续 3 d 为 1 个疗程，激素冲击治疗可以解决急性期症状，在随后的治疗中应有一定量的激素与免疫抑制药配合使用，否则病情容易反复。

由于激素的免疫抑制作用以及联合免疫抑制药治疗，SLE 患者容易发生感染。严重感染已成为 SLE 患者死亡的主要原因之一，临床医生在治疗期间应密切观察有无继发感染发生，如有感染应及时给予相应的抗感染治疗。多数 SLE 患者需长期应用激素治疗，应注意保护下丘脑—垂体—肾上腺轴，尽量避免使用对其影响较多的地塞米松等长效激素，长期使用避免突然停药。对长期使用激素治疗的 SLE 患者，其肾上腺皮质功能不足，对应激的反应性差，在遇到各种应激情况如手术时应适当增加激素剂量。

2. 抗疟药

羟氯喹和氯喹是 SLE 治疗中广泛应用的药物，并不属于免疫抑制药，可能通过影响粒细胞的吞噬功能和迁移，稳定溶酶体发挥作用。羟氯喹不良反应较氯喹小，因而更常用。有助于稳定 SLE 病情和减少激素的不良反应，目前认为，羟氯喹可使 SLE 的疾病复发率更低，且可减少器官损害，除非有明确的禁忌证，建议成为 SLE 治疗的常规用药。氯喹剂量为 0.25 g/d，羟氯喹为 0.2～0.4 g/d。

不良反应包括头晕、皮疹和皮肤发痒、恶心、呕吐、腹泻以及腹痛等。对视网膜的损伤是应用抗疟药须注意的不良反应，表现为视力下降、视野缺损，需要定期眼科随访，发现症状及早停药后多可恢复。

3. 免疫抑制药物

（1）环磷酰胺（CTX）：环磷酰胺是主要作用于 S 期的细胞周期非特异性烷化剂，通过影响 DNA 合成发挥细胞毒作用和强大的免疫抑制作用。环磷酰胺对体液免疫的抑制作用较强，可以抑制 B 细胞增生和抗体生成。环磷酰胺与激素联合治疗能有效地诱导疾病缓解，阻止和逆转病变的发展,改善远期预后。环磷酰胺是 SLE 诱导缓解治疗最常选择的药物,也是狼疮性肾炎标准化治疗的药物之一,对血管炎、神经系统病变、急性出血性肺泡炎等多种狼疮重症表现均有效。但环磷酰胺不良反应较多,很少用于 SLE 维持期的治疗。

(2)霉酚酸酯(MMF):霉酚酸酯为次黄嘌呤单核苷酸脱氢酶抑制药,可抑制嘌呤从头合成途径,从而抑制淋巴细胞活化,抑制 T 细胞及 B 淋巴细胞增生。多项大规模随机临床对照研究表明,MMF 在诱导治疗阶段与 CTX 疗效相当,而肝功能损害、骨髓抑制、性腺抑制等不良反应较少,已在狼疮性肾炎治疗中推荐为标准治疗药物之一,亚洲人群常用剂量 $1.5\sim2$ g/d。MMF 既可作为诱导缓解期治疗药物,也可作为维持期治疗药物。MMF 耐受性良好,不良反应主要有胃肠道症状,包括恶心、腹泻、呕吐、胃灼热、便秘和胃痛,一些患者会发生白细胞减少。由于 MMF 也具免疫抑制作用,这使得患者易于发生感染,MMF 相关的机会性感染也应重视,有报道器官移植患者应用 MMF 可增加巨细胞病毒(CMV)感染机会。

(3)硫唑嘌呤:硫唑嘌呤为嘌呤类似物,可通过抑制 DNA 合成发挥淋巴细胞的细胞毒作用。用法为 $2\sim3$ mg/(kg·d),通常用于 SLE 经诱导缓解治疗后的维持期治疗。目前研究认为,硫唑嘌呤具有妊娠安全性,可用于育龄期妇女。

4.生物制剂

近年来,针对发病机制中某一环节或影响发病及疾病进展的关键分子的选择性靶向治疗已成为治疗的新方向,以生物技术为基础的多种生物制剂的研发及应用已经成为自身免疫性疾病治疗研究的热点。生物制剂为风湿性疾病的治疗开辟了一条新途径,为患者提供了更多的选择,尤其给那些对传统免疫抑制治疗效果不佳的患者带来了希望。生物制剂毕竟是一种新疗法,其确切疗效和长期的不良反应尚有待于通过大规模临床试验及长期随访进一步得到证实。

随着对 SLE 发病机制的研究进展,已开发了多种针对不同作用位点的药物。由于 SLE 是 B 细胞高度活化并产生大量致病性自身抗体的疾病,B 细胞异常在 SLE 发病机制起着十分重要的作用,因此,针对 B 细胞的选择性靶向治疗是近年来风湿病新型治疗药物研究的重点。

根据开发药物作用策略的不同,可分为以下几类:针对 B 细胞策略,包括 B 细胞清除,针对 B 细胞活化因子以干扰 B 细胞增生和分化的信号以及抑制致病性自身抗体产生,诱导 B 细胞耐受;调节细胞因子策略;针对共刺激信号策略以阻断 T 细胞及 B 细胞之间相互作用;针对 T 细胞以及细胞信号传导策略等等。简述目前研究较多的几种药物如下。

(1)抗 CD20 单抗(Rituximab):是一种直接针对 CD20 的单克隆抗体。CD20 是前体 B 细胞和成熟 B 细胞的表面标记,通过影响 B 淋巴细胞 Ca^{2+} 的跨膜传导而调节 B 淋巴细胞增生和分化。抗 CD20 单抗可选择性结合 B 细胞表面 CD20 抗原,引发 B 细胞溶解,诱导外周循环 B 细胞的清除。值得注意的是,浆细胞不表达 CD20,因此,抗 CD20 单抗不能直接清除浆细胞。抗 CD20 单抗原本开发用于治疗非霍奇金淋巴瘤,2006 年在美国被批准用于治疗类风湿关节炎,2011 年批准用于治疗 ANCA 相关血管炎。

一些研究提示,抗 CD20 单抗可使部分难治性重症 SLE 患者得到临床缓解,临床症状明显好转,抗 CD20 单抗联合环磷酰胺和激素可以改善严重膜性狼疮肾炎的组织学表现。但最近抗 CD20 单抗治疗 SLE 的随机双盲对照临床试验结果令人失望,抗 CD20 单抗并未显示对传统治疗的优势,也没有达到预期疗效终点。尽管如此,对一些重症难治性 SLE 患者,抗 CD20 单抗联合 CTX 仍可能是有益的。抗 CD20 单抗总体耐受性良好,不良反应包括诱发感染、严重黏膜皮肤反应、严重输注反应、进行性多灶性白质脑病等。

（2）Belimumab：BLyS（B 淋巴细胞刺激因子）：属于 TNF 细胞因子家族成员，通过与细胞表面受体结合诱导 B 细胞增生和活化，BLyS 对 B 细胞分化、Ig 类别转换和维持 B 细胞存活、抑制凋亡均具有极其重要的作用。BLyS 的受体包括 B 细胞成熟抗原（BCMA）、穿膜蛋白活化物（TACI）和 B 细胞活化因子受体（BAFFR）。已有研究显示，BLyS 及其受体在 SLE 中表达显著增高，并与抗 ds-DNA 抗体滴度和疾病活动性呈正相关。

（3）其他药物：Abetimus（LJP394）与 Abatacept 曾被认为是较有希望的生物制剂。Abetimus 是一种选择性 B 细胞免疫调节药，可与 B 淋巴细胞膜表面的抗 dsDNA 抗体结合，诱导 B 细胞免疫耐受，下调抗 dsDNA 抗体的合成。Abatacept 是一种 T 细胞共刺激调节剂，是 CTLA-4 的胞外区与 IgG1 的 Fc 段融合构建的可溶性蛋白，通过模拟 CTLA-4，抑制 CD28 与 CD807、CD86 结合，抑制 T 及 B 细胞的活化。

Abatacept 已被 FDA 批准用于治疗类风湿关节炎。但最近的临床试验研究结果显示，两者均未达到预期疗效终点。

Atacicept 是一种可溶性的全人重组融合蛋白，由 TACI 受体的胞外部分和人 IgG Fe 部分组成。Atacicept 可以同时阻断 BLyS 和 APRIL（一种增生诱导配体）对 B 细胞的刺激。目前试验表明 Atacicept 可以降低 SLE 患者的 B 细胞和免疫球蛋白水平，Ⅱ/Ⅲ期临床试验正在进行中。其他正在研究中的药物包括抗细胞因子抗体，如抗 IL-6 单克隆抗体、抗干扰素抗体以及 TLR7 与 TLR9 抑制剂等，这些药物临床效果尚待确认。

5.静脉用丙种球蛋白

静脉用丙种球蛋白作用机制包括封闭 Fcγ 受体、促进抗独特型抗体下调免疫反应、减少抑制性 T 细胞、促进免疫球蛋白分解以及中和 C3a 和 C5a 等。常用于 SLE 并发重度血小板减少的治疗。常用剂量为 400 mg/(kg·d)。

（六）干细胞移植

对一些重症 SLE 患者或其他自身免疫性疾病患者进行的干细胞移植被认为是有效的，其假设可以诱导重建免疫系统。有研究报道，干细胞移植可以使 T 细胞正常化，B 细胞亚群从记忆细胞向初始 B 细胞转化，但移植相关的死亡仍然是一个值得关注的问题。

（七）T 细胞疫苗

已有研究显示，自体 T 细胞疫苗治疗 SLE 安全有效，可能在未来的 SLE 的治疗中有较好的临床前景。

第七章 传染性疾病

第一节 病毒性肝炎

病毒性肝炎是由多种肝炎病毒引起的常见传染病,临床上主要表现为乏力、食欲减退、恶心、呕吐、肝大及肝功能损害,部分患者可有黄疸和发热,隐性感染较为常见。病毒性肝炎可分为甲型、乙型、丙型、丁型和戊型五种。

一、流行病学

(一)传染源

甲型肝炎的主要传染源是急性患者和隐性患者。病毒主要通过粪便排出体外,自发病前2周至发病后2~4周内的粪便具有传染性,而以发病前5 d至发病后1周最强,潜伏后期及发病早期的血液中亦存在病毒。唾液、胆汁及十二指肠液亦均有传染性。

乙型肝炎的传染源是急、慢性患者的病毒携带者。病毒存在于患者的血液及各种体液(汗、唾液、泪、乳汁、阴道分泌物等)中。

急性患者自发病前2~3个月即开始具有传染性,并持续于整个急性期。HBsAg(+)的慢性患者和无症状携带者中,凡伴有HBeAg(+),或抗-HbcIgM(+),或DNA聚合酶活性升高或血清中HBV—DNA(+)者均具有传染性。

丙型肝炎的传染源是急、慢性患者和无症状病毒携带者。病毒存在于患者的血液及体液中。

丁型肝炎的传染源是急、慢性患者和病毒携带者。HBsAg携带者是HDV的保毒宿主和主要传染源。

戊型肝炎的传染源是急性及亚临床型患者。以潜伏末期和发病初期粪便的传染性最高。

(二)传播途径

甲型肝炎主要经粪、口途径传播。粪便中排出的病毒通过污染的手、水、苍蝇和食物等经口感染,以日常生活接触为主要方式,通常引起散发性发病,如水源被污染或生食污染的水产品(贝类动物),可导致局部地区暴发流行。通过注射或输血传播的机会很少。

乙型肝炎的传播途径包括:①输血及血制品以及使用污染的注射器或针刺等;②母婴垂直传播(主要通过分娩时产道血液,哺乳及密切接触,通过胎盘感染者约5%);③生活上的密切接触;④性接触传播;⑤有经吸血昆虫(蚊、臭虫、虱等)叮咬传播的可能性。

丙型肝炎的传播途径与乙型肝炎相同,以输血及血制品传播为主,但母婴传播不如乙型肝炎多见。

丁型肝炎的传播途径与乙型肝炎相同。

戊型肝炎通过粪、口途径传播,水源或食物被污染可引起暴发流行;也可经日常生活接触传播。

（三）易感人群

人类对各型肝炎普遍易感，各种年龄均可发病。

甲型肝炎感染后机体可产生较稳固的免疫力，在本病的高发地区，成年人血中普遍存在甲型肝炎抗体，发病者以儿童居多。

乙型肝炎在高发地区，新感染者及急性发病者主要为儿童，成人患者则多为慢性迁延型及慢性活动型肝炎；在低发地区，由于易感者较多，可发生流行或暴发。

丙型肝炎的发病以成人多见，常与输血与血制品、药瘾注射、血液透析等有关。

丁型肝炎的易感者为 HBsAg 阳性的急、慢性肝炎及或无症状携带者。

戊型肝炎各年龄普遍易感，感染后具有一定的免疫力。

（四）流行特征

病毒性肝炎的分布遍及全世界，但在不同地区各型肝炎的感染率有较大差别。我国属于甲型及乙型肝炎的高发地区，但各地区人群感染率差别较大。

甲型肝炎全年均可发病，而以秋冬季为发病高峰，通常为散发；发病年龄多在 14 岁以下，在托幼机构、小学校及部队中发病率较高，且可发生大的流行；如水源被污染或生吃污染水中养殖的贝壳类动物食品，可在人群中引起暴发流行。

乙型肝炎见于世界各地，人群中 HBsAg 携带率以西欧、北美及大洋洲最低（0.5％以下），而以亚洲与非洲最高（6％～10％），东南亚地区达 10％～20％；我国人群 HBsAg 携带率约10％，其中北方各省较低，西南方各省较高，农村高于城市。乙型肝炎的发病无明显季节性；患者及 HBsAg 携带者男多于女；发病年龄在低发区主要为成人，在高发区主要为儿童，而成人患者多为慢性肝炎；一般散发，但常见家庭集聚现象。

丙型肝炎见于世界各国，主要为散发，多见于成人，尤以输血与血制品者、药瘾者、血液透析者、肾移植者、同性恋者等多见；发病无明显季节性，易转为慢性。

丁型肝炎在世界各地均有发现，但主要聚集于意大利南部，在我国各省市亦均存在。

戊型肝炎的发病与饮水习惯及粪便管理有关。常以水媒流行形式出现，多发生于雨季或洪水泛滥之后，由水源一次污染者流行期较短（约持续数周），如水源长期污染，或通过污染环境或直接接触传播则持续时间较长。发病者以青壮年为多，儿童多为亚临床型。

二、发病机制

（一）西医发病机制

甲型肝炎病毒在肝细胞内复制的过程中仅引起肝细胞轻微损害，在机体出现一系列免疫应答（包括细胞免疫及体液免疫）后，肝脏出现明显病变，表现为肝细胞坏死和炎症反应。

乙型肝炎病毒感染肝细胞并在其中复制，HBV 基因整合于宿主的肝细胞染色体中，可能产生远期后果。乙型肝炎的肝细胞损伤主要是通过机体一系列免疫应答所造成，其中以细胞免疫为主。表达在肝细胞膜上的 HBcAg 和肝特异性脂蛋白是主要的靶抗原，致敏 T 淋巴细胞的细胞毒效应是肝细胞损伤的主要机制，而抗体依赖的细胞毒作用及淋巴因子、单核因子等的综合效应也十分重要，尤其在慢性活动型肝炎的病理损伤机制中，而特异性 T 辅助性细胞在持续性损伤中起重要作用。

在免疫应答和免疫调节机能正常的机体，受染肝细胞被效应细胞攻击而破坏，使感染终止。急性肝炎由于病毒数量的多寡及毒力强弱所致肝细胞受损的程度不同，而表现急性黄疸型或急性无黄疸型肝炎。若机体针对 HBV 的特异性体液免疫及细胞免疫功能缺损、免疫耐受或免疫麻痹,受染肝细胞未遭受免疫性损伤或仅轻微损伤,病毒未能清除,则表现为无症状慢性带毒者。若机体免疫功能(主要是清除功能)低下,病毒未得到彻底清除,肝细胞不断受到轻度损害,则表现为慢性迁延型肝炎、慢性活动型肝炎。

慢性活动型肝炎的发病机制较复杂,机体由于特异性免疫功能低下,不能充分清除循环中以及受染肝细胞内的病毒,病毒持续在肝细胞内复制,使肝细胞不断受到免疫损伤,且由于抑制性 T 细胞的数量或功能不足,以及肝细胞代谢失常所致肝内形成的免疫调节因子发生质与量改变,导致免疫调节功能紊乱,以致 T-B 细胞之间及 T 细胞各亚群之间的协调功能失常,自身抗体产生增多,通过抗体依赖细胞毒效应或抗体介导补体依赖的细胞溶解作用,造成自身免疫性肝损伤;或大量抗原—抗体复合物的形成,导致肝细胞和其他器官更严重持久的损害。重型肝炎的病理损伤机制主要是由于机体的免疫功能严重失调,特异性免疫反应增强,自身免疫反应明显,通过肝内免疫复合物反应和抗体依赖细胞毒作用造成肝细胞大量坏死。近年来认为内毒素血症所致肿瘤坏死因子-α(TNF-α)大量释出,引起局部微循环障碍,可导致肝脏急性出血性坏死及大块坏死;且发现自由基变化对肝损伤及肝性脑病等的发生有关。

丙型及戊型肝炎的发病机制的研究提示,丙型和戊型肝炎的发病机制有免疫系统的参与,肝细胞损伤主要是由免疫介导的。

丁型肝炎的动物实验研究表明,HDV 与 HBV 重叠感染导致 HDV 大量复制,明显多于HDV 与 HBV 联合感染者。HDV 对肝细胞具有直接致病性,乙型肝炎伴有 HDV 感染,尤其以二者重叠感染者,肝细胞损伤明显加重。

各型病毒性肝炎之间无交叉免疫。HDV 与 HBV 联合感染或重叠感染可加重病情,易发展为慢性肝炎及重型肝炎,尤其是 HDV 重叠感染于慢性乙型肝炎者。HAV 或 HBV 重叠感染也使病情加重,甚至可发展为重型肝炎。

(二)中医病因病机

中医认为病毒性肝炎是湿热疫毒为患,急性发病后失治、误治而致湿热未清,余邪残留,病症反复不愈而成慢性;或急性发病同时并见正气不足,或多用寒凉之品,正不抗邪,外邪留恋,造成复发,以致长期不愈。

1.肝气郁结

情志抑郁,或暴怒伤肝,使肝失条达,疏泄不利,气阻络痹而致胁痛。

2.瘀血停着

气郁日久,血行不畅,积而成瘀血,阻塞脉络。

3.肝阴不足

久病体虚,劳欲过度,导致精血亏损,肝阴不足,血虚不能养肝,使络脉失养而发生胁痛。

4.外邪侵袭

湿热病邪最易侵袭肝胆,使肝胆失于疏泄条达而引起胁痛。

5.饮食不节

嗜酒过度,饮食不节,滋生湿热,损伤脾胃,清阳不升,浊阴不降,壅塞中焦,则肝失疏泄,气血瘀滞。

三、病理改变

各型肝炎的肝脏病理改变基本相似。

(一)急性肝炎

肝大,表面光滑。镜下可见:肝细胞变性和坏死,以气球样变最常见。电镜下可见内质网显著扩大,核糖体脱落,线粒体减少,嵴断裂,糖原减少或消失。高度气球样变可发展为溶解性坏死,此外亦可见到肝细胞嗜酸性变和凝固性坏死,电镜下呈细胞器凝聚现象。肝细胞坏死可表现为单个或小群肝细胞坏死,伴局部以淋巴细胞为主的炎性细胞浸润。汇管区的改变多不明显,但有的病例出现较明显的炎性细胞浸润,主要是淋巴细胞,其次是单核细胞和浆细胞。肝窦内枯否细胞增生肥大。肝细胞再生表现为肝细胞体积增大,有的有核丝分裂、双核现象,以致可出现肝细胞索排列紊乱现象。

黄疸型肝炎的病理改变与无黄疸型者相似而较重,小叶内淤胆现象较明显,表现为一些肝细胞浆内有胆色素滞留,肿胀的肝细胞之间有毛细胆管淤胆。

(二)慢性肝炎

1.慢性迁延型肝炎

肝脏多较正常为大(即有肿大现象),质较软。

(1)慢性小叶性肝炎:以肝细胞变性、坏死及小叶内炎性细胞浸润为主。汇管区改变不明显。

(2)慢性间隔性肝炎:有轻度的肝细胞变性及坏死,伴以小叶内炎性细胞浸润。汇管区纤维组织伸展入小叶内,形成间隔,间隔内炎性细胞很少,无假小叶形成。

(3)慢性门脉性肝炎:肝细胞变性较轻,有少数点状坏死,偶见嗜酸性小体。汇管区有多数炎性细胞浸润,致使汇管区增大。但无界板破坏或碎屑状坏死。

2.慢性活动型肝炎

肝脏体积增大或不大,质中等硬度。镜下改变可分为中、重二型。

(1)中型慢性活动型肝炎:小叶周边有广泛的碎屑状坏死和主动纤维间隔形成。

(2)重型慢性活动型肝炎:桥形坏死范围更广泛,可累及多数小叶并破坏小叶完整性。

(三)重型肝炎

1.急性重型肝炎

肝脏体积明显缩小,边缘变薄,质软,包膜皱缩。镜下见到广泛的肝细胞坏死消失,遗留细胞网支架,肝窦充血。有中性、单核、淋巴细胞及大量吞噬细胞浸润。部分残存的网状结构中可见小胆管淤胆。

2.亚急性重型肝炎

肝脏体积缩小或不缩小,质稍硬,肝脏表面和切面均有大小不等的再生结节。镜下可见新旧不等的大片坏死和桥形坏死,网织支架塌陷,有明显的汇管区集中现象。残存的肝细胞增生成团,呈假小叶样结构。

3.慢性重型肝炎

在慢性活动型肝炎或肝硬化病变的基础上,肝脏有新鲜的大块或亚大块坏死。

(四)淤胆型肝炎

淤胆型肝炎有轻度急性肝炎的组织学改变,伴以明显的肝内淤胆现象,毛细胆管及小胆管内有胆栓形成,肝细胞浆内亦可见到胆色素淤滞。

四、临床表现

各型肝炎的潜伏期长短不一。甲型肝炎为 2～6 周(平均为 1 个月);乙型肝炎为 6 周至 6

个月(一般约 3 个月);丙型肝炎为 5～12 周(平均 7.8 周)。

(一)急性肝炎

1.急性黄疸性肝炎

(1)黄疸前期:多以发热起病,伴以全身乏力,食欲缺乏,厌油,恶心,甚或呕吐,常有上腹部不适,腹胀,便秘或腹泻;少数病例可出现上呼吸道症状,或皮疹,关节痛等症状。尿色逐渐加深,至本期末尿色呈红茶样。肝脏可轻度肿大,伴有触痛及叩击痛。检验:尿胆红素及尿胆原阳性,血清丙氨酸转氨酶(ALT)明显升高。本期一般持续 3～7 d。

(2)黄疸期:尿色加深,巩膜及皮肤出现黄染,且逐日加深,多于数日至 2 周内达高峰,然后逐渐下降。在黄疸出现后发热很快消退,而胃肠道症状及全身乏力则见增重,但至黄疸即将减轻前即迅速改善。在黄疸明显时可出现皮肤瘙痒,大便颜色变浅,心动过缓等症状。儿童患者黄疸较轻,且持续时间较短。本期肝大达肋缘下 1～3 cm,有明显触痛及叩击痛,部分病例且有轻度脾大。肝功能改变明显。本期持续 2～6 周。

(3)恢复期:黄疸消退,精神及食欲好转。肿大的肝脏逐渐回缩,触痛及叩击痛消失。肝功能恢复正常。本期约持续 1～2 个月。

2.急性无黄疸型肝炎

起病大多徐缓,临床症状较轻,仅有乏力,食欲缺乏、恶心、肝区痛和腹胀、便溏等症状,多无发热,亦不出现黄疸。肝常肿大伴触痛及叩击痛;少数有脾大。肝功能改变主要是 ALT 升高。不少病例并无明显症状,仅在普查时被发现。多于 3 个月内逐渐恢复。部分乙型及丙型肝炎病例可发展为慢性肝炎。

(二)慢性肝炎

1.慢性迁延型肝炎

急性肝炎病程达半年以上,仍有轻度乏力、食欲缺乏、腹胀、肝区痛等症状,多无黄疸。肝肿大伴有轻度触痛及叩击痛。肝功检查主要是 ALT 单项增高。病情延迁不愈或反复波动可达 1 年至数年,但病情一般较轻。

2.慢性活动性肝炎

既往有肝炎史,目前有较明显的肝炎症状,如倦怠无力、食欲差、腹胀、便溏、肝区痛等,面色常晦暗,一般健康情况较差,劳动力减退。肝大质较硬,伴有触痛及叩击痛,脾多肿大。可出现黄疸、蜘蛛痣、肝掌及明显痤疮。肝功能长期明显异常,ALT 持续升高或反复波动,清蛋白降低,球蛋白升高,丙种球蛋白及 IgG 增高,凝血酶原时间延长,自身抗体及类风湿因子可出现阳性反应,循环免疫复合物可增多而补体 C3、C4 可降低。部分病例出现肝外器官损害,如慢性多发性关节炎,慢性肾小球炎,慢性溃疡性结肠炎,结节性多动脉炎,桥本氏甲状腺炎等。

(三)重型肝炎

1.急性重型肝炎

急性重型肝炎亦称暴发型肝炎。特点是:起病急,病情发展迅猛,病程短(一般不超过 10 d)。患者常有高热,消化道症状严重(厌食、恶心、频繁呕吐、腹胀等),极度乏力。在起病数日内出现神经、精神症状(如性格改变、行为反常、嗜睡、烦躁不安等)。体检有扑翼样震颤、肝臭等,可急骤发展为肝昏迷。黄疸出现后,迅速加深。出血倾向明显(鼻衄、瘀斑、呕血、便血等)。肝脏迅速缩小。亦出现水肿,腹腔积液及肾功不全。实验室检查:外周血白细胞计数及中性粒细胞增高,血小板减少;凝血酶原时间延长,凝血酶原活动度下降,纤维蛋白原减少;血糖下降；血氨升高；血清胆红素上升，ALT 升高，但肝细胞广泛坏死后 ALT 可迅速下降，形成"酶胆分离"现象。尿常规可查见蛋白及管型，尿胆红素强阳性。

2.亚急性重型肝炎

亚急性重型肝炎起病初期类似一般急性黄疸型肝炎，但病情进行性加重，出现高度乏力、厌食、频繁呕吐、黄疸迅速加深，血清胆红素升达＞171.0μmol/L(10 mg/dL)，常有肝臭，顽固性腹胀及腹腔积液(易并发腹膜炎)，出血倾向明显，常有神经、精神症状，晚期可出现肝肾综合征，死前多发生消化道出血、肝性昏迷等并发症。肝脏缩小或无明显缩小。病程可达数周至数月，经救治存活者大多发展为坏死后肝硬化。实验室检查：肝功能严重损害，血清胆红素快速升高，ALT 明显升高，或 ALT 下降与胆红素升高呈"酶胆分离"；血清清蛋白降低，球蛋白升高，白、球蛋白比例倒置，丙种球蛋白增高；凝血酶原时间明显延长，凝血酶原活动度下降；胆固醇酯及胆碱脂明显降低。

3.慢性重型肝炎

在慢性活动性肝炎或肝硬化的病程中病情恶化，出现亚急性重型肝炎的临床表现。预后极差。

(四)淤胆型肝炎

淤胆型肝炎亦称毛细胆管型肝炎或胆汁瘀积型肝炎。起病及临床表现类似急性黄疸型肝炎，但乏力及食欲减退等症状较轻，而黄疸重且持久，有皮肤瘙痒等梗阻性黄疸的表现，肝脏肿大。大便色浅，转肽酶、碱性磷酸酶以及 5-核苷酸酶等梗阻指标升高。ALT 多为中度升高。尿中胆红素强阳性而尿胆原阴性。

五、诊断

(一)临床诊断

1.急性肝炎

(1)急性无黄疸型肝炎：症状及肝功损害均较轻，须对流行病学资料、症状、体征及实验室检查进行综合分析。其诊断依据如下：①流行病学资料：半年内是否有与确诊的病毒性肝炎患者密切接触史，尤其是家族中有无肝炎患者有重要参考价值。半年内有无接受输血或血制品史，或消毒不严格的注射史或针刺史。有无水源、食物污染史等。②症状：近期内出现的持续数日以上的、无其他原因可解释的乏力、食欲减退、厌油、腹胀、便溏和肝区痛等。③体征：近期内肝脏肿大且有触痛，叩击痛。可伴脾脏轻度肿大。④检验：主要为 ALT 活力增高。病原学检查阳性。凡检验阳性，且其他 3 项中有 2 项阳性，或检验与症状或检验与体征明显阳性，且能排除其他疾病者，可诊断为急性无黄疸型肝炎。凡单项 ALT 增高，或仅有症状、体征，或仅有流行病学资料及其他 3 项中之一项均为疑似患者。疑似患者若病原学诊断阳性且除外其他疾病，可以确诊。

(2)急性黄疸型肝炎：根据急性发病，具有急性肝炎的症状、体征，检验异常，且血清胆红素在 17μmol/L 以上，尿胆红素阳性，并排除其他原因引起的黄疸，可做出诊断。

2.慢性肝炎

(1)慢性迁延型肝炎：有确诊或可疑急性肝炎的病史，病程超过半年仍有轻度症状，伴有血清 ALT 升高或并有其他肝功能轻度损害；或肝活体组织检查符合迁延型肝炎之诊断。

(2)慢性活动性肝炎：既往有肝炎史，或急性肝炎病程迁延，超过半年，而目前有较明显的肝炎症状;肝大、质中等硬度以上,可伴有蜘蛛痣、面色晦暗、肝掌及脾大;血清 ALT 活力持续增高或反复波动,血清胆红素长期或反复增高,伴有清蛋白降低,球蛋白升高,白、球蛋白比例异常,或丙种球蛋白增高;可出现自身抗体或肝外损害,或肝活体组织检查符合慢性肝炎的组织学改变。

3.重型肝炎

凡急性、慢性肝炎或肝硬变患者出现高热,极度乏力,严重的消化道症状,黄疸进行性加深,出血倾向,神经、精神症状,肝脏进行性缩小,肝细胞明显损害,凝血酶原时间明显延长者,均应考虑为重型肝炎。

4.淤胆型肝炎

淤胆型肝炎起病急,有持续 3 周以上的肝内梗阻性黄疸的症状及体征,肝炎症状较轻,肝大较明显;肝功检验主要表现为梗阻性黄疸的结果;并可除外其他肝内、外梗阻性黄疸者,可诊断为急性淤胆型肝炎。在慢性肝炎基础上出现上述表现者,可诊断为慢性淤胆型肝炎。

(二)病原学诊断

1.甲型肝炎

①急性期血清抗-HAV-IgM 阳性;②急性期及恢复期双份血清抗-HAV 总抗体滴度呈 4 倍以上升高;③急性早期的粪便免疫电镜查到 HAV 颗粒;④急性早期粪便中查到 HAAg。具有以上任何一项阳性即可确诊为 HAV 近期感染;⑤血清或粪便中检出 HAV-RNA。

2.乙型肝炎

(1)现症 HBV 感染:具有以下任何一项即可做出诊断。①血清 HBsAg 阳性;②血清 HBV-DNA 阳性或 HBV-DNA 聚合酶阳性;③血清抗-HBc-IgM 阳性;④肝内 HBcAg 阳性及(或)HBsAg 阳性,或 HBV-DNA 阳性。

(2)急性乙型肝炎:具有以下动态指标中之一项者即可诊断。①HBsAg 滴度由高到低,消失后抗-HBs 阳转;②急性期血清抗-HBc-IgM 呈高滴度,而抗-HBc-IgG 阴性或低滴度。

(3)慢性乙型肝炎:临床符合慢性肝炎,且有现症 HBV 感染的一种以上阳性指标。

(4)慢性 HBsAg 携带者:无任何临床症状或体征,肝功能正常,血清 HBsAg 检查持续阳性达 6 个月以上者。

3.丙型肝炎

(1)排除诊断法:凡不符合甲型、乙型、戊型病毒性肝炎诊断标准,并除外 EB 病毒,巨细胞病毒急性感染(特异性 IgM 抗体阴性)及其他已知原因的肝炎,如药物性肝炎、酒精性肝炎等,流行病学提示为非经口感染者,可诊断为丙型肝炎。

(2)特异性诊断:血清抗-HCV 或 HCV-RNA 阳性者。

4.丁型肝炎

丁型肝炎与 HBV 同时或重叠感染。

(1)血清中抗-HD-IgM 阳性,或抗-HD 阳性,或 HDAg 阳性。

(2)血清中 HDV-RNA 阳性。

(3)肝组织内 HDAg 阳性。

5.戊型肝炎

(1)排除诊断法:凡有符合甲型、乙型、丙型、丁型、巨细胞病毒、EBV 急性感染及其他已知原因的肝炎,流行病学证明经口感染者,可诊断为戊型肝炎。

(2)特异性诊断:急性期血清抗-HEV-IgM 阳性,或急性期粪便免疫电镜找到 HEV 颗粒,或急性期抗-HEV 阴性而恢复期阳转者。

(三)辅助检查诊断

1.血常规

白细胞总数正常或稍低,淋巴细胞相对增多,偶有异常淋巴细胞出现。重症肝炎患者的白细胞总数及中性粒细胞均可增高。血小板在部分慢性肝炎患者中可减少。

2.肝功能试验

(1)黄疸指数、胆红素定量试验,黄疸型肝炎上述指标均可升高。尿检查胆红素、尿胆原及尿胆素均增加。

(2)血清酶测定,常用者有谷丙转氨酶(ALT)及谷草转氨酶(AST),血清转氨酶在肝炎潜伏期、发病初期及隐性感染者均可升高,故有助于早期诊断。

(3)胆固醇、胆固醇酯、胆碱脂酶测定,肝细胞损害时,血内总胆固醇减少,梗阻性黄疸时,胆固醇增加。重症肝炎患者胆固醇、胆固醇酯、胆碱脂酶均可明显下降,提示预后不良。

(4)血清蛋白质及氨基酸测定,慢性活动性肝炎时蛋白电泳示 γ-球蛋白常＞26％,肝硬化时 γ-球蛋白可＞30％。但在血吸虫病肝硬化、自身免疫性疾病、骨髓瘤、结节病等,γ-球蛋白百分比均可增高。检测血浆中支链氨基酸(BCAA)与芳香族氨基酸(AAA)的比值,如比值下降或倒置,则反映肝实质功能障碍,对判断重症肝炎的预后有参考意义。

(5)血清前胶原Ⅲ(PⅢP)测定,血清 PⅢP 值升高,提示肝内有纤维化形成的可能,文献报道其敏感性为 31.4％,特异性为 75.0％。PⅢP 正常值为＜175 μg/L。

3.血清免疫学检查

测定抗 HAV-IgM 对甲型肝炎有早期诊断价值,HBV 标志(HBsAg、HBeAg、HBcAg 及抗-HBs、抗-HBe、抗-HBc)对判断有无乙型肝炎感染有重大意义。HBV-DNA、DNA-P 及人血清多聚白蛋白(PHSA)受体测定,对确定乙型肝炎患者体内有无 HBV 复制有很大价值。高滴度抗 HBc-IgM 阳性有利于急性乙型肝炎的诊断。

丙型肝炎常有赖排除甲型、乙型、戊型及其他病毒(CMV、EBV)而诊断,血清抗 HCV-IgM 或(和)HCV-RNA 阳性可确诊。

丁型肝炎的血清学诊断有赖于血清抗 HDV-IgM 阳性或 HDAg 或 HDVcDNA 杂交阳性;肝细胞中 HDAg 阳性或 HDV-cDNA 杂交阳性可确诊。

戊型肝炎的确诊有赖于血清抗 HEV-IgM 阳性或免疫电镜在粪便中见到 30～32 nm 病毒颗粒。

4.肝穿刺病理检查

对各型肝炎的诊断有很大价值,通过肝组织电镜、免疫组化检测,以及以 KnodellHAI 计分系统观察,对慢性肝炎的病原、病因、炎症活动度以及纤维化程度等均得到正确数据,有利于临床诊断和鉴别诊断。

(四)中医辨证

病毒性肝炎的一般症候为全身乏力,胃脘胀满,纳呆,恶心,厌油食,大便燥结,有时溏泻,大便呈白色或灰白色(黄疸型),尿黄色或深黄色,甚至赤褐色,左胁胀痛,拒按,肝脾大等症。

1.阳黄症(湿热内蕴)

(1)热重于湿

主症:身目俱黄,其色鲜明如橘子色,口干口苦,恶心厌油,食欲缺乏,上腹胀满,大便秘结,小便黄赤。舌质红,苔黄腻,脉弦滑而数。

(2)湿重于热

主症:身目俱黄,其色较鲜明,口淡或黏,恶心纳呆,胸脘痞满,倦怠乏力,便溏或黏滞不爽,小便黄。舌质淡而润,苔白腻,脉弦滑。

2.阴黄症(寒湿困脾)

主症:身目皆黄,其色较晦暗,呕逆纳少,脘闷腹胀,畏寒肢冷,身体困倦,大便稀溏,小便色黄。舌质淡,苔白腻,脉濡缓或沉迟。

3.肝郁脾虚

主症:两胁胀痛,腹胀午后为甚,肢困乏力,食欲缺乏,大便稀溏。舌淡或暗红,苔薄白,脉沉弦。

4.瘀血阻络

主症:两胁刺痛,痛有定处,胁下或有痞块,面色晦暗,赤缕红掌,肌肤甲错,妇女闭经或行经夹块,小腹疼痛。舌质紫暗或有瘀斑,或舌下静脉曲张,脉弦涩。

5.肝肾阴虚

主症:头昏目眩,两目干涩,咽干口燥,失眠多梦,右胁隐痛,腰膝酸软,手足心热,或伴低热。舌质红,少苔或无苔,脉弦细数。

6.脾肾阳虚

主症:面色不华或晦暗,畏寒肢冷,食少腹胀,便溏或完谷不化,或五更泄,少腹、腰膝冷痛,肢胀水肿,小便清长或尿频。舌胖淡,有齿痕,苔白,脉沉细。

(五)鉴别诊断

1.急性黄疸型肝炎

(1)黄疸前期:应与上呼吸道感染、传染性单核细胞增多症、风湿热及胃肠炎等相鉴别。

(2)黄疸期:应与其他可引起黄疸的疾病相鉴别,如药物性肝炎、钩端螺旋体病、传染性单核细胞增多症、胆囊炎、胆石症等。

2.无黄疸型肝炎及慢性肝炎

无黄疸型肝炎及慢性肝炎应与可引起肝(脾)大及肝功损害的其他疾病相鉴别,如慢性血吸虫病、华支睾吸虫病、药物性或中毒性肝炎、脂肪肝等。

3.慢性肝炎黄疸持续较久者

慢性肝炎黄疸持续较久者:须与肝癌、胆管癌、胰头癌等相鉴别。

4.重型肝炎

重型肝炎应与其他原因引起的严重肝损害,如药物中毒、暴发性脂肪肝等进行鉴别。此外,在急性重型肝炎临床黄疸尚不明显时,应注意与其他原因引起的消化道大出血、昏迷、神经精神症状相鉴别。

六、临床处理及治疗

(一)中西医综合治疗

一般采用综合疗法,以适当休息和合理营养为主,根据不同病情给予适当的药物辅助治疗,同时避免饮酒、使用肝毒性药物及其他对肝脏不利的因素。

1. 急性肝炎

急性肝炎多为自限性疾病。若能在早期得到及时休息,合理营养及一般支持疗法,大多数病例可在 3～6 个月内临床治愈。

(1)休息:发病早期必须卧床休息,至症状明显减轻、黄疸消退、肝功能明显好转后,可逐渐增加活动量,以不引起疲劳及肝功能波动为度。在症状消失、肝功能正常后,再经 1～3 个月的休息观察,可逐步恢复工作。

(2)营养:发病早期宜给易消化,适合患者口味的清淡饮食,但应注意含有适量的热量、蛋白质和维生素,并补充维生素 C 和 B 族维生素等。若患者食欲缺乏,进食过少,可由静脉补充葡萄糖液及维生素 C。食欲好转后,应给予含有足够蛋白质、碳水化合物及适量脂肪的饮食,不强调高糖低脂饮食,不宜摄食过多。

(3)中药治疗:可因地制宜,采用中草药治疗或中药方剂辨证治疗。急性肝炎的治疗应清热利湿、芳香化浊、调气活血。热偏重者可用茵陈蒿汤、栀子柏皮汤加减,或龙胆草、板蓝根、金钱草、金银花等煎服;湿偏重者可用茵陈四苓散、三仁汤加减。淤胆型肝炎多与湿热瘀阻,肝胆失泄有关,在清热解毒利湿的基础上,重用消瘀利胆法,如赤芍、黛矾、硝矾散等。

(4)抗病毒治疗:对慢性 HBV 感染,病毒复制指标持续阳性者,抗病毒治疗是一项重要措施。目前抗病毒药物,效果都不十分满意。应用后可暂时抑制 HBV 复制,停药后这种抑制作用消失,使原被抑制的指标又恢复到原水平。有些药物作用较慢,需较长时间才能收到效果。由于抗病毒药物的疗效有限,且仅当病毒复制活跃时才能显效,故近年治疗慢性乙型肝炎倾向于联合用药,以提高疗效。

(5)免疫调节剂:目的在于提高抗病毒免疫。①白细胞介素 2(IL-2)能刺激免疫效应细胞增殖及诱生 γ-干扰素。用法为每日 1 000～2 000U,肌内注射,每日 1 次,疗程为 28～56 d。可使部分患者 HBeAg 转阴;②淋巴因子激活性杀伤细胞,系用淋巴因子(如 IL-2 和 γ-IFN)刺激其前体细胞而得。国内报告可使部分患者 HBeAg 及 HBV-DNA 转阴。

(6)保护肝细胞药物:①益肝灵由水飞蓟草种子提取的黄体苷,可稳定肝细胞膜,促进肝细胞再生。用法为每次 2 片,每日 3 次,疗程 3 个月;②强力宁由甘草中提取的甘草甜素,对四氯化碳中毒性肝损害有效,对肝炎治疗,以降酶作用较好,停药后有反弹。现有同类产品甘利欣注射液,经研究降酶效果优于强力宁。用法为 150 mg 加入 10% 葡萄糖液静脉滴注,每日 1 次,疗程 1～2 个月,注意对心、肾功能衰竭、严重低血钾、高血钠症禁用。孕妇及婴幼儿不宜用。

2. 慢性肝炎

(1)休息:在病情活动期应适当卧床休息;病情好转后应注意动静结合;至静止期可从事轻工作;症状消失,肝功能恢复正常达 3 个月以上者,可恢复正常工作,但应避免过劳,且须定期复查。

(2)营养:应进高蛋白饮食;热量摄入不宜过高,以防发生脂肪肝;也不宜食过量的糖,以免导致糖尿病。

(3)抗病毒药物治疗:①α-干扰素(Interferon,IFNα):能阻止病毒在宿主肝细胞内复制,且具有免疫调节作用。治疗剂量每日不应低于 100 万单位,皮下或肌内注射,每日 1 次,亦有隔日注射 1 次者。疗程3～6 个月。可使约 1/3 患者血清 HBV-DNA 阴转,HBeAg 阳性转为抗-HBe 阳性,HBV-DNA 聚合酶活力下降,HCV-RNA 转阴,但停药后部分病例以上血清指标又逆转。早期、大剂量、长疗程干扰素治疗可提高疗效。不良反应有发热、低血压、恶心、腹泻、肌痛、乏力等,可在治疗初期出现,亦可发生暂时性脱发、粒细胞减少、血小板减少、贫血等,但停药后可迅速恢复。②干扰素诱导剂聚肌苷酸:聚肌苷酸(聚肌胞)在体内可通过诱生干扰素而阻断病毒复制,但诱生干扰素的能力较低。一般用量为 2~4 mg 肌内注射,每周 2 次,3~6 个月为 1 个疗程;亦有采用大剂量(每次 10~40 mg)静脉滴注,每周 2 次者。对 HBeAg 近期转阴率似有一定作用。近又合成新药 Ampligen(PolyI:C·12U)是一种作用较聚肌胞强大的干扰素诱生剂。③阿糖腺苷(Ara-A)及单磷阿糖腺苷(Ara-AMP):主要能抑制病毒的 DNA 聚合酶及核苷酸还原酶活力,从而阻断 HBV 的复制,抗病毒作用较强但较短暂,停药后有反弹。Ara-A 不溶于水,常用剂量为每日 10~15 mg/kg,稀释于葡萄糖液 1 000 mL 内,缓慢静脉滴注 12 h,连用 2~8 周,不良反应为发热、不适、食欲缺乏、恶心、呕吐、腹胀、全身肌肉及关节痛、血小板减少等。单磷酸阿糖腺苷易溶于水,常用剂量为每日 5~10 mg/kg,分为 2 次肌内注射,连续 3~5 周,或每日 5 mg/kg,分 2 次肌内注射,连续 8 周。可使血清 HBV-DAN 转阴,DNA 聚合酶转阴,HBsAg 滴度下降,HBeAg 转为抗-HBe。本品亦可静脉滴注。大剂量可产生发热、不适、下肢肌肉疼痛、血小板减少等不良反应。④无环鸟苷(Acyclovir)及 6-脱氧无环鸟苷:选择性抑制病毒 DNA 聚合酶,有较强的抗病毒活动,对人体的毒性较低。剂量为每日 10~45 mg/kg 静脉滴注,7~14 日为 1 个疗程。有部分抑制病毒复制作用。大剂量可引起肾功能损害、静脉炎、嗜睡、谵妄、皮疹、ALT 增高等。6-脱氧无环鸟苷口服吸收良好,可长期服用。⑤其他抗病毒药物:三氮唑核苷(Ribavirin)、膦甲酸盐、替诺福韦等,均在试用中。⑥抗病毒药物联合治疗:如 α-干扰素与单磷酸阿糖腺苷联合使用,有协同抗病毒作用,可增疗效,但毒性亦增大,α-干扰素与无环鸟苷、脱氧无环鸟苷、或与 r-干扰素联合应用,均可增强疗效。⑦α-干扰素加强的松冲击疗法:在干扰素治疗前,先给予短程(6 周)强的松,可提高患者对抗病毒治疗的敏感性,从而增强疗效。但在突然撤停强的松时,有激发严重肝坏死的危险。⑧核苷类药物:拉米夫定(贺普丁),阿德福韦酯(贺维力、代丁、阿甘定、阿迪仙、优贺丁),恩替卡韦(博路定),素比伏(替比夫定)。

(4)中医治疗:①中医辨证论治:治疗原则为祛邪、补虚及调理阴阳气血。湿热未尽者可参照急性肝炎治疗;肝郁脾虚者宜舒肝健脾,用逍遥散加减;肝肾阴虚者宜滋补肝肾,用一贯煎加减;脾肾阳虚者宜补脾肾,用四君子汤合金匮肾气丸等;气阴两虚者宜气阴两补,用人参养荣汤加减;气滞血瘀者宜调气养血,活血化瘀,用鳖甲煎丸加减。②促进肝组织修复,改善肝功能,抗肝纤维化的中药治疗。ALT 升高长期不降者:湿热偏重者可选用垂盆草、山豆根及其制剂;湿热不显者可选用五味子制剂。在酶值降至正常后应该逐步减量,继续治疗 2~3 个疗程后停药,以防反弹。丹参和毛冬青有活血化瘀作用,与上述药物合用可提高疗效。改善蛋白代谢:以益气养血滋阴为主,可选用人参、黄芪、当归、灵芝、冬虫夏草等,及当归丸、乌鸡白凤丸、河车大造丸等;③抗肝纤维化:以活血化瘀软坚为主,可选用桃仁、红花、丹参、三七、百合、山慈菇、柴胡、鳖甲、蟅虫等。

(5)免疫调节疗法:①特异性免疫核糖核酸能传递特异性细胞免疫与体液免疫。剂量为 2~4 mg,每周 2 次,注射于上臂内侧或腹股沟淋巴结远侧皮下,3~6 个月为 1 个疗程。②特异性转移因子能增强特异性细胞免疫。剂量为每次 2~4U,每周 2~3 次,注射部位同上。③普通转移因子有增强细胞免疫功能及调节免疫功能的作用。剂量及注射部位与特异性转移因子相同。④胸腺素(肽)能提高细胞免疫功能及调节免疫系统。剂量每次 10 mg,每周 2~3

次,注射部位同上。⑤其他:右旋儿茶素(四羟基黄烷醇)、左旋咪唑,中药人参、黄芪、灵芝、香菇等均可酌情采用。

(6)免疫抑制疗法:用于自身免疫指标阳性或有肝外系统表现,而 HBsAg 阴性,且经其他治疗无效的慢性活动型肝炎。可用强的松龙、地塞米松、硫唑嘌呤等。

(7)护肝药物:①维生素类:适量补充维生素 C 及 B 族维生素;维生素 E 有抗氧化、抗肝坏死作用,肝功障碍应予补充;凝血酶原时间延长者及黄疸患者应予维生素 K。②促进能量代谢的药物:如三磷酸腺苷、辅酶 A、肌苷等。③提高血清清蛋白、改善氨基酸代谢的药物:复方支链氨基酸注射液静脉滴注。④促进肝细胞修复和再生的药物:胰高糖素(1 mg)及普通胰岛素(10 U)加于葡萄糖液内静脉滴注。⑤其他:肝泰乐、维丙胺、肝必复等可酌情选用。

3.重型肝炎

重型肝炎的治疗应及早采取合理的综合措施,加强护理,密切观察病情变化,及时纠正各种严重紊乱,防止病情进一步恶化。

(1)支持疗法:①严格卧床休息,精心护理,密切观察病情,防止继发感染。②每日摄入热量维持在67~134 kJ/kg 体质量。饮食中的蛋白质含量应严格限制(低于 20 g/d),昏迷者禁食蛋白质。给予足量的维生素(E、C、B 族、K)并予高渗葡萄糖溶液静脉滴注,其中可加能量合剂和胰岛素。入液量及糖量不可过多,以防发生低血钾及脑水肿。有条件可输入新鲜血浆、清蛋白或新鲜血。注意液体出入量平衡。③维持电解质和酸碱平衡:根据临床和血液检查以确定电解质的补充量。低钾者每日应补钾 3 g 以上,低钠可酌予生理盐水,不宜用高渗盐水纠正,使用利尿剂时注意防止发生低钾血症及碱中毒。

(2)阻止肝细胞坏死,促使肝细胞再生:①胰高糖素—胰岛素(G-I)疗法:胰高糖素 1 mg 及普通胰岛素 10 U,加于葡萄糖液内静脉滴注,每日 1~2 次;②肝细胞再生因子静脉滴注或人胎肝细胞悬液静脉滴注。

(3)改善微循环:莨菪类药物有改善微循环障碍的作用,可采用东莨菪碱或山莨菪碱加于葡萄糖液内静脉滴注。丹参、低分子右旋糖苷亦有改善微循环的作用。

(4)防治并发症

1)肝性脑病的防治:预防和治疗氨中毒:a.减少氨由肠道吸收:限制蛋白质摄入量(0.5 g/kg);口服肠道不易吸收的广谱抗生素(如新霉素每日 2 g 或(及)灭滴灵 0.2 g 每日 4 次);口服乳果糖 15~20 g 每日 3 次,或食醋 30 mL+温水 100 mL 保留灌肠;禁用含氨药物。b.降低血氨:谷氨酸盐(钠,钾等)及乙酰谷酰胺等药物静脉滴注;精氨酸或天门冬氨酸钾镁静脉滴注。c.给予脲酶抑制剂(如乙酰氧肟酸等)以减少尿素分解产氨。

纠正氨基酸比例失衡:提高血中支链氨基酸、亮氨酸、异亮氨酸的比例,可竞争性地减少芳香族氨基酸通过血脑屏障,从而减少神经抑制介质 5-羟色胺的形成,有利于防治肝性昏迷。可予复方支链氨基酸制剂 500 mL/d 静脉滴注。

抗假神经传导介质:左旋多巴进入脑组织,经多巴脱羧酶的作用转变为多巴胺后,与假性神经传导介质 C 羟苯乙醇胺、苯乙醇氨等相拮抗竞争,可促使患者苏醒。用法:左旋多巴每次100~150 mg 加于 10%葡萄糖液内静脉滴注,每日 2~3 次;或每日 2~4 g,分 4 次口服。用本药过程中,禁用维生素 B₆ 和氯丙嗪。

2)脑水肿的防治:如出现颅内压增高的征象,应及时静脉给予高渗脱水剂(如 20%甘露醇、25%山梨醇等)及利尿剂,并可给东莨菪碱或山莨菪碱以改善微循环。使用脱水剂时应注意维持水与电解质平衡,以及防止心脏功能不全。

3)防治出血:给予维生素 K_1 肌内注射或静脉滴注、凝血酶原复合物或新鲜血浆静脉滴注等。如有胃肠道大出血,可给予新鲜全血静脉滴注,胃黏膜糜烂或溃疡引起渗血者,可予三七粉或云南白药口服。

4)防治肝肾综合征:注意避免各种诱发因素,如大量放腹腔积液,过度利尿,消化道大出血导致的血容量骤降,低钾血症,重度黄疸,继发感染,播散性血管内凝血以及肾毒性药物的使用等。当出现少尿时,可静脉给予低分子右旋糖酐、清蛋白或血浆等以扩充容量,并可给予小剂量多巴胺静脉滴注以增进肾血流量。有条件者早期采用透析疗法。

5)防治腹腔积液:静脉滴注清蛋白、新鲜血浆等以提高血清清蛋白水平;使用利尿剂时,注意并用具排钾(如氢氯噻嗪)和贮钾(如安体舒通、氨苯蝶啶)作用者,以避免引起电解质失调。

6)防治继发性感染:精心护理,诊疗操作尽可能做到无菌;在病程中注意观察有无腹膜炎、肺炎、尿路感染等征象;使用皮质激素的患者,感染的临床表现常不明显,尤应提高警惕。一旦发生感染,应及早选用敏感的抗感染药予以控制,且注意药物须对肝、肾无毒性或影响较小。

(5)肾上腺皮质激素:急性重型肝炎早期应用可能有益。可予琥珀酰氢化可的松每日 $300\sim500$ mg加于葡萄糖液内静脉滴注,$5\sim7$ d 为 1 个疗程。宜同时给予免疫调节剂。

(6)人工肝支持疗法:如血液透析、血浆交换、肝脏移植、交叉循环,可部分除去血液中的有害物质,代偿肝脏功能。

(7)中医药治疗:对湿热毒盛者可予茵栀黄注射液静脉滴注,或黄连解毒汤口服;对气营两燔者可予清瘟败毒饮加减;对湿热伤营入血,迫血妄行者,以清营汤合犀角地黄汤加减;对神识昏迷者以安宫牛黄丸加减;若见气虚上脱,阴阳隔绝,当速予生脉散注射液或配合大剂量西洋参煎汤频服。

4.淤胆型肝炎

酌情选用氢化泼尼松每日 $40\sim60$ mg 口服或氟美松每日 $10\sim15$ mg 溶于葡萄糖液内静脉滴注。皮肤瘙痒明显者可口服异丁嗪 5 mg,每日 2 次,或消胆胺,每日 $2\sim3$ g。

(二)中医辨证治疗

中医辨证治疗的总则是除湿。阳黄以清热利湿通二便为主。阴黄则宜温补化湿为主。

1.阳黄(湿热内蕴)

(1)热重于湿

治法:清热利湿。

方药:茵陈蒿汤加味。茵陈、栀子、大黄、制鳖甲、生石膏。

(2)湿重于热

治法:利湿清热,健脾和中。

方药:茵陈五苓散。茵陈、茯苓、白术、猪苓、泽泻、桂枝、制鳖甲。

2.阴黄(寒湿困脾)

治法:温阳散寒,健脾利湿。

方药:茵陈术附汤。茵陈、制附子、白术、干姜、茯苓、泽泻、甘草、制鳖甲。无黄疸型病毒性肝炎的治疗,应首先辨别虚实,选用清热开郁,健脾舒肝,解毒活血利湿为主的方法;苦辛淡渗法兼通泄法;或苦辛淡清法。实证宜用清肝化瘀、泻热和胃之剂;虚证宜用补气和胃、疏肝化瘀为主的药物。

3.肝郁脾虚

治法:疏肝解郁,健脾益气。

方药:龙胆泻肝汤合补中益气汤。龙胆草、栀子、黄芩、生地黄、车前子、木通、泽泻、当归、甘草、制鳖甲、黄芪、白术、陈皮、升麻、柴胡、人参、甘草。

4.瘀血阻络

治法:行气化瘀

方药:膈下逐瘀汤加减。桃仁、红花、五灵脂、延胡索、乌药、川芎、香附、当归、赤芍、牡丹皮、枳壳、甘草、制鳖甲、蟅虫。

5.肝肾阴虚

治法:滋补肝肾,养血活血。

方药:一贯煎去川楝子加枳实。生地黄、沙参、当归、枸杞子、麦冬、制鳖甲。

6.脾肾阳虚

治法:温补脾肾

方药:附子理中丸合肾气丸。党参、白术、干姜、制附子、桂枝、熟地黄、山药、茯苓、山茱萸、炙甘草、制鳖甲。

七、预后

甲型、戊型肝炎多急性起病,病程较短,一般不超过半年,除少数重症肝炎外,预后较好。乙型、丙型和丁型肝炎起病可急可缓,临床表现各异,病程长短不一,容易发展为慢性肝炎,甚至肝硬化及肝癌,亦可发展为重症肝炎,总体预后不良。

第二节　包虫病

本病是人感染细粒棘球绦虫(犬绦虫)的幼虫(棘球蚴)所致的慢性寄生虫病。临床表现视包虫囊部位、大小和有无并发症而不同;长期以来,包虫病被认为是一种人兽(畜)共患寄生虫病,称之为动物源性疾病,也称为地方性寄生虫病;在流行区带有职业性损害的特点,被列为某些人群的职业病。

一、流行病学

包虫病的地理分布很广泛,几乎遍布世界各大洲。我国包虫病的分布主要在畜牧地区,西藏、新疆、内蒙古、青海、宁夏等省、自治区较为严重,甘肃、山西、河北、四川、黑龙江和辽宁等地也有不同程度的流行。

(一)传染源

主要传染源为狗、狼、狐、豺等。在流行区的羊群中常有包虫病,居民常以羊或其他家畜内脏喂狗,使狗有吞食包虫囊的机会,肠内寄生虫可达数百至数千,其妊娠节片具有活动能力,可爬在皮毛上,并引起肛门发痒,当狗舐咬时把节片压碎,粪便中虫卵常污染全身皮毛,如与其密切接触则甚易感染。

(二)传播途径

人因误食虫卵可成为其中间宿主,而发生包虫病。

(三)易感人群

脑包虫病发病率低,多见于儿童。骨包虫病的发病率占全部包虫病的 1%~2%。

(四)潜伏期和传染期

由于包虫在骨内生长缓慢,需 10~20 年后才产生症状。所以,虽然很多患者在儿童期受感染,但儿童骨包虫病患者极少,发病年龄大多为 30~50 岁。

二、发病机制

(一)西医发病机制

细粒棘球绦虫,是绦虫中最小者,长仅为 3~6 mm,雌雄同体,成虫寄生于犬的小肠内,狼、狐、豺等野生动物亦可为其终宿主。虫卵随狗粪排出体外,污染牧场、畜舍、蔬菜、土壤和饮水,被人或羊等中间宿主吞食后,经胃而入十二指肠。经消化液的作用,六钩蚴脱壳而出,钻入肠壁,随血循环进入门静脉系统。

幼虫大部分被阻于肝脏,发育成包虫囊(棘球蚴),部分可逸出而至肺,或经肺而散布于全身各器官发育为包虫囊。六钩蚴脱壳逸出后,6~12 h 到达肝脏,其周围有大单核细胞及嗜酸粒细胞浸润。如不被单核细胞所破坏,则第 4 d 即长成为直径 4 μm 的幼虫,第 3 周末幼虫直径为 2 mm,并转变为囊状体,即棘球蚴。

感染后 5 个月其直径仅 1 cm。多数幼虫在 5 年左右死亡,但部分则继续生长成巨大囊肿,容积从数百至数千毫升不等。囊肿分内外两囊,内囊为虫体本身,外囊为宿主组织形成的纤维包膜,两者间有轻度粘连,内有来自宿主微血管供给营养。囊壁由角皮层与生发层(胚层)组成,前者具有弹性,状如粉皮,无细胞结构,由生发层分泌物组成,起保护生发层细胞、吸收营养物质等作用。生发层具有细胞核,实系寄生虫的本体,可向囊腔芽生成群的细胞,形成许多带小蒂的育囊、子囊和原头蚴。游离于囊液中的育囊、子囊、原头蚴统称为棘球蚴。包虫囊穿破而囊液溢出时,原头蚴可在邻近组织形成新囊肿。较大、较老的包虫囊,其囊壁具相当厚度而与周围组织粘连,囊液亦具相当密度与张力,数百个子囊相互撞击或囊壁震动时可产生包虫囊震颤。囊液清澈,其主要成分为氯化物、卵磷脂、蛋白质、葡萄糖、钠、钾、钙、磷、非蛋白氮等,囊液含有毒性清蛋白。

(二)中医病因病机

包虫病是因包虫卵在人体内发育为幼虫,主要寄着于肝、肺等处,与痰瘀水湿相搏结而形成包块。

中医认为本病以食入沾染虫卵的食物为外因;而饮食不节,损伤脾胃,内生湿热,有利于绦虫的生存和繁殖为内因。其典型的临床表现为,积聚的虫体逐渐形成,并造成压迫症状,也可因积聚体破裂,湿浊痰瘀溃流而并发中毒及脏腑阻塞症状。

三、病理改变

该病是由寄生于狗、狼等动物小肠内的细粒棘球绦虫引起,绦虫卵经口入,在胃及十二指肠内经胃酸作用,六钩蚴脱壳逸出,钻入肠壁,进入肠系膜小静脉而到达门脉系统。棘球蚴对人体的病理作用主要是机械性和中毒性两种,囊液与头节破入体腔,可致过敏性休克和继发性包虫囊肿。

四、临床表现

(一)症状和体征

在包囊形成初期,由于生长缓慢,体积不大,临床上常无特殊表现。随着包囊逐渐增大,其临床表现可因囊肿部位、大小、多少及机体反应性和有无合并症等不同而异。在囊肿发育过程中,机体经常吸收少量的包虫抗原,因而致敏,若囊肿穿破或手术时囊液溢出可致皮疹、发热、气急、腹痛、腹泻、昏厥、谵妄、昏迷等过敏反应,重者可死于过敏性休克。人体长期吸收囊液与寄生虫的代谢产物后,可产生一系列中毒症状。当囊肿长得很大时,常见消瘦与贫血等,少数患者还可出现包虫病性恶液质。

1.肝包虫病

包虫囊肿寄生于肝脏,临床上表现为肝包虫病。因门脉右支较左支粗直,故囊肿大多位于右叶,且多在表面。位于左叶者仅占 1/4,但体征出现较早且较显著。囊肿位于右叶中心部时肝脏呈弥散性肿大,向上发展压迫胸腔时可引起反应性胸腔积液、肺不张等。向下向前生长时则向腹腔鼓出。大多数患者体检时可发现肝脏极度肿大,局部可扪及表面平滑的圆形囊肿,少数病例叩打囊肿后可听到震颤。肝功能大多正常。

2.肺包虫病

包虫囊肿寄生于肺时,临床上表现为肺包虫病。肺组织疏松,故包虫囊生长较快,常伴干咳、咯血等症状。2/3 患者的病变位于右侧,且以下叶居多。囊肿破入支气管时,可咳出粉皮样内囊。

3.脑包虫病

脑包虫病发病率低,多见于儿童,寄生部位以顶叶最为常见,临床表现为癫痫发作与颅内压增高症状。包囊多为单个,多数位于皮质下。病变广泛者可累及侧脑室,并可压迫、侵蚀颅骨,出现颅骨隆凸。

心包、肾、脾、骨骼、肌肉、胰腺等包虫病均属少见,其症状类似良性肿瘤。

4.骨包虫病

骨包虫病病变在骨盆、脊柱、股骨、肱骨、胫骨等处。病变常为原发性。棘球蚴随血流带至骨骼。病变自松质骨或骨髓腔开始,在长骨则病变大多由骨端开始,由于骨质坚硬,骨内空隙又狭小,包虫不可能像在肝、肺部发展成圆形大囊,而只能沿髓腔或骨质薄弱部发展蔓延而成多房性的包囊,其外围没有纤维包膜,内面也没有典型的生发层。囊肿逐渐增大,骨皮质受压萎缩,髓腔变宽,最后可穿破皮质,形成软组织包囊。亦可发生继发性感染及病理性骨折,在脊柱可并发截瘫。临床主要表现为局部疼痛及病理性骨折,截瘫者极少。病理性骨折后连接困难。

(二)并发症

1.囊肿穿破

肝包虫囊可因外伤或穿刺而破裂。破入腹腔时可误诊为急腹症,有剧烈腹痛伴休克继而出现过敏症状,因此,肝穿刺在肝包虫病患者应视为严格的禁忌症,包虫囊腔内压力甚高,穿刺后不仅发生囊液外漏、过敏性休克,且可使原头蚴种植于腹腔内而产生继发性包虫囊。囊肿破入肝内胆管,破碎囊皮引起胆管阻塞每导致胆绞痛与黄疸。

2.感染

1/5～1/4 肝包虫囊有继发感染,感染多来自胆道,肺包虫囊并发感染者亦颇常见。感染可促使包虫死亡,但亦明显加重病情。

五、诊断

(一)诊断要点

1.流行地区

该病主要流行于畜牧区,有与狗、羊等密切接触史。

2.寄生

(1)包虫寄生于肝者,右上腹部缓起无痛性肿块,按之有坚韧、光滑、囊样感,扣打囊肿可听到震荡,伴有脘腹痞胀,或肝大,肝功能正常,白、球蛋白比例倒置,肝 B 超、同位素扫描及 CT 检查均显示肝占位性病变。

(2)包虫寄生于肺者,可出现干咳、咯血或气促,若囊肿穿破,囊液可随咳出而愈,亦有穿入胸腔而成液气胸者,胸部 X 线检查可见单个或多个圆形、卵圆形或多环形边缘清晰而光滑的肿块。

(3)包虫寄生于脑者,多见于儿童,常有痫病样发作或头痛、呕吐、颅骨隆凸。预后较差,脑血管造影、脑 CT、脑核磁共振均有助于诊断。

3.实验室检查(免疫学诊断)

皮内试验的灵敏性强但特异性差,通常以囊液抗原 0.1 mL 注射前臂内侧,15～30 min 后观察反应,阳性者局部出现红色丘疹,可有伪足(即刻反应),2～24 h 后消退;12～24 h 时出现的红肿和硬结为延迟反应。皮试阳性率在 80%～90%,可出现假阳性。

4.影像学诊断

胸部 X 线检查在无并发症的病例可见单个或多个肿块(圆形、卵圆形或多环形),边缘清晰、光滑(有继发感染时边缘不清)。囊肿随呼吸而变形,罕见钙化,大小不一,最大可占一侧肺野。

囊肿被咳出后,肺部 X 线呈空洞变。肝包虫囊退化后 X 线检查囊壁可呈弧形钙化。骨骼包虫囊每有剥蚀(表现为孤立的膨胀性溶骨性病灶)、骨折等。如囊壁已钙化,可见弧形钙化边缘。CT 对肝包虫病与脑包虫病有定位诊断的价值。肝 B 超可示囊性病变。肝放射性核素扫描示占位性病变。

5.血清学诊断

补体结合试验、间接血凝试验、胶乳凝集、免疫电泳、琼脂扩散、酶联免疫吸附等,约 80%包虫病患者呈阳性反应。当囊肿穿破或手术后,短时期内有继发感染,阳性率可提高。晚期囊肿退化、包虫死亡或囊腔内容物变浓厚时,抗体效价显著降低。囊肿被完全摘除后数月,补体结合试验即可转阴;在包虫囊手术摘除后 12 个月,如仍呈阳性,则为复发的依据。间接血凝试验试管法与玻片法的结果相仿,玻片法尤为快速简易。免疫电泳、酶联免疫吸附试验具有较高的灵敏性和特异性。

(二)鉴别诊断

本病应与肝脏非寄生虫性良性囊肿、肝脓肿、肠系膜囊肿、巨型肾积水、肺脓肿、肺结核球、脑瘤、骨肿瘤等鉴别。

六、治疗

(一)西医治疗

1.外科手术

争取在压迫症状或并发症发生前施行。术时先用细针将囊液抽去(慎防囊液外溢),然后将内囊摘除。内囊与外囊仅有轻度粘连,极易剥离,常可完整取出。肺、脑、骨等部位的包虫病亦应行摘除手术。

在手术摘除包虫内囊之前,向包虫囊内注入 10％福尔马林液以助杀死原头蚴,由于本品对肺部组织具有刺激性和偶有的中毒不良反应,故尤其不适用于破裂性肺或肝包虫囊肿。国外有人采用西曲溴铵杀原头蚴,并认为是毒性低、效果好的理想杀原头蚴剂。

骨包虫病者只有少数情况下能彻底切除病骨,故刮除植骨术是较常用的方法,术中要注意子囊的扩散及术后继发感染的可能性甚大,必要时只能考虑截肢。脊柱及骨盆的病变治疗更难,Fontarm 介绍在刮除囊壁后用 20％苯酚(石炭酸)甘油涂搽囊腔,10 min 后再用 90％乙醇冲洗,置引流管缝合伤口,术后第 4 d 开始,每日经引流管注入 20％～30％高渗氯化钠溶液,效果较好。

2.抗包虫药物

WHO 将阿苯达唑和甲苯咪唑均列为抗包虫的首选药物。阿苯达唑问世后,在治疗包虫病方面有取代甲苯咪唑的趋势。

(1)阿苯达唑:吸收较好,其血清浓度比甲苯咪唑高 100 倍;包虫囊液中浓度比甲苯咪唑高 60 倍。治疗囊型包虫病时,其剂量为每日 10～40 mg/kg,分 2 次服,30 d 为 1 个疗程,可视病情连续数个疗程,其疗效优于甲苯咪唑,尤以肺包虫病为佳。对泡型包虫病国内有报道显示长期较大剂量的阿苯达唑治疗,其每日剂量为 20 mg/kg,疗程 17～66 个月(平均为 36 个月),经长期的随访,发现 CT 扫描示明显好转,大部分病例原病变区域全部钙化而获痊愈,有效率达 91.7％。一般患者对长期治疗均能耐受,未见严重的毒副作用,但治疗过程中宜监测肝、肾功能与骨髓。孕妇忌用。

(2)甲苯咪唑:国外采用剂量与疗程不一。通常以每日 40～50 mg/kg 为宜,分 3 次口服,疗程为 1 个月,休息半月再服另 1 个疗程,一般治疗 3 个月。甲苯咪唑吸收差,一般空腹服用仅 1％吸收,为求提高疗效,服药时应配合脂肪餐,药物容易和脂肪一并吸收,据报告脂肪餐伴服时吸收率可为 5％～20％。

(二)中西医结合治疗

1.手术摘除包囊

手术摘除包囊,可在压迫症状或并发症之前施行。

2.抗包虫药

可适当选用抗包虫药,如甲苯咪唑和丙硫咪唑。

3.单方验方

(1)柳树娃(即柳树皮上所生的植物包块),适量,水煎服。

(2)蛇蜕研末,每次 6～10 g,冲服。

(3)灭消包虫汤(黄芪、党参、海藻、白术各 15 g,补骨脂、槟榔各 15 g,蛇蜕、蝉蜕、炙穿山甲各 6 g,土鳖虫、露蜂房各 3～6 g,雷丸 12 g),1 剂/日,水煎服,4 周为 1 个疗程,小儿量酌减,孕妇忌服。为丸则每丸重 10 g,1 丸/次,3 次/日。

七、预后

本病的预后取决于包虫囊的部位、大小以及有无并发症等因素。脑及其他重要器官的包虫病预后较差。

第三节 百日咳

百日咳是由百日咳杆菌引起的小儿呼吸道传染病,传染性很强。临床特征为咳嗽逐渐加重、呈阵发性痉挛性咳嗽,咳末有鸡鸣样回声,未经治疗的患者,病程可延续 2～3 个月,故名"百日咳"。

一、病原学

由百日咳嗜血杆菌引起,含内毒素及外毒素,细菌离开人体后生存不久,对紫外线抵抗力较弱,经阳光直接照射 1 h 或加热至 50 ℃～60 ℃经 10～15 min,干燥数小时均可灭活,一般常用的化学消毒剂迅速灭活。

副百日咳杆菌也为包特菌属,形态和百日咳菌属一致,但抗原性不同,二者无交叉免疫。

二、流行病学

一般呈散发,也可发生流行。

(一)传染源

患者是唯一的传染源。

(二)传播途径

病原菌随飞沫散播。

(三)易感人群

本病多见于婴幼儿,尤其 6 个月以下婴儿发病率较高。

(四)潜伏期和传染期

全年均可发病,但以春夏季为多。从发病前 1～2 d 至病程 6 周内,均有传染性。潜伏期一般为 5～10 d,最长可达 21 d。

三、发病机制

(一)西医发病机制

咳嗽时,病原菌随飞沫散播至周围空气中,密切接触者吸入百日咳杆菌后,细菌在喉部、气管及支气管上皮细胞表面繁殖,引起局部黏膜发炎。大量病原菌及黏稠性渗出物积聚在整个呼吸道,使黏膜纤毛运动发生障碍,分泌物不能顺利排出,黏膜内神经末梢受到刺激,即传入并兴奋咳嗽神经中枢,产生反射性剧烈、连续、阵发性及痉挛性咳嗽。气管内未被排除的分泌物导致不同程度的呼吸道阻塞,以致形成肺不张或肺气肿。

(二)中医病因病机

本病主要由于内蕴伏痰,感染时行疫邪,客于肺系所致。主要病机为邪郁肺卫,与伏痰搏结,阻遏气道,肺气上逆为患。病位主要在肺,常犯胃伤肝。病情可寒可热,而以热证多见。初期证多属实,后期则可见虚证或虚实夹杂之证。

四、病理改变

长时期连续剧咳可引起肺泡破裂,严重者发生纵隔气肿或皮下气肿。整个支气管系统包括毛细支气管和肺泡壁都有明显的间质性浸润。痉咳又可导致血流循环障碍,引起淤血,使脸部及四肢水肿,眼球结膜、鼻黏膜和皮下发生出血点。脑实质有充血及出血点,严重时发生大片出血。

五、临床表现

(一)症状和体征

临床症状为阵发性痉挛性咳嗽,并在阵咳终末出现深长的"鸡鸣样"吸气性回声。病程可长达2～3个月。

1.卡他期

卡他期病程1～2周。主要表现为上呼吸道感染,如低热、流涕、结膜充血、流泪和轻咳。以后咳嗽加重而一般症状好转,进入痉咳期。

2.痉咳期

痉咳期病程2～4周或更久。表现为阵发性痉挛性咳嗽,有吸气性鸡鸣样吼声,以后继续咳嗽,反复出现吼声,至咳出黏稠痰液或发生呕吐为止。每次数分钟,每日十数次至数十次,夜重昼轻。

3.恢复期

恢复期病程2～3周。阵咳逐渐减少至停止。但遇冷空气、浓烟等刺激,或呼吸道感染时,可再导致阵咳发作。

(二)并发症

1.肺炎

肺炎是婴幼儿百日咳死亡的主要原因,常发生在痉咳期。病变为间质性肺炎,继发其他细菌感染时为支气管肺炎。

2.肺不张或肺气肿

肺不张或肺气肿由黏稠分泌物堵塞或部分堵塞所致。如咳剧使肺泡破裂,可引起气胸或皮下、纵隔气肿。

3.百日咳脑病

剧烈咳嗽使脑部缺氧或出血,加之毒素作用,均可引起脑病。

六、诊断

(一)流行病学史

发病前1～3周有百日咳患儿接触史。

(二)临床特点

(1)病初咳嗽,低热3～4d后热退咳加重,呈阵发性痉挛性咳,有鸡鸣样长吸气性吼声,夜间为重,咳剧时可出现面部水肿、结膜下出血。如未并发肺炎则肺部无阳性体征。

(2)新生儿和2～3个月以下乳儿常无典型痉咳,发作时仅咳3～4声就发生屏气,面色青紫或窒息、惊厥,甚至心跳停搏。

(三)辅助检查

1.细菌培养

于卡他期和痉咳早期,用鼻咽拭子自鼻咽后壁取分泌物或咳碟法对患者咳出的飞沫进行培养,均可获阳性结果。

2.血常规

白细胞总数升高,可达$(20～50)\times10^9$/L,以淋巴细胞为主,占60%～95%。

3.血清学检查

酶标法测定抗百日咳杆菌的抗体可为阳性。

4.免疫荧光检查

取鼻咽分泌物做涂片,用荧光标记的特异抗体染片,荧光显微镜下检查病原菌。

(四)中医辨证

本病在早期多见实证,以痰浊阻肺为主,后期则多见虚证或虚实夹杂之证,以气阴亏虚为主。

由于邪有轻重,患儿体质不同,故临床症状亦有差异。临证之时辨析邪之深浅,气之虚实是本病辨证之关键。

1.初咳期

主症:微热,喷嚏,流涕,咳嗽逐渐加剧。偏于风寒者,伴恶寒,痰白,舌苔薄白,脉浮紧。偏于风热者,伴咽红,痰稠不易咳出,舌苔薄黄,脉浮数。

2.痉咳期

主症:咳嗽阵作,昼轻夜重,咳时连声不已,面红目赤,涕泪交流,咳后回吼,甚则吐出乳食痰涎后痉咳方能暂停。剧咳时痰中带血丝,甚则鼻衄,舌苔黄,脉数有力。

3.恢复期

主症:痉咳逐渐减轻,食欲缺乏,乏力,气短多汗,面唇色淡,形体消瘦,咽干舌燥,口渴欲饮,或咳而无力,痰少,气短唇干,两颧发红,舌光如镜,脉象细数无力。

(五)鉴别诊断

1.西医鉴别诊断

(1)急性喉气管支气管炎:本病也可有阵发性刺激性咳嗽和吸气性喉鸣,但无鸡鸣样吼声,阵咳间歇期呼吸困难无减轻,并常有发热、声音嘶哑等。

(2)气管内异物:有异物吸入史,突然发生阵发性痉挛性咳嗽,无鸡鸣样吼声。

(3)肺门淋巴结核:发生压迫症状时出现阵咳,也可有回声,但根据结核病接触史、结核菌素试验及肺部X线检查有助于诊断。

(4)百日咳综合征:临床表现与百日咳酷似,其病因和发病机理目前尚未明确,可能由腺病毒1、2、5型引起。鼻咽或咽拭培养无百日咳杆菌生长。

2.中医类证鉴别

(1)肺热病:以发热、咳嗽、胸痛为主要表现,X线检查肺部可见斑点状、片状、网织状或均匀阴影,无阵发性呛咳与咳后鸡鸣样回声。

(2)暴咳:咳嗽新起较剧,但无咳后回气声,血白细胞分类计数无淋巴细胞增高,咳碟法或鼻咽拭子培养无百日咳杆菌生长。

(3)肺痨:以咳嗽、咳血、潮热、盗汗、逐渐消瘦为特征,结核菌素试验阳性,红细胞沉降率增速,X线检查肺部有阳性指征。

七、临床处理及治疗

本病治疗重点为良好的护理及对症处理,辅以抗生素治疗。

(一)一般治疗

保持空气新鲜,温度适宜,环境安静,避免一切刺激诱发患儿痉咳。应给予易消化、营养丰富的饮食,食品以偏干为宜,少量多餐。

(二)对症治疗

1.止咳

一般不主张用强镇咳剂。如痉咳重而影响睡眠者,可给镇静剂如苯巴比妥、氯丙嗪。可试用维生素 K_1,剂量为1岁以内每日20 mg,1岁以上每日50 mg,肌内注射。本品有解除平滑肌痉挛、减轻痉咳的作用。

2.化痰

可用吐根、氯化铵、痰易净等祛痰药。痉咳频繁又痰黏稠不易咳出时,可用 α-糜蛋白酶和5%碳酸氢钠混合剂雾化吸入,每日多次。

(三)抗生素治疗

卡他期用抗生素,可减短或阻断痉咳发生,痉咳期应用则不能缩短病程,但可缩短排菌期,预防继发感染。首选红霉素,每天30~50 mg/kg,分3~4次口服。也可用氨苄青霉素,每天100~150 mg/kg,分2次肌内注射或静脉滴注。或用庆大霉素,每天3~5 mg/kg,分2次肌内注射或静脉滴注。也可用复方新诺明,每日50 mg/kg,分2次口服。用药疗程均为7~10 d。

(四)并发症治疗

如并发百日咳脑病,出现脑水肿迹象,应及时进行脱水治疗,防止发生脑疝。并发肺炎、气胸、肺不张等,均应进行相应治疗。

(五)其他疗法

1.肾上腺皮质激素

痉咳严重及重症婴儿,可给泼尼松每日1~2 mg/kg,连续3~5 d。

2.高效价百日咳免疫球蛋白

重症幼婴可给本品,剂量为每日1.25 mL。

3.大蒜糖浆

用于轻症及年长儿,1%的大蒜糖浆2~8 mL,每日3~5次口服。

(六)中医治疗

本病治疗以止咳化痰为基本原则。根据疾病发展不同阶段,初咳期施以宣肺降气,痉咳期治以泻肺清热,后期则给予润肺养阴之法。如此痰浊得清,肺虚得补,疾病可愈。

1. 辨证论治

（1）初咳期

治法：疏风宣肺止咳。

方药：风热者选桑菊饮加减，桑叶、菊花、桔梗、杏仁、连翘、薄荷、甘草，痰多者加胆南星、半夏、鱼腥草；发热重加生石膏、黄芩。风寒者选用杏苏散加减，杏仁、紫苏叶、前胡、茯苓、百部、半夏、炒枳壳、桔梗、甘草、生姜，咳痰量多可加紫菀、竹沥。

（2）痉咳期

治法：清热化痰，肃肺镇咳。

方药：麻杏石甘汤加减。生石膏、百部、半夏、钩藤、麻黄、杏仁、川贝母、胆南星、甘草，偏寒去石膏、胆南星，加半夏、细辛、荆芥；肋胀痛加龙胆草、黄芩、青黛。

（3）恢复期

治法：益气滋阴，润肺止咳。

方药：沙参麦冬汤加减。沙参、麦冬、玉竹、冬桑叶、生扁豆、天花粉、牛蒡子、阿胶、马兜铃、杏仁，久咳出血加山栀炭、侧柏炭；久咳不止加川贝母、枇杷叶、百部。

2. 单方或验方

（1）百咳灵：百部 20 g，石胡荽 20 g，蜈蚣 10 g，侧柏叶 20 g，黄豆粉 10 g，甘草 50 g。取牛胆 1 个刺破取汁，文火煎熬成固体，研为细末，与上药共为细末混匀。1～3 岁每服 0.5 g，3～6 岁每服 1 g，日服 3 次。适用于百日咳痉咳期。

（2）胆汁百部丸：鲜猪胆汁 2 份，百部 3 份，白糖 25 份。先将白糖加热溶化，再加入百部粉、猪胆汁，文火熬 2～3 min，去火稍冷后制成丸剂，如桐子大。1～3 岁每服 2 丸，3～6 岁每服 4 丸，每日 3 次。适用于百日咳痉咳期。

（3）痉咳灵：百部 15 g，紫菀 12 g，沙参 12 g，麦冬 12 g，枳实 15 g，黄精 15 g，甘草 10 g，蜈蚣 1～2 条。水煎服，每日 1 剂，分 3～4 次服。适用于百日咳痉咳期。

（4）润肺止咳汤：麦冬 9 g，生地黄 9 g，牡丹皮 9 g，白茅根 9 g，诃子肉 2 g，甘草 2 g。水煎服，每日 1 剂，分 2 次服。适用于百日咳恢复期。

（5）百部煎剂：百部 6 g，瓜蒌皮 6 g，橘皮 5 g，天冬 6 g，麦冬 10 g，法半夏 5 g。水煎服，每日 1 剂，分 2 次服。适用于百日咳恢复期。

（6）百日咳片：具有疏散风寒，宣肺止咳之功。治疗百日咳痉咳期。1 岁每服 1 片，2～3 岁每服 2 片，3～6 岁每服 3 片，6 岁以上每服 4 片，每日 3 次。

（7）蛇胆陈皮末：具有清热化痰，祛风定惊之功。治疗百日咳痉咳期，痰热蕴肺。1～3 岁每服 0.1 g，3～6 岁每服 0.2 g，6 岁以上每服 0.3 g，日服 3 次。

（8）儿童清肺丸：具有清热化痰，宣肺止咳之功。适用于百日咳初期，外感风寒，里热不重者。1～3 岁每服 1 丸，3～6 岁每服 1/2 丸，6 岁以上每服 2 丸，每日 2～3 次。

（9）百部丸：具有补益五脏，化痰止咳之功效。用于百日咳恢复期，气阴两虚证。1 岁以下每服 1 g，1～3 岁每服 2 g，3～6 岁每服 2.5 g，6 岁以上每服 3 g，日服 3 次。

（10）鹭鸶咳丸：具有清热理肺，化痰止咳之功。适用于百日咳痉咳不止，痰热壅盛之证。1～3 岁每服 1/2 丸，3～6 岁每服 1 丸，6 岁以上每服 2 丸。

3. 针灸

取肺俞、定喘、丰隆、天突为主穴，配列缺、合谷、大椎。用平补平泻法，不留针，1 日 1 次，

7 次为 1 个疗程,用于痉咳期。

4.推拿按摩

清肺经、清肝经、运内八卦、清板门、清天河水、揉天突,用于百日咳初期;清补肺经、推补脾经、逆运内八卦、揉一窝风、揉二人上马,用于痉咳期;推补肺经、推补肾经、揉小天心、揉二人上马、揉小横纹,用于恢复期。

5.穴位贴敷疗法

紫菀 15 g,椒目 10 g,乌梅 10 g,钩藤 15 g。共研细末,用鸡胆汁调成糊状,贴敷于天突、肺俞、身柱、膻中穴,每日 1 次。

(七)中西医结合治疗

1.环境

保持室内空气清新,隔离治疗。

2.单方验方

(1)新鲜鸡胆汁加白糖适量,蒸熟后服,1～2 岁每日服半只鸡苦胆,2 岁以上每日服 1 只鸡苦胆。

(2)蛇胆陈皮末,冲服。

(3)百部 3 g,水煎加糖,口服。

3.针刺疗法

取尺泽、合谷,用泻法。

4.抗生素

红霉素、氨苄青霉素等可酌情使用,也可短期使用皮质激素,如强的松龙或氢化考的松等。

八、预后

百日咳的预后与患者年龄、一般健康情况、有无并发症有关。近年来由于多能早期治疗,病死率显著降低;但新生儿和幼婴易并发肺炎和脑病,预后仍危重。佝偻病患儿感染百日咳,病情多较重。

第四节 脊髓灰质炎

脊髓灰质炎又名小儿麻痹症,是由脊髓灰质炎病毒引起的一种急性传染病。临床表现主要有发热、咽痛和肢体疼痛,部分患者可发生弛缓性麻痹。

一、病原学

脊髓灰质炎病毒为小核糖核酸病毒科的肠道病毒属。电子显微镜下观察病毒呈小的圆球形,直径为 20～30 nm,呈圆形颗粒状。内含单股核糖核酸,核酸含量为 20％～30％。病毒核壳由 32 个壳粒组成,每个微粒含四种结构蛋白,即 VP1～VP4。VP1 与人细胞膜受体有特殊亲和力,与病毒的致病性和毒性有关。

(一)抵抗力

脊髓灰质炎病毒对一切已知抗生素和化学治疗药物不敏感,能耐受一般浓度的化学消毒剂,如70%乙醇及5%煤酚皂液。0.3%甲醛、0.1 mmol/L 盐酸及 0.3~0.5mg/L 余氯可迅速使之灭活,但在有机物存在时可受保护。加热至 56 ℃ 30 min 可使之完全灭活,但在冰冻环境下可保存数年,在 4 ℃ 冰箱中可保存数周,在室温中可生存数日。对紫外线、干燥、热均敏感。在水、粪便和牛奶中可生存数月。氯化镁可增强该病毒对温度的抵抗力,故广泛用于保存减毒活疫苗。

(二)抗原性质

利用血清中和试验可分为Ⅰ、Ⅱ、Ⅲ三个血清型。每一个血清型病毒都有两种型特异性抗原,一种为 D 抗原,存在于成熟病毒体中,含有 D 抗原的病毒具有充分的传染性及抗原性;另一种为 C 抗原,存在于病毒前壳体内,含 C 抗原的病毒为缺乏 RNA 的空壳颗粒,无传染性。病毒在中和抗体的作用下,D 抗原性可转变为 C 抗原性,失去再感染细胞的能力。加热灭活的病毒即失去 VP4 和核糖核酸,而成为含有 C 抗原的病毒颗粒。应用沉淀反应与补体结合试验可检出天然 D 抗原及加热后的 C 抗原。

(三)宿主范围和毒力

人类是脊髓灰质炎病毒的天然宿主和储存宿主,猴及猩猩均为易感动物。病毒与细胞表面特异受体相结合并被摄入细胞内,在胞质内复制,同时释出抑制物抑制宿主细胞 RNA 和蛋白质的合成。

天然的脊髓灰质炎病毒称为野毒株,在实验室内经过减毒处理的病毒株称为疫苗株。疫苗株仅当直接注射到猴中枢神经系统时才能引起瘫痪,而对人神经细胞无毒性。疫苗株病毒,特别是Ⅲ型病毒,在人群中传播时可突变为具有毒性的中间株。对野毒株和疫苗株的最可靠鉴别方法是进行核酸序列分析。

二、流行病学

(一)传染源

传染源为患者及病毒携带者,在发病前 3~5 d 至发病后 1 周左右咽部分泌物及粪便均排毒。

(二)传播途径

经飞沫及粪便传播,以后主要经粪便传播。

(三)易感人群

本病好发于 1~5 岁小儿,4 个月以下婴儿很少患病。

(四)潜伏期和传染期

夏秋季多见。潜伏期为 3~35 d,一般为 5~14 d。

三、发病机制

(一)西医发病机制

病毒经口进入人体后,先在咽部和肠壁的淋巴组织内增生,并从局部排出病毒,同时引起免疫反应。如机体产生的特异性抗体足以阻止病毒增殖,则为隐性感染。少数患者病毒自淋巴组织侵入血循环,导致第一次病毒血症。到达全身淋巴组织和单核巨噬细胞内,继续增殖并再次入血,致第二次病毒血症而产生前驱期症状。如此时机体免疫反应能清除病毒,则为顿挫型感染。反之,病毒通过血脑屏障,侵犯中枢神经系统,则为无瘫痪型或瘫痪型。中枢神经系统受侵时,以脊髓前角运动细胞损害为主,尤以颈、腰段损害多见,其次为脑干颅神经核和网状结构受损,软脑膜亦常被波及。

(二)中医病因病机

中医学认为,本病由外感风热、暑湿、时行疫毒之邪所致。主要病机为疫毒郁结肺胃,流注经络,气滞血瘀,筋脉失养。病位初在肺胃,久及肝肾。病初多属实证,后期则虚象渐露,或虚夹实。

四、病理改变

病毒在神经系统中复制导致了病理改变,复制的速度是决定其神经毒力的重要因素。病变主要在脊髓前角、脑髓质、桥脑和中脑,开始是运动神经元的尼氏体变性,接着是核变化、细胞周围多形核及单核细胞浸润,最后被噬神经细胞破坏而消失。但并不是所有受累神经元都坏死,损伤是可逆性的,起病3~4周后,水肿、炎症消退,神经细胞功能可逐渐恢复。

五、临床表现

(一)症状和体征

1.前驱期

前驱期病程为1~4 d,主要表现为低或中度发热、多汗、嗜睡或烦躁、全身感觉过敏及呼吸道或消化道症状,咽痛、头痛、咳嗽、腹痛、腹泻、恶心及呕吐等。疾病终止于此期为顿挫型。

2.瘫痪前期

前驱期病程为3~6 d,主要表现如下。

(1)发热:前驱期热退后,经1~6 d静止阶段体温再度升高,呈双峰热型。

(2)中枢神经系统感染症状:头痛、呕吐,脑膜刺激征阳性,脑脊液中白细胞数增高等。

(3)全身肌肉疼痛及感觉过敏:尤以肢体及颈背部为著,坐起时需两臂后伸支撑身体,为三脚架征阳性,坐起后不能自动弯颈用唇接触膝部,为吻膝征阳性。

(4)植物神经系统症状及括约肌障碍:兴奋、面赤、皮肤微红、多汗、尿潴留和便秘。如疾病终止于此,无瘫痪出现,3~5 d热退康复,即为无瘫痪型。

3.瘫痪期

瘫痪大都在瘫痪前期的第3~4 d开始,偶可早至第1 d,或晚至7~11 d。瘫痪随发热而加重,热退后停止发展。瘫痪类型如下。

(1)脊髓型:最常见,表现为分布不对称、不规则的弛缓性瘫痪,四肢多见,下肢尤甚,感觉存在。近端大肌群较远端小肌群瘫痪出现早且重。其他如颈背肌、腹肌、肋间肌、膈肌及膀胱肌也可受累,表现为不能竖头、坐起、翻身,腹部隆起,咳嗽无力,矛盾呼吸或严重者可致呼吸衰竭、尿潴留等。

(2)脑干型:病变主要在延髓及桥脑,可有下列表现:①颅神经麻痹:第Ⅶ、Ⅹ对颅神经损害较多见;②呼吸中枢麻痹:呼吸节律不齐、双吸气、叹息样或潮式呼吸、呼吸暂停、严重缺氧等;③血管运动中枢麻痹:心律失常,脉细数,血压下降,严重循环衰竭。

(3)脑型:较少见,表现为病毒性脑炎,如高热、嗜睡、昏迷、惊厥及上运动神经元性瘫痪。

(4)混合型:常为脊髓型和脑干型并存。

4.恢复期

瘫痪后1～2周,病侧肌肉开始逐渐恢复功能,一般从肢体远端开始,腱反射亦逐渐恢复,轻症1～3个月恢复正常,重症常需6～18个月或更久。

5.后遗症期

神经组织损害严重,瘫痪不易恢复,受累肌群萎缩致畸形,如脊柱弯曲、马蹄内翻足等。

(二)并发症

(1)由于外周型或中枢型呼吸麻痹可继发吸入性肺炎、肺不张、化脓性支气管炎和呼吸衰竭,引起严重出血。

(2)长期卧床可致褥疮及氮、钙负平衡,表现为骨质疏松、尿路结石和肾功能衰竭等。

六、诊断标准

(一)诊断依据

(1)多见于夏秋季,5岁以下儿童,有与患儿密切接触史。

(2)发热、多汗、嗜睡、烦躁、肢体痛、感觉过敏并可有双峰热。

(3)肢体呈不同程度的弛缓性瘫痪,有感觉运动分离或延髓麻痹表现。

(4)脑脊液检查:瘫痪前期压力增高,细胞数增多,一般在$(0.05～0.3)×10^9/L$之间,早期以中性粒细胞为主,稍后以淋巴细胞为主,蛋白增加,糖和氯化物正常,疾病后期细胞数转为正常时,蛋白仍可增高,出现蛋白细胞分离。

(5)补体结合抗体测定:如恢复期滴定度较早期增高4倍以上,或特异性IgM抗体增高均有助诊断。

(6)有条件可做病毒分离。

无瘫痪型临床诊断不易,须依据咽拭子、粪便病毒分离阳性及血清学恢复期中和抗体上升多4倍做出诊断。瘫痪型则按瘫痪及脑脊液特点做出诊断与鉴别诊断,即瘫痪为不规则、不对称、下运动神经元性、弛缓性瘫痪,肌张力及腱反射减弱,不伴感觉障碍。

(二)辅助检查

1.血常规

白细胞总数及中性粒细胞百分比大多正常,少数患者白细胞及中性粒细胞轻度增多,红细胞沉降率增速。

2.粪便

粪便查脊髓灰质炎病毒。

3.脑脊液或血清

脑脊液或血清查特异性IgM、IgG抗体,或中和抗体。

(三)鉴别诊断

1.传染性多发性神经根炎

传染性多发性神经根炎多见于青少年,呈上升性、对称性、弛缓性麻痹伴感觉障碍,脑脊液以蛋白质增高为主,细胞数不多。

2.其他肠道病毒引起瘫痪

瘫痪轻,恢复快。

3.多发性神经炎

多发性神经炎无发热,有明显感觉障碍,脑脊液正常。

4.假性瘫痪

假性瘫痪可因关节炎、骨折、维生素 C 缺乏引起,X 线片有助诊断。

七、临床处理及治疗

处理原则是减轻恐惧,减少骨骼畸形,预防及处理合并症,康复治疗。

(一)前驱期及瘫痪前期

1.卧床休息

患者卧床持续至热退 1 周,以后避免体力活动至少 2 周。卧床时使用踏脚板使脚和小腿有正确角度,以利于功能恢复。

2.对症治疗

可使用退热镇痛剂、镇静剂缓解全身肌肉痉挛不适和疼痛;每 2～4 h 湿热敷 1 次,每次15～30 min;热水浴亦有良效,特别对年幼儿童,与镇痛药合用有协同作用;轻微被动运动可避免畸形发生。

(二)瘫痪期

1.注意保持正确的姿势

患者卧床时身体应成一直线,膝部稍弯曲,髋部及脊柱可用板或沙袋使之挺直,踝关节成90°。疼痛消失后立即做主动和被动锻炼,以避免骨骼畸形。

2.适当的营养

应给予营养丰富的饮食和大量水分,如因环境温度过高或热敷引起出汗,则应补充钠盐。厌食时可用胃管保证食物和水分摄入。

3.药物治疗

促进神经传导功能药物,如地巴唑,剂量为 1 岁 1 mg,2～3 岁 2 mg,4～7 岁 3 mg,8～12 岁4 mg,12 岁以上 5 mg,每日或隔日 1 次口服;增进肌肉张力药物,如加兰他敏,每日0.05～0.1 mg/kg,肌内注射,一般在急性期后使用。

4.延髓型瘫痪

延髓型瘫痪:①保持呼吸道通畅:采用低头位(床脚抬高成 20°～25°)以免唾液、食物、呕吐物等吸入,最初数日避免胃管喂养,使用静脉途径补充营养;②每日测血压 2 次,如有高血压脑病,应及时处理;③声带麻痹、呼吸肌瘫痪者,需行气管切开术,通气受损者,则需机械辅助呼吸。

(三)恢复期及后遗症期

体温退至正常,肌肉疼痛消失和瘫痪停止发展后,应进行积极的功能恢复治疗,如按摩、针灸、主动和被动锻炼及其他理疗措施。

1.针灸治疗

针灸治疗适用于年龄小、病程短、肢体萎缩不明显者。可根据瘫痪部位取穴。上肢常取颈部夹脊穴、肩贞、大椎、手三里、少海、内关、合谷、后溪,每次选 2～3 穴。下肢常选环跳、秩边、髀关、阴廉、四强、伏兔、承扶、殷门、委中、阳陵泉、足三里、解溪、太溪、绝骨、风市、承山等。根据瘫痪肢体所涉及的主要肌群选取穴位 3～4 个,每天 1 次,10～15 次为 1 个疗程,2 个疗程之间相隔 3～5 d。开始治疗时用强刺激,取得疗效后改中刺激,巩固疗效用弱刺激。

用电针或水针,每次选 1～2 个穴位注射维生素 B_1,氨酪酸或活血化瘀中药复方当归液(当归红花川芎制剂),每穴 0.5～1.0 mL。

2. 推拿疗法

在瘫痪肢体上以滚法来回滚 8～10 min,按揉松弛关节 3～5 min,并在局部施以擦法,透热为度,每日或隔日 1 次。

3. 功能锻炼

瘫痪重不能活动的肢体可先按摩推拿,促进患肢血液循环,改善肌肉营养及神经调节,增强肌力。患肢能做轻微动作而肌力极差者,可助其做伸屈外展内收等被动动作。肢体已能活动而肌力仍差时,鼓励患者做自动运动,进行体育疗法,借助体疗工具锻炼肌力和矫正畸形。

4. 理疗

可采用水疗、电疗、蜡疗、光疗等促使病肌松弛,增进局部血流和炎症吸收。

5. 其他

可用拔罐(火罐,水罐,气罐)及中药熏洗、外敷,以促进瘫痪肢体恢复。畸形肢体可采用木板或石膏固定以及用手术矫治。

八、预后

轻型和非瘫痪型病后恢复彻底。瘫痪型脊髓灰质炎中,50％以上能完全恢复,约 25％留有轻度残疾,而留有严重残疾者不到 25％。肌肉功能主要在前 6 个月恢复,但在 2 年内仍会有不断的改善。脊髓灰质炎的病死率为 1％～4％,但在成人或有延髓麻痹者,病死率高达 10％。

第八章 儿童保健

第一节 各年龄期儿童的保健重点

一、胎儿期及围生期

胎儿的发育与孕母的躯体健康、心理卫生、营养状况和生活环境等密切相关,胎儿期保健主要通过对孕母的保健来实现。

(1)预防遗传性疾病与先天性畸形:应大力提倡和普及婚前男女双方检查及遗传咨询,禁止近亲结婚;应避免接触放射线和铅、苯、汞、有机磷农药等化学毒物;应避免吸烟、酗酒;患有心肾疾病、糖尿病、甲状腺功能亢进、结核病等慢性疾病的育龄妇女应在医师指导下确定怀孕与否及孕期用药,注意孕期用药安全,避免药物致畸;对高危产妇除定期产前检查外,应加强观察,一旦出现异常情况,应及时就诊。

(2)保证充足营养:妊娠后期应加强铁、锌、钙、维生素 D 等重要营养素的补充。但也应防止营养摄入过多而导致胎儿体质量过重,影响分娩和儿童期以及成年后的健康。

(3)预防感染:包括孕期及分娩时。孕妇早期应预防弓形虫、风疹病毒、巨细胞病毒及单纯疱疹病毒的感染,以免造成胎儿畸形及宫内发育不良。分娩时应预防来自产道的感染而影响即将出生的新生儿。

(4)给予良好的生活环境,避免环境污染。注意劳逸结合,减少精神负担和心理压力。

(5)尽可能避免妊娠期并发症,预防流产、早产、异常分娩的发生。对高危孕妇应加强随访。

(6)加强对高危新生儿的监护:对高危妊娠孕妇所分娩的新生儿及早产儿、低体质量儿,窒息、低体温、低血糖、低血钙和颅内出血等疾病的高危新生儿应予以特殊监护和积极处理。

二、新生儿期

新生儿期,生后 1 周内的新生儿发病率和病死率极高,婴儿死亡中约 2/3 是新生儿,< 1 周的新生儿的死亡数占新生儿期死亡数的 70% 左右。故新生儿保健是儿童保健的重点,而生后 1 周内新生儿的保健是重中之重。因此,在 2005 年的世界卫生组织(WHO)年度报告中,把过去的儿童保健,建议改为新生儿及儿童保健,突出新生儿保健的重要性。

(一)出生时的护理

新生儿娩出后应迅速清理口腔内黏液,保证呼吸道通畅;严格消毒、结扎脐带;记录出生时 Apgar 评分、体温、呼吸、心率、体质量与身长;评估后正常新生儿即与母亲同室,应尽早喂母乳。评估为高危的新生儿应送入新生儿重症监护室。新生儿出院回家前应按照新生儿筛查规定进行先天性遗传代谢病筛查(目前卫生部要求开展的有先天性甲状腺功能减退症和苯丙酮尿症筛查)以及听力筛查。

(二)新生儿居家保健

有条件的家庭在冬季应使室内温度保持在 20 ℃～22 ℃左右,湿度以 55％为宜;保持新生儿体温正常恒定。提倡母乳喂养,指导母亲正确的哺乳方法。新生儿皮肤娇嫩,应保持皮肤清洁,避免损伤。父母应多与婴儿交流,抚摸有利于早期的情感交流。应尽量避免过多的外来人员接触。注意脐部护理,预防感染。应接种卡介苗和乙型肝炎疫苗。

三、婴儿期

婴儿期的体格生长十分迅速,需大量各种营养素满足其生长的需要,但婴儿的消化功能尚未成熟,故易发生消化紊乱和营养缺乏性疾病。部分母乳喂养或人工喂养婴儿则应选择配方奶粉。

自 4～6 个月开始应添加辅食,为断离母乳做准备。定期进行体格检查,便于早期发现缺铁性贫血、佝偻病、营养不良、发育异常等疾病并予以及时的干预和治疗。坚持户外活动,进行空气浴、日光浴和主、被动体操有利于体格生长。给予各种感知觉的刺激,促进大脑发育。该时期应按计划免疫程序完成基础免疫。预防异物吸入及窒息。

四、幼儿期

由于感知能力和自我意识的发展,对周围环境产生好奇、乐于模仿,幼儿期是社会心理发育最为迅速的时期。该时期应重视与幼儿的语言交流,通过游戏、讲故事、唱歌等促进幼儿语言发育与大脑运动能力的发展。同时,应培养幼儿的独立生活能力,安排规律生活,养成良好的生活习惯,如睡眠、进食、排便、沐浴、游戏、户外活动等。定期进行体格检查,预防龋齿。由于该时期的儿童已经具备一定的活动能力,且凡事都喜欢探个究竟,故还应注意异物吸入、烫伤、跌伤等意外伤害的预防。

五、学龄前期

学龄前期儿童的智能发展快、独立活动范围大,是性格形成的关键时期。因此,加强学龄前期儿童的教育很重要,应注意培养良好的学习习惯、想象与思维能力,使之具有优良的心理素质。

应通过游戏、体育活动增强体质,在游戏中学习遵守规则和与人交往。每年应进行1～2 次体格检查,进行视力筛查及龋齿、缺铁性贫血等常见病的筛查与矫治。保证充足营养,预防溺水、外伤、误服药物以及食物中毒等意外伤害。

六、学龄期与青春期

此期儿童求知欲强,是获取知识的最重要时期,也是体格发育的第二个高峰期。该时期应提供适宜的学习条件,培养良好的学习习惯,并加强素质教育;应引导积极的体育锻炼,不仅可增强体质,同时也培养了儿童的毅力和意志力;合理安排生活,供给充足营养,预防屈光不正、龋齿、缺铁性贫血等常见病的发生;进行法制教育,学习交通规则和意外伤害的防范知识。在青春期应进行正确的性教育,使其了解基本的生理现象,并在心理上有正确的认识。

第二节　儿童保健的具体措施

一、护理

对小儿的护理是儿童保健、医疗工作的基础内容，年龄越小的儿童越需要合适的护理。①居室：应阳光充足、通气良好，冬季室内温度尽可能达到18 ℃～20 ℃，湿度为55％～60％。对哺乳期婴儿，主张母婴同室，便于母亲哺乳和料理婴儿。患病者不应进入小儿居室，尤其是新生儿、早产儿的居室。②衣着(尿布)：应选择浅色、柔软的纯棉织物，宽松而少接缝，以避免摩擦皮肤和便于穿、脱。存放新生儿衣物的衣柜内不宜放置樟脑丸，以免发生新生儿溶血。新生儿应衣着宽松，保持双下肢屈曲姿势，有利于髋关节的发育。婴儿最好穿连衣裤或背带裤，不用松紧腰裤，以利胸廓发育。

二、营养

营养是保证儿童生长发育及健康的先决条件，必须及时对家长和有关人员进行有关母乳喂养、断乳期婴儿辅食添加、幼儿期正确的进食行为培养、学前及学龄期儿童的膳食安排等内容的宣教和指导。

三、计划免疫

计划免疫是根据小儿的免疫特点和传染病发生的情况而制订的免疫程序，通过有计划地使用生物制品进行预防接种，以提高人群的免疫水平、达到控制和消灭传染病的目的。按照我国卫生部的规定，婴儿必须在1岁内完成卡介苗，脊髓灰质炎三价混合疫苗，百日咳、白喉、破伤风类毒素混合制剂，麻疹减毒疫苗及乙型肝炎病毒疫苗接种的基础免疫。根据流行地区和季节，或根据家长自己的意愿，有时也进行乙型脑炎疫苗、流行性脑脊髓膜炎疫苗、风疹疫苗、流感疫苗、腮腺炎疫苗、甲型肝炎病毒疫苗、水痘疫苗、流感杆菌疫苗、肺炎疫苗、轮状病毒疫苗等的接种。

预防接种可能引起一些反应：①卡介苗接种后2周左右局部可出现红肿浸润，8～12周后结痂。若化脓形成小溃疡，腋下淋巴结肿大，可局部处理以防感染扩散，但不可切开引流。②脊髓灰质炎三价混合疫苗接种后有极少数婴儿发生腹泻，但多数可以不治自愈；③百日咳、白喉、破伤风类毒素混合制剂接种后局部可出现红肿、疼痛或伴低热、疲倦等，偶见过敏性皮疹、血管性水肿。若全身反应严重，应及时到医院诊治；④麻疹疫苗接种后，局部一般无反应，少数人可在6～10 d内出现轻微的麻疹，予对症治疗即可；⑤乙型肝炎病毒疫苗接种后很少有不良反应。个别人可有发热或局部轻痛，不必处理。

四、儿童心理卫生

世界卫生组织(WHO)给健康所下的定义是：不仅是没有疾病和病痛，而且是个体在身体上、精神上、社会上的完满状态。由此可知，心理健康和身体健康同等重要。

(一)习惯的培养

(1)睡眠习惯：①应从小培养儿童有规律的睡眠习惯；②儿童居室应安静、光线应柔和，睡前避免过度兴奋；③儿童应该有相对固定的作息时间，包括睡眠；④婴儿可利用固定乐曲催眠入睡,不拍、不摇、不抱,不可用喂哺催眠;⑤保证充足的睡眠时间;⑥培养独自睡觉。

(2)进食习惯:①按时添加辅食;②进食量根据小儿的心愿,不要强行喂食;③培养定时、定位(位置)、自己用餐;④不偏食、不挑食、不吃零食;⑤饭前洗手;⑥培养用餐礼貌。

(3)排便习惯:东西方文化及传统的差异,对待大小便的训练意见绝对不同。我国多数的家长习惯于及早训练大小便;而西方的家长一切均顺其自然。用尿布不会影响控制大小便能力的培养。

(4)卫生习惯:从婴儿期起就应培养良好的卫生习惯,定时洗澡、勤剪指甲、勤换衣裤,不随地大小便。

3岁以后培养小儿自己早晚刷牙、饭后漱口、食前便后洗手的习惯。儿童应养成不喝生水、不食掉在地上的食物和未洗净的瓜果、不随地吐痰、不乱扔瓜果纸屑的良好卫生习惯。

(二)社会适应性的培养

从小培养儿童良好的适应社会的能力是促进儿童健康成长的重要内容之一。儿童的社会适应性行为是各年龄阶段相应神经心理发展的综合表现,与家庭环境、育儿方式、儿童性别、年龄、性格密切相关。

1.独立能力

应在日常生活中培养婴幼儿的独立能力,如自行进食、控制大小便、独自睡觉、自己穿衣鞋等。年长儿则应培养其独立分析、解决问题的能力。

2.控制情绪

儿童控制情绪的能力与语言、思维的发展和父母的教育有关。婴幼儿的生活需要依靠成人的帮助,父母及时应答儿童的需要有助于儿童心理的正常发育。儿童常因要求不能满足而不能控制自己的情绪,或发脾气,或发生侵犯行为,故成人对儿童的要求与行为应按社会标准或予以满足,或加以约束,或预见性地处理问题,减少儿童产生消极行为的机会。用诱导方法而不用强制方法处理儿童的行为问题可以减少对立情绪。

3.意志

在日常生活、游戏、学习中应该有意识地培养儿童克服困难的意志,增强其自觉、坚持、果断和自制的能力。

4.社交能力

从小给予儿童积极愉快的感受,如喂奶时不断抚摸孩子;与孩子眼对眼微笑说话;抱孩子,和其说话、唱歌;孩子会走后,常与孩子做游戏、讲故事,这些都会增强孩子与周围环境和谐一致的生活能力。注意培养儿童之间的互相友爱,鼓励孩子帮助朋友,倡导善良的品德。在游戏中学习遵守规则,团结友爱,互相谦让,学习与人相处。

5.创造能力

人的创造能力与想象能力密切有关。启发式地向儿童提问题,引导儿童自己去发现问题和探索问题,可促进儿童思维能力的发展。通过游戏、讲故事、绘画、听音乐、表演、自制小玩具等可以培养儿童的想象能力和创造能力。

(三)父母和家庭对儿童心理健康的作用

父母的教养方式和态度、与小儿的亲密程度等与儿童个性的形成和社会适应能力的发展密切相关。

从小与父母建立相依感情的儿童,日后会有良好的社交能力和人际关系;父母对婴儿的呷呀学语做出及时的应答可促进儿童的语言和社会性应答能力的发展;婴儿期与母亲接触密切的儿童,其语言和智能发育较好。父母采取民主方式教育的儿童善与人交往,机灵、大胆而有分析思考能力;反之,如父母常打骂儿童,则儿童缺乏自信心、自尊心,他们的戒备心理往往使他们对他人的行为和意图产生误解。父母过于溺爱的儿童缺乏独立性、任性,且情绪不稳定。父母是孩子的第一任老师,应提高自身的素质,言行一致,以身作则教育儿童。

五、定期健康检查

0～6岁的散居儿童和托幼机构的集体儿童应进行定期的健康检查,系统观察小儿的生长发育、营养状况,及早发现异常,采取相应干预措施。

(一)新生儿访视

于新生儿出生28 d内家访3～4次,高危儿应适当增加家访次数,主要由社区卫生服务中心的妇幼保健人员实施。家访的目的是早期发现问题,及时指导处理,降低新生儿的发病率或减轻发病的程度。家访内容包括:①了解新生儿出生情况;②回家后的生活情况;③预防接种情况;④喂养与护理指导;⑤体质量测量;⑥体格检查,重点应注意有无产伤、黄疸、畸形、皮肤与脐部感染等;⑦咨询及指导。如在访视中发现严重问题应立即转医院诊治。

(二)儿童保健门诊

应按照各年龄期保健需要,定期到固定的社区卫生服务中心儿童保健科进行健康检查,通过连续的纵向观察可获得个体儿童的体格生长和社会心理发育趋势,以早期发现问题,给予正确的健康指导。定期检查的频度:6个月以内婴儿每月1次,7～12个月婴儿则2～3个月检查1次,高危儿、体弱儿宜适当增加检查次数。生后第2年、第3年每6个月1次,3岁以上每年1次。定期检查的内容包括:①体格测量及评价,3岁后每年测视力、血压1次;②全身各系统体格检查;③常见病的定期实验室检查,如缺铁性贫血、寄生虫病等,对临床可疑的疾病,如佝偻病、微量元素缺乏、发育迟缓等应进行相应的进一步检查。

六、体格锻炼

(一)户外活动

一年四季均可进行户外活动。户外活动可增加儿童对冷空气的适应能力,提高机体免疫力;接受日光直接照射还能预防佝偻病。

带婴儿到人少、空气新鲜的地方,开始户外活动时间由每日1～2次,每次10～15 min,逐渐延长到1～2 h;冬季户外活动时仅暴露面、手部,注意身体保暖。年长儿除恶劣天气外,鼓励多在户外玩耍。

(二)皮肤锻炼

1.婴儿皮肤按摩

按摩时可用少量婴儿润肤霜使之润滑,在婴儿面部、胸部、腹部、背部及四肢有规律地轻柔捏握,每日早晚进行,每次15 min以上。按摩可刺激皮肤,有益于循环、呼吸、消化功能及肢体肌肉的放松与活动;同时也是父母与婴儿之间最好的情感交流方式之一。

2.温水浴

温水浴可提高皮肤适应冷热变化的能力,还可促进新陈代谢,增加食欲。冬季应注意室温、水温,做好温水浴前的准备工作,减少体表热能散发。

3.擦浴

7~8 个月以后的婴儿可进行身体擦浴。水温 32 ℃~33 ℃,待婴儿适应后,水温可逐渐降至 26 ℃。先用毛巾浸入温水,拧至半干,然后在婴儿四肢做向心性擦浴,擦毕再用干毛巾擦至皮肤微红。

4.淋浴

淋浴适用于 3 岁以上儿童,效果比擦浴更好。每日 1 次,每次冲淋身体 20~40 s,水温 35 ℃~36 ℃,浴后用干毛巾擦至全身皮肤微红。待儿童适应后,可逐渐将水温降至 26 ℃~28 ℃。

(三)体育运动

1.婴儿被动操

被动操是指由成人给婴儿做四肢伸屈运动,可促进婴儿大脑运动的发育、改善全身血液循环,适用于 2~6 个月的婴儿,每日 1~2 次为宜。

2.婴儿主动操

7~12 个月婴儿大脑运动开始发育,可训练婴儿爬、坐、仰卧起身、扶站、扶走等动作。

3.幼儿体操

12~18 个月幼儿学走尚不稳时,在成人的扶持下,帮助幼儿进行有节奏的活动。18 个月至 3 岁幼儿可配合音乐,做模仿操。

4.儿童体操

如广播体操、健美操,以增进动作协调性,有益于肌肉骨骼的发育。

5.游戏、田径与球类

年长儿可利用器械进行锻炼,如木马、滑梯,还可进行各种田径、球类、舞蹈、跳绳等活动。

七、意外事故预防

(一)窒息与异物吸入

3 个月以内的婴儿应注意防止因被褥、母亲的身体、吐出的奶液等造成的窒息;较大婴幼儿应防止食物、果核、果冻、纽扣、硬币等异物吸入气管。

(二)中毒

保证儿童食物的清洁卫生,防止食物在制作、储备、出售过程中处理不当所致的细菌性食物中毒。避免食用有毒的食物,如毒蘑菇、含氰果仁、白果仁、河豚等。药物应放置在儿童拿不到的地方;儿童内服、外用药应分开放置,防止误服外用药造成的伤害。

(三)外伤

婴幼儿居室的窗户、楼梯、阳台、睡床等都应置有栏杆,防止从高处跌落。妥善放置沸水、高温的油和汤等,以免造成烫伤。教育儿童不可随意玩火柴、煤气等危险物品。室内电器、电源应有防止触电的安全装置。

(四)溺水与交通事故

教育儿童不可独自或与小朋友去无安全措施的江河、池塘玩水。教育儿童遵守交通规则。

(五)教会孩子自救

如家中发生火灾拨打 119,遭受外来人的侵犯拨打 110,意外伤害急救拨打 120。

第九章 自体造血干细胞移植

第一节 概 述

自体造血干细胞移植(auto-HSCT),其实质是先用大剂量放疗及(或)化疗杀灭体内的肿瘤细胞,同时也将自身骨髓造血系统摧毁,然后将保存于体外的患者自己的造血干细胞(HSC)从静脉回输以重建造血功能。

auto-HSCT 的造血干细胞来源于患者本人,不受 HLA 配型和有无供者的限制,移植后无移植物抗宿主病(GVHD)等严重并发症,对患者年龄的限制也较异基因造血干细胞移植(allo-HSCT)宽,故可广泛应用于临床。

但其移植后的复发率较异基因移植高,这与缺乏移植物抗瘤作用及移植物中可能混有瘤细胞等因素有关。

由于 auto-HSCT 的疗效仍优于常规化疗,加之近年来支持治疗和抗感染治疗的进步,auto-HSCT已成为临床上可以接受的常规治疗之一。

根据移植物的来源可分为自体骨髓移植(auto-BMT)和自体外周血干细胞移植(auto-PBSCT)。

auto-PBSCT 与 auto-BMT 相比,有下列优点。

(1)采集比较方便,采集 PBSC 时无需麻醉,也无须多部位穿刺骨髓,避免了抽髓引起的痛苦。

(2)部分侵犯骨髓的患者和多发性骨髓瘤的患者,由于骨质破坏或肿瘤细胞浸润骨髓,及骨盆局部放疗等原因无法采集骨髓时,仍可采集到 PBSC。

(3)移植后造血功能恢复快,移植后感染、出血等并发症少,减少了抗生素和成分输血的应用,降低了移植相关病死率,缩短了住院时间,节减了费用。

(4)与骨髓相比,外周血中肿瘤细胞混入比较少。

对多发性骨髓瘤、淋巴瘤及一些实体肿瘤患者采集的 PBSC 中检测结果表明:虽然采集的 PBSC 中并不能完全避免肿瘤细胞的污染,但其检出率低于骨髓。鉴于上述优点,近年来,auto-PBSCT 逐年增多,绝大多数地区和机构已取代了 auto-BMT。

最初人们曾设想由于 PBSC 中肿瘤污染少,auto-PBSCT 可降低复发率,但现有资料表明auto-PBSCT后的复发率并不比 auto-BMT 明显减少。因此,有人推测,复发的主要原因是体内净化不完全,但其确切机制有待于进一步研究。

auto-HSCT 主要适用于对放/化疗敏感的恶性肿瘤患者,如急性白血病、淋巴瘤及部分恶性实体瘤(乳腺癌、卵巢癌、小细胞癌、神经母细胞瘤等),此外还包括一些非恶性疾病,如严重自身免疫性疾病中的类风湿关节炎、系统性红斑狼疮等。有实验研究表明,对放/化疗敏感的恶性肿瘤,随着放/化疗剂量的增加,细胞的杀伤也增加。然而,大剂量放/化疗的毒性尤其是对造血系统的毒性,限制了剂量的增加。

因此,在患者接受大剂量放/化疗之前,将其造血干细胞采集并体外保存,待大剂量放/化疗结束后回输,这样就可达到最大限度的杀灭肿瘤细胞的目的,又可以通过输入的造血干细胞重建造血。归纳起来,接受造血干细胞移植的"理想"患者应该具备或基本具备以下几个条件。

(1)疾病对放/化疗敏感。

(2)放/化疗的毒性应该主要集中于造血系统。

(3)移植时,患者体内的肿瘤负荷应该通过各种方法达到最低。

(4)移植物中尽量不含肿瘤细胞,若含有少量肿瘤细胞,则须通过适当的方法加以去除。

根据国内外多家移植中心的统计,在接受 auto-HSCT 治疗的病种中,淋巴瘤占第一位,其次是急性白血病。auto-HSCT 的最大问题是移植后复发率高,这也是导致移植失败最主要的原因。因此,如何降低移植后复发率,是提高 auto-HSCT 长期生存率的关键所在,除了加强移植前的化疗以减轻肿瘤负荷,以便最大限度地杀灭体内残存的肿瘤细胞(即体内净化)外,对移植物的体外净化亦非常重要。体外净化的原理是利用肿瘤细胞和正常细胞的各种性质差异,选择性地杀灭肿瘤细胞,而最大限度地保留拟植入的正常造血细胞,保证植入成功的同时,减少肿瘤细胞混入,从而减少复发。

正如前述,移植后复发的主要原因不仅仅与移植物的净化不完全有关,体内残留的肿瘤细胞克隆性生长也是不可忽视的重要原因之一。因此,对于移植前预处理方案的改进也日益引起人们的重视。

第二节 自体造血干细胞移植的预处理

移植实施之前,患者接受一个疗程的大剂量放/化疗,尽可能杀灭体内正常骨髓细胞和残留的肿瘤细胞,不但可以给植入的造血干细胞腾出空间,有利于植活,从而重建造血和免疫功能,同时也可以有效地减少复发。

很多资料显示,auto-HSCT 后造血干细胞净化与否和复发的关系尚不能完全肯定,但几乎所有的研究结果都表明,体内的微小残留病与复发关系密切,这也说明了移植前预处理的重要性。

为了达到预处理的目的,往往需要多种不同药理作用的药物和(或)放疗的组合,因此,必须综合考虑患者的疾病、身体状况、年龄以及既往治疗等情况,才能做出恰当的选择。

理想的预处理措施应该符合以下条件:最大可能地杀灭隐蔽部位的肿瘤细胞、最小的治疗相关毒性、适当的药物代谢半衰期,半衰期太长则影响以后的造血干细胞植入,太短则可能难以充分杀灭肿瘤细胞。

一、全身照射在预处理中的应用

1962 年,Thomas 等使用 10 Gy 的剂量全身照射(TBI)治疗 6 例复发的白血病患者,结果 6 例患者仍然没有获得缓解,之后又探索在照射前 2 d 加用环磷酰胺(CY)60 mg/(kg·d),这就形成了经典的含 TBI 的预处理方案,至今仍为许多造血干细胞移植单位所沿用。

为了达到预处理的预期效果，一般认为，TBI 的总剂量在 8～12 Gy，这样会产生一个极重度的骨髓抑制，为造血干细胞植入提供条件。为了既能最大限度地杀灭肿瘤细胞，而患者又能耐受，国内外都倾向于分次照射法来提高总照射剂量，可以每天照射 1 次，每次 4～5 Gy。

另一种特殊的照射技术是全淋巴照射(TLI)，此法的照射范围主要局限于全身的淋巴结区，减少了全身其他组织的照射，相应地减少了移植后放射性肺炎的发生率，主要应用于霍奇金病(HD)的自体造血干细胞移植，也可用于 NHL 移植前使用。

二、常用的预处理方案

(一)含 TBI 的预处理方案

正如前述，最经典的含 TBI 的预处理方案是 CY/TBI，方法是 CY 60 mg/(kg·d)，连用 2 d，单次 TBI 10 Gy，肺部<8 Gy，也可分次照射，以减少毒副作用，总剂量为 12 Gy(剂量平分 3 d 使用，每日 2 次)，或 14.4 Gy(剂量平分 4 d 使用，每日 3 次)。

(二)不含 TBI 的预处理方案

由于含 TBI 预处理方案有引起不育和间质性肺炎的可能，且早期很多机构没有专门用于照射的机器，人们开始研究不含 TBI 的预处理方案。美国的 M. D. Anderson 肿瘤中心最早使用 BCV 方案作为淋巴瘤自体造血干细胞移植的预处理方案。

无论是含 TBI 还是不含 TBI 的预处理方案，都各有优缺点，临床上应根据患者的实际情况选择使用，尽量做到个体化，才能最大限度地保证移植的成功。

第三节　自体造血干细胞移植治疗恶性血液病

一、自体造血干细胞移植治疗淋巴瘤

(一)恶性淋巴瘤治疗现状

淋巴瘤是一组具有不同的生物学特性和预后的血液系统恶性肿瘤，分别起源于不同成熟阶段的 B 淋巴细胞、T 淋巴细胞和 NK 细胞。但淋巴瘤同时也是有可能治愈的恶性血液病之一，通过常规化疗，霍奇金淋巴瘤(HL)的治愈率已经大大提高；但非霍奇金淋巴瘤(NHL)的总体治愈率却不尽如人意，类型不同预后也明显不同。

1. 霍奇金淋巴瘤(HL)

对于预后良好的 I、II 期 HL 的初次治疗，放疗或化疗的疗效都是肯定的。

Wilder 等观察了 48 例早期结节性淋巴细胞为主型 HL，分别接受单纯放疗(37 例)和放化疗联合治疗(11 例)，结果发现两组具有相同的无复发率和总生存率，表明这类患者加化疗并不提高无复发率和总生存率，也不能降低放疗野外的复发率。

对预后良好的病理 I 期，如膈上的结节性淋巴细胞为主型或结节硬化型的年轻女性患者可考虑单纯放疗，即使放疗失败也可以用化疗来挽救治疗；对其他预后良好的 I、II 期患者，则以短程化疗(如 ABVD 2～4 周期)加受侵部位放疗(30～35 Gy)为主，缩小照射野和减少剂量的放疗联合化疗的综合治疗既能较好控制疾病，又可以减少放疗的急性不良反应和远期并发症的发生。

但是，在选择初次治疗方案时，必须考虑到小剂量小照射野放疗和短疗程化疗联合治疗有可能降低病变局部控制率和远期疗效，在需要挽救治疗时，可供选择的治疗手段就会有限。

GHSG(German Hodgkin Study Group)推荐将预后良好Ⅰ、Ⅱ期治疗标准治疗由单纯放疗改为联合放化疗，化疗方案仍是经典的 ABVD。

也有人认为如果患者较年轻，以考虑生存时间为主，建议综合治疗；老年患者以考虑生活质量为主，建议单纯放疗。Specht 等汇总了全世界 23 个早期 HL 临床随机研究的结果，分析单纯放疗和综合治疗对长期生存的影响。

13 个研究结果表明两者的 10 年复发率分别为 32.7% 和 15.8%(P<0.001)，10 年实际生存率分别为 76.5% 和 79.4%(P>0.1)，ⅠA 期单纯放疗和综合治疗的 10 年复发率分别为 20.4% 和 11%，综合治疗显著改善了无病生存率。

综合治疗能提高预后良好Ⅰ、Ⅱ期患者的无病生存率，但未能提高总生存率，最合适的化疗方案和周期数目前正在研究中。

对预后不良的Ⅰ、Ⅱ期 HL 患者联合放化疗已得到公认，目前的文献表明 ABVD 方案化疗 4 个疗程加受侵野放疗的综合治疗为标准治疗方案。而对于巨大纵隔肿物患者，6 个疗程 ABVD 或斯坦福 V 方案(阿霉素、长春花碱、氮芥、长春新碱、博莱霉素、足叶乙苷、泼尼松)联合局部放疗是较为理想的选择。

对于晚期(Ⅲ、Ⅳ期)HL 患者应以全身化疗为主，有 50% 以上的晚期患者以标准方案治疗可以治愈。既往采用的方案多为 MOPP(氮芥、长春新碱、甲基苄肼、泼尼松)，不但治愈率低而且烷化剂易导致继发性白血病并对生殖系统产生毒性，这就限制了其广泛应用。

目前 ABVD 方案仍然是晚期 HL 患者标准的一线化疗方案，很多临床实验证实其疗效优于 MOPP 方案，并且不良反应也较少，斯坦福 V 方案用于晚期 HL 患者治疗的也取得了较好的疗效。

对于复发性和难治性 HL 患者有多种挽救方案，尚不能确定哪个方案更好。有人认为常规挽救方案包括 MOPP、ABVD 或两者的交替。Mini-BEAM 方案(卡莫司汀、足叶乙苷、阿糖胞苷、苯丙氨酸氮芥)、Dexa-BEAM(地塞米松、卡莫司汀、足叶乙苷、阿糖胞苷、苯丙氨酸氮芥)和 DHAP 方案(顺铂、阿糖胞苷、地塞米松)也报道较多，其中 Mini-BEAM 方案的疗效较为肯定，但是此方案影响造血干细胞动员。对于首程治疗未用放疗的复发患者，若无全身症状，或仅有单个孤立淋巴结区病变及照射野外复发的患者可行挽救性放疗。

2.非霍奇金淋巴瘤

惰性淋巴瘤的临床特征为肿瘤细胞生长速度和疾病进展相对缓慢，它主要包括一组小 B 淋巴细胞淋巴瘤，如滤泡性淋巴瘤(FL)、慢性淋巴细胞性白血病/小淋巴细胞淋巴瘤(CLL/SLL)和黏膜相关淋巴瘤。

惰性淋巴瘤由于起病隐袭，疾病进展缓慢，早期发现者以密切观察为主，不推荐积极的干预治疗措施，但多数患者就诊时往往已处于疾病晚期(Ⅲ/Ⅳ期)。

化疗或化疗联合放疗是现阶段治疗的主要手段，COP 或 CHOP 方案是最常用的治疗方案。获得缓解后的患者多会出现复发，复发者经过再次化疗持续缓解的时间越来越短。

目前为止，还没有一种被普遍认可的惰性淋巴瘤最佳治疗方案。

为了寻找清除淋巴瘤残留病灶的方法,瑞士的一个协作组研究了用利妥昔单抗维持治疗缓解后的滤泡性淋巴瘤患者,他们将患者随机分为两组,利妥昔单抗维持治疗组每次静脉滴注375 mg/m², 每 3 个月 1 次,连续应用 2 年,观察组不使用利妥昔单抗。结果显示,利妥昔单抗维持治疗组患者的疾病无进展生存率提高,但总体生存率并没有提高。嘌呤类似物因与烷化剂无交叉耐药,近年来在惰性淋巴瘤的治疗中得到了广泛应用,最常用的为氟达拉滨,单药治疗较烷化剂治疗的缓解率增加,但无生存优势,因此多与其他药物如环磷酰胺(CTX)、米托蒽醌联用,FC 方案(氟达拉滨 20 mg/(m² · d),d1～5;CTX 600 mg/(m² · d),d1)缓解率为90％,FCM 方案(氟达拉滨 25 mg/(m² · d),d1～3;CTX 200～300 mg/(m² · d),d1～3,米托蒽醌 6～8 mg/(m² · d),d1)缓解率为 95％,69％的患者达到了分子生物学缓解。

利用 FL 对射线高度敏感的特性,将注入体内的单克隆抗体带上高能射线,既能直接攻击淋巴瘤细胞,又可以借助射线杀灭周围的肿瘤细胞,这就是放射免疫治疗。

国外应用最多的是与 CD20 单抗结合的 ^{131}I tositumomab 和 ^{90}Y-ibritumomab tiuxetan,缓解率为 60％～80％。随机研究表明单次 ^{90}Y-ibritumomab 优于 4 周利妥昔单抗,在大包块患者中,由于肿瘤细胞接受内照射的机会多,故疗效更为明显。

同位素标记的单抗还用于化疗后的巩固治疗,联合高剂量化疗和造血干细胞支持已成功用于复发、难治的 FL 治疗。

胃肠道的黏膜相关淋巴组织淋巴瘤,因其发病和演变与幽门螺杆菌感染有关,患者应首选抗幽门螺杆菌感染,治疗后必须行严格内镜随诊,观察期应相对较长,持续反应较差的患者可给予局部放疗。

为了保全胃功能和保证患者生活质量,目前基本不考虑手术治疗。

对于晚期患者,常以联合化疗为主,合并局部放疗。

有关惰性淋巴瘤患者是否需要维持治疗,如果需要,选择什么治疗方案持续多长时间等问题目前均无定论。

侵袭性淋巴瘤主要包括以下几种类型:B 细胞前淋巴细胞白血病、套细胞淋巴瘤、弥散性大 B 细胞型淋巴瘤、外周 T 细胞淋巴瘤、血管免疫母细胞淋巴瘤、肠道 T 细胞淋巴瘤、结节外NK/T 细胞淋巴瘤间变性大细胞淋巴瘤(T、浆细胞)、肠病型 T 细胞淋巴瘤、皮下脂膜炎样 T细胞淋巴瘤、成人急性 T 细胞淋巴瘤等。高度侵袭性 NHL 主要包括:前 B 淋巴母细胞淋巴瘤、伯基特淋巴瘤、前 T 淋巴母细胞淋巴瘤。

由于侵袭性 NHL 具有恶性程度高、病情发展快、对化疗药物相对敏感等特点,因此与惰性淋巴瘤在处理原则上存在巨大差异。

此类淋巴瘤的治疗应更为积极,应以争取尽早达到完全缓解,尽可能延长完全缓解期。侵袭性淋巴瘤的治疗原则是以化疗为主,放疗属辅助性治疗,手术在多数情况下已非必需。

经多年的临床观察,CHOP 方案(6～8 周期)仍然是首选的一线治疗方案,近年来的资料表明,利妥昔单抗联合化疗,可明显提高相关侵袭性淋巴瘤的缓解率及生存率。一组大样本资料表明,单独用 CHOP 方案的 197 例侵袭性 NHL 患者其完全缓解率为 63％,总有效率为69％,而另一组基本情况相似的研究中,使用 CHOP＋利妥昔单抗治疗获得完全缓解率为 76％。

高度侵袭性淋巴瘤的治疗方案显然远比其他 NHL 更强烈,5 年随访表明,单用 CHOP 组第 1～3 年的总生存率分别为 68％、57％和 51％;而 CHOP＋利妥昔单抗组则分别为 83％、

70%和62%。因此对有条件的侵袭性 NHL 患者,在化疗的同时,最好能辅以 3～6 个疗程的相应单克隆抗体治疗,以期获得更长的完全缓解期。

伯基特淋巴瘤的推荐治疗方案如下。

(1)低危组:CODOX-M(CTX＋VCR＋ADM＋HDMTX)、大剂量 CVAD(CTX＋VCR＋ADM＋DXM)或与 MTX＋Ara-C 方案交替。

(2)高危组:CODOX-M(CTX＋VCR＋ADM＋HDMTX)/IVAC(异环磷酰胺＋VP-16＋HDAra-C)。

淋巴母细胞淋巴瘤的推荐治疗方案如下。

(1)大剂量 CVAD(CTX＋VCR＋ADM＋DXM)与 MTX＋Ara-C 交替应用。

(2)标准 VP(VCR＋Pred)继之以强烈化疗(Ara-C＋HDMTX)。

(3)HDAra-C＋R 或 HDMTX＋R。

(4)各种用于 ALL 的诱导化疗方案。

(二)淋巴瘤患者移植适应证

对于难治、复发的淋巴瘤,HSCT 将能为这些患者提供长期存活甚至治愈的机会。auto-HSCT治疗淋巴瘤开始于 20 世纪 70 年代,从那以后,移植的数量迅速增加,其中绝大多数是 auto-PBSCT。随着移植技术的提高,移植患者的年龄越来越大,国外有超过 80 岁的患者接受自体移植的报道。据临床资料统计,到目前为止,auto-PBSCT 治疗最多的病种就是恶性淋巴瘤。

1.霍奇金淋巴瘤移植适应证

得益于移植技术的提高,在大剂量抗肿瘤药物治疗的基础上,行 auto-HSCT 以重建造血功能,显著提高了难治/复发 HL 患者的长期生存率。

大量临床资料表明,HL 患者异基因移植和自体移植的总生存率无显著差别,Anderson 等观察了 127 例行异基因移植和自体移植难治/复发 HL 患者,虽然前者的复发率低,但移植相关病死率较高,导致了两组的总生存率相似。

由于自体移植的许多优势,故临床上使用越来越广。

正如前述,在 HL 的化疗中,经典的 ABVD 方案被认为是目前最有效的常规治疗方案,常规的放/化疗已经使 HL 的治愈率达到 60%以上,大多数初治的、不伴不良预后因素的 HL 患者获得了理想的长期生存率,这些患者无须施行 HSCT。

但仍有一些患者经过常规治疗不能缓解,或者缓解后 1 年内很快复发,这部分患者(统称复发/难治病例)的预后普遍欠佳。其他的一些提示预后不良的因素包括:老龄患者、肿瘤直径巨大(大于 10 cm)、同时有 B 组症状以及病理类型为淋巴细胞消减型或混合细胞型、纵隔肿块、LDH 升高、多个淋巴结外器官受累、外周血淋巴细胞低于 0.75×10^9/L 等。对这部分患者来说,选择进行 HSCT 是非常有益的。

经 EBMT 的一宗包含 175 位患者的统计发现:HL 患者诱导治疗后未获反应行 HSCT 比二线治疗失败后再行 HSCT 的总生存率要高,这说明了选择移植时机的重要性。

2.非霍奇金淋巴瘤移植适应证

对于早期惰性淋巴瘤来说,特别是 I 期患者,采用局部放疗或标准化疗联合受累部位的局部放疗,可获得长期生存,多不主张行 HSCT。

也有人认为,虽然这些患者病情进展缓慢,自然病程常延续数年,但绝大多数难以治愈,平均生存时间 8～10 年,最终死于本病,所以在疾病出现明显进展,而患者全身情况较好,对生存预期较高者,亦可试行 auto-HSCT。

Bierman 等的研究发现 HSCT 可以延长无病生存,但实际生存期却没得到延长,目前为止,尚没有大规模的数据全面评价这部分患者中选择移植与不移植的最终益处。

中—高度恶性的淋巴瘤患者通过常规化疗虽可获得缓解,但极易复发,尤其是具有不良预后因素者,长期生存率不高,这类患者的处理原则是缓解后尽早进行 HSCT。

1997 年,意大利淋巴瘤治疗协作组比较了化疗和自体造血干细胞移植治疗弥散大 B 细胞淋巴瘤的结果,随访观察中位时间 55 个月,化疗组和移植组的缓解率分别为 70% 和 96%,无病生存率分别为 49% 和 76%(P=0.004),表明移植的疗效明显优于常规化疗。首次化疗只达到部分缓解(PR)的患者,其远期生存率一般很少超过 27%,有研究发现,活检经过 4 疗程常规化疗仍然 PR 患者体内肿块,如仍见活瘤细胞,则 HSCT 效果可能较差。

一项多中心研究观察了一线化疗后仅 PR 的一组中—高度恶性的淋巴瘤患者,其中 22 例施行自体造血干细胞移植,另 27 例采用 DHAP 化疗 6 个疗程,近期疗效和复发率均是移植组低(P<0.01),但总生存率和无进展生存率均无差别。

首次治疗耐药的中—高度恶性的淋巴瘤患者,即使移植也不会产生满意疗效,故不推荐移植。

对于化疗敏感、治疗后复发的中—高度恶性的淋巴瘤患者,很多作者的意见是一致的。

挽救治疗方案可以使复发患者再次获得缓解,但长期生存的仍然很少。HSCT 作为二线方案敏感者的后续强化治疗措施,其 2～3 年的无病生存率明显高于常规挽救化疗。国外多项研究的结果都证实了超大剂量化疗后联合造血干细胞移植的疗效。

值得注意的是,若常规挽救化疗无效者进行移植同样难以奏效,故这些患者不推荐进行移植。

(三)移植前准备及移植实施

1.外周血造血干细胞动员及采集

由于生理状态下外周血中造血干细胞数量仅占单个核细胞的 0.01%～0.1%,相当于骨髓的 1%～10%,这对行 HSCT 移植来说远远不够,为了获得足够数量的造血干细胞,必须使用特定的方法将骨髓池中的造血干细胞驱赶到外周血,这就是外周血造血干细胞动员。

动员方法包括骨髓抑制性化疗、造血生长因子应用以及化疗和造血生长因子的联合应用,随着基因工程技术的迅猛发展,一系列重组生长因子相继商品化并应用于临床,目前单纯使用化疗来动员已不多见,国内外最常用的方案是化疗和造血因子的联合应用,这种方法的优点是既能杀灭体内的肿瘤细胞,又可在细胞毒类药物和细胞因子的联合作用下动员出更多的 PBSC。

NHL 的化疗常用方案 CHOP 骨髓抑制作用较弱,动员 PBSC 的作用也很有限,故临床上不用来作为动员方案。

现将淋巴瘤 auto-PBSCT 中常用的动员方法介绍如下。

(1)CY 3～7 g/m²,2 d 内分次用完;G-CSF 300 μg,每日 1 次。

(2)Ara-C 6～12g/m²,2 d 内分 4 次用完;G-CSF 300 μg,每日 1 次。

(3)VP16 1～1.5g/m²,2 d 内分 2～4 次给药;G-CSF 300 μg,每日 1 次。

(4)CY 2～4g/m²,d1;ADM 50 mg/m²,d1;VCR 1.4 mg/m²,d1;Pred 1 mg/(kg·d), d1～5；G-CSF300 μg，每日 1 次。

上述动员方案中 G-CSF 的使用方法有两种：其一是化疗后 24 h 开始给药；其二是待白细胞下降至最低开始恢复时给药，目前后者较为常用。

当外周血白细胞数从最低点回升至 $1.0 \times 10^9/L$ 时，可以考虑采集，一般最佳采集时机大约是白细胞在 $(3.0～5.0) \times 10^9/L$，如有流式细胞仪，则测量 $CD34^+$ 细胞计数，$CD34^+$ 细胞计数在 $(2～4) \times 10^7/L$ 水平时一般是采集的最佳时机，这个时间段多出现于化疗后10～14 d。

需要造血干细胞的采集量通常可以参考下列数值。

(1)有核细胞 $(2～6) \times 10^8/kg$。

(2)$CD34^+$ 细胞 $(1～3) \times 10^6/kg$，当两者同时满足时，一般采集的细胞数已够移植使用了。

2.预处理方案选择

淋巴瘤的预处理方案到底如何选择，各家观点不尽一致，是否加用 TBI 也很有争论，但一般认为，既往使用过放射治疗的患者，不宜选择含 TBI 的预处理方案，以减少间质性肺炎等并发症的发生。

一项大宗回顾性分析的结果表明，BEAM 预处理方案对于 HL 效果优于 BCV，而对 NHL 而言，则是 BCV 较为有效。

对于弥散大 B 细胞淋巴瘤来说，CHOP＋利妥昔单抗可提高生存率，一线治疗若复发或未缓解则补救治疗措施效果也很差，若行 auto-HSCT，预处理中在 CY 和 TBI 基础上加用 VP16 可提高预后。预处理包含 TBI 可增加毒性及移植后病死率，但也有单独用药物预处理发生间质性肺炎的报道。一项 EBMT 回顾性分析表明 HD-CBV 预处理比 BEAM 有更长的无进展生存。但也有相反的报道，一项西班牙分析在 auto-HSCT（弥散大 B 细胞淋巴瘤）予 BEAM 或 BEAC 比 CBV 有更好的 8 年总体生存率。

BEAM 里的 VP16 的剂量提高并没有同步提高生存率却增加了胃肠道毒性，CBV 方案里的 BCNU 剂量加大也会提升毒性，$300 \ mg/m^2$ 尚安全，若升至 $600 \ mg/m^2$，就会观察到明显毒性，如间质性肺炎等。

其他还有一些包括卡铂、羟基脲、噻替哌等药物的预处理，其具体疗效还不清楚。也有用放射性标记的单抗取代 TBI，原理是使肿瘤部位聚集大剂量的放射线，而正常组织只接受到较少的照射，这样在保证照射效果的同时，尽量减少对正常组织的伤害。在复发或难治的 NHL 中，在 auto-HSCT 前予^{131}I 标记的 CD20 单抗，Ⅰ/Ⅱ期试验的可行性已通过了论证。

二、自体造血干细胞移植在其他恶性血液病中的应用

数十年来，对急慢性白血病的发病机制和治疗方法的研究都取得了较大的进展，尤其是治疗后完全缓解率和长期生存率均得到了较大的提高，使用诱导分化剂维甲酸、凋亡诱导剂、砷剂治疗急性早幼粒细胞白血病（APL）和使用酪氨酸激酶受体抑制剂伊马替尼治疗慢性粒细胞白血病（CML）更是具白血病治疗史上的里程碑意义。

目前成人急性淋巴细胞白血病（ALL）的缓解率已达到 80％～90％，但是很多缓解后的患者仍会复发，成人 ALL 的长期无病生存率仅为 30％～40％。如何进行白血病缓解后治疗，进一步提高患者的长期生存率，是临床医生非常关心的问题。欣喜的是，造血干细胞移植给人们带来了希望，无疑异基因移植有很多优点，但自体造血干细胞移植在缺乏供体或某些类型的白血病的治疗上仍具有重要意义。

迄今为止,在白血病中,应用造血干细胞移植最多的病种是急性髓细胞白血病(AML),而用于 ALL 等疾病的资料相对有限。

(一)自体造血干细胞移植治疗 AML

AML 是一组异质性疾病,不同患者的预后可能相差很大,移植适应证的选择基于对不同预后分型的综合判断,初诊时的许多因素和预后有关,其中最重要的是白血病细胞染色体核型。

一些较好的预后因素包括:初治急性白血病 FAB 分型为 M2、M3、M4 的;白血病细胞染色体核型 t(8;21)、t(15;17)、inv(16);年轻患者;1 个疗程后达 CR 者。较差的预后因素有:AML 继发于骨髓增生异常综合征(MDS)或先前多种治疗;多药耐药基因(MDR)阳性;FAB 分型为 M0、M1、M5、M6、M7;染色体异常如-5、-7、3q-、t(10;11)以及复杂异常核型;老年人(>60 岁);Flt-3 突变;诊断时高白细胞(WBC$>100\times10^9$/L);1 个疗程以上达缓解等。做到治疗个体化,根据不同的预后因素给予相应的治疗,是提高长期生存的关键。

综合各家意见,一般认为,具有良好预后因素的患者在获得缓解后,可以行几个疗程的大剂量 Ara-C 强化治疗,allo-HSCT 由于治疗相关并发症多,在该组的总体疗效未必优于化疗,但是 auto-HSCT 作为强力化疗后的一种支持措施,其作用是肯定的,可以酌情使用。

对于有不良预后因素的患者,有 HLA 相合供者则尽量施行异基因造血干细胞移植,如没有 HLA 相合供者,auto-HSCT 的效果也不甚理想,应谨慎考虑。对于预后中等的患者,多数学者认为,如欲施行 auto-HSCT,则术前应进行数个疗程的包含大剂量 Ara-C 在内的强化治疗,目的是加强体内净化,减少复发。

一般可在第一次缓解后行 auto-HSCT,预处理可选:①CY/TBI;②BAVC;③BU/CY(二次缓解后 auto-HSCT 更优),再加入一些单抗。采集物要求 MNC$>2\times10^8$/kg,CD34$^+$细胞数$>2\times10^6$/kg。

(二)自体造血干细胞移植治疗急性淋巴细胞白血病

ALL 的治疗效果远比不上 AML,首次缓解后的成人患者复发率很高,尤其是 Ph$^+$ ALL 预后更差。对于成人 ALL 的治疗策略,目前比较公认的看法是:缓解后,如果存在 HLA 相合的同胞供者时,应优先考虑异基因移植,其次是 HLA 相合的无关供者移植、自体移植、有 HLA 位点不合的亲属供者移植,再次是巩固强化疗维持。有学者建议,除预后良好者首选化疗,高危患者首先考虑异基因移植外,可将 auto-HSCT 作为标危(中危)及不能进行异基因移植的高危患者的一种治疗选择。auto-HSCT 治疗 ALL 的资料在世界范围内都不是很多,零星的统计没有得出一致的意见,对于移植适应证、移植方式、时机等也没有统一的规范。

由于淋巴细胞来源的白血病细胞比髓细胞来源的白血病细胞对放射线更敏感,故预处理方案一般应包含 TBI。

有人认为,auto-HSCT 治疗前,应给予缓解后早期序贯强化巩固治疗 4 个疗程,以达到"体内净化",在达到较高缓解质量、体内肿瘤负荷较低时采集造血干细胞,结合移植后的免疫治疗和(或)短期小剂量维持化疗进一步清除移植后 MRD,可以提高总体疗效。

(三)自体造血干细胞移植在慢性髓细胞白血病中的应用

早期有人试验性使用 auto-HSCT 来治疗 CML,效果很不满意,体内外实验表明,无论使用什么方法,都不能使 Ph 阳性细胞克隆的清除达到理想的要求,移植后的患者大多数复发,用慢性期采集的造血干细胞移植给进展期的患者,有可能使患者再次进入慢性期,但持续时间较短,很快继续进展,所以,迄今为止,auto-HSCT 在治疗 CML 方面没有得到肯定。

随着伊马替尼的广泛使用,auto-HSCT 治疗 CML 的尝试已越来越少。

(四)自体造血干细胞移植治疗多发性骨髓瘤

多发性骨髓瘤(MM)是一种浆细胞异常增生的恶性肿瘤,目前为止仍然是一种药物无法治愈的疾病,其常规化疗的 3 年无进展生存率很低。

由于 MM 患者发病年龄较大,有机会行 allo-HSCT 治疗的患者很少,即使年龄允许,allo-HSCT 治疗 MM 的疗效也并不令人满意。

auto-HSCT 的年龄限制较宽,移植相关病死率亦较低,自 20 世纪 80 年代中期后欧美的许多移植中心开展 auto-HSCT 治疗 MM 的研究逐渐增多,取得了令人鼓舞的结果。

1996 年公布了一项叫做 IFM90 的研究结果,该研究的对象包括两组 MM 患者,一组采用 VMCP 方案(长春新碱、马法兰、环磷酰胺、泼尼松)/BVAP 方案(卡氮芥、长春新碱、阿霉素、泼尼松)交替化疗 18 个疗程;另一组先用上述方案治疗 4~6 个疗程,接着采用 auto-HSCT,预处理方案为 Mel(140 mg/m²)+TBI(8 Gy)。

两组的完全缓解率分别为 14% 和 38%,移植组的缓解率明显高于化疗组,7 年的无事件存活率分别为 8% 和 25%,总生存率分别为 16% 和 43%,二者差异性显著,以后的多项研究陆续确立大剂量化疗加自体移植治疗 MM 的地位。

auto-HSCT 相对安全,有研究观察了 70 岁以上组老龄患者的移植结果,只要适当减低预处理的强度,高龄不是移植的主要限制因素,伴发肾功能不全的患者移植须谨慎,预处理药物的蓄积有时是致命的,但也有报道预处理强度减低后的 auto-HSCT 也能使这部分患者受益,甚至有接受血透治疗的 MM 患者移植的报道,因此,移植适应证的选择是非常广泛的。

早期的预处理方案是 MEL/TBI,以后出现了不含 TBI 的预处理方案,单药使用 MEL 200 mg/m²,有人比较了这两种方案的效果,发现后者的毒副作用较小,故多数学者推荐后者作为标准的预处理方案。

为提高移植后的长期生存率,很多移植机构又开始研究二次移植,统计资料表明,在复发前、第一次 auto-HSCT 后 1 年内进行第二次 auto-HSCT,才能提高总缓解率,并延长生存时间,首次 auto-HSCT 复发后再进行第 2 次移植并不能改善患者的存活率。二次移植对于高危患者无益。

(五)自体造血干细胞移植在骨髓增生异常综合征中的应用

骨髓增生异常综合征(MDS)是一种造血干细胞克隆性疾病,包括一组高度异质性的恶性血液病,临床表现为伴外周血细胞(单系、双系或 3 系)减少的无效造血、病态造血,常伴有感染和出血,具高风险向急性白血病转化的特征。

治疗原则包括单纯支持治疗、刺激造血和根除恶性克隆等,只有造血干细胞移植才是唯一可望治愈本病的手段。

需要强调的是,随着疾病进入高危期,体内的残余正常造血干细胞池渐耗竭,所以有适应证的 MDS 患者的移植应尽早施行。

理论上 allo-HSCT 对 MDS 有潜在的治愈效果,选择适宜患者总的原则是:年龄<55 岁的中危-1、中危-2 和高危组患者建议采用 HLA 匹配的同胞供体 allo-HSCT,其中年龄<40 岁的患者还可选择 HLA 匹配的无关供体 allo-HSCT,这些患者的移植宜在诊断后早期进行。低危患者的情况有点不一样,鉴于移植相关并发症的存在影响了移植成功率,而低危患者本身的

长期生存率相对较高,所以绝大多数低危难治性贫血患者应密切观察,直到病情有进展依据时才考虑进行移植。

迄今为止,国际上采用 auto-HSCT 治疗 MDS 的病例数有限,但近年来有逐渐增多的趋势,现有的经验表明:auto-HSCT 治疗 MDS 目前尚处于探索阶段,无适合供体或不适合于做 allo-HSCT 的高危患者,auto-HSCT 可作为强力化疗后的一种支持措施,预处理方案可参照急性白血病 auto-HSCT 的某些方案,但是否有必要使用 TBI 还有争论。

今后一段时间需要解决的问题是:部分患者诱导化疗后长期而严重的骨髓抑制,影响造血干细胞采集;如何改善预处理方案,有效彻底地清除恶性克隆;如何高选择性分离并采集出正常造血干细胞等。

第四节 自体造血干细胞移植治疗实体瘤

在很多实体瘤的治疗过程中,通过增加放/化疗剂量,恶性细胞的杀伤率明显提高,但在增加剂量的同时可产生致死性的骨髓抑制,白血病减少引发的严重感染或血小板减少引发的出血常常使治疗被迫中断,这是影响肿瘤治愈率的一个重要因素。人们尝试在大剂量放/化疗后的严重骨髓抑制期输入预先采集并保存的自体造血干细胞,从而保证大剂量放/化疗的安全进行,提高了某些肿瘤的治愈率,近年来,造血干细胞支持在一些恶性肿瘤的治疗中取得了很大的成功。

一、自体造血干细胞移植在乳腺癌中的应用

乳腺癌是女性最常见的恶性肿瘤之一,目前的治疗手段包括手术、化疗、放疗以及内分泌治疗等,治愈率在 50% 左右,但复发后常规化疗效果差,仅在部分患者中见效,长期无病生存率仍不高。auto-HSCT 治疗乳腺癌已有 20 多年的历史,取得了一定的效果,一般认为适应证包括以下几点。

(1)对挽救方案敏感的晚期复发者。

(2)伴有高危因素的术后维持化疗的患者。

(3)初治失去手术时机患者。

最近有很多关于高剂量化疗(HDC)结合 auto-HSCT 治疗晚期复发转移乳腺癌的报道,对转移性乳腺癌联合化疗的基本原则是力求最小毒性、最大协同效应。由于体内肿瘤细胞的敏感性,auto-HSCT 前给予 HDC 可使体内肿瘤负荷达到最大限度的降低,在造血干细胞采集前,几个循环的常规标准化疗就有可能达到体内净化,降低肿瘤细胞污染,但常规的化疗也能导致多药或特定的药物耐药。这种治疗方式失败的风险有:①年龄>45 岁;②缺失激素受体;③最初的无进展生存期<18 个月;④转移到肝或中枢神经系统;⑤3 个及 3 个以上的转移病灶;⑥对常规剂量化疗无完全反应。临床实践表明,HDC 中能延长无进展生存率的药物有:米托蒽醌、卡铂、噻替哌、CTX、5-FU、表柔比星等。现有的资料显示,在乳腺癌的造血干细胞支持治疗中,allo-HSCT 并不比 auto-HSCT 有更好的无进展生存。

二、自体造血干细胞移植在小细胞肺癌中的应用

小细胞肺癌（SCLC）占整个肺癌发病率的 15%～25%，恶性度高，虽然对放化疗敏感，常规治疗近期有效率高，但长期无病生存率和总生存率低，5 年生存率为仅为 3%～10%。局限期（肿瘤局限于一侧胸腔）和广泛期（肿瘤波及对侧胸腔或胸腔积液中发现瘤细胞）SCLC 有效率分别为 80%～100% 和 60%～80%，中位生存期分别为 14～20 个月和 7～11 个月，2 年生存率分别为 20%～40% 和不足 5%。

研究表明，SCLC 也是对化疗敏感的肿瘤，但 SCLC 的另一个特点是存在多药耐药，其疗效不好的原因之一就是肿瘤干细胞耐药。外周血干细胞支持下的大剂量化疗是近年来 SCLC 治疗的新进展，其理论基础是 SCLC 与化疗剂量具有很强的量效关系，增加化疗剂量不仅可增加化疗的疗效，在一定程度上可提高患者生存率，同时增加化疗的剂量也是克服肿瘤耐药的一种有效方法。骨髓抑制是化疗剂量受到限制的主要原因，造血干细胞移植的临床应用，为大剂量化疗创造了条件。

很多临床资料表明，HDC 结合 auto-HSCT，可以提高局限期特别是手术后患者的生存率，而广泛期患者则没有明显益处。Anthony 等报道 36 例局限期 SCLC 患者使用 HDC 和造血干细胞支持及胸部和颅脑预防性照射治疗的长期结果，9 例（25%）完全缓解，20 例（55.6%）部分缓解。

Fetscher 等研究诱导化疗 2 周期加或不加手术患者的疗效，之后给予常规化疗或 HDC＋auto-HSCT，化疗完成后给予胸部放疗。

入组 100 例，可评价疗效者 97 例，其中移植组 30 例患者，局限期、广泛期中位生存时间分别为 26 个月和 8 个月，2 年生存率分别为 53% 和 9%，移植相关病死率为 13%；常规治疗组局限期、广泛期中位生存时间分别为 19 个月和 6 个月，2 年生存率分别为 36% 和 0，治疗相关病死率为 2%，提示移植前诱导化疗及手术达 CR 的局限期患者有更高的有效率和更长的生存期。

三、自体造血干细胞移植在生殖细胞瘤中的应用

生殖细胞瘤（GCT）由原始的生殖细胞衍生而来，好发于松果体区，其次为鞍上池，肿瘤以儿童和青少年多见，鞍上生殖细胞瘤则以女性多见。肿瘤通常无包膜、无钙化、质地可软可韧，瘤内多为实质性，少数情况下瘤内可见出血、坏死、囊变或退化，易向蛛网膜下隙及脑室系统种植、播散。

治疗手段包括：手术、放疗、化疗等，生殖细胞瘤对放射线尤其敏感。药物治疗方面，GCT 患者 HDC 的适应证：①多次复发 GCT 补救治疗；②难治的 GCT 初治；③预后差的 GCT 首次治疗；④对于不能达到缓解者的治疗。HCG 大于 1 000 U/L 差，预后差的可接受 4 个疗程的 PEI（顺铂、VP16、异环磷酰胺）加血清粒细胞集落刺激因子（C-CSF）/造血干细胞支持。

对于那些先前接受过 2 个常规标准剂量的和预后差的 GCT 患者初治后复发的，大剂量的卡铂和 VP16 为基础联合 auto-HSCT 已被接受成为 GCT 的标准治疗方案之一。

四、自体造血干细胞移植在神经母细胞瘤中的应用

神经母细胞瘤是比较常见的外周神经系统恶性肿瘤，1 岁以上儿童恶性程度高、预后差，早期容易发生转移。Ⅲ、Ⅳ期病例疗效很差，对于Ⅳ期神经母细胞瘤，研究证明强烈化疗、

allo-HSCT可改善预后,研究还发现,allo-HSCT 和 auto-HSCT 的长期疗效无明显不同,可能由于神经母细胞瘤的肿瘤细胞上缺乏 HLA-Ⅰ类抗原的表达,allo-HSCT 的移植物抗白血病效应就不能发挥出来。目前比较一致的看法是:进展期神经母细胞肿瘤予多药联合强化治疗,能提高缓解率和持续反应性,联合 auto-HSCT 可提高无病存活率,特别是那些在移植回输或 HDC 前行常规化疗,较好地降低肿瘤负荷者,而且研究表明对于残留病灶予维甲酸巩固治疗可获得较好疗效。

移植的预处理方案中一般应含大剂量 Mel(180~200 mg/m²)加或不加其他烷化剂,患者以儿童居多,因 TBI 可导致以后的内分泌失调、生长发育迟滞,故不太主张使用含 TBI 的预处理。

五、自体造血干细胞移植在卵巢癌中的应用

卵巢癌多见于 50 岁以上女性,口服避孕药、多胎和母乳喂养则发生率较低,用于诊断的血清肿瘤学标志有 CA125、CEA、β-HCG 等。

马法兰、CTX、卡铂、Vp16、紫杉醇和顺铂等为常用的化疗药物。

allo-HSCT 一般可试用于以下几点。

(1)对化疗不敏感,尤其是包含顺铂的化疗方案。

(2)一线治疗以后。移植可提高治疗反应,是否有显著的存活优势尚待观察。

第五节　自体造血干细胞移植在自

身免疫性疾病中的应用

auto-HSCT 除了可以治疗血液系统的一些疾病以及实体瘤外,理论上,对发病机制有造血干细胞参与的一些疾病也应该产生治疗作用,其中就包括自身免疫性疾病(autoimmune disease,AID)。迄今为止,AID 的病因、确切发病机制尚未明了,根治性治疗手段尚未诞生。20 世纪 70 年代就有动物实验证明 AID 的发生与造血干细胞密切相关:患 AID 小鼠的骨髓细胞移植给正常小鼠,可使后者发生同样的 AID;而正常异体骨髓可被用来治疗 AID 小鼠。基于这个依据,近 20 年来,人们一直在试验用 HSCT 来治疗 AID。

allo-HSCT 在理论上可完全或接近完全地重建患者的免疫体系,是治愈 AID 最理想的方式,但很多缺点限制了其使用,故在临床应用时,通常采用 auto-HSCT。但这种移植方式潜在的缺点也很明显:由于仍然使用自身的造血干细胞,移植后复发就难以避免。

auto-HSCT 发挥疗效的机制不明,免疫紊乱的状态从根本上可能并没有改变,只是提供了一个高剂量的免疫抑制。预处理过程提供一个避免 T 淋巴细胞影响的空间,让新的相对"洁净"的造血干细胞发育成非抗自身的淋巴细胞后重建免疫系统,以诱导对引起本组疾病的自身抗原的耐受。预处理措施也消除了自身免疫淋巴细胞,使自身抗体和免疫复合物的数量减少,这样自身抗原、自身抗体和免疫复合物数量的减少将允许正常的免疫调节发挥作用。

这是一个自身免疫和自身耐受之间的动态平衡过程,其根本目的是利用免疫抑制剂削弱

自身免疫的力量,从而恢复正常的免疫平衡。

一般认为,对标准疗法治疗失败、有危险的并发症、病情危重极有可能死亡的早期重症 AID 患者,是移植的适应证。经过多疗程免疫抑制剂治疗、脏器损伤发生不可逆改变的终末期患者,移植没有意义。

移植前预处理要达到尽可能彻底清除外周血中自身反应性 T、B 细胞的目标,方案各家报道不一,可试用 BEAM,也可选 CY 加 ATG,还可加用小剂量 TBI(400 cGy)。

虽然 HSCT 在治疗 AID 上已经取得了一定的进步,但尚有许多问题没能解决,如本组疾病的多样性决定预处理方式的多样性,目前还没有大宗研究的结果来指导有针对性的预处理方案;移植后如何进行有效的后续免疫治疗来减少复发;如何有效地减少治疗相关并发症,使 allo-HSCT 治疗 AID 成为可能,从而彻底治愈疾病。

相信随着医学的进步,作为 AID 的一种治疗方法,HSCT 必将得到进一步的发展。

第十章 血液透析

一、定义及概述

利用弥散、超滤和对流原理清除血液中有害物质和过多水分,是最常用的肾脏替代治疗方法之一,也可用于治疗药物或毒物中毒等。

二、患者血液透析治疗前准备

(一)加强专科随访

(1)慢性肾脏病(CKD)4 期(估算肾小球滤过率 eGFR<30 mL/(min·1.73 m²))患者均应转至肾脏专科随访。

(2)建议每 3 个月评估一次 eGFR。

(3)积极处理并发症和合并症。①贫血:建议外周血 Hb<100 g/L 开始促红细胞生成素治疗;②骨病和矿物质代谢障碍:应用钙剂和(或)活性维生素 D 等治疗,建议维持血钙 2.1～2.4 mmol/L、血磷 0.9～1.5 mmol/L、血 iPTH 70～110 pg/mL;③高血压:应用降压药治疗,建议控制血压于 17.3/10.7 kPa(130/80 mmHg)以下;④其他:纠正脂代谢异常、糖代谢异常和高尿酸血症等。

(二)加强患者教育,为透析治疗做好思想准备

(1)教育患者纠正不良习惯,包括戒烟戒酒及饮食调控。

(2)当 eGFR<20 mL/(min·1.73 m²)或预计 6 个月内需接受透析治疗时,对患者进行透析知识宣教,增强其对透析的了解,消除顾虑,为透析治疗做好思想准备。

(三)对患者进行系统检查及评估,决定透析模式及血管通路方式

(1)各系统病史询问及体格检查。

(2)进行心脏、肢体血管、肺、肝、腹腔等器官组织检查,了解其结构及功能。

(3)在全面评估基础上,制订患者病历档案。

(四)择期建立血管通路

(1)对于 eGFR<30 mL/(min·1.73 m²)患者进行上肢血管保护教育,以避免损伤血管,为以后建立血管通路创造好的血管条件。

(2)血管通路应于透析前合适的时机建立。

(3)对患者加强血管通路的维护、保养、锻炼教育。

(4)建立血管通路。

(5)定期随访、评估及维护保养血管通路。

(五)患者 eGFR<15 mL/(min·1.73 m²)时

(1)建议每 2～4 周进行一次全面评估。

(2)评估指标包括症状、体征、肾功能、血电解质(血钾、血钙、血磷等)及酸碱平衡(血 HCO₃⁻ 或 CO₂CP、动脉血气等)、Hb 等指标,以决定透析时机。

（3）开始透析前应检测患者肝炎病毒指标、HIV 和梅毒血清学指标。

（4）开始透析治疗前应对患者凝血功能进行评估，为透析抗凝方案的决定做准备。

（5）透析治疗前患者应签署知情同意书。

三、适应证及禁忌证

患者是否需要血液透析治疗应由有资质的肾脏专科医师决定。肾脏专科医师负责患者的筛选、治疗方案的确定等。

1.适应证

（1）终末期肾病透析指征：非糖尿病肾病 eGFR＜10 mL/(min・1.73 m²)；糖尿病肾病 eGFR＜15 mL/(min・1.73m²)。

当有下列情况时，可酌情提前开始透析治疗：严重并发症，经药物治疗等不能有效控制者，如容量过多包括急性心力衰竭、顽固性高血压；高钾血症；代谢性酸中毒；高磷血症；贫血；体质量明显下降和营养状态恶化，尤其是伴有恶心、呕吐等。

（2）急性肾损伤。

（3）药物或毒物中毒。

（4）严重水、电解质和酸碱平衡紊乱。

（5）其他：如严重高热、低体温等。

2.禁忌证

无绝对禁忌证，但下列情况应慎用。

（1）颅内出血或颅内压增高。

（2）药物难以纠正的严重休克。

（3）严重心肌病变并有难治性心力衰竭。

（4）活动性出血。

（5）精神障碍不能配合血液透析治疗。

四、血管通路的建立

临时或短期血液透析患者可以选用临时中心静脉置管血管通路，需较长期血液透析患者应选用长期血管通路。

五、透析处方确定及调整

（一）首次透析患者（诱导透析期）

1.透析前准备

透析前应有肝炎病毒、HIV 和梅毒血清学指标，以决定透析治疗分区及血透机安排。

2.确立抗凝方案

（1）治疗前患者凝血状态评估：评估内容包括患者出血性疾病发生的危险、临床上血栓栓塞性疾病发生的危险和凝血指标的检测。

（2）抗凝剂的合理选择：①对于临床上没有出血性疾病的发生和风险；没有显著的脂代谢和骨代谢的异常；血浆抗凝血酶Ⅲ活性在 50％以上；血小板计数、血浆部分凝血活酶时间、凝血酶原时间、国际标准化比值、D-双聚体正常或升高的患者，推荐选择普通肝素作为抗凝药物；②对于临床上没有活动性出血性疾病，血浆抗凝血酶Ⅲ活性在 50％以上，血小板数量基本正常;但脂代谢和骨代谢的异常程度较重,或血浆部分凝血活酶时间、凝血酶原时间和国际标准化比值轻度延长具有潜在出血风险的患者,推荐选择低分子肝素作为抗凝药物;③对于临床上存在明确的活动性出血性疾病或明显的出血倾向,或血浆部分凝血活酶时间、凝血酶原时间和国际标准化比值明显延长的患者,推荐选择阿加曲班、枸橼酸钠作为抗凝药物,或采用无抗凝剂的方式实施血液净化治疗;④对于以糖尿病肾病、高血压性肾损害等疾病为原发疾病,临床上心血管事件发生风险较大,而血小板数量正常或升高、血小板功能正常或亢进的患者,推荐每天给予抗血小板药物作为基础抗凝治疗;⑤对于长期卧床具有血栓栓塞性疾病发生的风险,国际标准化比值较低、血浆 D-双聚体水平升高,血浆抗凝血酶Ⅲ活性在 50% 以上的患者,推荐每天给予低分子肝素作为基础抗凝治疗;⑥合并肝素诱发的血小板减少症,或先天性、后天性抗凝血酶Ⅲ活性在 50% 以下的患者,推荐选择阿加曲班或枸橼酸钠作为抗凝药物。此时不宜选择普通肝素或低分子肝素作为抗凝剂。

(3)抗凝方案。①普通肝素:一般首剂量 $0.3 \sim 0.5$ mg/kg,追加剂量 $5 \sim 10$ mg/h,间歇性静脉注射或持续性静脉输注(常用);血液透析结束前 $30 \sim 60$ min 停止追加。应依据患者的凝血状态个体化调整剂量。②低分子肝素:一般选择 $60 \sim 80$ U/kg,推荐在治疗前 $20 \sim 30$ min 静脉注射,无须追加剂量。③局部枸橼酸抗凝:枸橼酸浓度为 $4\% \sim 46.7\%$,以临床常用的 4% 枸橼酸钠为例。4% 枸橼酸钠 180 mL/h 滤器前持续注入,控制滤器后的游离钙离子浓度为 $0.25 \sim 0.35$ mmol/L;在静脉端给予 0.056 mmol/L 氯化钙生理盐水(10% 氯化钙 80 mL 加入到 1 000 mL 生理盐水中)40 mL/h,控制患者体内游离钙离子浓度为 $1.0 \sim 1.35$ mmol/L,直至血液净化治疗结束。也可采用枸橼酸置换液实施。重要的是,临床应用局部枸橼酸抗凝时,需要考虑患者实际血流量,并应依据游离钙离子的检测相应调整枸橼酸钠(或枸橼酸置换液)和氯化钙生理盐水的输入速度。④阿加曲班:一般首剂量 250 μg/kg,追加剂量 2 μg/(kg·min),或 2 μg/(kg·min)持续滤器前给药,应依据患者血浆部分活化凝血酶原时间的监测,调整剂量。⑤无抗凝剂:治疗前给予 0.4 mg/L(0.04 mg/dL)的肝素生理盐水预冲、保留灌注 20 min 后,再给予生理盐水 500 mL。冲洗;血液净化治疗过程每 $30 \sim 60$ min,给予 $100 \sim 200$ mL生理盐水冲洗管路和滤器。

(4)抗凝治疗的监测:由于血液净化患者的年龄、性别、生活方式、原发疾病以及并发症的不同,患者间血液凝血状态差异较大。因此,为确定个体化的抗凝治疗方案,应实施凝血状态监测。包括血液净化前、净化中和结束后凝血状态的监测。不同的药物有不同的监测指标。

(5)并发症处理:并发症主要包括抗凝不足引起的凝血而形成血栓栓塞性疾病、抗凝太过而导致的出血及药物本身的不良反应等。根据病因不同而做相应的处理。

3.确定每次透析治疗时间

建议首次透析时间不超过 $2 \sim 3$ h,以后每次逐渐延长透析时间,直至达到设定的透析时间(每周 2 次透析者 $5.0 \sim 5.5$ 小时/次,每周 3 次者 $4.0 \sim 4.5$ 小时/次;每周总治疗时间不低于 10 h)。

4.确定血流量

首次透析血流速度宜适当减慢,可设定为 $150 \sim 200$ mL/min。以后根据患者情况逐渐调高血流速度。

5.选择合适膜面积透析器

首次透析应选择相对小面积透析器,以减少透析失衡综合征发生。

6.透析液流速

透析液流速可设定为 500 mL/min。通常不需调整,如首次透析中发生严重透析失衡表现,可调低透析液流速。

7.透析液成分

透析液成分常不作特别要求,可参照透析室常规应用。但如果患者严重低钙,则可适当选择高浓度钙的透析液。

8.透析液温度

透析液温度常设定为 36.5 ℃左右。

9.确定透析超滤总量和速度

根据患者容量状态及心肺功能、残肾功能等情况设定透析超滤量和超滤速度。建议每次透析超滤总量不超过体质量的 5%。

存在严重水肿、急性肺水肿等情况时,超滤速度和总量可适当提高。在 1~3 个月逐步使患者透析后体质量达到理想的"干体质量"。

10.透析频率

诱导透析期内为避免透析失衡综合征,建议适当调高患者每周透析频率。根据患者透前残肾功能,可采取开始透析的第 1 周透析 3~5 次,以后根据治疗反应及残肾功能、机体容量状态等,逐步过渡到每周 2~3 次透析。

(二)维持透析期

维持透析患者每次透析前均应进行症状和体征评估,观察有无出血,测量体质量,评估血管通路,并定期进行血生化检查及透析充分性评估,以调整透析处方。

1.超滤量及超滤速度设定

(1)干体质量的设定:干体质量是指透析后患者体内过多的液体全部或绝大部分被清除时的体质量。由于患者营养状态等的变化会影响体质量,故建议每 2 周评估一次干体质量。

(2)每次透析前根据患者既往透析过程中血压和透析前血压情况、机体容量状况以及透前实际体质量,计算需要超滤量。建议每次透析超滤总量不超过体质量的 5%。存在严重水肿、急性肺水肿等情况时,超滤速度和总量可适当提高。

(3)根据透析总超滤量及预计治疗时间,设定超滤速度。同时在治疗中应密切监测血压变化,避免透析中低血压等并发症发生。

2.透析治疗时间

依据透析治疗频率,设定透析治疗时间。建议每周 2 次透析者为每次 5.0~5.5 h,每周 3 次者为 4.0~4.5 h/次,每周透析时间至少 10 h 以上。

3.透析治疗频率

一般建议每周 3 次透析;对于残肾功能较好,残肾尿素清除率 Kru,2 mL/(min·1.73 m²)以上、每天尿量 200 mL 以上且透析间期体质量增长不超过 3%~5%、心功能较好者,可予每周 2 次透析,但不作为常规透析方案。

4.血流速度

每次透析时,先予 150 mL/min 血流速度治疗 15 min 左右,如无不适反应,调高血流速度至 200~400 mL/min。要求每次透析时血流速度最低 200~250 mL/min。但存在严重心律失常患者,可酌情减慢血流速度,并密切监测患者治疗中心律的变化。

5.透析液设定

(1)每次透析时要对透析液流速、透析液溶质浓度及温度进行设定。

(2)透析液流速:一般设定为 500 mL/min。如采用高通量透析,可适当提高透析液流速至 800 mL/min。

(3)透析液溶质浓度。①钠浓度:常为 135~140 mmol/L,应根据血压情况选择。顽固高血压时可选用低钠透析液,但应注意肌肉抽搐、透析失衡综合征及透析中低血压或高血压的发生危险;反复透析中低血压可选用较高钠浓度透析液,或透析液钠浓度由高到低的序贯钠浓度透析,但易并发口渴、透析间期体质量增长过多、顽固性高血压等。②钾浓度:为 0~4.0 mmol/L,常设定为 2.0 mmol/L。对慢性透析患者,根据患者血钾水平、存在心律失常等合并症或并发症、输血治疗、透析模式(如每日透析者可适当选择较高钾浓度透析液)情况,选择合适钾浓度透析液。过低钾浓度透析液可引起血钾下降过快,并导致心律失常甚至心搏骤停。③钙浓度:常用透析液钙浓度为 1.25~1.75 mmol/L。透析液钙浓度过高易引起高钙血症,并导致机体发生严重异位钙化等并发症,因此当前应用最多的是钙浓度为 1.25 mmol/L 的透析液。

当存在高钙血症、难以控制的继发性甲旁亢时,选用低钙透析液,但建议联合应用活性维生素 D 和磷结合剂治疗;血 iPTH 水平过低时也应选用相对低浓度钙的透析液;当透析中反复出现低钙抽搐、血钙较低、血管反应性差导致反复透析低血压时,可短期选用高钙透析液,但此时应密切监测血钙、血磷、血 iPTH 水平,并定期评估组织器官的钙化情况,防止出现严重骨盐代谢异常。

(4)透析液温度:为 35.5 ℃~36.5 ℃,常设定为 36.5 ℃。透析中常不对透析液温度进行调整。但如反复发作透析低血压且与血管反应性有关,可适当调低透析液温度。对于高热患者,也可适当调低透析液温度,以达到降低体温作用。

参 考 文 献

[1] 江杨清. 中西医结合:临床内科学[M]. 北京:人民卫生出版社,2012.

[2] 俞森洋,孙宝君. 呼吸内科临床诊治精要[M]. 北京:中国协和医科大学出版社,2011.

[3] 朱明德. 内科学[M]. 北京:人民卫生出版社,2012.

[4] 王辰,王建安. 内科学[M]. 北京:人民卫生出版社,2015.

[5] 万军梅. 药理学[M]. 武汉:湖北科学技术出版社,2013.

[6] 俞月萍,杨素荣. 药理学[M]. 3版. 上海:复旦大学出版社,2016.

[7] 王伟,卜碧涛,朱遂强. 神经内科疾病诊疗指南[M]. 北京:科学出版社,2013.

[8] 张安年,张慧颖. 临床常见非合理用药[M]. 4版. 北京:人民卫生出版社,2010.

[9] 周红宇,陈醒言. 临床药理学与药物治疗学[M]. 杭州:浙江大学出版社,2010.

[10] 张之南,郝玉书,赵永强. 血液病学[M]. 2版. 北京:人民卫生出版社,2011.

[11] 李俊. 临床药理学[M]. 5版. 北京:人民卫生出版社,2013.

[12] 王旭. 难治性内分泌代谢病辨治与验案[M]. 北京:科学技术文献出版社,2011.

[13] 胡品津,谢灿茂. 内科疾病鉴别诊断学[M]. 北京:人民卫生出版社,2014.

[14] 陈灏珠,林果为,王吉耀. 实用内科学[M]. 北京:人民卫生出版社,2013.

[15] 葛均波,徐永健,梅长林,等. 内科学[M]. 8版. 北京:人民卫生出版社,2013.

[16] 林三仁. 消化内科诊疗常规[M]. 北京:中国医药科技出版社,2012.